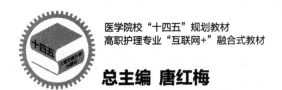

医学院校"十四五"规划教材
高职护理专业"互联网+"融合式教材

总主编 唐红梅

母婴护理

主编◎李 红 周倩倩 冯素文

U0331409

数字教材

主编◎李 红 周倩倩 冯素文

使用说明：

1. 刮开封底二维码涂层，扫描后下载"交我学"APP
2. 注册并登录，再次扫描二维码，激活本书配套数字教材
3. 如所在学校有教学管理要求，请学生向老师领取"班级二维码"，
   使用APP扫描加入在线班级
4. 点击激活后的数字教材，即可查看、学习各类多媒体内容
5. 激活后有效期：1年
6. 内容问题可咨询：021-61675196
7. 技术问题可咨询：029-68518879

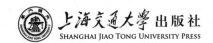

上海交通大学出版社
SHANGHAI JIAO TONG UNIVERSITY PRESS

内容提要

本教材是高职护理专业"互联网＋"融合式教材，根据高职教育特点和护理岗位需求，借鉴近年来护理教学改革成果，注重将课程思政、职业素养、南丁格尔精神紧密融入教材。全书共分15章，系统地介绍了母婴护理的发展理念，孕前孕期保健筛查，正常妊娠和高危妊娠分娩前后的母婴护理，以及常用助产技术及母婴护理技术。每章前设有学习目标、临床案例作为引导，以案例回顾、复习与自测结束学习。扫描封底二维码，可学习在线课程、在线案例、拓展阅读等内容，利于开展线上线下混合式教学。通过本课程的学习，使学生了解孕前孕期保健内容，掌握正常妊娠分娩的专科母婴护理知识，正确评估高危妊娠，识别异常体征，具备专科母婴护理实践和常用助产技术的能力。

本教材可供高职高专护理专业、助产专业及其他医学专业学生使用，也可作为护理专业学生参加国家护士执业资格考试的参考用书。

图书在版编目(CIP)数据

母婴护理/李红,周倩倩,冯素文主编.—上海:
上海交通大学出版社,2023.10
高职护理专业"互联网＋"融合式教材/唐红梅总主
编
ISBN 978-7-313-29278-0

Ⅰ.①母… Ⅱ.①李…②周…③冯… Ⅲ.①产褥期
—护理—高等职业教育—教材②新生儿—护理—高等职业
教育—教材 Ⅳ.①R473.71②R174

中国国家版本馆 CIP 数据核字(2023)第154210号

母婴护理
MUYING HULI

主　　编:	李　红　周倩倩　冯素文			
出版发行:	上海交通大学出版社		地　　址:	上海市番禺路951号
邮政编码:	200030		电　　话:	021-64071208
印　　制:	常熟市文化印刷有限公司		经　　销:	全国新华书店
开　　本:	787mm×1092mm　1/16		印　　张:	26
字　　数:	551千字			
版　　次:	2023年10月第1版		印　　次:	2023年10月第1次印刷
书　　号:	ISBN 978-7-313-29278-0		电子书号:	ISBN 978-7-89424-346-1
定　　价:	88.00元			

编委会名单

主　编
李　红　上海交通大学医学院附属国际和平妇幼保健院
周倩倩　上海健康医学院
冯素文　浙江大学医学院附属妇产科医院

副主编
杨晓敏　上海交通大学医学院附属国际和平妇幼保健院
王永玲　娄底职业技术学院
刘　莹　重庆医药高等专科学校

编委会名单（按姓氏汉语拼音排序）
陈　莹　昆山市第一人民医院
付　菁　娄底职业技术学院
龚文艳　上海交通大学医学院附属国际和平妇幼保健院
顾春怡　复旦大学附属妇产科医院
何　莹　上海交通大学医学院附属国际和平妇幼保健院
黄　娟　上海市杨浦区业余大学
金　颖　浙江大学医学院附属妇产科医院
李雅岑　浙江大学医学院附属妇产科医院
厉跃红　同济大学附属第一妇婴保健院
刘娟萍　上海思博职业技术学院
刘　莹　同济大学附属第一妇婴保健院
聂明芬　重庆市第五人民医院
牛金花　海南卫生健康职业学院
秦顺朵　鹤壁职业技术学院
饶　琳　上海交通大学医学院附属国际和平妇幼保健院
孙　卓　上海市长宁区妇幼保健院
滕燕萍　浙江大学医学院附属妇产科医院
屠　蕾　上海市长宁区妇幼保健院

王　芳　浙江大学医学院附属妇产科医院
王　燕　上海交通大学医学院附属国际和平妇幼保健院
杨　静　重庆医药高等专科学校
张　燕　上海思博职业技术学院
张源红　娄底职业技术学院
赵印懿　上海健康医学院

图片绘制
宋海燕　上海交通大学医学院附属国际和平妇幼保健院
杨晓敏　上海交通大学医学院附属国际和平妇幼保健院

出版说明

党的十八大以来，党中央高度重视教材建设，做出了顶层规划与设计，提出了系列新理念、新政策和新举措。习近平总书记强调"坚持正确政治方向，弘扬优良传统，推进改革创新，用心打造培根铸魂、启智增慧的精品教材"。这也为本套教材的建设明确了前进的方向，提供了根本遵循。

高职护理专业"互联网＋"融合式教材由上海交通大学出版社联合上海健康医学院牵头组织编写。教材编写得到全国十余所职业院校的积极响应与大力支持，由护理教育专家、护理专业一线教师、出版社编辑组成"三结合"编写队伍。编写团队在前期调研的基础上，结合我国护理卫生职业教育教学特点，深入贯彻落实习近平总书记关于职业教育工作和教材工作的重要指示批示精神，全面贯彻党的教育方针，落实立德树人根本任务，突显高等职业教育护理专业的特点，在注重"三基（基本理论、基本知识、基本技能）、五性（思想性、科学性、时代性、启发性、适用性）、三特定（特定对象为三年制高职专科护理专业学生、特定要求为纸质教材与互联网平台资源有机融合、特定限制为教材总字数应与教学时数相适应）"的基础上，以"十四五"时期全面推进健康中国建设对护理岗位工作实践提出的新要求为出发点，以教育部发布的《高等职业学校护理专业教学标准》等重要文件为书目制订和编写依据,以打造具有护理职业教育特点的立体教材为特色,紧紧围绕培养理想信念坚定,具有良好职业道德和创新意识,能够从事临床护理、社区护理、健康保健等工作的高素质技术技能人才为目标。全套教材共27册,包括专业基础课8册,专业核心课7册,专业扩展课12册。

本套教材编写具有如下特色:

1. 统分结合,目标清晰

本套教材的编写团队由全国卫生职业教育教学指导委员会护理类专业教学指导委员会主任委员唐红梅研究员领衔,集合了国内十余家院校的专家、学者。教材总体设计围绕学生护理岗位胜任力和数字化护理水平提升为目标,符合三年制高职专科学生教育教学规律和人才培养规律,在保证单册教材知识完整性的基础上,兼顾各册教材之间的有序衔接,减少内容交叉重复,使学生的培养目标通过各分册立体化的教材内容得以全面实现。

2. 立德树人,全程思政

本套教材紧紧围绕立德树人根本任务,强化教材培根铸魂、启智增慧的功能,把习近平新时代中国特色社会主义思想及救死扶伤、大爱无疆等优秀文化基因融入教材编写全过程。教材编写团队通过精心设计,巧妙结合,运用线下、线上全时空渠道,将教材与护理人文、职业认同、专业自信等课程思政内容有机融合,将护理知识、能力、素质培养有机结合,引导学生树立正确的护理观、职业观、人生观和价值观,着眼于学生"德智体美劳"全面发展。

3. 守正创新,科学专业

本套教材编写坚持"三基、五性、三特定"的原则,既全面准确阐述护理专业的基本理论、基础知识、基本技能和理论联系实践体系,又能根据群众差异化的护理服务需求,构建全面全程、优质高效的护理服务体系需要,反映护理实践的变化、阐明护理学科教学和科研的最新进展。教材编写内容科学准确、术语规范、逻辑清晰、图文得当,符合护理课程标准规定的知识类别、覆盖广度、难易程度,符合护理专业教学科学,具有鲜明护理专业职业教育特色,满足护理专业师生的教与学的要求。

4. 师生共创,共建共享

本套教材编写过程中广泛听取一线教师、护理专业学生对教材内容、形式、教学资源等方面的意见,再根据师生用书数据信息反馈不断改进编写策略与内容。师生用书过程中,还可以通过云端数据的共建共享,丰富教学资源、更新教与学的内容,为广大用书教师提供个性化、模块化、精准化、系统化、全方位的教学服务,助力教师成为"中国金师"。同时,教材为用书学生提供精美的视听资源、生动有趣的案例,线上、线下互动学习体验,助力学生护理临床思维养成,激发学生的学习兴趣及创新潜能。

5."纸数"融合,动态更新

本套教材纸质课本与线上数字化教学资源有机融合,以纸质教材为主,通过思维导图,便于学生了解知识点构架,明晰所学内容。依托纸媒教材,通过二维码链接多元化、动态更新的数字资源,配套"交我学"教学平台及移动终端APP,经过一体化教学设计,为用书师生提供教学课件、在线案例、知识点微课、云视频、拓展阅读、直击护考、处方分析、复习与自测等内容丰富、形式多样的富媒体资源,为现代化教学提供立体、互动的教学素材,为"教师教好"和"学生学好"提供一个实用便捷、动态更新、终身可用的护理专业智慧宝库。

打造培根铸魂、启智增慧的精品教材不是一蹴而就的。本套融合式教材也需要不断总结、调整、完善、动态更新,才能使教材常用常新。希望全国广大院校在使用过程中能够多提供宝贵意见,反馈使用信息,以逐步完善教材内容,提高教材质量,为建设中国特色高质量职业教育教材体系做出更多有益的研究与探索。最后,感谢所有参与本套教材编写的专家、教师及出版社编辑老师们,因为有大家辛勤的付出,本套教材才能顺利出版。

前　言

为了在"十四五"期间,持续深化医药卫生体制改革,贯彻落实《"健康中国 2030"规划纲要》,全面践行《中华人民共和国国民经济和社会发展第十四个五年规划和 2035 年远景目标纲要》,改善优生优育全程服务,实施母婴安全行动提升计划,启动全国高等专科学校母婴护理学专业教材的编写工作。

母婴护理学是护理学专业的主干课程,是研究运用护理程序为孕产妇、胎儿、新生儿及其家庭成员等护理对象,实施计划性健康宣教和整体护理,为围生期妇女生殖健康提供服务的一门临床护理学科。

本教材由来自十余所高等医学院校及医院长期从事母婴护理学教学和临床一线工作的资深母婴护理专业人员共同编写而成。严格遵循专科层次护理职业目标、教学大纲的内容要求,查阅并参考了国内外最新资料,密切结合临床护理实践经验,内容体现"三基"(基本理论、基本知识、基本技能)、"五性"(思想性、科学性、启发性、先进性、适用性)和"以学生为主体,以教师为主导"的教育理念。把培养合格的执业护士作为基本目标、培养母婴护理专科护士作为拓展目标,致力于护理学专业学生临床思维能力和人文关怀的培养,力求做到编排合理、内容精选、文字通顺、便于教训、知识递进。

全书共 15 章,内容包括绪论、女性生殖系统解剖与生理、优生与辅助生殖技术、正常妊娠期管理、高危妊娠管理、正常分娩及其护理、异常分娩及其护理、分娩期并发症及其护理、正常产褥期及其护理、异常产褥期及其护理、新生儿护理、助产专业技术、母婴常用护理技术。本教材除纸质版外,还附加了数字资源,构筑学习平台,丰富教学资源,加入思政元素、拓展阅读、对接护考、配套课件、在线案例等,突出综合能力培养,体现专业特色。

教材编写亮点如下:第一,注重知识更新。近几年母婴护理学在健康需求、疾病的预防、诊断、治疗、护理、健康宣教等方面出现了重大突破和进展。第二,体现立德树人根本任务。全面贯彻习近平新时代中国特色社会主义思想、社会主义核心价值观,将课程思政融入到教学当中。第三,充分利用数字技术,丰富教材内容和使用形式,提高教材深度及容量,增加学生学习兴趣,培养学生综合素质和能力,体现以学生为主体的理念。第四,使用原创插图,表现形式更符合学生认知,重点表达更突出,便于学生理解。

本轮教材的编写过程中,得到了全体编者和所在单位的大力支持,在此表达诚挚谢意!对绘制插图的中国福利会国际和平妇幼保健院宋海燕主管护师,数字资源的各位编写者,表示感谢!

受编者能力所限,本教材内容存在疏漏或不妥之处,欢迎使用本教材的各位师生及护理同道们批评指正,以便再次修订时纠正和改进。

编委会

2023 年 8 月

目　录

第一章 绪 论

章前引言

母婴护理强调以家庭为中心,突出"家庭—社区—医院—社区—家庭"的连续性循环式服务特征,其发展进程从"家庭接生"逐步过渡至"住院分娩",并延伸扩展至社区范畴。母婴护理强调家庭参与妊娠分娩和产后照护,并利用循证方法解决母婴健康问题。近年来,多模式分娩镇痛技术、"互联网+"母婴护理服务,以及辅助生殖技术在母婴护理领域得到广泛开展。同时,护理人员需要了解母婴护理相关的伦理和法律法规知识,在临床工作中重视孕产妇的生理心理需求,尊重其信仰习惯,以母婴护理服务理念为指引,开展优质母婴护理服务,促进母婴健康与安全。

·学习目标·

1. 知道母婴护理的范畴。
2. 能简述母婴护理的发展与展望。
3. 理解母婴护理的伦理与法律法规。
4. 理解母婴护理服务理念的关键点。
5. 能根据母婴护理的家庭及文化观念制订护理计划。
6. 能区分各母婴护理服务模式的异同。
7. 能描述不同的母婴护理服务机构的特点。
8. 能阐述母婴护理服务从业人员的基本素质要求与能力要求。

思维导图

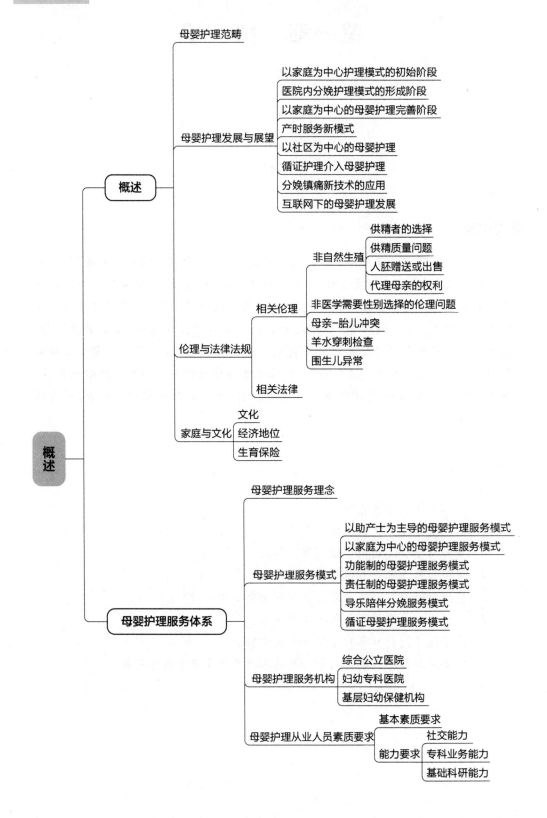

第一节　母婴护理概述

一、母婴护理的范畴

母婴护理是一门涉及围产期妇女及围生儿健康的学科，由产科护理学发展而来，强调以家庭为中心，突出"家庭—社区—医院—社区—家庭"的连续性服务特征。母婴护理在数千年前已经出现，古罗马医学家索兰纳斯（Soranus）对月经、避孕、分娩和婴儿护理等概念有明确的阐述。1609 年，法国助产士布尔乔亚（Bourgeois）出版了首部关于助产学的著作。大约在 17 世纪，英国张伯伦（Chamberlen）家族发明了产钳，产钳的使用极大地降低了孕产妇和新生儿的死亡率。

到了近代，护理学的发展方向已经从以往单一的疾病护理转变为以人类健康为中心的整体护理。现代护理要求以人为本，更加注重考虑服务对象的感受和体验。母婴护理学是现代护理学发展到以人的健康为中心阶段的必然产物。母婴健康关系着一个家庭的美满，因而母婴护理占有举足轻重的地位。狭义地讲，母婴护理是对围产期妇女、围生儿以及家庭的全面护理。实质上，母婴护理从女性的性健康开始，良好的性生理与心理状态是成为健康母亲和孕育健康孩子的必备条件。因而，广义的母婴护理应包括青少年的健康促进、适时进行性教育、成人早期为人父母的相关指导、家庭发展计划的制订、合适妊娠时机的选择、孕期健康保健和产后家庭稳定成长规划等多个方面。随着社会的发展和母婴护理模式的转变，在健康需求中越来越重视母婴护理服务的价值，强调以价值导向（value-based）的母婴护理。以母婴为中心的服务模式是价值导向型产科护理服务模式的核心，注重服务对象的真实体验、服务质量和成本效益。

二、母婴护理的发展与展望

（一）以家庭为中心护理模式的初始阶段

20 世纪早期以前，新生儿大多在家里出生，限于当时艰苦的生活条件和落后的医疗技术，妇女在妊娠和分娩过程中，只能依靠女性长辈或女性朋友的经验对妊娠和分娩的正常与否进行判断和处理，母婴的健康缺乏充分、有效的保障。随着社会的发展，逐渐有了社会分工。部分有处理分娩经验的妇女成了职业接生员——接生婆。接生婆的产生使大部分产妇和新生儿得到一定的照顾。然而，由于缺乏科学的理论知识和应用技能，仅凭经验对分娩过程进行处理，母婴死亡率仍然很高。这个时期导致母婴死亡的主要原因为产后出血、产褥感染、妊娠高血压疾病、早产、新生儿腹泻所致的严重脱水以及新生儿感染性疾病等。

（二）医院内分娩护理模式的形成阶段

随着科学技术的迅速发展，医学治疗取得了长足的进步。抗生素的问世、消毒措施的应用、阴道助产技术的发展、分娩镇痛药物的研制以及剖宫产技术的普及,促进分娩从家庭转移到医院,分娩过程也逐渐转变成由专职的医护人员负责。1948年,美国已有90%的新生儿在医院出生。20世纪50年代末,我国的住院分娩开始在城市兴起,直到20世纪70年代中期,随着计划生育政策的实施,住院分娩在我国成为普遍现象。为了防止感染的发生,医院制订了严格的消毒隔离措施,将产妇、新生儿与陪护人员分开。分娩过程从产妇熟悉的环境过渡到在消毒隔离环境下进行的医学干预过程。尽管当时分娩在医院进行并采用了一些先进的技术,但孕产妇营养不良、患有感染性疾病、产前保健覆盖率低等问题并没有得到根本解决,母婴死亡率仍然居高不下。

(三) 以家庭为中心的母婴护理完善阶段

20世纪50年代初,妇女们开始意识到她们有权利获得妊娠、分娩的有关信息,并要求参与医生的诊疗决策,她们希望分娩经历是充满感情、意义且安全的;同时,孕产妇的丈夫、父母、子女等都希望能够更多地参与到妊娠分娩的陪护过程中,尽早与新生儿接触。为了满足孕产妇及其家庭的多样化需求,各种非药物镇痛技术方法不断应运而生,如里德(Read)的自然分娩法、拉美兹(Lamaze)的精神预防性分娩镇痛法等。1996年,世界卫生组织(World Health Organization, WHO)提出了"爱母分娩行动"的口号,各国政府纷纷响应,使家庭式母婴护理模式逐渐形成,"母亲安全,儿童健康"的理念日益深入人心。在这种母婴护理新理念指导下,20世纪90年代初,传统的产科病房布局,即各自独立的产前病房、待产室、分娩室、产后复苏室、产后病房、婴儿室等区域,被待产、分娩、产后康复一体化的"爱婴医院"新型病房所替代。病房内的医疗设施趋于家庭化,变得舒适、便捷和温馨,有利于孕产妇的家人陪伴待产和分娩;母婴同室、早吸吮、按需哺乳等措施的运用,使母乳喂养率得到大幅度提升。此外,国内一些助产医疗机构或妇幼保健院相继开设了"孕妇学校",由产科护理人员担任母婴健康宣教者、咨询者和支持者等多种角色。

(四) 产时服务新模式

在以家庭为中心的母婴护理模式形成和发展过程中,产时服务新模式也开始形成,并得到不断发展和完善。20世纪末以来,产科专家们开始对产科的制度、某些医疗护理常规进行重新评估和研究,并对一些传统的制度和规定进行改革。例如,推出了以家庭为中心的母婴护理服务(family-centered maternity care, FCMC)新模式。FCMC是为妇女及其家庭提供照护的一种方式。21世纪初,产时服务新模式开始在我国实施,并逐步加以推广。许多医院开展了温馨的产科服务,如家庭化分娩、分娩镇痛、导乐(Doula)陪伴分娩、产时心理支持、母婴床旁护理等,并尽可能地减少不必要的医疗干预。

产时服务新模式的标准包括设立类似家庭环境的待产、分娩单位;以孕产妇为主体,向孕产妇及其家属提供必要信息,供其参考选择;提供"导乐"或其他分娩陪伴者,鼓励家庭成员,如公婆、父母、配偶,甚至亲友积极参与到孕产妇的生育过程;提供医务人员专人全程服务。产时服务新模式的内容包括:提供生理、心理及家庭全方位的支持,鼓励孕产妇建立自然分娩的信心；允许孕产妇在待产过程中采取自由体位，鼓励进食及选择分娩体位；减少不必要的医疗干预；对每一位孕产妇提供分娩镇痛服务，最大限度地减少分娩疼痛。

(五) 以社区为中心的母婴护理

根据 2017 年《中华人民共和国母婴保健法》，国务院卫生行政部门主管全国母婴保健工作并实施监督管理，要求我国各级医疗单位都设有母婴保健的专业机构，如妇幼保健院和区卫生院设立的妇幼保健组，但其广泛性和可及性仍不足以覆盖母婴基础护理、常规的孕产妇保健和哺乳期保健任务，因而以社区为中心的母婴护理服务模式仍有待进一步发展。

(六) 循证护理介入母婴护理

1991 年，加拿大学者盖亚特（Guyatt）最先使用循证医学（evidence-based medicine，EBM）这一术语。循证医学概念的核心思想是慎重、准确和明智地应用目前的最佳证据，结合医生个人的专业技能和临床经验，同时考虑患者的价值和愿望，对个体患者的诊疗方案作出决策。循证护理（evidence-based nursing，EBN）受循证医学的影响而产生，以有价值、可信的科学研究结果为依据，提出问题，寻找并运用证据，对服务对象实施最佳的护理。它包含 3 个要素：①可利用、最适宜的护理研究依据；②护理人员的个人技能和临床经验；③患者的实际情况、价值观和愿望。这 3 个要素必须有机地结合起来。

树立以研究指导实践、以研究带动实践的观念，才能进一步推动护理学科的发展与进步。同时，专业护理人员的经验积累是护理实践不可缺少的环节。母婴护理服务的核心理念是要以母婴及其家庭为中心，从孕产妇和新生儿的实际健康需求出发，成为循证母婴护理服务的基本出发点。随着母婴护理学专业性的进一步加强，母婴护理服务提供者需要培养循证思维能力，善于在临床工作中发现问题，寻求解决问题的科学方法，使循证护理在母婴护理中得到有效推广。

(七) 分娩镇痛新技术的应用

国内诸多助产医疗机构提供导乐陪伴分娩、呼吸技术指导、音乐疗法、抚触按摩等产时非药物性分娩镇痛方法。导乐陪伴分娩是由一位富有爱心并具有分娩基础知识的妇女（我国大多数是助产士）对产妇进行产前、产后及分娩过程的陪伴，持续地给予生理、心理以及情感的支持，直至分娩结束，使产妇在分娩过程中由被动转变为主动，整个分娩过程处于良好氛围之中。这种"一对一"的服务，使产妇可以获得及时的信息支持，拥有舒适的体验和情感支持，大大缓解了分娩疼痛感受，有利于促进母婴健康。此外，药物性分娩镇痛技术在临床的应用日益普及，硬膜外分娩镇痛是目前临床常用的无痛分娩方式。

(八) 互联网下的母婴护理发展

近年来，伴随着信息技术、通信技术的迅猛发展，国内外母婴保健工作者积极探索互联网在母婴保健工作中的应用。许多医疗机构利用各种互联网交流平台,开展了形式多样的线上健康评估、健康宣教、孕妇学校、就诊指导等服务。例如,通过互联网、微信或其他 App 平台提供孕期健康宣教、妊娠风险筛查、高危孕产妇管理等系统保健服务与管理,或利用可穿戴设备为母婴提供健康监测管理等。通过互联网手段,进一步增强母婴护理服务能力,提升母婴健康管理服务效率,改善服务体验,不断提高母婴健康水平。

三、伦理与法律法规

在母婴护理领域,随着医学科学的快速发展,各种新技术不断出现。一方面,极大地促进母婴健康和改善生命质量;另一方面,也带来了新的伦理和法律问题。因此,母婴护理工作人员不仅面对孕育生命、分娩、疾病、死亡等诸多专业问题,而且需要关注并权衡孕产妇及新生儿双重健康的问题。

(一) 相关伦理

1. 非自然生殖

在母婴护理中,非自然生殖、试管婴儿等辅助生殖技术的临床应用为育龄期妇女及其家庭带来新的希望,在提高生命质量的同时,也衍生出许多伦理与法律问题,成为社会关注的焦点。非自然生殖指未经性交而生育,包括人工体内受精和人工体外受精。人工体内受精又包括:以丈夫的精液人工授精或以捐赠者精液人工授精;有时妻子不能排卵或其子宫无法使受精卵着床,可采用代理(代孕)母亲(surrogate mother)。人工体外受精是指将精子和卵子在培养皿或试管内结合成受精卵后置入母体子宫使之发育,又称试管婴儿。1978 年 7 月 25 日,世界上第一个试管婴儿路易丝·布朗(Louise Brown)诞生在英国,之后,印度、澳大利亚、美国和法国等国家的研究也先后获得成功。我国台湾、香港都有试管婴儿出生,第一例试管婴儿于 1985 年在台湾顺利出生。目前,试管婴儿技术也在蓬勃发展、日趋完善。对非自然生殖新技术的争议主要有以下几点。

1) 供精者选择　法律上尚没有明确的界定。我国于 2001 年制定的《人类精子库管理办法》指出,供精者应当是年龄在 22～45 周岁之间的健康男性。

2) 供精质量问题　美国生殖学会建议,同一供者在一个城市内捐赠成功的次数不能超过 5 次,全国范围内不能超过 15 次。我国 2003 年重新修订的《人类辅助生殖技术规范》也明确规定:同一供者的精子(或卵子)最多受孕 5 人。考虑若成功妊娠次数过多,则未来遗传到同一父亲或同一母亲的子女结婚的可能性加大,会扰乱正常的伦理关系。

3) 人胚赠送或出售　将培养皿中的人胚冷冻储藏后,赠送或出售会带来严重的社会后果。绝大多数有关人士对带有商业行为的非自然生殖方式始终持反对态度,认为这有悖医学伦理。一些西方国家颁布实施了规范卵子捐赠及与卵子买卖行为相关的法律。例如,英国在 1985 年颁布《代孕安排法》,禁止各种新闻媒体刊登有关代孕安排事宜,并将商业性代孕行为定性为刑事犯罪;德国于 1989 年颁布《收养经纪法》,规定一切意图中介潜在委托夫妻和代孕母亲的商业广告均构成刑事犯罪;法国在 2002 年通过

《生物伦理法》，只允许为评价胚胎的存活可能性，以及检测胚胎可能患有的遗传疾病而对胚胎进行研究。我国于 2001 年制定的《人类辅助生殖技术管理办法》，明确规定禁止以任何形式买卖配子（精子、卵子）、合子（受精卵）和胚胎。

4）代理母亲的权利　代理（代孕）母亲是指利用一个女性的妊娠能力帮助另外一个希望成为父母的人或夫妻生育孩子的行为。作为现代人类辅助生殖技术的副产品，代孕自其产生之日起即受到广泛关注，成为辅助生殖领域最具有争议的行为之一。在目前的社会形态下，代孕是灰色地带，但仍引起法律的排斥态度和基本道德的反对态度。我国明确规定医疗机构和医务人员不得实施任何形式的代孕技术。1990 年，美国加利福尼亚州发生了一起代理母亲不肯放弃婴儿的事件，代理母亲要求共同监护婴儿，这当然是婴儿父母不希望的结果。

上述伦理方面的争议在我国已经陆续出现。随着生殖新技术的不断发展，这些问题值得关注。我国颁布的《人类辅助生殖技术和人类精子库伦理原则》规定，辅助生育技术应遵守七大伦理原则：有利于患者、知情同意、保护后代、社会公益、保密、严防商业化和伦理监督。

2. 非医学需要性别选择的伦理问题　自有人类以来，大自然总是以它特有而又奇妙的力量使人类社会的男女比例长久维持着自然平衡状态。受传统文化的影响，我国依然存在重男轻女的社会性别观念，曾一度出现严重失衡的现象，人口比例失衡的直接原因是非医学需要的性别选择（sex selection）。性别选择是指选择后代性别的技术手段，可用于优生。我国国家卫生和计划生育委员会 2016 年发布的《禁止非医学需要的胎儿性别鉴定和选择性别人工终止妊娠的规定》第十条指出，实施医学需要的胎儿性别鉴定，应当由医疗卫生机构组织 3 名以上具有临床经验和医学遗传学知识，并具有副主任医师以上专业技术职称的专家集体审核。经诊断，确需人工终止妊娠的，应当出具医学诊断报告，并由医疗卫生机构通报当地县级卫生计生行政部门。例如，血友病与 X 染色体有关，若父母中有一方为血友病患者，则男孩患血友病的可能性比女孩大，故应选择生女孩。

性别选择是个人的选择，对性别选择的限制本身是对个人自由的限制，那么非医学需要的性别选择在伦理上可否得到辩护值得分析。性别选择技术的研究和发展可能带来的益处包括促进家庭幸福，减轻家庭负担；或减轻因不满意孩子性别而不停生育造成的家庭负担。有利于降低出生率。但是上述两点仅为少数人的获益。

非医学需要的性别选择可能带来的问题包括：①少数女性孕育的胎儿性别不符合家庭期望，在通过 B 超等技术检查出来后，可能被迫流产，身心受到一定程度的伤害。②社会两性比例失衡是该技术实施带来的最大问题。出生人口性别比是反映一定时期内出生人口男女比例的人口指标，正常范围是 $102 \sim 107$，即每 100 名出生女婴对应 $102 \sim 107$ 名出生男婴。生育政策不断优化，出生人口性别比稳步下降，性别结构持续改善，但是整体水平依然偏高。2021 年，我国出生人口性别比为 108.3。因此，当个人的选择可能对社会产生影响，而且将继续产生严重的、不可逆的负面效应时，就应有理由加以限制。

3. **母亲-胎儿冲突** 在孕期,孕妇和胎儿连为一体。母体的行为及健康会对胎儿的健康产生直接影响,需要孕妇改变自身的行为和健康水平来维持和促进胎儿的健康。例如,孕妇在孕期有吸烟、酗酒甚至吸毒的行为习惯,可能导致胎儿畸形或物质依赖,此时就需要孕妇做出努力,放弃不良嗜好以保证胎儿的利益。

在产科工作中,为了尽可能地使胎儿成熟,母亲可能要忍受疾病进一步加重的困扰,并因此可能出现严重的并发症。例如,妊娠高血压是妊娠期特有的疾病,可出现一过性高血压、蛋白尿和水肿等症状,病情严重者出现头痛、头晕、恶心、呕吐、抽搐和昏迷,甚至导致孕妇和胎儿死亡。迄今为止,妊娠高血压疾病仍为孕产妇及围生儿死亡的主要原因,其终止妊娠的特征之一为:对重症病例积极治疗 24～48 h 无明显效果者,如尽快终止妊娠,孕妇的症状就会逐渐减轻或好转;但是医生和家属常会考虑如胎儿出生越早,越难存活的问题,常常需要兼顾孕龄这一项重要指标。因此,从伦理学角度看,如果所建议的处置方式对母婴利益的取舍有科学依据,医务人员应说服患者接受;反之,则应允许患者根据自身利益作出选择。

4. **羊水穿刺检查** 是经常存在且值得探讨的伦理和法律问题。如果孕妇年龄>35 岁,生育的婴儿染色体异常风险会呈几何倍数增长。如果孕妇患有遗传性疾病,其所孕育的胎儿存在一定的畸形风险。做羊水穿刺检查对以上孕妇有一定的产前诊断意义。在进行此项检查之前,医护人员需向孕妇解释,告知这项检查本身存在一定的流产风险,让孕妇充分享有知情权和选择权。

5. **围生儿异常** 随着现代医学科学技术的进步,越来越多的新诊疗方案用于拯救围生儿的生命,而在挽救围生儿生命的同时,此类围生儿也会面临存在残障的风险隐患。例如,常见的围生儿异常可能导致各种并发症,给患儿带来不同程度的损伤甚至后遗症的同时,其父母可能会因此而拒绝支付其治疗费用。最终,社会是选择拯救还是放弃,这也是一个值得进一步探讨的伦理问题。

(二) 相关法律

在我国,随着法制的健全及卫生法规的不断完善,母婴护理工作中的法律问题已经引起社会各界以及医疗行业的高度重视,应用法律手段来规范和调整护理专业活动,以保障服务对象和护理人员的权利和义务。目前,与母婴护理相关的法律和法规主要有:《中华人民共和国妇女权益保障法》《中华人民共和国母婴保健法》《母婴保健监督行政处罚程序》《中华人民共和国母婴保健法实施办法》《女职工劳动保护特别规定》《中华人民共和国护士管理办法》《计划生育技术工作管理办法》《人类辅助生殖技术规范》《产前诊断技术管理办法》等。母婴护理工作者需要熟悉这些法律规范,明确自身的工作责任与义务,以保障围产期妇女和围生儿的健康以及自身的权益。

四、家庭与文化

在不同的社会背景中,妊娠和分娩具有不同的意义。个体的文化及宗教信仰等因素也可能对患者及其家庭产生影响。因此,护士应该了解不同时代背景下服务对象的信仰和健康习惯,及其对生育所产生的重要影响。

(一) 文化

文化对人的影响是潜移默化的,不同的文化背景使人形成了不同的世界观、人生观和价值观。西方人认为妊娠及分娩过程是正常女性的特殊生理阶段,他们崇尚自然,将妊娠分娩自觉地融入日常生活中,认为分娩过程是一个协助过程,不需要特殊的干预,产后也不需要特别的饮食和休息调养。而在我国,人们常将妊娠、分娩视作病理过程,整个家庭对妊娠、分娩非常关注,对分娩后的产妇康复也非常重视,由此衍生出"坐月子"的习惯。因此,护士应该在评估产妇不同文化背景的基础上提供适合于服务对象文化所接受的健康宣教指导。

(二) 经济地位

经济地位是预测女性生育行为及对健康保健服务使用次数的重要因素,人们常将收入、受教育程度、职业、居住环境、社会价值观及生活方式等作为区分女性不同生育行为的指标。低经济状况人群普遍文化程度偏低,势必会影响其健康意识和行为,同时也影响对医疗信息和资源的利用,导致孕产妇对产前检查、营养状况以及产后育儿知识的缺乏,出现并发症及围生儿畸形、早产、低出生体重等问题增多现象,影响母婴及整个家庭的健康幸福。因此,对这部分群体需要母婴护理人员予以更多的关注和支持。

(三) 生育保险

生育保险(maternity insurance)是国际上保护妇女生育权益的通行办法,该政策的主要目标是为职业妇女生育期间提供生活保障和医疗服务。改革开放以来,我国借鉴西方国家的体系,建立了生育保险,伴随该政策的实施,围产期妇女死亡率由 20 世纪 50 年代初期的 1500/10 万,下降到了 2021 年城镇为 15.4/10 万,农村 16.5/10 万。生育保险解决了妇女分娩、住院医疗费用问题,提高了孕产妇的住院分娩成功率,从而有效降低围产期妇女及围生儿的死亡率。

第二节 母婴护理服务体系

一、母婴护理服务理念

母婴安全是社会发展水平的标志。《中国妇女发展纲要(2021—2030 年)》中提出关于保障孕产妇安全分娩的策略措施,提倡科学备孕和适龄怀孕,保持适宜生育间隔,合理控制剖宫产率。提供生育全程基本医疗保健服务,将孕产妇健康管理纳入基本公共卫生服务范围,孕产妇系统管理率达到 90% 以上。加强对流动孕产妇的管理服务。

为低收入孕产妇住院分娩和危重孕产妇救治提供必要救助。持续推进高龄孕产妇等重点人群的分类管理和服务。全面落实妊娠风险筛查与评估、高危孕产妇专案管理、危急重症救治、孕产妇死亡个案报告和约谈通报制度。《中国儿童发展纲要（2021—2030年）》中也提出关于加强出生缺陷综合防治的策略措施，扩大新生儿疾病筛查病种范围，建立筛查、阳性病例召回、诊断、治疗和随访一体化服务模式，促进早筛、早诊、早治。加强地中海贫血防治。健全出生缺陷防治网络，加强出生缺陷监测，促进出生缺陷防治领域科技创新和成果转化。

胎儿孕育及新生儿的出生过程是生命延续的过程，这一过程会引起整个家庭的变化，完整的母婴护理服务包括为家庭提供与妊娠相关的信息和服务、全面的产前保健服务、安全的产时助产服务、及时的产后母婴照护，提供从孕前、产前、产时到产后的连续性的护理服务，以确保母婴安全，降低孕产妇和婴儿死亡率。孕产妇及其家庭成员在这一阶段都会经历人生过程中的特殊时期。因此，母婴护理的理念也应围绕这一特殊时期而变化与发展。母婴护理服务需要明确的理念包括：①每个人都有健康出生的权利，健康工作者应该为母婴及家属的这一权利而提供高质量的服务。②妊娠分娩过程是女性生命中的正常自然过程。在此正常自然过程中，女性具有相应的生理、心理、社会交往及角色的变化。③生育并不仅仅是母亲一个人在生理、心理等方面出现变化，而是与胎儿/新生儿有关的其他成员，如父亲、祖父母、兄弟姐妹等相关人员都会出现变化。因此，生育是整个家庭的生活事件。④由于文化背景不同，与妊娠、分娩相关人员的健康意识及健康行为也不一样，对于妊娠、分娩体验及反应结果也会有很大差异。⑤人类性行为是生育的基本因素，但是性行为不仅仅是为了生育，由于人们对待生育的态度、角色的变化以及控制生育技术的提高等，为人父母成为一种自愿的行为。⑥"以家庭为中心的服务"是母婴护理学的关键，所有与母婴有关的服务都应从母亲、新生儿逐步过渡到基本的核心家庭，甚至扩展到与之相关的大家庭。⑦在实施母婴护理过程中，母婴工作者必须意识到提供高质量的服务需要多团队的合作，包括孕产妇及家属、健康保健人员和社区服务人员、产科和儿科医生、助产士和护士等。另外，还需要有医院之间、社会之间和健康保健人员之间的合作。⑧健康宣教是母婴护理的重要措施，教会孕产妇及其家庭成员正确进行母婴护理是护理工作的关键。

二、母婴护理服务模式

（一）以助产士为主导的母婴护理服务模式

以助产士为主导的母婴护理服务模式成为目前国外常见的模式。国际助产士联盟（International Confederation of Midwives, ICM）将助产士定义为接受正规助产学教育，掌握助产实践能力并获得所在国家合法从事助产工作资质认证或注册的专业人员，其工作场所可包括家庭、社区、医院和诊所。20世纪80年代后期，中国香港地区的产科服务理念为"产妇和家庭为中心，注重母婴健康和安全，助产士介入持续性照护"，同期中国台湾地区也明确规定以助产士主导的产科护理服务是各医院推行的重点服务模式。近年来,随着国内助产士门诊的开展,助产士的母婴护理服务工作延伸至为孕产妇及其家庭提供连续性、个性化的产前、产时和产后护理服务。

助产士门诊又称助产咨询门诊,是一种提供个性化服务的新型产科照护模式,也是助产士产前服务的重要内容。在助产士门诊中,助产士的岗位职责主要体现在:①负责坐诊和管理助产士门诊,为所有孕产妇进行初诊评估及登记;②能有效地为孕妇进行产前评估,并根据孕妇健康情况转诊至相应的产科高危门诊;③能有效为低危孕产妇提供围产期助产连续性服务,建立孕期关系,为孕产妇提供相应的健康咨询,满足孕产妇生理、心理、安全和自尊等需要,促进自然分娩。除助产门诊外,以专科门诊形式开展的母婴护理服务还有母乳喂养门诊、营养门诊等满足母婴护理服务不同的需求。

(二) 以家庭为中心的母婴护理服务模式

随着社会的进步,医学发展从注重"治愈"向"关怀照顾"转化,医学模式由生物医学模式向生物-心理-社会医学模式转变。1972 年,方德(Fond)及卢西亚诺(Luciano)提出以家庭为中心的护理(family-centered care, FCC)模式。以家庭为中心的母婴护理模式将妊娠、分娩、产后和婴儿的监护作为一个正常、健康的生命活动,整合在一个连续的家庭生活过程中,提供个性化的照护,重视家庭成员的支持、参与和选择的权利,其核心是强调家庭凝聚力,维护母婴身心安全和健康,充分体现了"以孕产妇为中心,以家庭为主体,保障母婴安全的服务理念"。以家庭为中心的产科护理被欧美国家的医疗组织一致认为是最佳的产科护理模式,目前采用以产妇为中心,集住院待产、分娩、恢复(labor delivery recovery, LDR)的家庭化产房加以实施,其兼有病房和产房的医疗功能,为产妇和新生儿提供良好的住院环境和安全的分娩条件,充分实现 24 小时母婴同室。

(三) 功能制的母婴护理服务模式

由于我国孕产妇基数较大,受经济、人员、设备等诸多因素的影响,我国很长时期内许多医疗机构都实施传统的功能制护理服务模式,医院门诊、产科病房、产房分别管理孕产妇围产期的各个阶段。在住院期间,病房护士按照工作性质进行分工,同时对孕产妇集中实施统一的护理操作,提供统一的健康宣教指导。新生儿集中放置在婴儿室进行照顾。1991 年 6 月,WHO 和联合国儿童基金会(United Nations International Children's Emergency Fund, UNICEF)提出创建爱婴医院的倡议。1992 年,我国积极响应 WHO 和 UNICEF 的号召,开始创建爱婴医院,要求各地抓好母婴同室的试点工作,由此逐步推行爱婴医院建设。这项措施打破了母婴分离的传统,大力支持母乳喂养,促进婴儿健康成长。

(四) 责任制的母婴护理服务模式

产时一对一责任制护理模式是将一名助产士固定为一位产妇服务,在其分娩全过程中提供专业性指导和护理。这不仅大大提高了产科护士(或助产士)的工作效率和积极性,同时通过对产妇生理及心理状态做出相应的正确评估后进行针对性健康宣教、指导以及情感支持,极大地解除了产妇的紧张和焦虑情绪,使其精神和身体得以放松,提高了自然分娩的成功率。提供连续性照护是责任制助产整体护理模式的最大特点,其服务范围自妊娠28周始,至产妇分娩及产后为止。当遇到问题时孕妇首先联系责任护士,然后由责任护士提供帮助或由其转给产科医生。在住院期间的健康宣教中,通过自然分娩的产妇现身说法,提供同伴支持,能够在很大程度上增强孕妇的自信心。

(五)导乐陪伴分娩服务模式

导乐陪伴分娩是一种基于以孕妇和家庭为中心的产时母婴护理服务模式,从生理、心理和情感上对分娩过程中的产妇给予支持。导乐陪伴分娩在母婴护理中的应用越来越广泛,其提供以人为本,实行人性化、个体化的产时母婴护理服务,在产妇分娩的整个过程中高年资、经验丰富的助产士提供持续性陪伴,针对产妇的不同产程进展加以指导与抚慰,消除其分娩时的不良心理状态。研究表明,抚摸和安慰可使孕妇体内产生内啡肽样物质,可帮助产妇缓解产时疼痛,从而促进母婴顺利、安全地度过分娩阶段。

(六)循证母婴护理服务模式

在护理领域开展循证实践是目前护理发展的核心内容,循证医学最早开始于产科领域,循证护理强调护理人员在计划其护理活动的过程中,审慎地、明确地、明智地将科研结论与其临床经验及患者意愿相结合,获取证据,作为临床护理决策依据的过程。目前,基于系统评价的临床实践指南的发展极大地推动了证据在临床实践人员中的传播和应用。例如,英国国家卫生与临床优化研究所(National Institute for Health and Clinical Excellence, NICE)推出的《低危孕妇产前保健指南》《妊娠期糖尿病孕期管理指南》,加拿大安大略省注册护士协会(Registered Nurse Association Ontario, RNAO)发布的《母乳喂养管理指南》等为临床母婴护理服务从业人员提供了基于最佳证据的临床实践指南,为母婴护理服务从业人员开展循证实践提供证据。

三、母婴护理服务机构

(一)综合公立医院

综合公立医院是我国医疗卫生服务体系的主体。1989年,卫生部出台《医院分级管理办法(试行草案)》《综合医院分级管理标准(试行草案)》等文件,将医院根据功能任务分为一、二、三级。其中三级综合医院功能定位涉及较广。母婴护理属于妇产科职能范畴,服务对象主要包括围产期妇女及围生儿。WHO指出,孕产妇死亡率与婴幼儿死亡率是衡量一个国家公共卫生与健康事业发展的重要指标。除提供低危孕产妇的母婴护理服务外,2018年1月,国家卫计委出台了《危重孕产妇救治中心建设与管理指南》以及《危重新生儿救治中心建设与管理指南》,其中提出危重孕产妇救治中心应当依托产科实力和综合救治能力较强的三级公立医院建立。

(二)妇幼专科医院

妇幼专科医院的服务人群主要是妇女和儿童。根据现行的《各级妇幼保健机构评审实施规范》和《三级妇幼保健机构等级评审细则》要求,妇幼医院设置保健科室、临床科室和职能科室三大类。其中三级妇幼保健院业务科室主要包括:妇女保健科、妇产科、优生咨询科、儿童生长发育科、生殖健康科等科室。妇幼专科医院能够为低危围产期妇女提供从孕前、产前、产时至产后的连续性护理,并提供专业指导。妇幼专科医院也按相应等级进行划分。

(三) 基层妇幼保健机构

2009 年我国深化医药卫生体制改革,提出了健全基层医疗卫生服务体系的要求,其中具体提出健全以县级为龙头的农村三级医疗卫生服务网络、完善以社区卫生服务为基础的新型城市医疗卫生服务体系等要求。基层医疗卫生服务机构包括社区卫生服务中心、社区卫生服务站、乡镇卫生院和卫生室等。近年来,城市地区产前和产时服务逐渐转为主要由分娩医院提供,孕前和产后母婴保健属于公共卫生服务领域,理论上由社区卫生服务中心为主提供服务,提供孕前咨询、产后访视等服务。目前,我国城市地区通常是几种提供方式共存的状态。由于国内许多社区卫生服务能力不足,且产妇一般比较信任分娩医院,在服务需求和经济利益导向下,部分医院为出院后产妇直接提供产后服务,这也导致社区和医院发生定位不清、职责混淆的情况。近年来,在经济发达的城市地区,月子会所较为普及,产妇出院后即转入月子会所,由月子会所提供产后母婴护理服务。

📖 **拓展阅读 1-1 爱婴医院**

四、母婴护理从业人员素质要求

《国家基本公共卫生服务规范(第 3 版)》规定:从事孕产妇健康管理服务工作的人员应取得相应的执业资格,并接受过孕产妇保健专业技术培训。母婴护理工作肩负着重要职责,致力于保护妇女与下一代的身心健康。1946 年,WHO 将健康定义为没有疾病或虚弱,且身体、心理都和社会适应的完好状态。随着社会的发展,人们不再从生理学单一角度出发考虑个体是否健康,更多地从生物、生理、心理、行为和社会等多角度看待健康问题。目前,母婴护理服务从业人员的基本职责是:树立现代护理理念,以整体人的健康为中心,全面照顾母婴生理、心理、社会各方面的需求,履行促进健康、预防疾病、减轻痛苦的职责。

2012 年,国际护士理事会(International Council of Nurses, ICN)明确指出,通过循证护理实践,缩短证据和实践的差距,提升护理决策的科学性和有效性。尤其是在目前强调转化医学的背景下,循证护理实践可使护理从传统的经验式实践转变为科学化决策和专业化实践,对护理学科的发展而言是革命性的转型。对于母婴护理服务从业人员而言,除了具备高尚的医德修养、扎实的业务素养和全面的综合素质外,还应具备一定的教学和科研能力,从临床实践中寻找问题,通过科学的途径解决问题,提高护理服务的质量,增强其科学性。

(一) 基本素质要求

母婴护理服务从业人员最基本的素质要求是热爱生命,厚德诚信,具备高度的同情心、事业心和责任心,遵循护理工作的行为规范和护理质量的评价标准;有真挚的同情心,爱岗敬业,关心体贴每位孕产妇,言谈态度和蔼可亲,使孕产妇的身心处于最佳状态,顺利度过孕产期;尊重孕产妇的隐私权、知情权,遵守相关的法律法规。随着时代的进步及文化背景的改变,人们对于自我健康的重视程度也在不断地发生变化。母婴护理工作的内容和范畴比传统母婴护理有了进一步拓展,要求从事母婴护理的相关人员除掌握医学知识与操作要点外,还要掌握人文科学和社会科学的相关知识,理论联系实际,创造性地开展工作并不断完善,使孕产妇及其家庭感到满意,形成良好的护患关系。由于妇产科工作强度大,母婴护理工作紧张而繁忙,护理人员必须具备强健的体魄、良好的身体素质、开朗愉快的性格,以保持精神饱满、头脑清晰,给孕产妇带来舒适的服务体验。

(二) 能力要求

1. 社交能力 对于护理人员而言,需要具备良好的人际交往与团结协作能力,与医生、孕产妇及其家属建立良好的沟通;规范职业行为与职业道德,树立良好的职业形象,提高职业素养;重视严谨和慎独、自我学习与发展、勤奋进取、求实创新能力的培养。母婴护理服务辐射面大,社会效应显著,保健技术及健康宣教、优生优育等关系到国家人口的整体质量。因此,从事母婴护理服务的工作人员应全面认识产科护理工作,履行职责,为孕产妇及其家庭提供有效的帮助和支持。

2. 专科业务能力 自然分娩是正常的生理过程,对孕产妇及其家庭进行整体护理需要护士具备扎实的理论基础和熟练的操作技能;能对妊娠期、分娩期、产褥期的异常情况作出基本识别并提供整体护理;在日常工作以及处理急危重症患者的应急医疗中能够高效地协助医生,制订个性化的护理计划并有效实施,针对病情做好护理工作;推广普及母婴保健相关知识,保障母婴安全。

3. 基础科研能力 近年来,随着我国护理学科的发展,临床实践工作更多地依据国内外最新实践证据,为患者提供基于最佳证据的护理,循证在产科护理中的发展也不容小觑。循证护理作为一种决策和思维方式,强调在护理人员临床实践的基础上,以具体问题作为出发点,根据研究的结论,结合实践经验和专业判断,充分考虑孕妇需求,促进直接经验和间接经验在实践中的综合应用,提高护理质量。随着学科的发展,母婴护理从业人员开始重新思考某些传统的护理技术和护理方式的合理性、科学性和有效性。面对临床护理问题,母婴护理从业人员需要有一定的科研与循证能力,从严谨的学术角度出发,在循证实践中找寻答案,并有效地转化证据应用于临床,推动母婴护理工作的进步与发展。

(顾春怡)

数字课程学习

○教学 PPT ○导入案例解析 ○复习与自测 ○更多内容……

第二章 女性生殖系统解剖与生理

章前引言

　　女性生殖系统包括内、外生殖器及相关组织。外生殖器是女性特有的性征体现,内生殖器位于骨盆内,有韧带和骨盆底组织支托;骨盆是胎儿娩出的必经通道,骨盆的结构与形态和分娩密切相关。女性生殖系统既有自己独特的生理功能,又与其他系统的功能相互联系,相互影响。

学习目标

　　1. 描述女性内、外生殖器官的解剖和组织特点;判断子宫韧带的位置、作用;区分雌、孕激素的生理作用;阐述卵巢功能和卵巢周期的概念。

　　2. 描述女性骨盆及骨盆底的组成及功能;理解女性生殖器官与邻近器官的关系及临床意义;理解月经的定义及月经的周期性变化。

　　3. 简述女性骨盆的组成、分界、骨盆标志及骨盆底的结构。

　　4. 具备关爱女性的职业道德。

　　5. 进行月经期健康宣教,正确指导女性月经期保健。

思维导图

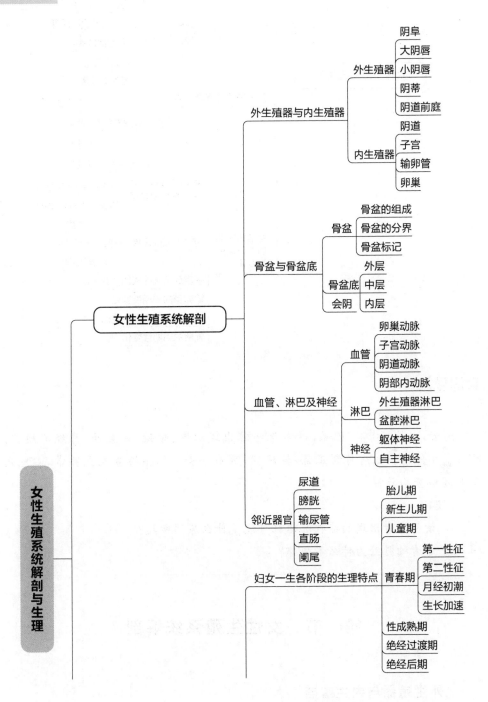

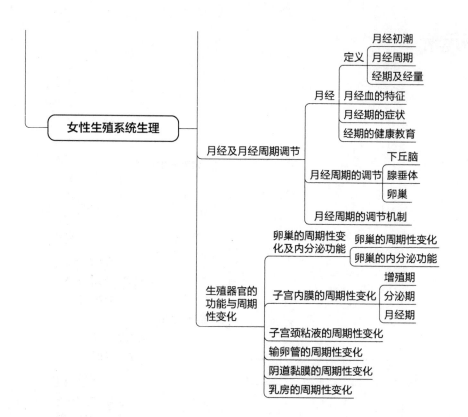

案例导入

患者,女性,50 岁,已婚,近半年经常出现心悸、烦躁、易激动,月经不规律。既往身体健康。之前月经正常,较规律,育有一女。体格检查未见异常,心电图及 B 超检查均正常。

问题:

1. 请问患者出现的症状和体征可能是什么原因所致?

2. 患者的月经为什么不规律?

第一节　女性生殖系统解剖

一、外生殖器与内生殖器

(一)外生殖器

女性外生殖器(external genitals)是指生殖器官的外露部分,又称外阴,位于两股内侧的耻骨联合至会阴之间的组织(图 2-1)。

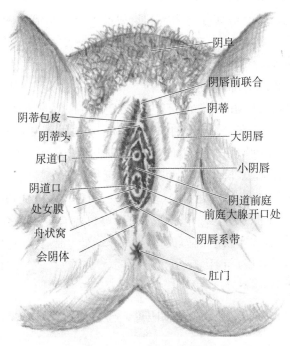

图 2-1　女性外生殖器

1. **阴阜**(mons pubis)　为耻骨联合前隆起的脂肪垫,有丰富的皮脂腺和汗腺,皮下有丰富的脂肪组织。青春期开始生长阴毛,呈倒三角形分布。阴毛的疏密、粗细、色泽等特征可因人或种族而异,是女性的第二性征之一。

2. **大阴唇**(labium majus)　为阴阜至会阴的一对隆起的皮肤皱襞,外侧面为皮肤,皮层内有皮脂腺和汗腺。内侧面湿润似黏膜。大阴唇有较厚的皮下脂肪层,内含丰富的血管、淋巴管和神经,组织较疏松,若受外伤,易形成血肿。未产妇女的两侧大阴唇自然合拢,遮盖阴道口和尿道口。经产妇大阴唇受分娩影响向两侧分开。绝经后妇女大阴唇阴毛稀少,呈萎缩状。

3. **小阴唇**(labium minus)　为位于大阴唇内侧的一对薄皱襞,表面呈褐色、湿润、无阴毛,因富含神经末梢,极为敏感。两侧小阴唇前端相互融合并分为两叶包绕阴蒂,前叶形成阴蒂包皮,后叶形成阴蒂系带。小阴唇的后端和大阴唇的后端相汇合,在正中线形成一条横皱襞,称为阴唇系带。

4. **阴蒂**(clitoris)　位于小阴唇顶端的联合处,类似男性阴茎海绵体组织,具有勃起功能。阴蒂分为阴蒂头、阴蒂体、阴蒂脚三部分,仅有阴蒂头显露,阴蒂头含有丰富的神经末梢,极为敏感。

5. **阴道前庭**(vaginal vestibule)　是两侧小阴唇之间的菱形区,前为阴蒂,后为阴唇系带。在此区域内,前方有尿道外口,后方有阴道口。阴道口与阴唇系带之间有一浅

窝,形似小舟,称舟状窝,又称阴道前庭窝。此区域包括以下几部分:

1) 尿道外口(external orifice of urethra)　位于阴蒂下方,为一圆形孔。尿道外口的后壁有一对尿道旁腺的开口,其分泌物有润滑尿道外口的作用,但也是细菌容易潜伏的场所。

2) 前庭球(vestibular bulb)　位于前庭两侧,由具有勃起性的静脉丛构成,表面被球海绵体肌覆盖,又称球海绵体。

3) 前庭大腺(major vestibular gland)　又称巴氏腺,位于大阴唇后部,被球海绵体肌覆盖,如黄豆大小,左右各一,腺管细长(1~2 cm),向内侧开口于前庭后方小阴唇与处女膜之间的沟内。于性兴奋时分泌黄白色黏液以润滑阴道。正常情况下不能触及此腺,若腺管口闭塞,可形成前庭大腺囊肿;若伴有感染,可形成脓肿。

4) 阴道口(vaginal orifice)和处女膜(hymen)　阴道口位于尿道外口下方,前庭的后部,为阴道的开口,其形状、大小常不规则。阴道口覆盖有一层薄膜,称为处女膜,膜中央有一小孔,孔的形状、大小及膜的厚度因人而异。处女膜多在初次性交时破裂,分娩时进一步破损,经阴道分娩后仅留有处女膜痕。

(二) 内生殖器

女性内生殖器(internal genitals)包括阴道、子宫、输卵管及卵巢,后两者常被称为子宫附件(图2-2)。

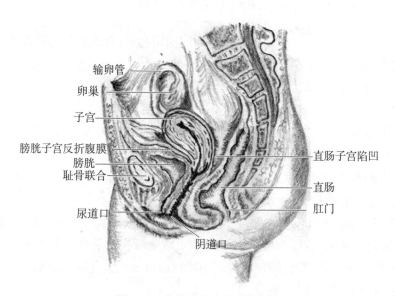

输卵管
卵巢
子宫
膀胱子宫反折腹膜
膀胱
耻骨联合
尿道口
阴道口
直肠子宫陷凹
直肠
肛门

图2-2　女性内生殖器矢状切面

1. 阴道(vagina)　是性交器官,也是经血排出及胎儿娩出的通道。

1) 位置和形态　阴道位于真骨盆下部的中央,呈上宽下窄的管道,前壁长7~9 cm,与膀胱和尿道相邻,后壁长10~12 cm,与直肠贴近。上端包绕宫颈,下端开口于阴道前庭后部。环绕子宫颈周围的部分称为阴道穹隆(vaginal fornix),按其位置可分为前、后、左、右四部分，后穹隆最深，与盆腹腔最低处的直肠子宫陷凹紧密相邻。临床上可经此处穿刺或引流，用于疾病的诊断或治疗。平时阴道前后壁紧贴，有利于阻断宫颈口与外界相通。

2）组织结构　阴道壁由黏膜层、肌层和纤维膜构成。阴道黏膜呈淡红色，由复层鳞状上皮覆盖，无腺体，上 1/3 黏膜受性激素影响发生周期性变化。阴道壁富有许多横行皱襞及弹力纤维，伸展性较大。幼女及绝经后妇女因卵巢功能低下致阴道黏膜上皮甚薄，皱襞少，伸展性小，局部抵抗力差，容易感染。肌层由内环和外纵两层平滑肌构成，纤维组织膜与肌层紧密粘贴。阴道壁富有静脉丛，创伤后易出血或形成血肿。

2. 子宫（uterus）　是孕育胚胎、胎儿和产生月经的器官。

1）形态　为壁厚腔小的中空器官，呈倒置梨形。其大小、形态，依年龄或生育情况而变化。成年女性非孕时子宫长 7～8 cm，宽 4～5 cm，厚 2～3 cm，容量约 5 ml，重约 50 g。子宫上部较宽称为子宫体（corpus uteri），其上端隆突部分称为子宫底（fundus of uterus），宫底两侧为子宫角（cornua uteri），与输卵管相通。子宫下部较窄呈圆柱形称子宫颈（cervix uteri）。子宫体与子宫颈的比例，婴儿期为 1∶2，成年女性为 2∶1，老年女性为 1∶1。

子宫腔（uterine cavity）呈上宽下窄的倒三角形，两端通输卵管，尖端朝下通子宫颈管。在子宫体与子宫颈之间形成最狭窄的部分，称子宫峡部（isthmus uteri），非妊娠时，长约 1 cm，子宫峡部的上端，因在解剖上较狭窄又称解剖学内口，下端因黏膜组织在此处由子宫内膜转变为子宫颈黏膜，又称组织学内口。子宫颈的内腔称子宫颈管（cervical canal），呈梭形，成年女性长 2.5～3 cm，其下端为子宫颈外口，宫颈下端伸入阴道内的部分称宫颈阴道部，在阴道以上的部分称宫颈阴道上部（图 2-3）。未产妇的子宫颈外口为圆形，经产妇的宫颈外口因分娩裂伤形成横裂，故将宫颈组织分为上下或前后两唇。

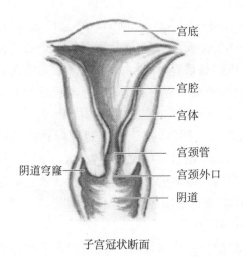

子宫冠状断面　　　　　子宫矢状断面

图 2-3　子　宫

2) 组织结构

(1) 子宫体:子宫体壁由 3 层组织构成,由内向外分为子宫内膜、肌层和浆膜层。①子宫内膜:位于子宫腔表面,为黏膜组织,因其形态与功能上的不同分为 3 层,其表面 2/3 为致密层和海绵层,能发生周期性变化,统称功能层,从青春期开始功能层内膜受卵巢激素的影响发生周期性变化,剥脱出血形成月经。靠近肌层的 1/3 内膜为基底层,无周期性变化。②子宫肌层:较厚,非孕时厚约 0.8 cm,由平滑肌束和弹力纤维组成,肌束排列交错,外层纵行,内层环行,中层交叉排列。肌层中含有血管,子宫收缩时血管被压缩可有效地制止出血。③子宫浆膜层:即脏腹膜,与肌层紧贴,但在子宫前面近子宫峡部处,腹膜与子宫结合较疏松,并向前反折覆盖膀胱,形成膀胱子宫陷凹。在子宫后面,腹膜沿子宫壁向下,至子宫颈后方及阴道后穹隆再折向直肠,形成直肠子宫陷凹(rectouterine pouch),又称道格拉斯陷凹(Douglas pouch)。

(2) 子宫颈:主要由结缔组织构成,含有少量平滑肌纤维、血管及弹力纤维。宫颈管黏膜为单层高柱状上皮,黏膜内腺体能分泌碱性黏液形成颈管内黏液栓,堵塞子宫颈管。

3) 位置　子宫位于盆腔中央,膀胱与直肠之间。下端接阴道,两侧是输卵管和卵巢。正常情况下子宫颈外口在坐骨棘水平稍上方,成人子宫的正常位置主要靠子宫韧带、骨盆底肌和筋膜的支托作用呈轻度前倾前屈位。

4) 子宫韧带　子宫有 4 对韧带。韧带与骨盆底肌和筋膜共同维持子宫的正常位置。

(1) 圆韧带(round ligament):呈圆索状,起自双侧子宫角前面、输卵管近端的下方,向前下方伸展达骨盆壁,再穿过腹股沟管终止于大阴唇前端。圆韧带由结缔组织和平滑肌组成,其作用是维持子宫呈前倾位置。

(2) 阔韧带(broad ligament):为一对翼形的双层腹膜皱襞,由覆盖子宫前后壁的腹膜自子宫侧缘向两侧延伸达骨盆壁而成。阔韧带有前后两叶,上缘游离,内 2/3 包裹输卵管(伞部没有腹膜覆盖),外 1/3 移行为骨盆漏斗韧带(infundibulopelvic ligament),又称卵巢悬韧带(suspensory ligament of ovary);在输卵管以下、卵巢附着处以上的阔韧带称为输卵管系膜,卵巢与阔韧带后叶相接处称卵巢系膜;卵巢内侧与宫角之间的阔韧带稍增厚,称卵巢固有韧带;在宫体两侧的阔韧带中有丰富的血管、神经、淋巴管及大量疏松结缔组织,称宫旁组织。阔韧带的作用是保持子宫位于盆腔中央的位置。

(3) 主韧带(cardinal ligament):在阔韧带的下部,横行于宫颈两侧和骨盆侧壁之间,为一对坚韧的平滑肌与结缔组织纤维束。其作用是固定宫颈位置,防止子宫下垂。

(4) 宫骶韧带(uterosacral ligament):起自宫颈后面的上侧方,向两侧绕过直肠达第 2、3 骶椎前面的筋膜。宫骶韧带由平滑肌和结缔组织组成,外有腹膜覆盖,短厚有力,作用是将宫颈向后向上牵引,间接保持子宫前倾位。

3. 输卵管(fallopian tube, oviduct)　是精子与卵子结合的部位,也是向宫腔运送受精卵的通道。

1) 位置和形态　输卵管为一对细长弯曲的肌性管道,位于阔韧带的上缘内,内侧与子宫角相连,外端游离呈伞状,与卵巢相近,全长 8～14 cm。根据输卵管的形态由内向外依次分为间质部、峡部、壶腹部和伞部 4 个部分(图 2-4)。

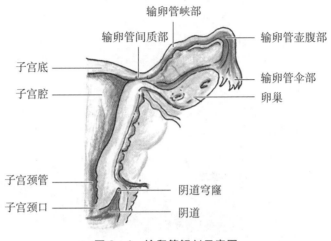

图 2-4　输卵管解剖示意图

(1) 间质部(interstitial portion):潜行于子宫壁内的输卵管部分,狭窄而短,长约 1 cm。

(2) 峡部(isthmic portion):在间质部外侧,管腔较窄,长 2～3 cm。

(3) 壶腹部(ampulla portion):在峡部外侧,管腔较宽大而弯曲,长 5～8 cm,内含丰富皱襞,受精常发生于此。

(4) 伞部(fimbria portion):为输卵管的末端,开口于腹腔,游离端呈漏斗状,又称漏斗部,伞的长度不一,多为 1～1.5 cm,有"拾卵"作用。

2) 组织结构　输卵管由外向内依次有浆膜层、平滑肌层和黏膜层 3 层。外层浆膜层,为腹膜的一部分。中层平滑肌层,该层肌肉的收缩有协助拾卵、运送受精卵及一定程度上阻止经血逆流和宫腔内感染向腹腔内扩散的作用。内层黏膜层,由单层高柱状上皮覆盖,上皮细胞分为纤毛细胞、无纤毛细胞、楔状细胞和未分化细胞 4 种,纤毛细胞的纤毛摆动,能协助运送卵子。输卵管肌肉的收缩和黏膜上皮细胞的形态、分泌及纤毛摆动,均受性激素的影响而有周期性变化。

4. 卵巢(ovary)　是产生与排出卵子,并分泌类固醇激素的性器官,具有生殖和内分泌功能。

1) 位置和形态　为一对扁椭圆形的性腺,位于输卵管后下方,其外侧以骨盆漏斗韧带连于骨盆壁,内侧以卵巢固有韧带与子宫相连,借卵巢系膜与阔韧带相连。卵巢的大小、形状随年龄大小而有差异。青春期前,卵巢无排卵,表面较光滑,青春期开始排卵后,表面逐渐凹凸不平。成年妇女的卵巢大小约 4 cm×3 cm×1 cm,重 5～6 g,呈灰白色,绝经后萎缩变小变硬。

2) 组织结构　卵巢表面无腹膜,由单层立方上皮(也称生发上皮)覆盖。上皮的深面有一层致密纤维组织,称卵巢白膜。卵巢白膜下是卵巢实质,分为皮质与髓质两部分,皮质在外层,内有数以万计的始基卵泡及致密结缔组织,髓质在卵巢的中央,无卵泡(图2-5),但有疏松结缔组织及丰富的血管、神经和淋巴管等。

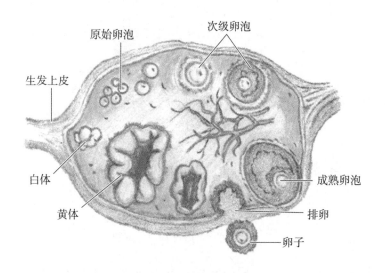

图2-5　卵巢结构冠状切面

⊙ 在线课程2-1　内生殖器官

二、骨盆与骨盆底

(一) 骨盆

女性骨盆(pelvis)是躯干和下肢之间的骨性连接,对支持躯干和保护盆腔脏器起重要作用,也是胎儿自阴道娩出的必经通道,又称骨产道。骨盆的大小、形态与分娩有重要的关系。通常女性骨盆较男性骨盆宽而浅,有利于胎儿娩出。

　　📖 拓展阅读2-1　骨盆的四种基本类型

1. 骨盆的组成

1) 骨骼　骨盆由1块骶骨(sacrum)、1块尾骨(coccyx)及左右2块髋骨(hip bone)组成。每块髋骨又由髂骨(ilium)、坐骨(ischium)及耻骨(pubis)融合而成。骶骨由5～6块骶椎合成,呈楔(三角)形,其上缘明显向前突出,称为骶岬(sacral promontory),骶岬是骨盆内测量对角径的重要据点。尾骨由4～5块尾椎合成(图2-6)。

2) 关节　包括耻骨联合(pubic symphysis)、骶髂关节(sacroiliac joint)和骶尾关节(sacrococcygeal joint)。两耻骨之间的纤维软骨形成耻骨联合,位于骨盆前方;骶骨和髂骨之间形成骶髂关节,位于骨盆后方;骶骨与尾骨之间为骶尾关节,有一定活动度。

3) 韧带　骨盆的关节和耻骨联合周围均有韧带附着。骶骨、尾骨与坐骨棘之间为

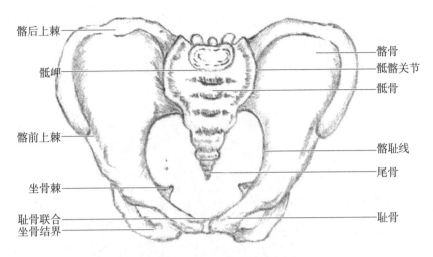

左侧标注（自上而下）：髂后上棘、骶岬、髂前上棘、坐骨棘、耻骨联合、坐骨结界

右侧标注（自上而下）：髂骨、骶髂关节、骶骨、髂耻线、尾骨、耻骨

图2-6 正常女性骨盆(前上观)

骶棘韧带(sacrospinous ligament)，骶棘韧带宽度即坐骨切迹宽度，是判断中骨盆是否狭窄的重要指标；骶骨、尾骨与坐骨结节之间为骶结节韧带(sacrotuberous ligament)。妊娠期受激素影响，韧带较松弛，关节的活动性增加，有利于分娩时胎儿通过骨产道。

2. **骨盆的分界** 以耻骨联合上缘、髂耻缘及骶岬上缘的连线为界，将骨盆分为假骨盆和真骨盆两部分。假骨盆又称大骨盆，位于骨盆分界线之上，为腹腔的一部分，前面是腹壁下部，两侧为髂骨翼，其后为第5腰椎。假骨盆与产道无直接关系，但测量假骨盆的径线可以间接地了解真骨盆的大小。真骨盆也称小骨盆，位于骨盆分界线之下，是胎儿娩出的通道，又称骨产道(bony birth canal)或硬产道。真骨盆有上下两口，即骨盆入口(pelvic inlet)与骨盆出口(pelvic outlet)，骨盆入口和出口之间为骨盆腔(pelvic cavity)。骨盆腔的前壁是耻骨联合、耻骨2个降支构成耻骨弓，后壁是骶骨与尾骨，两侧为坐骨、坐骨棘和骶棘韧带。

3. **骨盆标记**

1) **骶岬** 第1骶椎向前突出形成，是骨盆内测量的重要骨性标志。

2) **坐骨棘** 位于真骨盆的中部，是坐骨后缘突出的部分。两坐骨棘连线的长度是衡量中骨盆横径的重要径线，同时也是分娩过程中衡量胎先露部下降程度的重要标志。

3) **耻骨弓** 两侧耻骨降支在耻骨联合下部构成弓形，称为耻骨弓，正常女性骨盆耻骨弓角度大于90°。

(二)骨盆底

骨盆底(pelvic floor)由内、中、外3层肌肉和筋膜组成，封闭骨盆出口，承托盆腔脏器。骨盆底的前方是耻骨联合下缘，后方是尾骨尖，两侧是耻骨降支、坐骨升支及坐骨结节。两侧坐骨结节前缘的连线将骨盆底分为前后2个三角区：前部三角区是尿生殖三角，向后下倾斜，有尿道和阴道通过；后部三角区是肛门三角，向前下倾斜，有肛管通过。骨盆底由外向内分为3层。

1. **外层**　位于外生殖器及会阴皮肤及皮下组织的下面,由浅层筋膜与肌肉组成。主要有会阴浅筋膜,其深面为球海绵体肌、坐骨海绵体肌、会阴浅横肌和肛门外括约肌。此层肌肉的肌腱汇合于阴道外口与肛门之间,形成中心腱(图2-7)。

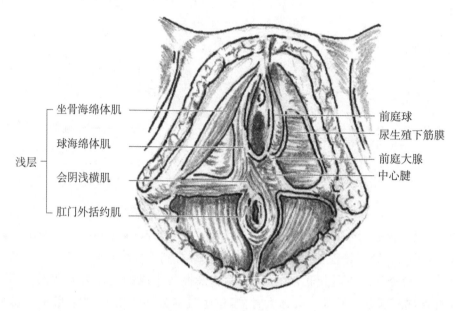

图2-7　骨盆底(外层)

2. **中层**　即泌尿生殖膈,由上、下两层坚韧的筋膜和位于其间的会阴深横肌、尿道括约肌构成(图2-8),阴道和尿道穿过此膈。

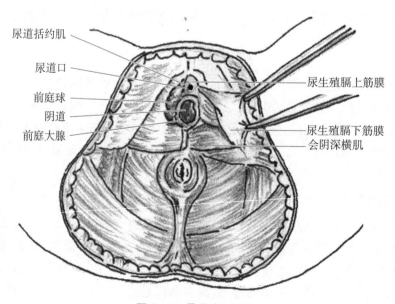

图2-8　骨盆底(中层)

3. 内层　即盆膈,是骨盆底的最内层,也是最坚韧的一层,由肛提肌及筋膜组成,自前向后有尿道、阴道及直肠穿过。肛提肌位于骨盆底的成对扁肌,向下向内合成漏斗形(图2-9),每侧肛提肌自前内向后外由耻尾肌、髂尾肌、坐尾肌三部分组成。肛提肌的主要作用是加强盆底支托力,其中一部分纤维与阴道及直肠周围密切交织,可加强肛门与阴道括约肌的作用。

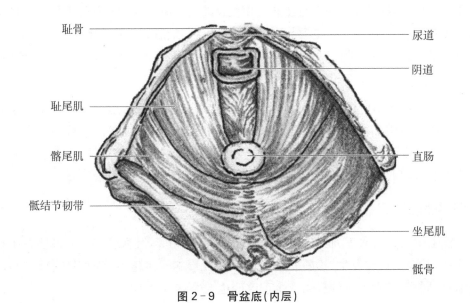

图2-9　骨盆底(内层)

(三) 会阴

广义的会阴(perineum)是指封闭骨盆出口的所有软组织。狭义的会阴是指阴道口与肛门之间的楔形软组织,厚3~4 cm,表面为皮肤及皮下脂肪,内层为会阴中心腱,又称会阴体(perineal body)。会阴伸展性大,妊娠后组织变软有利于分娩,但也可对胎先露娩出形成障碍,分娩时应注意保护会阴,避免发生裂伤。

三、血管、淋巴及神经

(一) 血管

女性生殖器官的血供主要来自卵巢动脉、子宫动脉、阴道动脉及阴部内动脉。各部位的静脉均有同名动脉伴行,但在数量上较动脉多,并在相应的器官及周围形成静脉丛,且相互吻合,故盆腔感染易于蔓延。

1. 卵巢动脉　来自腹主动脉的分支,沿腰大肌前下行至盆腔,进入卵巢内,供应卵巢和输卵管。

2. 子宫动脉　来自髂内动脉的前干分支,在距宫颈内口水平约2 cm处横跨输尿管至子宫侧缘,分为上下两支。

3. **阴道动脉**　来自髂内动脉前干分支,与子宫颈-阴道支和阴部内动脉分支吻合。

4. **阴部内动脉**　来自髂内动脉的前干终支,分为痔下动脉、会阴动脉、阴唇动脉和阴蒂动脉 4 支。

(二)淋巴

女性生殖器官和盆腔具有丰富的淋巴管及淋巴结,一般与相应的血管伴行,但数目、大小和位置均不恒定,分为外生殖器淋巴和盆腔淋巴两组。淋巴液首先汇集进入髂动脉周围的各淋巴结,然后注入腹主动脉周围的腰淋巴结,最后汇入第 2 腰椎前方的乳糜池。当内外生殖器发生感染或恶性肿瘤时,可引起相应淋巴结肿大并沿淋巴管扩散或转移。

(三)神经

女性生殖器官由躯体神经和自主神经共同支配。支配外生殖器的神经主要是阴部神经。临床上行阴部神经手术时常行阴部神经阻滞麻醉,以达到止痛目的。支配内生殖器的神经主要为交感神经和副交感神经,子宫平滑肌有自主节律活动,完全切断其神经后仍能有节律收缩。临床上可见低位截瘫的产妇能顺利自然分娩。

四、邻近器官

女性生殖器官与尿道、膀胱、输尿管、直肠及阑尾相邻,其血管、神经、淋巴系统也有相互联系,并在疾病的发生、诊断和治疗方面相互影响。生殖器官的损伤、感染易波及邻近器官,同样,邻近器官的疾病或生理改变也会影响生殖器官。

1. **尿道(urethra)**　为一肌性管道,长 4~5 cm,直径约 0.6 cm,从膀胱三角尖端开始,穿过泌尿生殖膈,终止于阴道前庭部的尿道外口。由于女性尿道短而直,又邻近阴道,易发生泌尿系统感染。

2. **膀胱(urinary bladder)**　为一囊状肌性器官,空虚的膀胱位于耻骨联合与子宫之间,充盈时可凸向盆腔甚至腹腔。膀胱底部与子宫颈及阴道前壁相连,其间组织疏松,盆底肌肉及其筋膜受损时,膀胱与尿道可随子宫颈及阴道前壁一并脱出。膀胱壁由浆膜层、肌层和黏膜层构成。充盈的膀胱可影响子宫及阴道,故妇科检查及手术前必须排空膀胱。

3. **输尿管(ureter)**　为一对肌性圆索状管道,在骶髂关节处经过髂外动脉进入骨盆腔,继续沿髂内动脉下行,于子宫颈外侧 2 cm 处在子宫动脉下方穿行。因此,在结扎子宫动脉及打开输尿管隧道时,应避免损伤输尿管(图 2-10)。

4. **直肠(rectum)**　直肠上接乙状结肠,下连肛管,前为子宫及阴道,后为骶骨,全长 10~14 cm。肛管长 2~3 cm,在其周围有肛门内外括约肌及肛提肌,肛门外括约肌为骨盆底浅层肌的一部分。在妇科手术、分娩时应注意避免损伤肛管及直肠。

5. **阑尾(vermiform appendix)**　长 6~8 cm,上端接盲肠,通常位于右髂窝内。其位置、长短、粗细变化较大,妊娠期阑尾的位置可随子宫增大而向上向外移位。阑尾炎症可累及输卵管、卵巢等生殖器官。

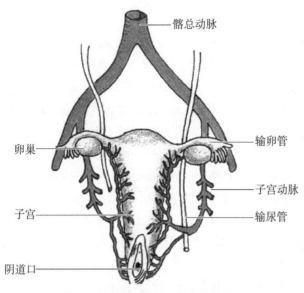

图 2-10　输尿管与子宫动脉的关系

第二节　女性生殖系统生理

一、妇女各阶段生理特点

女性从胎儿到衰老是一个渐进的生理过程。虽可按年龄分为几个时期，但没有截然的界限。各时期有不同的生理特点，同时受遗传、环境、营养和心理等因素的影响，个体间又有差异。

(一) 胎儿期

受精卵是由父系和母系来源的 23 对(46 条)染色体组成的新个体。其中性染色体 X 与 Y 决定着胎儿的性别，即 XX 合子发育为女性，XY 合子发育为男性。胚胎 6 周后原始性腺开始分化。若胚胎细胞不含 Y 染色体，性腺分化缓慢，至胚胎 8～10 周性腺组织才出现卵巢的结构。女性胎儿的卵巢形成后，因无雄激素，无副中肾管抑制因子，所以中肾管退化，两条副中肾管发育成为女性生殖道。

(二) 新生儿期

出生后 4 周内为新生儿期。女性胎儿在母体内由于受母体卵巢、胎盘所产生的女性激素的影响，子宫、卵巢及乳房均有一定程度的发育。出生时新生儿外阴较丰满，乳房肿大或有乳样分泌物。出生后与母体分离，血液中性激素量迅速下降、消失，可出现阴道少量出血。这些均属于生理现象，可在短期内自然消退。

(三) 儿童期

从出生后 4 周到 12 岁为儿童期。8 岁以前为儿童早期,下丘脑-垂体-卵巢轴功能处于抑制状态,卵泡无雌激素分泌。儿童身体持续发育,但生殖器官仍为幼稚型。阴道狭长,上皮薄而无皱襞,细胞内缺乏糖原,酸度低,抗感染能力弱,容易发生炎症;子宫小,宫颈长,约占子宫全长的 2/3,子宫肌层薄;输卵管弯曲、细长;卵巢长而窄,卵泡虽能大量生长,但不能发育至成熟,仅发育至窦前期即闭锁。子宫、输卵管及卵巢均位于腹腔内。8 岁以后为儿童后期,随着儿童体格的增长和发育,神经、内分泌的调节功能也逐渐发育,下丘脑促性腺激素释放激素(gonadotropin-releasing hormone, GnRH)抑制状态解除,卵巢内的卵泡受垂体促性腺激素的影响有一定发育并分泌性激素,但仍不成熟。性器官生长发育,表现为阴唇丰满、增大,阴道加深,子宫体生长显著,子宫体和子宫颈的比例逐渐超出 1∶1;卵巢形态逐渐变为扁卵圆形,内有少量卵泡发育,仍不能发育成熟。女性特征开始出现,皮下脂肪在胸、髋、肩、耻骨前面堆积;子宫、输卵管及卵巢逐渐向骨盆腔内下降;乳房也开始发育。此时逐渐向青春期过渡。

(四) 青春期

自乳房发育等第二性征出现,生殖器官逐渐发育成熟至月经初潮的时期称为青春期。青春期为 10～19 岁(WHO 定义),这一时期的生理特点如下:

1. **第一性征(primary sexual characteristics)发育** 即生殖器官发育。在促性腺激素的作用下卵巢增大,卵泡开始发育和分泌雌激素,内、外生殖器进一步发育,逐渐从幼稚型变为成人型。阴阜隆起,大阴唇变肥厚,小阴唇变大且色素沉着;阴道的长度及宽度增加,黏膜增厚,出现皱襞;子宫增大,尤其是子宫体明显增大,子宫体与子宫颈的比例为 2∶1;输卵管变粗,弯曲度减少;卵巢增大,皮质内有不同发育阶段的卵泡,使卵巢表面稍显凹凸不平。虽已初步具有生育能力,但生殖系统的功能不够完善。

2. **第二性征(secondary sexual characteristics)出现** 音调变高,乳房丰满而隆起;出现阴毛及腋毛;骨盆横径大于前后径,胸、肩、髋部皮下脂肪增多,显现女性特有体态。其中乳房发育是女性第二性征的最初特征,为女性青春期开始的标志。

3. **月经初潮** 是青春期的重要标志。月经初潮平均晚于乳房发育 2.5 年。此时由于中枢系统对雌激素的正反馈机制尚未成熟,有时即使卵泡发育成熟却不能排卵,发生无排卵性功能失调性子宫出血,此时月经周期常不规律,需逐渐调整趋于规律。

4. **生长加速** 青春期少女体格加速生长,逐渐接近成年女性。

此外,伴随着青春期的生理变化,青春期少女的心理变化也很大,应给予护理关照和心理疏导。

(五) 性成熟期

性成熟期又称生育期。一般自 18 岁左右开始,持续约 30 年。此期女性性功能旺盛,卵巢功能成熟并分泌性激素,已建立规律的周期性排卵。生殖器官和乳房在卵巢激素的作用下发生周期性变化。此期应做好月经期、妊娠期、分娩期、产褥期的健康宣教和计划生育指导,并注意各期的心理变化。

(六)绝经过渡期

卵巢功能开始衰退直至最后一次月经的时期称为绝经过渡期,也称围绝经期。此期长短不一,可始于 40 岁,历时短至 1~2 年,长至 10 余年。绝经过渡期是女性自有生育能力的性成熟期进入老年期的一个过渡时期,主要表现为卵巢功能逐渐减退,月经不规则,直至绝经,生殖器官也开始萎缩并向衰退变更,丧失生育能力。同时还可出现血管舒缩障碍和神经精神障碍的症状,表现为潮热、多汗、情绪不稳定、头痛、失眠、抑郁、烦躁等,称绝经综合征(menopause syndrome)。自然绝经(menopause)是指卵巢内卵泡生理性耗竭所致的绝经,一般发生在 44~54 岁。

(七)绝经后期

绝经后期指绝经后的生命时期。其早期卵巢还有少量雄激素分泌,它可转化为雌酮,是循环中的主要雌激素。一般 60 岁以后,妇女机体逐渐老化进入老年期(senility)。此期卵巢功能完全衰竭,卵巢缩小、变硬、表面光滑;阴唇的皮下脂肪减少;阴道黏膜变光滑,阴道腔逐渐缩小;子宫及宫颈萎缩。由于性激素减少,易发生骨代谢失常,引起骨质疏松,易发生骨折。

二、月经及月经周期的调节

(一)月经

1. 定义

1)月经(menstruation) 是指随卵巢激素的周期性变化,子宫内膜发生周期性脱落及出血。规律月经的建立是生殖功能成熟的外在标志之一。

2)月经初潮(menarche) 指第一次月经来潮。一般健康少女月经初潮年龄为 13~15 岁,但早可在 11 岁或迟至 16 岁。初潮的早晚主要受遗传因素控制,其他还受气候、体质、营养等因素的影响。近年来,月经初潮的年龄有提前的趋势,16 岁之后月经尚未来潮者应当引起临床重视。

3)月经周期(menstrual cycle) 即 2 次月经第 1 天的间隔时间,一般为 21~35 天,平均 28 天。周期长短因人而异,只要恒定有规律,提前或延后数日仍属于正常情况。

4)经期及经量 每次月经持续的时间称为经期,一般持续 2~8 天,平均 4~6 天。一次月经的总失血量为经量,正常经量(仅指血液成分)20~60 ml,经期的第 2~3 天出血量最多。经量超过 80 ml 为月经过多。

2. 月经血的特征 月经血呈暗红色,碱性、无臭味、黏稠、不凝固,偶尔有凝血块。主要为血液,还包括子宫内膜碎片、宫颈黏液及脱落的阴道上皮细胞。月经血含有前列腺素及来自子宫内膜大量纤溶酶,由于纤溶酶对纤维蛋白的溶解作用,月经血不凝固,在出血量多或速度快的情况下会出现血凝块。

3. 月经期症状 多数妇女在月经期无特殊症状,但由于经期盆腔充血及受前列腺素的影响,可出现下腹及腰骶部下坠感或子宫收缩痛,还可出现头痛、失眠、精神抑郁、易激动、恶心、呕吐、便秘和腹泻等症状,一般不影响工作与学习。

4. 经期的健康宣教

1) 正确认识　帮助青春期女性认识月经是一种正常的生理现象,解除其不必要的思想顾虑,保持精神愉快。

2) 指导女性做好经期保健　保持外阴清洁,勤换卫生垫及内裤;经期不宜盆浴、坐浴、阴道冲洗、游泳及性生活;注意保暖,避免冷水浴、淋雨,防止受寒;加强营养,忌食辛辣等刺激性食物,保持大、小便通畅;不宜参加剧烈运动和重体力劳动,注意劳逸结合。

3) 及时就诊　经期如果出现严重腹痛、经量明显增多或减少、经血浑浊并伴有臭味等症状,应及时就诊。

(二) 月经周期的调节

月经周期的调节是一个非常复杂的过程,主要涉及下丘脑、垂体、卵巢。下丘脑、垂体、卵巢之间相互调节,相互影响形成完整而协调的神经内分泌系统,称为下丘脑-垂体-卵巢轴(hypothalamic-pituitary-ovarian axis, HPO),其主要生理功能是控制女性生育、正常月经和性功能,因此又称性腺轴(图 2-11)。

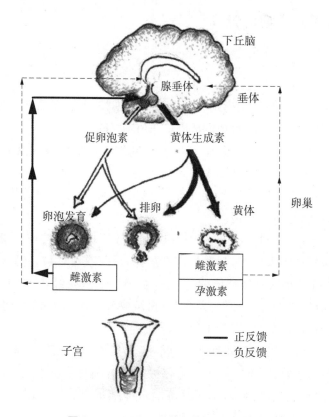

图 2-11　HPO 之间的相互关系示意图

1. 下丘脑　是性腺轴的启动中心,分泌 GnRH。GnRH 的分泌受来自血流的激素信号影响,主要是垂体促性腺激素和卵巢性激素的反馈调节,也受神经递质的调节。GnRH 包括卵泡刺激素释放激素和黄体生成激素释放激素,其作用是促进垂体合成、释放卵泡刺激素和黄体生成素。

2. 腺垂体　腺垂体分泌与生殖调节有关的激素有促性腺激素和催乳素(prolactin,PRL)。促性腺激素包括卵泡刺激素(follicle-stimulating hormone, FSH)和黄体生成素(luteinizing hormone, LH),两者直接控制卵巢的周期性变化,能促进卵泡发育,刺激成熟卵泡排卵,促进排卵后的卵泡转变成黄体,并维持黄体功能,促进孕激素与雌激素的合成与分泌。催乳素具有促进乳汁合成功能,受 GnRH 的影响。

3. 卵巢　卵巢主要分泌雌激素和孕激素,对下丘脑-垂体又有反馈调节作用。卵巢分泌的性激素影响下丘脑、垂体激素分泌功能的作用称为反馈作用。使下丘脑兴奋,分泌性激素增多称正反馈;反之,使下丘脑抑制,分泌性激素减少称负反馈。性激素作用于子宫内膜及其他生殖器官使其发生周期性变化。

(三) 月经周期的调节机制

在前次月经周期卵巢黄体萎缩后,月经来潮,雌激素、孕激素水平降至最低,解除对下丘脑、垂体的抑制,下丘脑开始分泌 GnRH,使垂体分泌 FSH 和少量的 LH,两者共同刺激卵泡逐渐发育,并分泌雌激素。在雌激素的作用下,子宫内膜发生增殖期变化,随着雌激素逐渐增多,对下丘脑的负反馈作用增强,抑制下丘脑分泌 GnRH,使垂体 FSH 的分泌减少,但促使垂体释放大量 LH 并出现高峰,FSH 同时也形成一个较低的峰,当两者同时达到峰值并形成一定比例时,使成熟卵泡排卵。排卵后,FSH 和 LH 急速下降,在少量 FSH 和 LH 作用下,卵巢黄体形成并逐渐发育成熟。黄体主要分泌孕激素,使子宫内膜由增殖期变为分泌期,黄体也分泌雌激素并形成第 2 次高峰。在大量雌激素、孕激素共同作用下,通过负反馈作用,抑制下丘脑,垂体分泌的 FSH 和 LH 相应减少,黄体开始萎缩,卵巢激素也分泌减少。子宫内膜失去性激素的支持发生坏死、脱落,从而月经来潮。此时,血中雌激素、孕激素的量极少,解除了对下丘脑和垂体的抑制,GnRH 又开始分泌,FSH 和 LH 开始增加,又一批卵泡开始生长发育,下一个月经周期又重新开始,如此周而复始(图 2-11)。

三、生殖器官的功能与周期性变化

(一) 卵巢的周期性变化及内分泌功能

卵巢为女性性腺,其主要功能是产生卵子、排卵,以及合成、分泌女性激素,也称卵巢的生殖功能和内分泌功能。

1. 卵巢的周期性变化　从青春期开始到绝经前,卵巢的形态和功能均发生周期性的变化,称为卵巢周期(ovarian cycle)。

1) 卵泡的发育与成熟　卵巢的基本生殖单位是原始卵泡(primordial follicle)。卵泡自胚胎形成后进入自主发育和闭锁的轨道。胚胎 20 周时,原始卵泡数量最多,约 700 万个,新生儿期卵泡数量下降至约 200 万个。从儿童期直至青春期,卵泡数下降至 30 万~50 万个。妇女一生中仅有 400~500 个卵泡发育成熟,其余绝大多数卵泡在发育至一定程度后退化,称为卵泡闭锁。近青春期,卵巢中原始卵泡开始发育,颗粒细胞分化为单层立方形细胞,形成初级卵泡(primary follicle),此后进一步发育,颗粒细胞由单层增殖为复层,卵细胞增大,并出现卵泡腔,产生卵泡液,形成次级卵泡(secondary follicle)。多数次级卵泡退化,每一个月经周期一般只有一个优势卵泡(dominant follicle)发育成熟,称为成熟卵泡,其直径可达 18~23 mm,其结构自外向内依次为卵泡外膜、卵泡内膜、颗粒细胞、卵泡腔、卵丘、放射冠、透明带(图 2 - 12)。

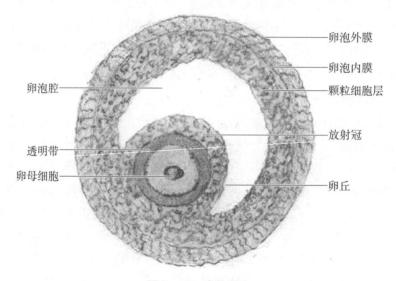

图 2 - 12 成熟卵泡

2)排卵 卵细胞及其周围的卵冠丘复合体(oocyte corona cumulus complex)一起被排出卵巢的过程称为排卵(ovulation)。发育成熟的卵泡在激素的作用下激活卵泡内蛋白溶酶,卵泡腔内压力升高,卵泡壁颗粒细胞层和卵泡膜及其外周的卵巢组织变薄,卵泡逐渐向卵巢表面移行向外突出,接近卵巢表面时,表面细胞变薄、破裂,出现排卵。排卵多发生在下次月经来潮前 14 天左右,两侧卵巢交替排卵,也可由一侧卵巢连续排卵。

3)黄体形成 排卵后,卵泡壁塌陷,卵泡膜血管破裂,血液流入腔内形成血体。卵泡壁的破口很快由纤维蛋白封闭,卵泡颗粒细胞和内膜细胞向卵泡腔内侵入,在腺垂体分泌的 LH 作用下发生黄素化,形成颗粒黄体细胞(大黄体细胞)和卵泡膜黄体细胞(小颗粒细胞),周围有卵泡外膜包裹,形成黄体(corpus luteum)。黄体分泌孕激素和雌激素,于排卵后 7~8 天成熟,直径 1~2 cm,外观黄色。

4)黄体退化 若卵子未受精,排卵后 9~10 天黄体开始退化。黄体细胞萎缩、变小,周围的结缔组织及成纤维细胞侵入黄体,逐渐由结缔组织所代替,组织纤维化,外观转为白色,故称白体(corpus albicans)。一般黄体寿命为 12～16 天,平均 14 天,称为月经黄体。黄体萎缩后月经来潮,卵巢中又有新的卵泡发育,开始新的周期。若卵子受精,黄体继续发育成为妊娠黄体,继续分泌性激素,约妊娠 10 周后由胎盘代替其功能。

2. 卵巢的内分泌功能　卵巢合成及分泌的性激素均为甾体激素,包括雌激素和孕激素,也有少量雄激素。卵巢除分泌甾体激素外,还分泌一些多肽激素、细胞因子和生长因子。

1)性激素分泌的周期性变化

(1)雌激素:在卵泡开始发育时,分泌量很少,随着卵泡逐渐成熟,分泌量也逐渐增多,在排卵前形成一个高峰,排卵后分泌稍减少,于排卵后 1～2 天,黄体开始分泌雌激素,约在排卵后 7～8 天黄体成熟时,形成又一高峰,第二高峰较平坦,峰值低于第一高峰。黄体萎缩时雌激素水平急剧下降,月经期达最低水平。

(2)孕激素:卵泡发育期不分泌,排卵前少量分泌,在排卵后分泌量开始增多,排卵后 7～8 天黄体成熟时,分泌量达最高峰,以后逐渐下降,至月经来潮时恢复到排卵前水平。

2)性激素的生理作用

(1)雌激素:卵巢主要合成雌二醇及雌酮。体内尚有雌三醇,系雌二醇和雌酮的降解物,多由肾脏排出。雌二醇是妇女体内生物活性最强的雌激素。

雌激素的主要生理功能:①促进卵泡发育;②促进子宫发育,使子宫内膜增生、修复;③增强子宫对催产素的敏感性;④促进输卵管肌层发育及上皮细胞的分泌活动,加强输卵管肌节律性收缩;⑤使子宫颈口松弛、扩张,宫颈黏液分泌增加且稀薄;⑥促进阴道上皮的增生、角化,使细胞内糖原增加;⑦促进乳腺管增生;⑧对下丘脑和垂体有正负反馈调节;⑨促进体内水钠潴留及骨中钙质沉着等。

(2)孕激素:孕酮是卵巢分泌的具有生物活性的主要孕激素。在排卵前,孕酮主要来自肾上腺;排卵后,主要由卵巢内黄体分泌。孕二醇是孕酮的主要降解产物,通过尿液排出。因此,测定尿液中孕二醇的含量可了解孕酮的产生情况。

孕激素的主要生理功能:①使增生期子宫内膜转化为分泌期内膜,抑制输卵管肌节律性收缩;②使子宫肌松弛,降低妊娠子宫对催产素的敏感性,有利于受精卵在子宫腔内生长发育;③使子宫颈口闭合,黏液分泌减少且黏稠;④促进阴道上皮细胞脱落;⑤在已有雌激素影响的基础上,促进乳腺腺泡发育;⑥对下丘脑和垂体有负反馈作用;⑦兴奋下丘脑体温调节中枢,有升高体温作用,正常妇女在排卵后基础体温可升高 0.3～0.5℃,此特点可作为排卵的重要指标;⑧促进体内水钠排泄。

(3)雄激素:卵巢能分泌少量雄激素(睾酮)。卵巢合成雌激素的中间产物雄烯二酮,在外周组织中也能被转化为睾酮。雄激素不仅是合成雌激素的前体,也是维持女性正常生殖功能的重要激素。此外,雄激素具有促进女性第二性征的发育,促进蛋白质的合成和肌肉、骨骼的发育,促进血红蛋白和红细胞的增生等生理功能。

📖 拓展阅读2-2　雌、孕激素生理功能对比

（二）子宫内膜的周期性变化

随着卵巢的周期性变化，子宫内膜也发生周期性变化，功能层定期剥脱出血形成月经。正常月经周期以 28 天为例，其组织形态的周期性改变可分为以下 3 期：

1. 增殖期（proliferative phase）　月经周期的第 5～14 天。子宫内膜的增生、修复在月经期即已开始。月经期功能层子宫内膜剥脱，随月经血排出，仅留下基底层，在雌激素作用下内膜逐渐增厚至 3～5 mm，腺体增多、增长，呈弯曲状；间质细胞致密，组织水肿明显；间质内小动脉增生、延长，呈螺旋状卷曲，管腔增大。

2. 分泌期（secretory phase）　月经周期的第 15～28 天，卵巢内黄体形成，分泌孕激素和雌激素，使子宫内膜继续增厚，腺体增大并分泌糖原，间质高度疏松、水肿，螺旋小动脉进一步增生、弯曲，子宫内膜的分泌活动在排卵后 7 天达高峰，恰与囊胚植入同步，为孕卵着床提供充足的营养。在月经周期的第 24～28 天，黄体萎缩。子宫内膜增厚达 10 mm，呈海绵状。内膜腺体仍有糖原分泌，间质更加疏松、水肿，表面上皮细胞下的间质细胞分化为肥大的蜕膜样细胞。此期螺旋小动脉迅速增长超出内膜厚度，也更弯曲，血管管腔也扩张。

3. 月经期　月经周期的第 1～4 天。此期由于黄体退化萎缩，体内雌激素水平降低，也无孕激素存在，子宫内膜中前列腺素合成、活化，刺激子宫肌层收缩，内膜小动脉痉挛，组织缺血、缺氧而发生局灶性坏死，功能层从基底层崩解脱离，坏死的内膜组织剥脱与血液混合而排出，形成月经。

（三）子宫颈黏液的周期性变化

随着雌激素水平升高，宫颈黏液分泌量增加，黏液稀薄、透明，拉丝度可达 10 cm 以上，黏液涂片检查可见羊齿植物叶状结晶；排卵后受孕激素影响，黏液分泌量逐渐减少，质地黏稠、浑浊、拉丝度差、易断裂，涂片检查可见椭圆体。临床上根据子宫颈黏液检查，可了解卵巢功能。

（四）输卵管的周期性变化

雌激素可促进输卵管发育及输卵管肌层的节律性收缩；孕激素可减少输卵管肌层的节律性收缩。雌、孕激素的协同作用，保证受精卵在输卵管内的正常运行。

（五）阴道黏膜的周期性变化

在雌激素的作用下，底层细胞增生，使阴道上皮增厚；表层细胞出现角化；在孕激素的作用下，表层细胞脱落。在阴道黏膜周期性变化中，阴道上端最明显。

（六）乳房的周期性变化

雌激素促进乳腺管增生，孕激素促进乳腺腺泡生长。在月经期前可出现乳房肿胀和疼痛感，月经来潮后症状消退。

（周倩倩、赵印懿）

数字课程学习

○教学 PPT ○导入案例解析 ○复习与自测 ○更多内容……

第三章 优生与辅助生殖技术

章前引言

　　优生主要是研究如何采用有效手段降低胎儿缺陷发生率。开展优生工作应从做好孕前准备及检查、进行遗传咨询、产前筛查和产前诊断等几方面做起。女性无避孕性生活至少 12 个月而不受孕为主要表现的疾病称为不孕症（infertility），在男性则称为不育症。输卵管因素是女性不孕症最常见的病因，而男性主要病因是生精障碍和输精障碍。辅助生殖技术也称医学助孕，是指采用在体外对配子和胚胎进行人工操作，使不孕（育）症夫妇达到受孕目的的技术，包括人工授精、体外受精-胚胎移植技术及其各种衍生技术。

· 学习目标 ·

　　1. 阐述孕前准备及检查的内容。

　　2. 运用优生知识耐心解答咨询者的问题。

　　3. 对不孕症妇女做出正确的护理诊断，并提供恰当的护理措施。

　　4. 根据不孕症病因及辅助生殖技术适应证帮助不孕症妇女选择合适的辅助生殖技术，并完成相关健康宣教和护理。

思维导图

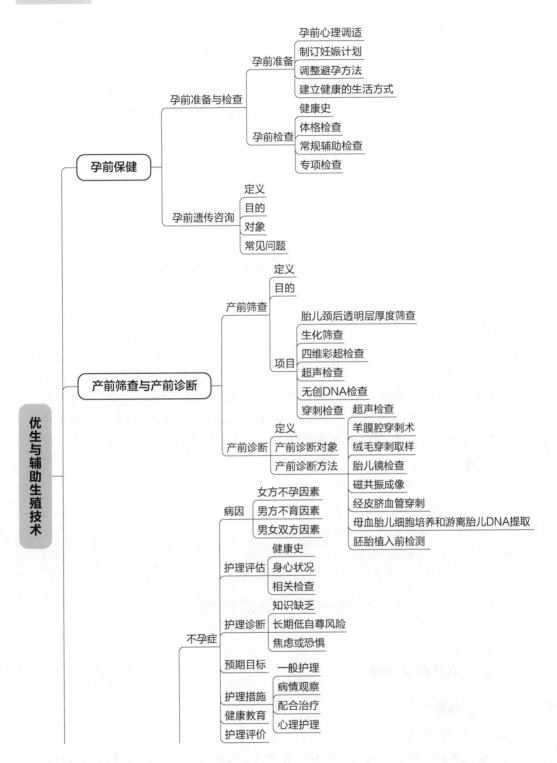

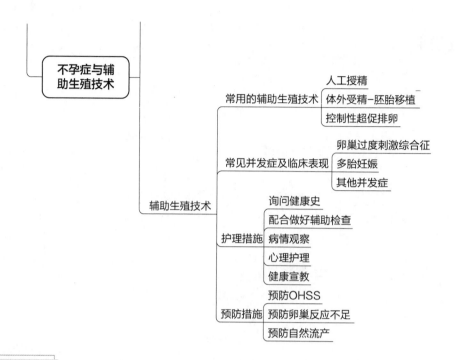

案例导入

　　患者,女性,26 岁。婚后 3 年未避孕,至今未孕,13 岁初潮,月经史:8～10 天/1～3 月,量中等,无痛经。夫妇双方经检查,男方精液常规检查正常;女方阴道通畅,宫颈红呈颗粒状,宫颈口见透明分泌物,宫体后位,正常大小,活动,附件未见异常,基础体温测定呈单相。B超检查提示卵巢多囊样改变,现患者受孕心情比较迫切。

问题:

　　1. 该患者不孕的原因可能是什么?

　　2. 患者的护理问题有哪些?

　　3. 应该为患者提供哪些健康宣教?

第一节　孕前保健

一、孕前准备与检查

(一) 孕前准备

1. 孕前心理调适

1) 确立正确生育观　认识到妊娠是每个妇女能够完成的生理过程,树立顺利完成妊娠和分娩的信心,端正对妊娠的态度,树立生男生女都一样的新观念,消除心理负担,积极为妊娠做好各项准备。

2) 保持乐观稳定的情绪　指导孕前妇女认识到积极乐观的情绪和良好的心态对于自身健康、胎儿智力和身体发育的重要性,认识到做母亲是件光荣而神圣的事情,从而使孕前妇女能够主动、有意识地调整好自己的心态,及时调整和转移不良情绪。夫妻间经常谈心、相互关心有助于妇女以积极的心态迎接妊娠。

2. 制订妊娠计划　科学安排受孕时间,把温度变化、疾病流行等不利因素的影响降到最低限度,是良好孕育的重要环节。

1) 选择最佳生育年龄　女性最佳生育年龄为 25～30 岁,男性为 25～35 岁。该阶段是男女双方生殖功能最旺盛的阶段,生殖细胞质量高,同时男女双方也积累了一定的生活、社会经验,且有一定的经济基础,具备孕育下一代的条件。女性年龄<18 岁容易发生难产;年龄>35 岁,生殖功能开始衰退,妊娠期并发症发生率增加。年龄≥35 岁的女性受孕后建议到有资质的医疗保健机构进行产前诊断,酌情增加产前检查次数,加强围产期保健。

2) 选择最佳受孕季节　受孕的最佳季节为 7～9 月,此时既避开了盛夏酷暑对孕妇食欲的影响,也避开了冬、春季易感染各种流感、风疹、流行性脑脊髓膜炎等病毒的危险。在这个时期受孕,相应的预产期为次年的 4～6 月,气候温和,阳光充足,母亲哺乳、新生儿沐浴均不易受凉,有利于产妇身体恢复和新生儿护理。孩子满月后,时令已入夏,绿树成荫,光照充足,适宜进行室外日光浴和空气浴,有利于婴儿生长发育和骨骼钙化。

3. 调整避孕方法　制订妊娠计划后,若刚停用避孕药物,一般需要停药半年后再妊娠;取出宫内节育器后经过 2～3 次正常月经后可以再受孕,这样可以彻底消除药物的影响和调整子宫内环境。在此期间应采用工具避孕。

4. 建立健康的生活方式

1) 良好的饮食习惯　孕前饮食应多吃含优质蛋白质、富含维生素和必需微量元素的食品,补充适量的糖类与脂肪,做到均衡营养、合理饮食。妇女孕前还应多食用绿叶蔬菜、水果及动物肝脏等富含叶酸的食物,必要时从孕前 3 个月开始,每天服用 0.4 mg的叶酸,降低胎儿发生神经管畸形以及器官畸形的风险。

2) 运动与休息　孕前要建立良好的生活规律,按时起床和休息,保证睡眠充足。坚持适当运动,运动对调节心理状态和促进身体健康具有积极意义。孕前妇女应根据自身实际情况,选择适宜的户外运动。运动还可使肌肉强健、韧带富有弹性、关节更加灵活,为顺利分娩打下坚实的基础。

3) 适当节制性生活　在计划妊娠期间,应适当减少性生活的次数,选择排卵期前后性生活,使最新鲜、最有活力的精卵结合,从而达到优生的目的。

4) 避免接触各种有害因素　应在孕前至少 3 个月戒除烟酒。家中不宜养宠物,防止弓形虫和病毒感染。应避免暴露放射线照射、接触有害毒物。孕前 3 个月内禁止接种风疹疫苗、麻疹疫苗和甲肝活疫苗等,以免造成胎儿畸形或胎儿神经损伤。

(二) 孕前检查

孕前检查是妊娠前期保健的重要内容,计划妊娠的夫妇应在妊娠前 3～6 个月到妇幼保健部门或正规医疗机构,通过孕前检查,对夫妻双方身体健康状况及是否适宜妊娠做出初步评估。

1. 健康史　了解孕前夫妇及双方家庭成员的健康状况,重点询问月经史、生育史、近亲婚配及避孕史、既往史、家族史、遗传病史、生活方式、饮食习惯、营养状况、职业状况、居住和工作环境、社会-心理状况等。

2. 体格检查　通过体检发现夫妇双方可能存在的重要脏器功能障碍、生殖系统器质性病变或功能障碍、内分泌系统疾病、遗传性疾病、精神疾病及智力障碍等。

1) 一般情况　包括生命体征、营养、发育和精神状况等。

2) 各系统检查　包括皮肤、黏膜、毛发、五官、循环系统、呼吸系统、消化系统、泌尿系统、骨骼、肌肉及四肢等。

3) 男女生殖系统检查　包括内、外生殖器官检查。

3. 常规辅助检查　血常规、血型(ABO 及 Rh 系统)、尿常规、血糖或尿糖、肝功能、乙肝抗原及抗体、肾功能、心电图和妇科超声检查等,必要时进行激素测定和精液检查。

4. 专项检查　通过询问病史和体格检查,对可能存在的影响生育的其他疾病进行专项检查、诊断和治疗,避免在疾病状态下妊娠而导致流产、胎儿畸形、胎儿发育不良或死亡,甚至危及母体健康和生命。专项检查包括:①遗传性疾病;②感染性疾病;③性传播疾病;④影响生育的其他疾病,如心脏病、肝炎、肾炎等重要脏器疾病,甲状腺功能异常、糖尿病等内分泌疾病,牙周炎等口腔疾病;⑤生殖系统疾病;⑥免疫因素,如男女双方血型、抗精子抗体、抗卵磷脂抗体、抗子宫内膜抗体、狼疮因子等;⑦环境因素,可做微量元素检测或对有异味的环境进行检测。

根据以上综合检查,医师给出适宜妊娠、暂缓妊娠和不宜妊娠的建议。

二、孕前遗传咨询

(一) 定义

遗传咨询(genetic counselling)是由从事医学遗传的专业人员或咨询医师,对咨询者就其提出的家庭中遗传性疾病的发病原因、遗传方式、诊断、预后、复发风险、防治等问题予以解答,并就咨询者提出的婚育问题提出建议和具体指导。

(二) 目的

遗传咨询是在一个家庭中预防遗传病患儿出生、提高后代质量最有效的方法。

1. 患者层面　①了解发病原因,使患者理智面对现实,减轻其心理上痛苦和压力;②提供病情发展趋势和预后的效果;③提供现行的治疗方案;④提供遗传风险概率和可采取的措施。

2. 双亲或夫妇层面　①提供遗传信息,减轻内疚和不安;②确定携带者,提供有关婚姻及生育的医学指导;③协助制订生育计划;④在有风险的家系中,以及有血缘关系的夫妇提供可行的医学意见;⑤对有高风险的夫妇提供忠告并协助制订可行措施,以供他们自主选择;⑥为有遗传病患儿、先天畸形儿的父母提供养育方法和建议。

3. 社会层面　①提高全民优生意识,认识遗传病的严重危害;②降低遗传负荷,减少遗传病的发生率和发病率,不断提高人口素质。

(三) 对象

除准备结婚或准备生育的青年应接受遗传咨询外,以下人群均为重点咨询对象:① 已生育有先天出生缺陷儿或遗传病儿的夫妇;② 具有原因不明的不孕、习惯性流产、早产、死胎和死产史等的夫妇或家庭;③35 岁以上的高龄孕妇;④具有染色体平衡易位或倒位等的携带者;⑤先天性智力低下患者及其血缘亲属;⑥本人或家庭成员患有遗传病的夫妇;⑦具有病毒感染史及长期接触不良环境因素的夫妇;⑧ 近亲婚配的夫妇。

(四) 常见问题

遗传咨询中询问者所提的问题大致有以下几方面:① 本人或亲属所患的疾病是否为遗传病?②双亲中一方或家属有遗传病或先天畸形,所生育的孩子患病的概率有多少?③已生育过一个遗传病患儿,如再生育,是否会患同种病,其概率是多少?④某些畸形是否有遗传倾向?⑤遗传病能否预防和治疗?⑥两性畸形能否结婚及如何处理?

第二节　产前筛查与产前诊断

一、产前筛查

(一) 定义

产前筛查(prenatal screening)是通过对胎儿进行简便、无创的检查,寻找罹患某种疾病风险增加的高危人群的方法。例如,对发病率高、病情严重的染色体异常(如唐氏综合征)或先天畸形(如神经管畸形、胎儿结构畸形等)进行检查。

(二) 目的

产前筛查最主要的目的是通过一些可行的方法,对一般低风险的孕妇进行一系列的检查,从而发现子代具有患一些发病率高、病情严重的遗传性疾病(如非整倍体染色体异常、神经管畸形和胎儿结构畸形等)高风险的可疑人群。遗传性疾病如果筛查出高风险就要进一步做产前检查,以明确诊断,对是否继续妊娠做出正确的判断,最大限度地减少异常胎儿的出生。

(三) 项目

根据孕周不同,产前筛查方法及项目亦各不相同。临床产前筛查项目主要包括以下几类。

1. **胎儿颈后透明层厚度（nuchal translucency，NT）筛查**　是针对妊娠早期女性进行的筛查项目，通常在妊娠 10～13 周进行。正常 NT≤3 mm；NT 增厚可间接预测胎儿染色体异常和结构畸形风险增加，但不是引产指征。NT>3 mm，约 10% 的胎儿结构为异常；NT>6 mm 及颈部水囊瘤，异常可能性>50%。NT 增厚的处理：①排除染色体异常：羊水穿刺或无创 DNA 检测。②超声检查排除胎儿结构畸形。

2. **生化筛查**　是临床上非高危孕妇需进行的一项检查，用于评估 21-三体综合征、18-三体综合征、神经管畸形的发生率。孕中期 15～20 周抽取孕妇血清进行检测，主要是利用血清学的一些标志物进行联合筛查，这些标志物包括血清甲胎蛋白（α-fetoprotein，AFP）、人绒毛膜促性腺激素（human chorionic gonadotropin，hCG）以及游离雌三醇（unconjugated estriol，uE_3）。根据孕妇血 AFP、hCG、uE_3 水平，间接判断胎儿染色体异常的风险。目前检出率为 50%～70%。临床检查报告会提示低风险、临界风险和高风险，有相应的阶段值。在低风险范围内，发生异常的概率较低，但不能完全排除这种风险；临界风险表明胎儿发生这种先天风险异常的概率比正常人略高；高风险表明发生这种先天风险异常的概率比较大，而不是确诊。

3. **四维彩超检查**　怀孕 20～24 周之间进行，主要是检查胎儿结构发育情况，以确定有无畸胎。通过四维彩超成像技术，可以直观地立体显示人体器官及其立体结构，胎儿的颜面、器官的发育情况，甚至胎儿实时的动态活动图像。通过超声检查可以协助医师对胎儿畸形进行诊断，如唇腭裂、四肢发育畸形、脑膜膨出、脊柱裂、腹壁裂、心血管畸形等。

4. **超声检查**　妊娠 28～32 周进行 2 次产前超声检查，中孕期系统超声检查胎儿解剖结构包括：①胎儿头颅；②胎儿颜面部；③胎儿颈部；④胎儿胸部；⑤胎儿心脏，对可疑胎儿心脏大血管畸形者建议进行胎儿超声心动图检查；⑥胎儿腹部；⑦胎儿脊柱；⑧胎儿四肢长骨。系统超声应该筛查出的六大致死性畸形：无脑儿、严重脑膨出、严重开放性脊柱裂、严重胸腹壁缺损伴内脏外翻、单腔心、致死性软骨发育不良。

5. **无创 DNA 检查**　又称无创产前检测技术（noninvasive prenatal test，NIPT），于孕 12 周后抽取孕妇 5～10 ml 静脉血，然后富集静脉血中的胎儿 DNA 进行检查。通过孕妇血浆中胎儿来源的游离 DNA 信息筛查，从而筛查出胎儿常见的非整倍体染色体异常的方法。目前，无创 DNA 检查对 21-三体综合征、18-三体综合征和 13-三体综合征筛查准确率分别达 99%、97%、91%。因此，若经济条件允许，建议孕妇进行无创 DNA 检查，以代替血清学检查。

6. **穿刺检查**　一般在孕 18～24 周进行检测，如果筛查出现高危，要进一步做羊水穿刺检查以明确诊断。有以下几种情况直接行绒毛穿刺检查或羊水穿刺检查：①孕妇预产年龄≥35 岁；②曾妊娠过一次染色体异常儿；③夫妇一方或双方染色体易位或染色体倒置；④妊娠早期反复流产；⑤产前超声检查异常者。

二、产前诊断

(一) 定义

产前诊断(prenatal diagnosis)又称宫内诊断或出生前诊断,指在出生前对胚胎或胎儿的发育状态、是否患有疾病等方面进行的检测诊断。

(二) 产前诊断对象

产前诊断对象主要包括以下人群:①年龄≥35岁的高龄孕妇;②有不良孕产史者,包括流产、早产、死胎和死产等;③分娩过染色体异常患儿、先天性代谢病患儿等;④夫妇一方或双方有染色体平衡易位者;⑤有遗传病家族史者;⑥夫妇一方或双方为可疑或已知的致病基因携带者或患者;⑦羊水过多或过少者;⑧在妊娠早期接触过化学毒物、放射性物质或严重病毒感染的孕妇;⑨分娩过无脑儿,或脑积水、脊柱裂和唇腭裂胎儿;⑩近亲婚配者;⑪筛查发现染色体核型异常的高危人群、胎儿发育异常或可疑结构畸形。

(三) 产前诊断方法

1. 超声检查　在产前诊断中,超声检查是使用最广泛的技术,可以评估胎儿的生长发育情况,引导对高危胎儿的标本采集及对某些先天性缺陷进行诊断。超声检查主要包括二维超声检查(B超)、彩色多普勒超声检查(彩超)、三维和四维彩超。

1) B超　最基础的超声波检查,是一项简便且几乎无创伤的产前诊断手段。

2) 彩超　与B超相比,彩超能够直观成像,显示更清晰,并可发现异常血流。因此,在诊断胎儿先天性心脏缺陷及脐带异常等方面具有优势。

3) 三维彩超　是立体动态显示的彩色多普勒超声诊断仪。它不仅具有二维彩超的全部功能,还可以对胎儿头面部进行立体成像,可清晰地显示眼、鼻、口和下颌等状态,可协助医师直接对胎儿先天性畸形进行诊断,包括体表畸形和内脏畸形,特别是二维彩超检查难以显示的颜面部畸形。

4) 四维彩超　最佳检查时间是妊娠20~24周,是在三维彩超图像的基础上加上时间维度参数,可以观察胎儿实时动态的活动图像。

2. 羊膜腔穿刺术(amniocentesis)　又称羊水穿刺,是指在超声引导下用细针从子宫腔内抽出羊水的一种操作技术。最佳检查时间是妊娠16~21周。羊水中除含有98%~99%的水以外,还含有糖类、脂类、蛋白质、胎儿代谢产物、激素及多种酶类和胎儿上皮细胞。因此,检测羊水中AFP及其他生化成分,可以判断胎儿有无某些先天性染色体疾病。

3. 绒毛穿刺取样(chorionic villus sampling, CVS)　一般在妊娠7~9周采取绒毛组织为宜,因此时绒毛细胞比较容易培养。抽取绒毛以后可直接或经培养后进行类似羊水细胞的各项检查,用于诊断先天性缺陷、染色体病、代谢性疾病及基因病等。

4. 胎儿镜(fetoscope)检查　是产前诊断最直接、有效的技术。由于胎儿镜检查是一种介入性的治疗技术,有损伤风险。事实上,只有极少数孕妇需要进行胎儿镜检查,只有在其他产前诊断方法不能解决问题时才使用胎儿镜。一般选择在妊娠 15～22 周进行,通过直接观察可诊断有明显外形改变的先天性胎儿畸形等。

5. 磁共振成像(magnetic resonance imaging, MRI)检查　检查的安全性主要考虑 MRI 对胎儿是否有致畸作用、听力损害及热效应。因此,在妊娠前 3 个月应尽量避免行 MRI 检查。国际磁共振成像安全委员会指出:产前 MRI 检查适用于非放射性成像诊断方法不能作出诊断而 MRI 将有助于明确诊断的疾病,如胎儿脑结节性硬化症。检查前应告知孕妇目前没有证据表明妊娠期间进行临床 MRI 检查可产生有害作用。

6. 经皮脐血管穿刺(percutaneous umbilical blood sampling)　又称脐带穿刺术(cordocentesis)。穿刺时间为孕 18 周至分娩,以孕 24～28 周为最佳时间段。该法可以进行快速核型分析,胎儿血细胞培养 48 h 后,即可进行染色体制备,可对绒毛及羊水培养出现的假嵌合体(即胎儿为男性,由于母体细胞污染误将胎儿诊断为嵌合体)或培养失败进行校正或补救诊断,在确诊脆性 X 综合征方面是羊水和绒毛检查无法比拟的,还可以进行胎儿血液系统疾病的产前诊断与风险评估,如溶血性贫血、自身免疫性血小板减少性紫癜、血友病和地中海贫血症等。此外,可对胎儿溶血性贫血进行宫内输血治疗。

7. 母血胎儿细胞培养和游离胎儿 DNA 提取　该方法为非侵袭性产前诊断技术。在妊娠过程中,少量胎儿细胞和游离胎儿 DNA 可进入母体循环系统。目前已开发了多种技术可从母血中分离胎儿细胞和游离 DNA,以达到产前诊断的目的。常用技术有密度梯度离心法或蛋白分离技术、荧光激活细胞分选法和磁激活细胞分选法等。

8. 胚胎植入前检测　指在体外受精过程中,对具有遗传风险患者的胚胎进行种植前活检和分析,选择无遗传学疾病的胚胎植入宫腔,从而获得正常胎儿的检测方法,可有效地防止遗传病患儿的出生。可以从胚胎着床前各个阶段活检取样,如通过极体活检、卵裂球活检及囊胚活检获取其遗传物质信息从而进行诊断。

第三节　不孕症与辅助生殖技术

一、不孕症

双方无避孕性生活至少 12 个月,女性未受孕为主要表现的疾病称为不孕症,在男性则称为不育症。不孕症可分为原发性不孕和继发性不孕,其中未避孕而从未妊娠者称为原发性不孕,有过妊娠史后无避孕连续 12 个月不孕者称为继发性不孕。按照不孕是否可以纠正又分为绝对不孕和相对不孕。夫妇一方有先天或后天解剖生理缺陷,无法纠正而不能妊娠者称为绝对不孕;夫妇一方因某种因素阻碍受孕,一旦祛除病因仍能受孕者称为相对不孕。不孕症发病率因国家、种族和地区不同存在差异,2021 年数据显示,我国不孕症发病率为 7%～12%。

（一）病因

导致不孕的因素包括女方、男方、男女双方和不明原因的因素，其中女方因素占40%~55%，男方因素占25%~40%，属男女双方共同因素占20%~30%，不明原因约占10%。

受孕是一个复杂的生理过程，必须具备以下条件：①卵巢排出正常的卵子；②精液正常并含有相当数量正常的精子；③卵子和精子能够在输卵管内相遇并结合成为受精卵，受精卵能顺利地被输送入子宫腔；④子宫内膜已充分准备适合受精卵着床。这些条件中任何一个不正常便能阻碍受孕。

1. 女方不孕因素

1) 盆腔因素　是我国女性患不孕症，特别是继发性不孕最主要的原因，约占全部不孕因素的35%。

（1）输卵管因素：是导致不孕症最常见的因素。输卵管具有运送精子、摄取卵子和把受精卵运送至宫腔的重要作用，由于输卵管病变、盆腔粘连、盆腔炎症及盆腔术后粘连导致的输卵管梗阻、周围粘连、积水和功能受损等，均可导致不孕。

（2）子宫体病变：子宫腺肌病、子宫黏膜下肌瘤、子宫内膜分泌反应不良、子宫内膜炎等均可影响受精卵着床引起不孕或孕后流产。

（3）子宫颈因素：包括宫颈松弛和宫颈病变等。

（4）子宫内膜异位症：典型症状为盆腔痛和不孕，与不孕的确切关系和机制目前尚不明确，可能通过盆腔和子宫腔免疫机制紊乱所导致的排卵、输卵管功能、受精、黄体生成和子宫内膜接受性多个环节的改变对妊娠产生影响，导致不孕。

（5）先天发育畸形：包括米勒管畸形，如纵隔子宫、双角子宫和双子宫、先天性输卵管发育异常、先天性无阴道、阴道闭锁和阴道机械性损伤等。

2) 卵巢因素　占女性不孕症因素的25%~35%，包括卵巢排卵障碍和卵巢内分泌功能紊乱，卵巢无排卵是导致不孕的一种最严重的原因。

（1）卵巢病变：如先天性卵巢发育不全、多囊卵巢综合征、卵巢功能早衰、功能性卵巢肿瘤和卵巢子宫内膜异位囊肿等。

（2）下丘脑-垂体-卵巢轴功能紊乱：包括下丘脑性无排卵、垂体功能障碍、希恩综合征引起无排卵。

（3）全身性因素：如营养不良、肥胖、甲状腺功能亢进、肾上腺功能异常、药物不良反应等影响卵巢功能导致不排卵。

2. 男方不育因素　导致男性不育的因素有很多，主要是生精异常、输精障碍和精子异常。

1) 生精异常　先天性睾丸发育不良、双侧隐睾导致曲细精管萎缩、腮腺炎并发睾丸炎导致睾丸萎缩、睾丸炎症、营养不良、慢性酒精中毒、内分泌系统疾病、放射线损伤睾丸、精神过度紧张和性生活过频等，均可影响精子的产生和质量。

2) 输精障碍　睾丸炎、附睾炎及输精管感染可使输精管阻塞，阻碍精子通过。功能性病变如勃起功能障碍(阳痿)、早泄、逆行射精和不射精等,性功能异常而引起的精子排出障碍使精子无法顺利地进入女性阴道。

3) 精子异常　精子本身不具备受精能力,如精子顶体蛋白酶缺乏等不能穿破卵子放射冠和透明带,不能引起卵子受精。

3. 男女双方因素

1) 免疫因素　精子、精浆、透明带和卵巢这些生殖系统抗原均可产生自身免疫或同种免疫产生相应的抗体,阻碍精子和卵子的结合导致不孕。

2) 缺乏性生活常识　夫妇双方缺乏性生活的基本知识,因为不了解生殖系统的解剖和生理结构而导致不正确的性生活,性生活过频、过疏或错过排卵期。

3) 精神-心理因素　夫妇双方因急盼受孕,造成精神过度紧张而不孕。此外,工作压力、经济负担、家人患病、抑郁和疲劳等均可能导致不孕。

4. 不明原因不孕　指经过不孕症的详细检查,依靠现今检查方法尚未发现明确病因的不孕症,约占总不孕人群的10%。

(二) 护理评估

1. 健康史　男女双方健康史都应该进行询问。女方询问内容包括年龄、月经史、家族史、流产史或分娩史,是否患有引起不孕的内分泌疾病或生殖器官疾病等;男方主要询问内容包括是否患过附睾炎、睾丸炎、前列腺炎及腮腺炎,有无疝修补术、输精管切除术等手术史。了解男女双方的结婚年龄、婚育史、是否两地分居、性生活情况、个人生活习惯、嗜好以及个人职业、生活环境及环境暴露史。

2. 身心状况

1) 身体状况　对夫妇双方进行全身检查以排除全身性疾病,男方重点检查内、外生殖器有无畸形或病变,包括阴茎阴囊、前列腺的大小和形状;女方检查应注意生殖器官和第二性征发育,身高体重、生长发育,妇科检查有无处女膜过厚或较坚韧,有无阴道痉挛或阴道横隔、纵隔、瘢痕或狭窄,宫颈及子宫有无异常,子宫附件有无压痛、增厚或肿块等。

2) 心理-社会评估　在中国,由于受儒家思想的长期影响,不孕症可能直接影响家庭和社会的稳定。曼宁(Manning)曾将不孕妇女的心理反应描述为震惊、否认、愤怒、内疚、孤独、悲伤和解脱。在治疗过程中,反复检查治疗使不孕(育)症夫妇身心疲惫,同时在希望和失望中反复受到波折,再加上昂贵的医药费更加重了心理负担,需要仔细评估不孕(育)症夫妇的心理反应。

3. 相关检查

1) 男方检查　精液分析是男方检查的重点。根据《WHO人类精液检查与处理实验室手册》(第5版),需进行2~3次检查,以明确精液质量。其他辅助检查包括激素检测、生殖系统超声和遗传筛查等。

2) 女方特殊检查

(1) 卵巢功能检查:了解卵巢有无排卵及其黄体功能状况。常用方法包括基础体温(basal body temperature, BBT)测定、宫颈黏液结晶试验、女性激素测定、B超监测卵泡发育及排卵等。

（2）输卵管通畅试验：女方有排卵者可行此试验了解输卵管的通畅情况。常用的方法有子宫输卵管通液术、子宫输卵管碘油造影术、超声水造影及腹腔镜直视下输卵管通液术，有条件者也可采用输卵管镜。子宫输卵管造影是评价输卵管通畅度的首选方法。

（3）宫腔镜检查：了解子宫内膜形态、色泽和厚度，双侧输卵管开口，是否有宫腔粘连、子宫畸形、内膜息肉和黏膜下肌瘤等病变。联合腹腔镜时可分别在输卵管内口插管，注射染料（亚甲蓝），以判断输卵管的通畅度。

（4）腹腔镜检查：可与宫腔镜手术同时进行。做腹腔镜检查以进一步了解盆腔情况，直接观察子宫、输卵管、卵巢有无病变或粘连，并可结合输卵管通液术，直视下确定输卵管的形态、通畅程度及周围有无粘连，分离轻度输卵管粘连。

（5）免疫学检查：包括血清抗精子抗体定量测定、宫颈黏液中 IgA 和 IgG 抗精子抗体检查、抗透明带抗体测定以及抗心磷脂抗体测定等。

（6）其他：还有一些临床上目前应用较少的检查方法，如精子-宫颈黏液穿透试验（简化玻片试验）：在排卵期进行，先在玻璃上先放一滴新鲜精液，然后取一滴宫颈黏液放在距精液 2～3 mm 处，轻摇玻片，使两滴液体互相接触后在光镜下观察，如精子能穿过黏液并继续前进，表示精子活动力和宫颈黏液性状均正常，宫颈黏液中无抗精子抗体。

（三）护理诊断

1. 知识缺乏　缺乏生育生殖解剖知识、性生活常识和生殖知识。
2. 长期低自尊风险　与不孕症诊治过程中繁杂的检查、无效的治疗效果有关。
3. 焦虑或恐惧　与无法受孕或担心治疗效果有关。

（四）预期目标

（1）患者能了解生育生殖解剖知识、性生活常识和生殖知识。
（2）患者能客观评价自我能力。
（3）患者配合治疗，心境平和。

（五）护理措施

不孕症应针对病因进行治疗，必要时根据具体情况选择辅助生殖技术，并从以下几方面进行护理。

1. 一般护理　指导患者均衡饮食，加强锻炼，改变不良生活习惯，放松精神，并积极配合治疗全身性疾病。向患者介绍生育知识，指导其选择最佳受孕时机，指导性生活，提高受孕率。

2. 病情观察　对接受药物促排卵治疗的患者，注意有无潮热、头晕、乏力、恶心、呕吐、腹胀、体重增加等症状；对子宫输卵管碘油造影者，观察有无腹部痉挛或腹痛；对手术治疗者,术后监测生命体征,观察有无阴道流血等。

3. 配合治疗

(1) 指导患者选择合适的检查方法,并告知诊断性检查可能引起的不适。子宫输卵管碘油造影可能引起腹部痉挛,并持续 1~2 h,可在当日或第 2 日返回工作岗位而不留后遗症。腹腔镜手术后可能出现一侧或双侧肩部疼痛,可遵医嘱给予可待因或可待因类药物以止痛。子宫内膜活检后可能出现下腹部痉挛或阴道流血等症状,休息后可缓解。

(2) 使用诱导排卵药物者,指导其正确按时用药,并告知药物作用及不良反应。常见的不良反应包括经间期下腹一侧疼痛、卵巢囊肿、潮热等血管收缩征等。少见的不良反应有乏力、头晕、恶心、呕吐、食欲增加、体重增加和过敏性皮炎等。

(3) 指导患者积极治疗贫血、甲状腺功能亢进、甲状腺功能减退等全身性疾病,先天性畸形或肿瘤患者应尽早手术,积极治疗生殖道炎症,输卵管不通者可考虑行腹腔镜手术治疗。协助不孕(育)症夫妇选择既有适应证,又安全有效、费用较低的辅助生殖技术,并告知其可能出现的并发症。

4. 心理护理　指导患者保持乐观的情绪和平稳的心态,帮助患者树立治疗信心,积极配合治疗。同时,应使不孕(育)症夫妇懂得相互理解与支持的重要性,帮助其进行交流,减轻不孕(育)者的心理压力,提高治疗的成功率。

(六) 健康宣教

(1) 指导不孕(育)症夫妇养成良好的生活习惯,戒除不良嗜好,如吸烟、酗酒等,规律作息,保持心情愉快,避免精神过度紧张和劳累,饮食营养均衡。

(2) 教会不孕(育)症夫妇提高妊娠率的技巧,包括学会预测排卵期,掌握性交的适当时机。在性交前后不要使用阴道润滑剂或进行阴道灌洗及阴道用药。性交后女性不要立即起床或如厕,应卧床休息并抬高臀部 20~30 min,利于精子进入宫腔。

(七) 护理评价

(1) 患者了解生育常识,获得正确的不孕信息,能够配合治疗。

(2) 患者可以客观地评价自我能力。

(3) 患者保持良好心态,正确对待不孕。

二、辅助生殖技术

辅助生殖技术(assisted reproductive technology, ART)又称人类辅助生殖技术,是指运用医学技术和方法对精子、卵子、受精卵或胚胎进行人工操作,使不孕不育夫妇达到受孕目的的技术。包括人工授精、体外受精-胚胎移植技术及其各种衍生技术。

(一) 常用的辅助生殖技术

1. 人工授精(artificial insemination)　是将精子通过非性交方式注入女性生殖道内,使其妊娠的一种技术。按照精液来源不同可分为丈夫精液人工授精和供精者精液人工授精。按国家法规,目前,供精者精液人工授精精子来源一律由卫生部门认定的人类精子库提供和管理。

具备正常发育的卵泡、正常范围的活动精子数目、健全的女性生殖结构、至少一条畅通的输卵管的不孕不育夫妇,可以实施人工授精治疗。根据授精部位可将人工授精分为宫腔内人工授精(intrauterine insemination)、宫颈管人工授精(intracervical insemination)、阴道内人工授精(intra-vaginal insemination)、输卵管内人工授精(intra-tubal insemination)及直接经腹腔内人工授精(direct intra-peritoneal insemination)等。目前,临床上以宫腔内人工授精和宫颈管人工授精最为常用。宫腔内人工授精常规流程:将精液洗涤处理后,去除精浆,取 0.3~0.5 ml 精子悬浮液,在女方排卵期间,通过导管经宫颈注入宫腔内。人工授精可在自然周期和促排卵周期进行,在促排卵周期中应控制优势卵泡数目,当有≥3 个优势卵泡发育时,可能增加多胎妊娠发生率,建议取消本周期人工授精。

2. 体外受精-胚胎移植(in vitro fertilization - embryo transfer, IVF - ET) 俗称"试管婴儿",指将不孕不育患者夫妇的卵母细胞与精子取出体外,在体外培养系统中完成受精并发育成早期胚胎后,再将胚胎移植入子宫腔内以实现妊娠的技术。

1) 适应证 临床上,对输卵管性不孕症、原因不明的不孕症、子宫内膜异位症、男性因素不育症、排卵异常及宫颈因素等不孕症患者,在通过其他常规治疗无法妊娠,均为 IVF - ET 的适应证。

2) 操作步骤 药物刺激卵巢、监测卵泡至发育成熟,经阴道超声介导下取卵,将卵母细胞和精子在模拟输卵管环境的培养液中受精,受精卵在体外培养 3~5 d,形成卵裂球期或囊胚期胚胎,再移植入子宫腔内,并同时进行黄体支持。胚胎移植 2 周后测血或尿 hCG 水平确定妊娠,移植 4~5 周后超声检查确定是否宫内临床妊娠。

3. 控制性超促排卵(controlled ovarian hyperstimulation, COH) 是指通过药物调节女性的生殖内分泌状态,结合促性腺激素药物的使用以刺激多个卵泡同时发育的技术。

由于治疗目的、反应和使用药物等因素的不同,在超促排卵方案的选择上存在较大差异。因此,应综合考虑以下问题,强调治疗个体化:①年龄;②治疗目的;③各种药物的差异;④病因及其他病理情况;⑤既往用药史;⑥卵巢储备功能等。

(二) 常见并发症及临床表现

1. 卵巢过度刺激综合征(ovarian hyperstimulation syndrome, OHSS) 指诱导排卵药物刺激卵巢后导致多个卵泡发育、雌激素水平过高及颗粒细胞的黄素化,引起全身血管通透性增加、血液中水分进入体腔和血液成分浓缩等血流动力学病理改变,hCG 升高会加重病理进程。在接受促排卵药物的妇女中,约 20% 发生不同程度 OHSS,重症者为 1%~4%。OHSS 的发生与所用超排卵药物的种类、剂量、治疗方案、患者的内分泌状况、体质以及是否妊娠等多种因素有关。OHSS 可分为轻、中、重三(表 3-1)。

表 3-1 OHSS 临床分级(Golan 分类法)

分级	症状	卵巢直径(cm)	血雌二醇
轻度	胃部不适,轻微腹胀	≤5 cm	≤5 550 pmol/L
中度	腹胀、腹痛、恶心、呕吐,黄素囊肿,腹水中量	5 cm<直径<12 cm	≤11 000 pmol/L
重度	腹胀明显,少尿,呼吸困难,大量腹水,可伴胸腔积液,电解质紊乱,肝肾功能异常,严重者有生命危险	≥12 cm	

2. **多胎妊娠** 多个胚胎移植会导致体外助孕后多胎妊娠发生率增加。多胎妊娠可增加母婴并发症、流产和早产的发生率,以及围产儿患病率和死亡率。目前,我国《人类辅助生殖技术规范》限制移植的胚胎数目在 2~3 个以内,有些国家已经采用了单胚胎移植的概念和技术,以减少双胎妊娠、杜绝三胎及以上多胎妊娠。对于多胎妊娠(三胎以上的妊娠)者,可在孕早或孕中期施行选择性胚胎减灭术。

3. **其他并发症** 体外受精技术穿刺取卵时可能累及邻近肠管、输卵管甚至血管,引起脏器损伤、出血和感染等并发症。经 ART 治疗获得的妊娠与自然妊娠比较,流产、早产、异位妊娠、宫内外同时妊娠的发生率均高。

根据不孕(育)症病因的不同,治疗方式也不相同。IVF-ET 相继衍生一系列相关的 ART,包括配子和胚胎冷冻、囊胚培养、卵质内单精子注射(intracytoplasmic sperm injection, ICSI)、胚胎植入前遗传学检测(preimplantation genetic testing, PGT)及体外成熟培养(in vitro maturation, IVM)等。

(三)护理措施

1. **询问健康史** 包括年龄、既往不孕症治疗时的并发症病史,超排卵治疗情况(如促性腺激素的剂量、卵泡数量、一次助孕治疗中卵子数量、血清雌二醇峰值、使用 hCG 的日期、取卵日期、胚胎移植中胚胎的数量等),症状的发生、发展以及严重程度。必须要询问的临床表现有腹部症状、胸部症状、消化道症状、尿量、体重,并检查四肢有无凹陷性水肿。

2. **配合做好辅助检查** 包括血常规、凝血酶原时间、血电解质、肝功能、肾功能、阴道超声检查。如果有气促、胸痛或胸部体检异常,行胸部摄片;如有呼吸症状,必须查血氧饱和度。

3. **病情观察**

1) **中、重度 OHSS 患者** 住院患者每 4 小时测量生命体征,记录出入量,每天测量体重和腹围,每天监测血细胞比容、白细胞计数、血电解质、肾功能。遵医嘱对 OHSS 住院患者静脉滴注白蛋白、低分子右旋糖酐、前列腺素拮抗剂。防止继发于 OHSS 的严重并发症,如卵巢破裂或蒂扭转、肝功能损害、肾功能损害,甚至肝肾衰竭、血栓形成、成人呼吸窘迫综合征等。

2) **卵巢反应不足患者** 可以遵医嘱使用人类绝经期促性腺激素(human menopausal gonadotropin, hMG),合用生长激素或生长激素释放激素,然后再使用诱发超排卵治疗。

3）多胎妊娠者　在孕早、中期配合医师进行选择性胚胎减灭术。孕中、晚期加强多胎妊娠产前检查的监护，要求患者提前住院观察，足月后尽早终止妊娠。

4. 心理护理　实施 ART 的患者往往需要经历漫长的检查与治疗的过程，盼子心切。护理人员应积极与其进行交流，了解其心理变化。主动向患者介绍该技术的适应证、治疗的基本程序、可能出现的并发症以及应对措施等，使患者有一定的思想准备，消除恐惧心理。对于采取 ART 的成功率并不是 100％ 的现实，要耐心讲明，以便患者对妊娠失败有一定的心理承受能力。

5. 健康宣教　指导妇女低盐饮食，以免加重水肿；注意休息，避免劳累；不能平卧者取半卧位；减少活动，避免增加腹压的动作，注意保持大便通畅以免腹压增加导致卵巢破裂。

（四）预防措施

1. 预防 OHSS　注意超排卵药物应用的个体化原则，严密监测卵泡的发育，根据卵泡数量适时减少或终止使用 hMG 及 hCG，提前取卵。对有 OHSS 倾向者，按医嘱于采卵日给予静脉滴注白蛋白，必要时可以放弃该周期，取卵后行体外受精，但不行胚胎移植而是将所获早期胚胎进行冷冻保存，待自然周期再行胚胎移植。

2. 预防卵巢反应不足　增加外源性 FSH 的剂量，提前使用 hMG 等。

3. 预防自然流产　具体措施包括：①合理用药；②避免多胎妊娠；③充分补充黄体功能；④移植前进行胚胎染色体分析，防止异常胚胎的种植；⑤预防相关疾病。

拓展阅读 3-1　不孕症的影响

（秦顺朵）

数字课程学习

○教学 PPT　○导入案例解析　○复习与自测　○更多内容……

第四章 正常妊娠期管理

章前引言

　　妊娠是一个复杂而又协调的生理过程。在妊娠期,母体全身各系统和器官会发生一系列变化,以适应胎儿生长发育的需要。加强妊娠期的监护,是保障母儿健康,及早发现并治疗妊娠并发症、妊娠合并症的重要措施。孕期合理营养、适度运动、保持良好的心态对胎儿正常生长发育和改善母儿结局非常重要。

学习目标

1. 描述胎盘的结构和功能。
2. 简述胎儿的生理特点和各孕周胎儿发育特点。
3. 描述妊娠期母体的生理变化特点。
4. 运用妊娠期保健知识为孕妇提供饮食、休息和运动等指导。
5. 根据妊娠期心理变化特点为孕妇提供心理护理。
6. 知道羊水的成分和作用。

思维导图

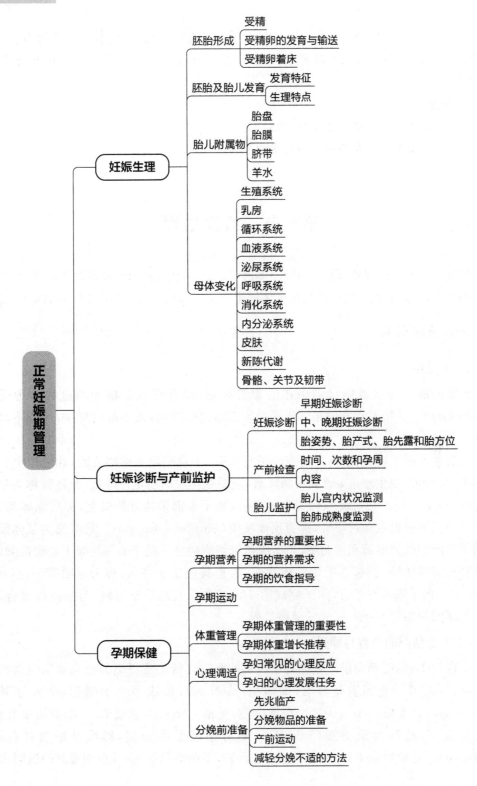

正常妊娠期管理

- 妊娠生理
  - 胚胎形成
    - 受精
    - 受精卵的发育与输送
    - 受精卵着床
  - 胚胎及胎儿发育
    - 发育特征
    - 生理特点
  - 胎儿附属物
    - 胎盘
    - 胎膜
    - 脐带
    - 羊水
  - 母体变化
    - 生殖系统
    - 乳房
    - 循环系统
    - 血液系统
    - 泌尿系统
    - 呼吸系统
    - 消化系统
    - 内分泌系统
    - 皮肤
    - 新陈代谢
    - 骨骼、关节及韧带
- 妊娠诊断与产前监护
  - 妊娠诊断
    - 早期妊娠诊断
    - 中、晚期妊娠诊断
    - 胎姿势、胎产式、胎先露和胎方位
  - 产前检查
    - 时间、次数和孕周
    - 内容
  - 胎儿监护
    - 胎儿宫内状况监测
    - 胎肺成熟度监测
- 孕期保健
  - 孕期营养
    - 孕期营养的重要性
    - 孕期的营养需求
    - 孕期的饮食指导
  - 孕期运动
  - 体重管理
    - 孕期体重管理的重要性
    - 孕期体重增长推荐
  - 心理调适
    - 孕妇常见的心理反应
    - 孕妇的心理发展任务
  - 分娩前准备
    - 先兆临产
    - 分娩物品的准备
    - 产前运动
    - 减轻分娩不适的方法

案例导入

　　患者，女性，26岁，已婚。自述停经40天，近日出现恶心呕吐，白带增多、黏稠，无外阴瘙痒；早上刷牙时有牙龈出血症状，于是来产科门诊就诊。诊断为宫内早孕。

　　问题：

　　1. 患者出现的症状正常吗，为什么？

　　2. 妊娠期妇女在哪些方面会发生生理变化？

第一节　妊娠生理

　　妊娠（pregnancy）是指胚胎（embryo）和胎儿（fetus）在母体内生长发育的过程，开始于成熟卵子受精，到胎儿及其附属物从母体排出为止。妊娠全过程约为280日，即40周。

一、胚胎形成

（一）受精

　　获能的精子与次级卵母细胞在输卵管相遇，结合形成受精卵的过程称为受精（fertilization）。受精通常发生在输卵管的壶腹部，在排卵后数小时内发生，一般不超过24 h。

　　精液射入阴道后，精子离开精液经子宫颈管、子宫腔进入输卵管腔，此过程中精子顶体表面糖蛋白被生殖道 α、β 淀粉酶降解，同时顶体膜的稳定性降低，此过程称为精子获能（capacitation）。与次级卵母细胞相遇后，精子头部顶体外膜破裂，释放顶体酶，溶解卵子外围的放射冠和透明带，称为顶体反应（acrosome reaction）。只有发生顶体反应的精子才能穿过放射冠和透明带，与次级卵母细胞融合。精子头部与卵子表面接触后，卵子释放溶酶体酶，引起透明带结构改变，阻止其他精子进入，称为透明带反应（zona reaction）。精子进入卵子后，卵子完成第2次减数分裂形成卵原核，与精原核融合，形成二倍体的受精卵（zygote），完成受精过程。

（二）受精卵的发育与输送

　　受精30 h后，受精卵借助输卵管单向蠕动和输卵管上皮纤毛的推动作用向宫腔方向移动，同时开始进行有丝分裂，即卵裂（cleavage），形成多个子细胞，称为分裂球（blastomere）。受精50 h后为8个细胞阶段，受精72 h后分裂成16个细胞的实心胚，因形似桑葚，故称为桑椹胚（morula）。随后细胞继续分裂，形成早期囊胚（early blastocyst）。受精后第4日，早期囊胚进入宫腔，受精后第5～6日早期囊胚的透明带消失,总体积迅速增大,继续分裂发育,形成晚期囊胚(late blastocyst)。

(三) 受精卵着床

1. **着床过程**　晚期囊胚种植于子宫内膜的过程称为受精卵着床(implantation)。受精卵着床需经过定位、黏附、侵入3个过程。①定位:透明带消失,晚期囊胚以其内细胞团端接触子宫内膜。②黏附:晚期囊胚黏附在子宫内膜,囊胚表面滋养细胞分化为两层,外层为合体滋养细胞,内层为细胞滋养细胞。③侵入:滋养细胞穿透侵入子宫内膜、内1/3肌层及血管,囊胚完全埋入子宫内膜中且被内膜覆盖。

2. **着床条件**　受精卵着床需具备以下必要条件:①透明带消失;②囊胚细胞滋养细胞分化出合体滋养细胞;③囊胚和子宫内膜同步发育且功能协调;④女性体内分泌足量的雌激素和孕激素。受精卵的成功着床需要子宫内膜具有容受性,子宫内膜的容受性一般在月经周期的第20~24日,这段时期被称为窗口期。子宫仅在窗口期允许受精卵着床(图4-1)。

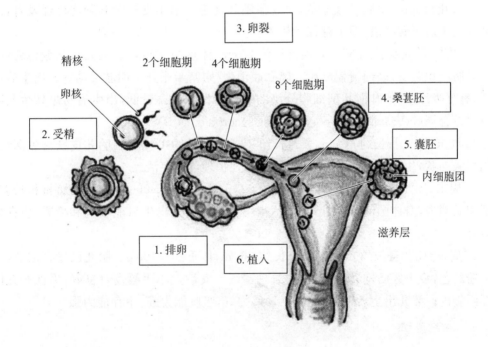

图4-1　受精卵着床

二、胚胎及胎儿发育

孕周从末次月经第1天开始计算,比排卵或受精时间提前2周,比着床时间提前3周。妊娠10周内(受精后8周)称为胚胎期,主要进行胚胎各器官结构的分化、形成;妊娠11周(受精第9周)起称为胎儿期,主要是胎儿各器官功能进一步生长发育成熟。

(一) 胚胎、胎儿的发育特征

以4周(1个妊娠月)为孕龄单位,各个时期胚胎及胎儿的发育特征如下。

4周末:能辨认出胚盘与体蒂。

8周末:胚胎初具人形,头的大小约占整个胎体的一半。早期心脏已形成且有搏动。眼、耳、口、鼻、手指及足趾已能辨认。

12周末:胎儿身长约9 cm,顶臀长6～7 cm。外生殖器已分化,能初步辨认性别。胎儿四肢能活动。

16周末:胎儿身长约16 cm,顶臀长约12 cm,体重约110 g。从外生殖器可以确认胎儿性别。头皮已长出毛发,开始出现呼吸运动。胎儿皮肤菲薄、色红,无皮下脂肪。部分孕妇此时能感受到胎动。

20周末:胎儿身长约25 cm,顶臀长约16 cm,体重约320 g。胎儿皮肤颜色暗红,表面附着毳毛,开始出现胎脂,头皮有少量头发生长。胎儿开始出现排尿、吞咽动作,可听到胎心音。自该孕周起胎儿体重呈线性增长,运动明显增加。

24周末:胎儿身长约30 cm,顶臀长约21 cm,体重约630 g。胎儿各脏器均已发育,皮下脂肪开始沉积,皮肤呈皱缩状,出现眉毛和睫毛。细小支气管和肺泡已经发育,此时婴儿出生后可有呼吸,但生存能力极差。

28周末:胎儿身长约35 cm,顶臀长约25 cm,体重约1 000 g。胎儿皮肤颜色粉红,皮下脂肪沉积较少,表面覆盖胎脂。瞳孔膜消失,眼睛半张开。四肢活动好。出生后可存活,有呼吸运动,但肺泡Ⅱ型细胞分泌的表面活性物质含量低,出生后易患新生儿呼吸窘迫综合征(neonatal respiratory distress syndrome, NRDS)。

32周末:胎儿身长约40 cm,顶臀长约28 cm,体重约1 700 g。胎儿皮肤颜色深红,但仍呈皱缩状,生存能力尚可,婴儿出生后加强护理可以存活。

36周末:胎儿身长约45 cm,顶臀长约32 cm,体重约2 500 g。皮下脂肪累积较多,面部褶皱消失,身体圆润,指(趾)甲已达指(趾)端。婴儿出生后能吸吮和啼哭,生存能力较好。

40周末:胎儿身长约50 cm,顶臀长约36 cm,体重约3 400 g。胎儿已发育成熟,皮肤呈粉红色,皮下脂肪饱满,足底皮肤纹理清晰。女性大小阴唇发育良好,男性睾丸已降至阴囊内。婴儿出生后哭声响亮,活动能力好,吸吮能力强,生存能力强。

▶ 在线课程4-1 胎儿发育

(二) 胎儿的生理特点

1. 循环系统　胎儿的营养物质供给和代谢产物排出均须经胎盘和脐血管运输,由母体完成。胎儿时期的循环系统具有以下特点。

1) 解剖学特点　①1条脐静脉,携带来自胎盘营养丰富、含氧量较高的血液进入胎儿体内;②2条脐动脉,携带来自胎儿的代谢产物和含氧量较低的血液,注入胎盘与母体血液进行物质交换;③动脉导管,在肺动脉与主动脉之间,出生后2～3个月动脉导管闭锁成动脉韧带;④卵圆孔,位于左右心房之间,多在出生后6个月完全关闭。

2) 胎儿血液循环特点　来自胎盘的血液进入到胎儿体内后分为3支,一支直接入肝,一支与门静脉汇合入肝,这2支血液均经肝静脉汇入下腔静脉,另一支经静脉导管直接汇入下腔静脉。卵圆孔的开口处正对下腔静脉入口,下腔静脉进入右心房的血液绝大多数经卵圆孔进入左心房。上腔静脉进入右心房的血液流向右心室,随后进入肺动脉。肺循环阻力较大,肺动脉血液绝大部分经动脉导管流入主动脉,只有少部分血液经肺静脉进入左心房。左心房血液进入左心室,然后进入主动脉直至全身,后经腹下动脉、脐动脉进入胎盘,与母体血液进行物质交换。

3) 胎儿体内无纯动脉血,而是动静脉混合血 进入肝、心、头部及上肢的血液中含氧量较高,营养物质丰富;进入肺及身体下半部分的血液含氧量和营养物质相对较少。胎儿出生后,胎盘脐带循环中断,肺循环建立,血液循环逐渐发生一系列改变(图4-2)。

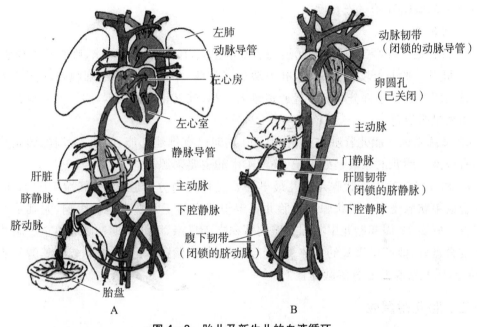

图4-2 胎儿及新生儿的血液循环

注 A.胎儿胎盘血液循环;B.新生儿血液循环。

2. 血液系统

1) 红细胞 早在受精第3周,卵黄囊最早开始造血,之后肝、脾、骨髓均具有造血功能。妊娠足月时,至少90%的红细胞均由骨髓产生。妊娠32周产生大量红细胞生成素,故妊娠32周后出生的胎儿红细胞数目较多,约为$6 \times 10^{12}/L$;红细胞体积较大,生命周期约为90 d,是成人红细胞寿命的2/3。

2) 血红蛋白 妊娠前半期均为胎儿血红蛋白,到妊娠最后4~6周成人血红蛋白逐渐增多,临产时成人血红蛋白约占全部血红蛋白的75%。

3) 白细胞 妊娠8周后,胎儿血液循环中出现粒细胞。妊娠12周,脾、胸腺均可产生淋巴细胞,是胎儿体内抗体的主要来源。妊娠足月时白细胞计数可高达(15~

$20)\times10^9/L$。

3. **呼吸系统**　胎儿在出生前已经具备呼吸道、肺循环和呼吸肌,但胎儿期肺功能由胎盘替代,母儿血液在胎盘进行气体交换。妊娠16周时胎儿出现呼吸运动。出生时胎肺不成熟可导致急性呼吸窘迫综合征(acute respiratory distress syndrome, ARDS),使新生儿的存活力降低。胎肺成熟包括肺组织结构成熟与功能成熟,后者主要与肺泡Ⅱ型细胞合成的肺表面活性物质(卵磷脂和磷脂酰甘油)的量有关。可通过检测羊水中卵磷脂和磷脂酰甘油的数值来判断胎肺的成熟度。糖皮质激素可以刺激肺表面活性物质的生成,从而促进胎肺的成熟。

4. **神经系统**　随着妊娠进展,胎儿的大脑逐渐发育,胚胎期脊髓已长满椎管。妊娠24周后脊髓和脑干神经根的髓鞘开始形成,妊娠24～26周胎儿能听见声音,妊娠28周胎儿的眼睛开始对光有反应。

5. **消化系统**

1) 胃肠道　妊娠16周时胃肠道功能基本建立,胎儿能吞咽羊水、吸收营养物质。

2) 肝脏　胎儿肝功能不成熟,肝内缺乏多种酶,不能结合因红细胞破坏而产生的大量游离胆红素。小部分胆红素经胆道排入小肠,被氧化成胆绿素,胆绿素的降解产物导致胎粪呈墨绿色。

6. **泌尿系统**　胎儿肾脏在妊娠11～14周时已有排泄功能,妊娠14周的胎儿膀胱内已有尿液。胎儿的尿液是妊娠中、晚期羊水的主要来源。

7. **内分泌系统**　甲状腺是胎儿最早开始发育的内分泌腺之一,妊娠10～12周时已能合成甲状腺激素。甲状腺素对胎儿各组织器官的正常发育均有影响,尤其是大脑的发育。妊娠12周起胎儿甲状腺对碘的蓄积高于母亲,因此孕期补碘应慎重。胎儿肾上腺发育良好,能产生大量的甾体激素,与胎儿肝脏、胎盘、母体共同合成雌三醇。妊娠12周起,胎儿胰腺开始分泌胰岛素。

三、胎儿附属物

胎儿附属物包括胎盘、胎膜、脐带和羊水,对维持胎儿宫内的生长发育具有重要作用。

(一) 胎盘

胎盘(placenta)于妊娠6～7周开始发育,妊娠12周时完全形成。足月胎盘呈椭圆形或扁圆形,重450～650 g,中间厚,边缘薄。胎盘分为母体面和胎儿面,母体面粗糙,呈暗红色;胎儿面光滑半透明,呈灰白色,中间或偏侧有脐带附着,脐血管由附着点向四周分散到达胎盘边缘。

1. **胎盘的结构**　胎盘由胎儿部分的羊膜、叶状绒毛膜与母体部分的底蜕膜组成,是胎儿与母体之间进行物质交换的重要器官(图4-3)。

1) 羊膜(amnion)　是附着在胎盘胎儿面的半透明膜,光滑,无神经、血管及淋巴。正常羊膜厚0.02～0.05 mm,上皮细胞表面的微绒毛是羊水和羊膜间物质交换的通道。

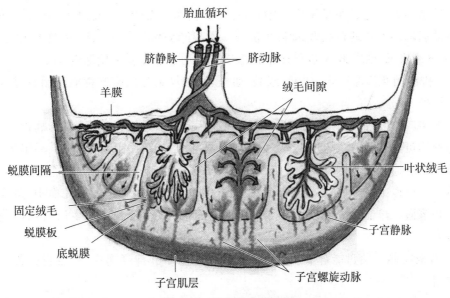

图4-3　胎盘结构模式图

2）叶状绒毛膜（chorion frondosum）　受精卵着床后，滋养层细胞迅速增殖，滋养层增厚并形成较多不规则的突起，称为绒毛。与底蜕膜接触的绒毛营养丰富，发育良好，称为叶状绒毛膜，是胎盘的主要结构。叶状绒毛膜的形成经历了初级绒毛、次级绒毛、三级绒毛3个阶段。①初级绒毛：绒毛表面长出呈放射状排列的合体滋养细胞小梁，绒毛膜深部增生活跃的细胞滋养细胞伸入其中，形成合体滋养细胞小梁的细胞中心索。②次级绒毛：初级绒毛继续增长，胚外中胚层长入细胞中心索，形成间质中心索。③三级绒毛：在受精后第15～17日，胚胎血管长入间质中心，绒毛内血管形成。每个绒毛干中均有脐动脉和脐静脉的分支，随着绒毛干再分支，脐血管越来越细，最终形成胎儿毛细血管进入三级绒毛，建立胎儿-胎盘循环。绒毛之间的间隙称为绒毛间隙（intervillous space，IVS），绒毛间隙充满母体血液，母儿之间的物质交换在悬浮于母血中的绒毛处进行。妊娠足月时胎盘绒毛面积达 $12\sim14\,m^2$，相当于成人肠道的总面积。

3）底蜕膜（basal decidua）　胎盘附着部位的子宫内膜称为底蜕膜。底蜕膜与固定绒毛的滋养层细胞共同形成绒毛间隙的底，称为蜕膜板。蜕膜板向绒毛膜伸出蜕膜间隔，一般不超过胎盘厚度的2/3，将胎盘母体面分成肉眼可见的20个左右的胎盘小叶。

2. 胎盘的功能

1）物质交换功能　包括气体交换、营养物质供应和排出胎儿代谢产物等功能。

（1）气体交换：母体与胎儿之间氧气（O_2）和二氧化碳（CO_2）的交换是通过胎盘以简单扩散的方式进行的，胎盘相当于胎儿呼吸系统的功能。胎儿血红蛋白对 O_2 的亲和力较强，对 CO_2 的亲和力低于母血，故能从母血中获得足够的 O_2，也更容易通过绒毛间隙将 CO_2 扩散至母体。

（2）营养物质供应：胎儿生长发育所需营养物质全部来源于母体。母体的葡萄糖以易化扩散的方式通过胎盘供应给胎儿,提供其代谢所需能量。氨基酸、钙、磷、碘和铁等以主动运输的方式通过胎盘向胎儿供应。游离脂肪酸、水、钠、钾、镁及维生素 A、维生素 D、维生素 E、维生素 K 也以简单扩散的方式通过胎盘供应给胎儿。

(3) 排出胎儿代谢产物:尿素、尿酸、肌酐、肌酸等胎儿代谢产物通过胎盘进入母血而排出体外。

2) 防御功能　胎盘的屏障作用有限。多种病毒(如巨细胞病毒、风疹病毒等)及大部分药物均可通过胎盘进入胎儿体内,影响胎儿生长发育。细菌、衣原体、弓形虫、梅毒螺旋体虽不能通过胎盘屏障,但能在胎盘部位形成病灶,破坏绒毛结构后进入胎儿体内造成感染。母血中抗 A、抗 B、抗 Rh 等血型抗体也可通过胎盘进入胎儿血中,造成胎儿或新生儿溶血。母血中的免疫抗体如 IgG 能通过胎盘,使胎儿在出生后短期内获得被动免疫力。

3) 合成功能　胎盘能合成多种酶、激素、细胞因子和神经递质,对维持正常妊娠有重要作用。

(1) 人绒毛膜促性腺激素(hCG):是一种糖蛋白激素,在受精卵着床后 1 d 内能从母血中测出,妊娠 8～10 周达分泌高峰,之后逐渐下降,至产后 2 周消失。hCG 的功能:①维持月经黄体的寿命,使其增大为妊娠黄体,从而增加甾体激素以维持妊娠;②促进雄激素转化为雌激素,并刺激孕酮的形成;③抑制植物血凝素对淋巴细胞的刺激作用,hCG 能吸附于滋养细胞表面,以免胚胎滋养层被母体淋巴细胞攻击;④刺激胎儿睾丸分泌睾酮,促进男胎性分化;⑤能与母体甲状腺细胞促甲状腺激素(thyroid stimulating hormone, TSH)受体结合,刺激甲状腺活性。

(2) 人胎盘催乳素(human placental lactogen, HPL):妊娠 5 周即可在母血中测出,随妊娠的进展分泌量逐渐增加,至妊娠 39～40 周达高峰并维持至分娩,产后 7 h 即测不出。HPL 的主要作用:①促进乳腺腺泡发育,刺激乳腺上皮细胞合成乳白蛋白、乳酪蛋白和乳珠蛋白,为泌乳做准备;②促进胰岛素生成;③抑制母体对胎儿的排斥;④通过脂解作用提高游离脂肪酸、甘油浓度,降低母体对葡萄糖的摄取,保证胎儿能量供给。

(3) 雌激素:妊娠早期由卵巢黄体产生,妊娠 10 周后主要由胎儿-胎盘单位合成。妊娠末期,雌三醇含量为非妊娠妇女的 1 000 倍,雌二醇及雌酮含量为非妊娠期妇女的 100 倍。

(4) 孕激素:妊娠早期由卵巢黄体产生,妊娠 8～10 周后由胎盘合体滋养细胞产生。随着妊娠的进展,孕激素值逐渐升高;孕激素在雌激素的协同作用下,对妊娠期子宫内膜、子宫肌层、乳腺及母体其他系统的生理变化发挥重要作用。

(5) 缩宫素酶(oxytocinase):是一种糖蛋白,随妊娠进展逐渐增多,到妊娠末期达高峰。其主要作用是灭活缩宫素分子以维持妊娠。胎盘功能不良时血中的缩宫素酶值也相应下降。

(6) 细胞因子与生长因子:对胚胎和胎儿营养与免疫保护具有重要作用,主要包括表皮生长因子、胰岛素样生长因子、神经生长因子和白细胞介素等。

（7）耐热性碱性磷酸酶：随妊娠进展逐渐增多，直至胎盘娩出后下降，产后 3～6 d 消失。动态监测其变化可以了解胎盘功能。

4）免疫功能　胎儿对于母体来说是同种半异体移植物（semiallogenic graft），正常妊娠母体能够容受且不排斥胎儿，可能与胚胎早期组织无抗原性、胎盘的免疫功能及妊娠期母体免疫力下降有关。

（二）胎膜

胎膜（fetal membranes）是由内层的羊膜和外层的平滑绒毛膜（chorion laeve）组成。囊胚表面非着床部位的绒毛膜在发育过程中因营养缺乏逐渐退化萎缩成平滑绒毛膜；羊膜为无血管膜，与覆盖胎盘、脐带的羊膜层相连。胎膜能够维持羊膜腔完整性，起到保护胎儿的作用。此外，胎膜中的磷脂含有大量花生四烯酸（前列腺素合成的前体），还含有能催化磷脂生成游离花生四烯酸的溶酶体，具有一定的发动分娩的作用。

（三）脐带

脐带（umbilical cord）是连接胎盘与胎儿的条索状组织。脐带表面覆盖羊膜，呈灰白色，内含 1 条脐静脉和 2 条脐动脉。脐血管周围来自胚外中胚层的胶样组织，称为华通胶（Wharton's jelly），具有保护脐血管的作用。妊娠足月时脐带长 30～100 cm，平均 55 cm，直径 0.8～2.0 cm。脐带是母儿之间物质交换的重要通道，脐带受压时可导致胎儿宫内缺氧，甚至危及胎儿生命。

（四）羊水

羊膜腔内的液体称为羊水（amniotic fluid）。

1. 羊水来源

1）妊娠早期　羊水的主要来源是母亲血清经胎膜进入羊膜腔的透析液。

2）妊娠中期及以后　羊水的来源主要是胎儿排出的尿液。此时，羊水的渗透压逐渐降低。妊娠晚期，胎肺参与羊水的生成，肺泡每日约有 350 ml 液体分泌至羊膜腔，形成羊水。

3）其他　少量羊水还可来源于羊膜、脐带华通胶及胎儿皮肤渗出液体。

2. 羊水吸收

1）胎儿吞咽　是羊水吸收的主要方式。从妊娠 18 周起胎儿即有吞咽动作，接近足月时胎儿每日可吞咽 500～700 ml 液体。

2）羊膜-绒毛膜界面的膜内转运　可能与胎儿吞咽相协同，共同维持羊水量的稳定。由于羊水的渗透压低于母体血浆，微量羊水可通过膜内转运至胎盘血管，进而转移至母体血浆。

3）脐带与胎儿皮肤　脐带每小时能吸收 40～50 ml 羊水，胎儿角化前的皮肤也具有一定吸收羊水的功能。

3. 羊水量、性状及成分

1）羊水量　妊娠期羊水量逐渐增加，至妊娠 38 周时约为 1 000 ml；之后逐渐减少，至妊娠40周时约为800 ml。在妊娠任何时期羊水量超过2000 ml,称为羊水过多;若妊娠晚期羊水量少于300 ml,称为羊水过少。过期妊娠孕妇的羊水量明显减少,可减少至300 ml以下。

2) 羊水的性状与成分　妊娠早期羊水为无色澄清液体,妊娠足月时羊水略浑浊、不透明,羊水中可见小片状悬浮物(胎脂、毳毛、胎儿脱落上皮细胞、少量白细胞和白蛋白等)。此外,羊水中还含有大量激素和酶。妊娠足月时,羊水的 pH 值约为7.2,羊水比重为1.007~1.025,羊水中98%~99%是水分,1%~2%是无机盐和有机物。

4. 母体、胎儿、羊水三者间的液体平衡　羊水在羊膜腔内不断进行液体交换,以保持羊水量相对恒定。羊水量的调节主要包括以下4个因素:①从妊娠后半期开始,胎儿排尿是羊水的主要来源;②胎儿分泌的肺泡液;③每日约有400 ml的羊水通过膜内运输进入胎盘表面的胎儿血管;④胎儿吞咽是羊水吸收的主要途径。

5. 羊水功能

1) 保护胎儿　适量的羊水具有一定的缓冲作用,可保护胎儿免受挤压,防止胎儿肢体粘连,避免子宫肌壁或胎儿对脐带的直接压迫导致胎儿窒迫;临产时,羊水能使宫缩的压力均匀分布,避免胎儿局部受压导致胎儿窒迫。胎儿吞咽或吸入羊水可以促进其消化道和肺的发育。

2) 保护母体　羊水的缓冲作用可减少胎动时给母体带来的不适感;临产后,前羊水囊能够扩张宫口及阴道,促进产程进展;破膜后,羊水可起到冲洗阴道的作用,减少感染率。

四、妊娠期母体变化

在妊娠期,孕妇身体各系统会发生一系列的生理改变,以适应胎儿生长发育需求,并为分娩做好准备。随着生理改变的出现,孕妇的心理也会发生相应的变化。做好孕妇的生理和心理护理,可以帮助其顺利度过妊娠期,改善母儿结局。

(一) 生殖系统变化

1. 子宫

1) 子宫大小　随着妊娠进展,子宫体逐渐增大变软。妊娠足月时,子宫大小约为35 cm×25 cm×22 cm;子宫容量约为5 000 ml,是非孕期的500~1 000倍;子宫重量约为1 100 g,比非孕期增加约20倍。

妊娠早期子宫略呈球状但不对称,受精卵着床位置的宫壁较为突出。妊娠12周后,增大的子宫逐渐超出盆腔,可在耻骨联合上方触及宫底。由于乙状结肠位于盆腔的左侧,增大的子宫在妊娠晚期呈右旋状态。子宫增大主要是肌细胞肥大、延长的结果,也有少量肌细胞数目增加及结缔组织增生。子宫肌细胞内含有大量具有收缩功能的肌动蛋白和肌球蛋白,是临产后子宫收缩的物质基础。妊娠早期子宫增大主要受雌激素影响,妊娠12周后子宫增大主要由宫腔内压力增加所致。

从妊娠早期开始,子宫会出现稀发、不对称、不规律的无痛性收缩,称为布雷希氏

(Braxton Hicks)收缩。这种生理性无痛性宫缩随妊娠的进展逐渐增加,但宫缩时宫腔内压力较低,持续时间小于 30 s,不伴有子宫颈扩张。

2) 子宫血流量　妊娠期子宫血管扩张、增粗,呈螺旋状,子宫血流量增加,以满足胎儿-胎盘循环需要。妊娠早期子宫每分钟血流量约为 50 ml,主要供给蜕膜和子宫肌层;妊娠足月时子宫每分钟血流量为 450~650 ml,较妊娠早期增加了 10 倍左右,其中 80%~85%供给胎盘。子宫血管走行于子宫肌纤维间,宫缩时血管被压紧,子宫血流量明显减少。因此,宫缩过强可导致胎儿宫内缺氧。但有效的子宫收缩也是产后使子宫胎盘剥离面迅速止血的重要机制。

3) 子宫内膜　受精卵着床后,受雌激素、孕激素作用,子宫内膜腺体增大,腺上皮细胞内糖原增加,结缔组织细胞肥大,血管充血。此时的子宫内膜称为蜕膜(decidua)。囊胚着床部位的蜕膜,称为底蜕膜(basal decidua),与叶状绒毛膜紧贴,将来发育成胎盘的母体部分;覆盖在囊胚表面的蜕膜称为包蜕膜(capsular decidua),随着囊胚发育逐渐突向宫腔;底蜕膜及包蜕膜以外覆盖子宫腔其他部分的蜕膜称为真蜕膜(true decidua)(图 4-4)。妊娠 14~16 周后羊膜腔明显增大,包蜕膜与真蜕膜贴近,宫腔消失。

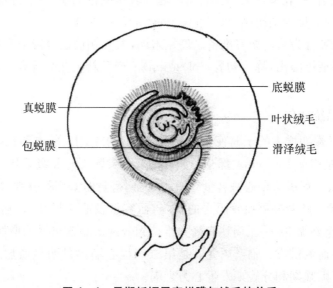

图 4-4　早期妊娠子宫蜕膜与绒毛的关系

4) 子宫峡部　是位于子宫颈与子宫体之间最狭窄的组织结构,未孕时长约 1 cm。妊娠后子宫峡部变软、逐渐拉长变薄,扩展成宫腔的一部分;临产时被拉伸至 7~10 cm,成为产道的一部分,称为子宫下段。

5) 子宫颈　妊娠早期子宫颈黏膜充血及组织水肿,使子宫颈变软、外观肥大呈紫蓝色。妊娠期子宫颈腺体肥大,宫颈黏液增多、变稠,形成宫颈黏液栓,以保护宫腔免受外来感染的侵袭。

2. **卵巢**　妊娠期卵巢停止排卵,卵泡也停止发育。妊娠 6~7 周前,卵巢黄体产生大量的雌激素和孕激素以维持妊娠。妊娠 10 周后,由胎盘代替黄体功能,黄体逐渐萎缩。

3. 输卵管 妊娠期输卵管伸长,但肌层并未增厚。黏膜层上皮细胞稍扁平,在基质中可见蜕膜细胞,有时黏膜呈蜕膜样改变。

4. 阴道 妊娠期阴道黏膜变软,充血水肿呈紫蓝色(查德威克征)。阴道皱襞增多,结缔组织疏松,肌细胞肥大,阴道壁伸展性增加。阴道脱落细胞及分泌物增多,分泌物呈白色糊状、无异味。阴道上皮细胞内糖原增多,乳酸含量增加,pH 值降低,有助于预防感染。

5. 外阴 妊娠期外阴部充血,皮肤增厚;大小阴唇色素沉着,大阴唇内血管增多,结缔组织松软,故伸展性增加。妊娠期由于增大的子宫压迫,盆腔及下肢静脉血液回流受阻,部分孕妇可出现外阴静脉曲张,产后可自行消失。

(二) 乳房变化

妊娠早期乳房开始增大、充血明显。孕妇自觉乳房发胀或偶有刺痛,是早期妊娠的正常表现。妊娠期胎盘分泌大量的雌激素和孕激素,分别刺激乳腺腺管和乳腺腺泡发育。此外,垂体催乳素、HPL、胰岛素等也参与乳腺的发育完善。随着乳腺腺泡的增生,乳腺增大并出现结节,乳头增大、变黑、易勃起。乳晕颜色加深,其外周皮脂腺肥大形成散在的结节状隆起,称为蒙氏结节(Montgomery's tubercles)。

乳腺的充分发育为泌乳做好准备。妊娠末期,尤其在接近分娩期时挤压乳房,可见少量淡黄色稀薄液体溢出,称为初乳(colostrum)。产后新生儿吸吮乳头,乳汁分泌正式开始。

(三) 循环系统变化

1. 心脏 妊娠期增大的子宫使膈肌抬高,心脏向左、上、前方移位,心浊音界略扩大,心尖冲动向左移动 1～2 cm。部分孕妇可闻及心尖区 Ⅰ～Ⅱ级柔和吹风样收缩期杂音,产后逐渐消失。妊娠末期心脏容量约增加 10%,静息时心率每分钟增加 10～15 次。

2. 心输出量 随着外周血管阻力的下降,血容量及心率增加,心输出量从妊娠 10周起逐渐增加,至妊娠 32～34 周达高峰并维持到分娩。心输出量的增加为子宫、胎盘、乳房提供充足的血液供应。临产后尤其是第二产程心输出量明显增加。因此,患心脏病的孕妇易在妊娠晚期和分娩期发生心力衰竭。

3. 血压 孕妇的血压在妊娠早期和中期偏低,妊娠 24～26 周后轻度升高。舒张压受外周血管扩张、血流量增多及胎盘形成动静脉短路而轻度降低,收缩压通常无变化,脉压稍增大。孕妇的血压受体位影响,妊娠晚期仰卧位时增大的子宫压迫下腔静脉,使回心血量和心输出量减少,导致血压降低,称为仰卧低血压综合征(supine hypotensive syndrome)。因此,妊娠中、晚期应鼓励孕妇多采取左侧卧位休息,以解除子宫压迫,改善血液回流。

妊娠期上肢静脉压无明显变化,下肢静脉压显著增高,且增大的子宫压迫下腔静脉,易发生下肢水肿、静脉曲张和痔疮,同时增加深静脉血栓(deep vein thrombosis, DVT)的发生率。

（四）血液改变

1. 血容量　妊娠期血容量增加，以适应子宫胎盘及各组织器官增加的血流量。妊娠6～8周起血容量开始增加，至妊娠32～34周达高峰，平均增加约1450 ml，比未孕时增加40%～45%，并维持至分娩。血容量的增加包括血浆和红细胞的增加，以血浆增加为主，其中血浆增加约1000 ml，红细胞增加约450 ml。由于血浆增加量多于红细胞增加量，血液呈生理性稀释状态。

2. 血液成分

1) 白细胞　妊娠时白细胞数目轻度增加，一般为$(5\sim12)\times10^9/L$，有时可达$15\times10^9/L$。主要以中性粒细胞增多为主，淋巴细胞增加不明显，单核细胞及嗜酸性粒细胞几乎没有改变。

2) 红细胞　妊娠期骨髓造血增加，网织红细胞轻度增加。因血液稀释，红细胞计数约为$3.6\times10^{12}/L$（未孕妇女约为$4.2\times10^{12}/L$），血红蛋白值约为110 g/L（未孕妇女约为130 g/L），血细胞比容为0.31～0.34（未孕妇女为0.38～0.47）。

3) 血小板　妊娠期由于血小板破坏增加、血液稀释及免疫因素等影响，血小板数目减少，部分孕妇在妊娠晚期可进展为妊娠期血小板减少症（gestational thrombocytopenia）。虽然血小板的数量减少，但其功能增强以维持止血。血小板计数大多在产后1～2周恢复正常。

4) 凝血因子　妊娠期血液处于高凝状态，以预防围产期出血。凝血因子Ⅱ、Ⅴ、Ⅶ、Ⅷ、Ⅸ、Ⅹ增加，Ⅺ与Ⅻ减少。妊娠晚期凝血酶原时间（prothrombin time, PT）和活化部分凝血活酶时间（activated partial thromboplastin time, APTT）轻度缩短，凝血时间无明显变化。血浆纤维蛋白原含量比未孕妇女约增加50%，在妊娠末期平均达4.5 g/L（未孕妇女平均约为3 g/L）。产后2周，凝血因子水平恢复正常。由于孕期血液处于高凝状态，可使妊娠期妇女发生血管栓塞性疾病的风险高于未孕妇女的5～6倍，但这也使得产后胎盘剥离面血管内迅速形成血栓，是预防产后出血的另一项重要机制。

5) 血浆蛋白　因血液呈稀释状态，血浆蛋白从妊娠早期开始降低，到妊娠中期降为60～65 g/L；主要以白蛋白减少为主，约为35 g/L，并维持此水平至分娩。

（五）泌尿系统变化

妊娠期肾脏略增大，肾血浆流量（renal plasma flow, RPF）及肾小球滤过率（glomerular filtration rate, GFR）从妊娠早期开始增加，整个妊娠期均处于高水平。与未孕时相比，RPF增加约35%，GFR增加约50%。代谢产物尿素、肌酐等排泄增多，其在血清中的浓度则低于非孕期。RPF与GFR均受体位影响，孕妇仰卧位时尿量增加，因此夜尿量多于日尿量。由于GFR增加，而肾小管对葡萄糖的重吸收能力不变，约15%的孕妇会出现生理性糖尿，应注意与糖尿病相鉴别。

妊娠期子宫增大形成压迫，输尿管内压力升高，加之孕激素的影响，泌尿系统平滑肌张力降低。输尿管增粗且蠕动减弱，尿流速减慢，肾盂和输尿管在妊娠中期发生轻度扩张,且右旋的子宫压迫右侧输尿管,导致肾盂积水或急性肾盂肾炎,右肾发病率高于左肾。妊娠早期增大的子宫压迫膀胱导致尿频,子宫增大超出盆腔后症状可缓解。妊娠晚期,胎头入盆,膀胱、尿道压力再次增加,部分孕妇可出现尿频或尿失禁。

(六)呼吸系统变化

妊娠期肋膈角增宽,肋骨向外扩展,胸廓横径及前后径加宽,膈肌上升使胸腔纵径缩短,胸腔总体积不变。因此,肺活量不受影响。在妊娠中期,耗氧量增加 $10\%\sim20\%$,肺通气量增加约 40%,过度通气使动脉血氧分压增高至 $12.3\,kPa(92\,mmHg)$,血二氧化碳分压降低至 $4.27\,kPa(32\,mmHg)$,有利于保障孕妇和胎儿拥有足够的氧供,并通过胎盘排出胎儿血中的二氧化碳。妊娠期呼吸较深,但呼吸频率无明显变化,每分钟不超过 20 次。受雌激素影响,鼻、咽、气管黏膜增厚,轻度充血、水肿。因此,孕期应注意预防上呼吸道感染。

(七)消化系统变化

受雌激素的影响,牙龈肥厚,易充血、水肿和出血。部分孕妇牙龈出现血管灶性扩张,即妊娠龈瘤,分娩后可自然消失。孕激素使贲门括约肌松弛,胃内酸性内容物反流至食管下部产生胃烧灼感。胆囊排空时间延长,胆汁黏稠,导致胆汁淤积,易引发胆囊炎和胆石症。肠蠕动减弱,孕妇易出现便秘;直肠静脉压升高,易引发痔疮或使原有痔疮加重。受增大子宫的影响,胃、肠管向上及两侧移位,当出现病变时,体征也会有相应变化,如阑尾炎可表现为右侧腹上部或中部疼痛。

(八)内分泌系统变化

1. **垂体** 妊娠期垂体增大,尤其以妊娠末期更为明显。嗜酸细胞肥大增多,形成"妊娠细胞"。垂体分泌的激素变化如下。

1) 促性腺激素(gonadotropin) 妊娠黄体及胎盘分泌大量的雌激素和孕激素,对下丘脑和腺垂体具有负反馈作用,使 FSH 及 LH 减少,故妊娠期卵巢内的卵泡不再发育成熟,也不排卵。

2) 催乳素 妊娠 7 周起分泌开始增加,随妊娠进展逐渐增多,到妊娠足月分娩前达高峰,约为 $150\,\mu g/L$,是未孕时的 10 倍。催乳素能促进乳腺发育,为产后泌乳做好准备。

2. **肾上腺皮质**

1) 糖皮质醇 妊娠期促肾上腺皮质激素(adrenocorticotrophic hormone, ACTH)分泌增加,受雌激素水平明显升高影响,中层束状带分泌糖皮质醇增加 3 倍。糖皮质醇进入血液循环后,约 75% 与球蛋白结合,15% 与白蛋白结合,具有活性作用的游离糖皮质醇仅为 10%。因此,孕妇无肾上腺皮质功能亢进的症状。

2) 醛固酮 妊娠期外层球状带分泌的醛固酮约增加 4 倍,具有活性作用的游离醛固酮为 $30\%\sim40\%$,并不会引起水钠潴留。

3. **甲状腺** 受 TSH 和 hCG 的共同作用,妊娠期甲状腺中度增大。妊娠早期,TSH在短期内降低,之后上升至孕前水平并保持稳定。妊娠早期甲状腺素结合球蛋白

(thyroxine-binding globulin，TBG)水平上升，TBG 的升高使血清中甲状腺素(thyroxine，T_4)和 3,5,3'-三碘甲状腺原氨酸(triiodothyronine，T_3)增加，但对游离的 T_4 和 T_3 并无影响。孕妇和胎儿体内的 TSH 均不能通过胎盘，因此各自负责自身甲状腺功能的调节。

4. 甲状旁腺　妊娠早期孕妇血清中甲状旁腺素水平降低。随着妊娠期血容量和 GFR 增加以及钙向胎儿运输，导致孕妇钙浓度降低。甲状旁腺素在妊娠中晚期逐渐升高，以利于向胎儿提供钙。

(九) 皮肤变化

妊娠期垂体分泌的促黑细胞激素(melanocyte stimulating hormone，MSH)分泌增多，加之雌激素、孕激素增加了黑色素细胞刺激效应，使黑色素增加，导致孕妇乳头、乳晕、腹白线、外阴等处出现色素沉着。颧颊部色素沉着累及眶周、前额、上唇和鼻部，尤其是边缘部更明显，呈褐色蝶状斑，称为妊娠黄褐斑(chloasma gravidarum)，产后可自行消退。妊娠期肾上腺皮质分泌的糖皮质激素增多，分解弹力纤维蛋白，使弹力纤维变性，且增大的子宫使腹壁皮肤张力增大，皮肤弹力纤维断裂，呈紫色或淡红色略凹陷的不规律条纹，称妊娠纹，见于初产妇。旧妊娠纹呈银色光亮，见于经产妇。

(十) 新陈代谢变化

1. 基础代谢率　妊娠早期孕妇的基础代谢率稍降低，从妊娠中期开始升高，妊娠晚期时升高 15%～20%。

2. 体重　妊娠 13 周前孕妇的体重无明显变化，妊娠 13 周起平均每周体重增加 350 g，妊娠期间体重平均增加 12.5 kg。增加的体重主要是子宫及内容物、乳房、增加的血容量、组织间液和母体的脂肪及蛋白质。

3. 糖类代谢　妊娠期胰腺分泌功能旺盛，胰岛素分泌增多，胎盘产生的胰岛素酶、激素等拮抗胰岛素导致其分泌相对不足。孕妇的空腹血糖浓度略低，餐后高血糖和高胰岛素血症有利于胎儿葡萄糖的供给。妊娠期糖代谢的特点和变化易导致妊娠糖尿病的发生。

4. 脂肪代谢　妊娠期肠道吸收脂肪的能力增强，母体脂肪积存较多。妊娠期能量消耗增多，糖原储备减少。当能量消耗过多时，体内动用大量脂肪供能，使血中酮体升高，易发生酮血症。妊娠剧吐时，能量过度消耗，孕妇尿液中将出现酮体。

5. 蛋白质代谢　孕妇对蛋白质的需要量明显增加，呈正氮平衡。孕妇体内需储存足够的蛋白质，以供给胎儿生长发育、子宫及乳房增大的需要，还为分娩消耗做准备。蛋白质储存不足时，血浆蛋白减少，组织间液增加，孕妇将出现水肿。

6. 矿物质代谢　妊娠期总钠、钾储存增加，由于血容量增加，故血清中钠、钾浓度与未孕时相比无明显变化。妊娠期血镁浓度降低，血磷浓度无明显变化。胎儿生长发育需要大量的钙，足月胎儿骨骼储存钙约 30 g，其中 80% 在妊娠期后 3 个月内储存。因此，在妊娠中、晚期孕妇饮食中应注意摄入足够的钙，也可补充钙剂。妊娠期需铁约 1 000 mg，其中 300 mg 转运至胎盘和胎儿，500 mg 用于母体生成红细胞，其余主要经胃肠道排泄。妊娠晚期对铁的需求量较大，每天需铁 6～7 mg。当孕妇体内铁储存不足时，可额外补充铁剂，以满足孕妇自身和胎儿对铁的需要。

（十一）骨骼、关节与韧带变化

妊娠期骨质通常没有改变，但妊娠次数过多、妊娠间隔过密而未注意补充钙和维生素 D 时，易引起骨质疏松。部分孕妇会自觉腰骶部及肢体疼痛不适，可能是由于胎盘分泌松弛素导致骨盆韧带及椎骨间关节、韧带松弛导致。部分孕妇耻骨联合松弛、分离导致明显疼痛、活动受限。妊娠晚期孕妇重心前移，孕妇头部与肩部后仰，腰部向前挺形成典型的孕妇姿势，以保持身体平衡。

第二节　妊娠诊断与产前监护

胚胎形成、胎儿器官分化的重要时期在妊娠早期阶段，妊娠中、晚期是胎儿生长和各器官发育成熟的重要时期。因此，早期妊娠的诊断可以确定妊娠、胎数、孕龄、排除异位妊娠等病理情况；中、晚期妊娠的诊断可以判断胎儿生长发育情况、宫内状况和发现胎儿畸形。同时，对孕妇进行规范的产前检查、健康宣教与指导、胎儿监护与评估等，是降低围产期妇女和围产儿并发症发生率及病死率、减少出生缺陷的重要措施。因此，孕妇一旦怀孕应准确做好妊娠各期诊断、规范产检并加强胎儿监护。

一、妊娠诊断

根据妊娠不同时期的特点，临床上将妊娠分为 3 个阶段：妊娠第 12 周末之前的阶段称为早期妊娠（first trimester of pregnancy）；妊娠第 13～27 周末的阶段称为中期妊娠（second trimester of pregnancy）；妊娠第 28 周及其后的阶段称为晚期妊娠（third trimester of pregnancy）。

（一）早期妊娠诊断

1. 健康史　询问月经初潮的年龄、月经周期、月经持续时间、末次月经日期以及有无早孕反应等。

2. 临床表现

1）停经　月经周期正常且有性生活史的育龄期健康妇女，月经过期是妊娠最早的症状。一旦月经过期 10 日或以上，应首先考虑早期妊娠。如停经已达 8 周以上，则妊娠的可能性更大。但停经不一定都是妊娠，精神、环境因素也可引起闭经，应予鉴别。

2）早孕反应（morning sickness）　约 50% 的妇女在停经 6 周左右出现头晕、畏寒、乏力、嗜睡、食欲减退、晨起恶心、呕吐、喜食酸物或偏食等症状，称早孕反应。部分患者有情绪改变，多在停经 12 周左右自然消失。

3）尿频　妊娠早期因子宫增大压迫膀胱引起，当子宫增大超出盆腔后，尿频症状会自然消失。

4）乳房的变化 孕妇自觉乳房轻度胀痛，乳头增大，乳头、乳晕着色，乳晕周围出现深褐色结节（即蒙氏结节）。

5）生殖器官的变化 外阴着色；阴道黏膜及子宫颈阴道部充血，呈紫蓝色；妊娠6～8周时，双合诊检查子宫峡部极软，子宫体与子宫颈似不相连，称黑加征（Hegar sign）（图4-5）。随妊娠进展，子宫逐渐增大变软，呈球形。妊娠8周时，子宫为非孕时的2倍；妊娠12周时，宫底可在耻骨联合上方可以触及。

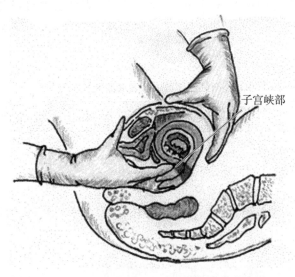

子宫峡部

图4-5 黑加征

6）其他 部分患者出现雌激素增多的表现，如蜘蛛痣、皮肤色素沉着、肝掌等。部分患者可出现不伴有子宫出血的子宫收缩或不适、腹胀和便秘等。

3. 辅助检查

1）妊娠试验（pregnancy test） 通常受精后8～10 d即可用放射免疫学法检测出受检者血液中人绒毛膜促性腺激素 β亚单位（human chorionic gonadotrophin - β, β - hCG）升高。临床上也常用早孕试纸法检测受检者尿液，该方法简单快速。妊娠试验结果阳性，可协助早期妊娠诊断，但要确定是否为宫内妊娠，仍需超声检查。

2）超声检查 是诊断早期妊娠快速、准确的方法，又是鉴别宫内、宫外妊娠，盆腔肿块及滋养细胞疾病的有效方法。妊娠5周，宫腔内可见圆形或椭圆形妊娠囊（gestational sac, GS）；妊娠6周，可见胎芽和原始心管搏动。妊娠11～13^{+6}周测量胎儿头臀长度（crown-rump length, CRL）能较准确地估计孕周，计算预产期；同时检测胎儿颈项透明层厚度和胎儿鼻骨（nosal bone）等，可作为早孕期染色体疾病筛查的指标。妊娠9～13^{+6}周超声检查可以排除严重的胎儿畸形，如无脑儿。

（二）中、晚期妊娠诊断

1. 健康史 了解早期妊娠经过、孕周、胎动和胎心情况，有无用药及其他不良嗜好。

2．临床表现

1）症状　有早期妊娠的经历,自觉腹部逐渐增大。孕妇可感觉到胎动,扪及胎体,听到胎心音。

2）体征

（1）子宫增大:腹部检查触及增大的子宫,手测子宫底高度或尺测耻骨联合以上子宫长度,可估计胎儿大小及孕周(表4-1)。子宫底高度因孕妇的脐耻间距离、胎儿发育情况、羊水量、单胎、多胎等有差异。不同孕周的子宫增长速度不同,妊娠20～24周时增长速度较快,平均每周增长1.6 cm;至36～39^{+6}周增长速度减慢,平均每周增长0.25 cm。正常情况下,子宫高度在妊娠36周时最高(图4-6),至妊娠足月时因胎先露入盆略有下降。

表4-1　不同妊娠周数的子宫底高度及子宫长度

妊娠周数	手测子宫底高度	尺测耻上子宫底长度(cm)
满12周末	耻骨联合上二至三横指	
满16周末	脐耻之间	
满20周末	脐下一横指	18(15.3～21.4)
满24周末	脐上一横指	24(22.0～25.1)
满28周末	脐上三横指	26(22.4～29.0)
满32周末	脐与剑突之间	29(25.3～32.0)
满36周末	剑突下两横指	32(29.8～34.5)
满40周末	脐与剑突之间或略高	33(30.0～35.3)

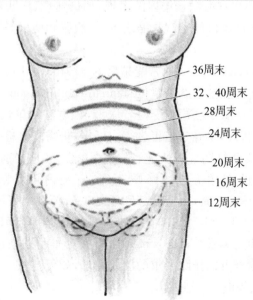

图4-6　宫底高度与妊娠周数

（2）胎动：指胎儿在子宫内冲击子宫壁的活动。初产妇一般于妊娠18～20周时开始自觉有胎动，经产妇感觉略早于初产妇。胎动随着妊娠进展逐渐增强，至妊娠32～34周达高峰，妊娠38周以后逐渐减少。妊娠28周以后，每2小时正常胎动次数≥10次。

（3）胎体：妊娠20周及以后，经腹壁能触到子宫内的胎体。妊娠达24周及以上触诊可区分胎头、胎背、胎臀和胎儿肢体。胎头圆而硬，有浮球感；胎背宽而平坦；胎臀宽而软，形状不规则；胎儿肢体小且有不规则活动。随着妊娠进展，通过四步触诊法能够查清胎儿在子宫内的位置。

（4）胎心音：听到胎心音能够确诊为妊娠且为活胎。妊娠12周，用多普勒胎心听诊仪能够探测到胎心音；妊娠18～20周，用一般听诊器经孕妇腹壁能够听到胎心音。胎心音呈双音，似钟表"滴答"声，速度较快，正常胎心率为110～160次/分。胎心音应与子宫杂音、腹主动脉音和脐带杂音相鉴别。

3. 辅助检查

1）超声检查　不仅能显示胎儿数目、胎产式、胎先露、胎方位、有无胎心搏动、胎盘位置及其与宫颈内口的关系、羊水量、评估胎儿体重，还能测量胎头双顶径、头围、腹围和股骨长等多条径线，了解胎儿发育情况。妊娠20～24周，可采用超声进行胎儿系统检查，筛查胎儿结构畸形。

2）彩色多普勒超声　可检测子宫动脉、脐动脉和胎儿动脉的血流速度和波形。妊娠中期子宫动脉血流舒张期早期切迹可评估子痫前期的风险，妊娠晚期的脐动脉搏动指数（pulsation index, PI）和阻力指数（resistance index, RI）可评估胎盘血流，胎儿大脑中动脉的收缩期峰值流速可判断胎儿贫血的程度。

（三）胎姿势、胎产式、胎先露和胎方位

妊娠28周前，由于胎儿小，羊水相对较多，胎儿在子宫内活动范围较大，位置不固定。妊娠32周后，胎儿生长迅速，羊水相对较少，胎儿与子宫壁贴近，胎儿的姿势和位置相对恒定，但也有少数胎儿的姿势和位置在妊娠晚期发生改变，胎方位甚至在分娩期仍可以改变。胎儿位置的诊断需要根据腹部四步触诊、阴道或肛门检查、超声检查等综合判断。

1. 胎姿势（fetal attitude）　指胎儿在子宫内的姿势。正常胎姿势为胎头俯屈，下颏贴近胸部，脊柱略前弯，四肢屈曲交叉于胸腹前，其体积和体表面积均明显缩小，整个胎体成为头端小、臀端大的椭圆形。

2. 胎产式（fetal lie）　指胎体纵轴与母亲纵轴的关系（图4-7）。胎体纵轴与母亲纵轴平行者，称纵产式（longitudinal lie）；胎体纵轴与母亲纵轴垂直者，称横产式（transverse lie）；胎体纵轴与母亲纵轴交叉者称斜产式，属暂时的，在足月妊娠分娩过程中多转为纵产式，极少数转为横产式。

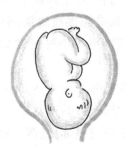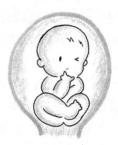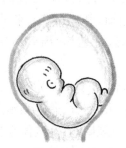

纵产式(头先露)　　　　　纵产式(臀先露)　　　　　横产式(肩先露)

图4-7　胎产式与胎先露

3. 胎先露(fetal presentation)　最先进入母体骨盆入口的胎儿部分称胎先露。纵产式有头先露和臀先露,横产式为肩先露。根据胎头屈伸程度,头先露分为枕先露、前囟先露、额先露及面先露(图4-8)。臀先露分为单臀先露、完全臀先露、不完全臀先露。不完全臀先露又可以分为单足先露和双足先露等(图4-9)。横产式时最先进入骨盆入口的是胎儿肩部,为肩先露(图4-10)。偶见胎儿头先露或臀先露与胎手或胎足同时入盆,称复合先露(图4-11)。

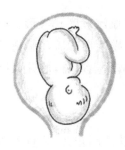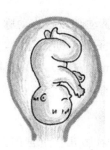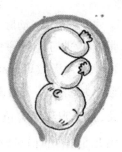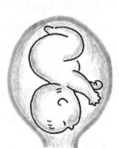

枕先露　　　　　　前囟先露　　　　　　额先露　　　　　　面先露

图4-8　头先露的种类

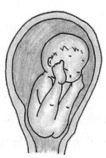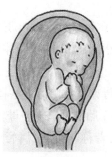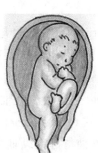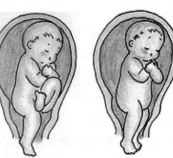

单臀先露　　　　　　完全臀先露　　　　　不完全臀先露(单足、双足)

图4-9　臀先露的种类

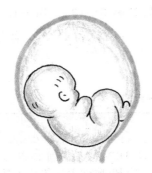
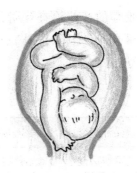

图4-10 肩先露　　　　　　　　图4-11 复合先露

4. 胎方位(fetal position)　指胎儿先露部的指示点与母体骨盆的关系。枕先露以枕骨(O)、面先露以颏骨(M)、臀先露以骶骨(S)、肩先露以肩胛骨(Sc)为指示点。每个指示点与母体骨盆入口前、后、左、右、横的不同位置构成不同胎位。头先露、臀先露各有6种胎方位,肩先露有4种胎方位。如枕先露时,胎头枕骨位于母体骨盆的左前方,应称为枕左前位(LOA),其余类推(表4-2)。

表4-2 胎产式与胎先露、胎方位的种类及关系

胎产式		胎先露	胎方位		
纵产式 (99.75%)	头先露 (95.75%~97.75%)	枕先露 (95.55%~97.55%)	枕左前(LOA) 枕右前(ROA)	枕左横(LOT) 枕右横(ROT)	枕左后(LOP) 枕右后(ROP)
		面先露(0.2%)	颏左前(LMA) 颏右前(RMA)	颏左横(LMT) 颏右横(RMT)	颏左后(LMP) 颏右后(RMP)
	臀先露 (2%~4%)		骶左前(LSA) 骶右前(RSA)	骶左横(LST) 骶右横(RST)	骶左后(LSP) 骶右后(RSP)
横产式 (0.25%)	肩先露 (0.25%)		肩左前(LScA) 肩右前(RScA)	肩左后(LScP) 肩右后(RScP)	

▶ 在线课程4-2　妊娠诊断

二、产前检查

产前检查是检测胎儿发育和宫内生长环境,监护孕妇各系统变化,促进健康宣教与咨询,提高妊娠质量,减少出生缺陷的重要措施。规范和系统的产前检查是确保母儿健康与安全的关键环节。妊娠早、中、晚期孕妇因胎儿的变化不同,产前检查的次数与内容不同。

(一) 产前检查时间、次数及孕周

首次产前检查的时间应从确诊妊娠开始。WHO(2016年)建议产前检查次数至少8次,分别为:妊娠<12、20、26、30、34、36、38、40周。根据我国《孕前和孕期保健指南

（2018 年）》，目前推荐的产前检查孕周分别是：妊娠 6～13^{+6}、14～19^{+6}、20～24、25～28、29～32、33～36、37～41 周（每周 1 次），共 7～11 次（表 4-3）。有高危因素者，可酌情增加产前检查次数。

表 4-3　产前检查的方案

检查次数	常规保健内容	必查项目	备查项目	健康宣教和指导
第 1 次检查（6～13^{+6} 周）	①建立孕期保健手册；②确定孕周、推算预产期；③评估孕期高危因素；④血压、体重与体重指数；⑤妇科检查；⑥胎心率（约妊娠 12 周）	①血、尿常规；②血型；③空腹血糖；④肝肾功能；⑤乙肝表面抗原；⑥梅毒血清抗体和 HIV 筛查；⑦地中海贫血筛查（广东、广西、海南、湖南、湖北、四川、重庆等地）；⑧早孕期超声检查（确定宫内妊娠和孕周）	①HCV 筛查；②抗 D 滴度（Rh 阴性者）；③75 g OGTT（高危孕妇）；④甲状腺功能筛查；⑤血清铁蛋白（血红蛋白＜110 g/L）；⑥宫颈细胞学检查（孕前 12 周未检查者）；⑦宫颈分泌物检测淋球菌和沙眼衣原体；⑧细菌性阴道病的检测；⑨早孕期非整倍体母体血清学筛查（10～13^{+6} 周）；⑩妊娠 11～13^{+6} 周超声检查测量胎儿颈项透明层厚度；⑪妊娠 10～13^{+6} 周绒毛活检；⑫心电图	①流产的认识和预防；②营养和生活方式指导；③避免接触有毒有害物质和宠物，慎用药物；④孕期疫苗的接种；⑤改变不良生活方式避免高强度的工作高噪声环境和家庭暴力；⑥保持心理健康；⑦每日继续补充叶酸 0.4～0.8 mg 至 3 个月，有条件者继续服用含叶酸的复合维生素
第 2 次检查（14～19^{+6} 周）	①分析首次产前检查的结果；②血压、体重；③宫底高度；④胎心率	无	①无创产前检测（NIPT）（12～22^{+6} 周）；②中孕期非整倍体母体血清学筛查（15～20 周）；③羊膜腔穿刺检查胎儿染色体（16～22 周）	①中孕期胎儿非整倍体筛查的意义；②非贫血孕妇，如血清铁蛋白＜30 μg/L，应每日补充元素铁 60 mg，诊断明确的缺铁性贫血孕妇，每日应补充元素铁 100～200 mg；③开始每日常规补充钙剂 0.6～1.5 g
第 3 次检查（20～24 周）	①血压、体重；②宫底高度；③胎心率	①胎儿系统超声筛查（20～24 周）；②血常规；③尿常规	阴道超声测量宫颈长度（早产、高危者）	①早产的认识和预防；②营养和生活方式的指导；③胎儿系统超声筛查的意义
第 4 次检查（25～28 周）	①血压、体重；②宫底高度；③胎心率	①75 g OGTT；②血常规；③尿常规	①抗 D 滴度复查（Rh 阴性者）；②宫颈阴道分泌物胎儿纤维连接蛋白（fFN）检测（宫颈长度为 20～30 mm 者）；	①早产的认识和预防；②营养和生活方式的指导；③妊娠期糖尿病筛查的意义

（续表）

检查次数	常规保健内容	必查项目	备查项目	健康宣教和指导
第5次检查 （29～32周）	①血压、体重；②宫底高度；③胎心率、胎位	①产科超声；②血常规；③尿常规	无	①分娩方式指导；②开始注意胎动；③母乳喂养指导；④新生儿护理指导
第6次检查 （33～36周）	①血压、体重；②宫底高度；③胎心率、胎位	尿常规	①B族链球菌筛查（35～37周）；②肝功能、血清胆汁酸检测（32～34周，怀疑妊娠肝内胆汁淤积症的孕妇）；③无应激试验（NST）检查（34孕周以后）	①分娩前生活方式指导；②分娩相关知识；③新生儿疾病筛查；④抑郁症的预防
第7～11次 （37～41周）	①血压、体重；②宫底高度；③胎心率、胎位	①产科超声；②NST检查（每周1次）	宫颈检查（Bishop评分）	①分娩相关知识；②新生儿免疫接种；③产褥期指导；④胎儿宫内监护；⑤超过41周，住院并引产

（二）产前检查内容

产前检查的内容包括详细询问病史、全面体格检查、产科检查、必要的辅助检查和健康宣教指导。

1. 病史

1）年龄　年龄＜18岁或≥35岁妊娠为高危因素，年龄≥35岁妊娠者为高龄孕妇。

2）职业　从事接触有毒物质或放射线等工作的孕妇，其母儿不良结局的风险增加，建议计划妊娠前或妊娠后调换工作岗位。

3）本次妊娠的经过　了解妊娠早期有无早孕反应、病毒感染及用药史；胎动开始时间和胎动变化；饮食、睡眠和运动情况；有无阴道流血、头痛、眼花、心悸、气短和下肢水肿等症状。

4）推算及核对预产期（expected of confinement，EDC）　按末次月经第1日算起，月份－3或＋9，日数＋7。有条件者应根据妊娠早期超声检查的报告来核对预产期，尤其是对记不清末次月经日期或于哺乳期无月经来潮而受孕者，应采用超声检查来协助推算预产期。如根据末次月经推算的孕周与妊娠早期超声检查推算的孕周时间间隔超过5d，应根据妊娠早期超声结果校正预产期；妊娠早期超声检测胎儿头臀长是估计孕周最准确的指标。

5）月经史和既往孕产史　询问月经初潮的年龄、月经周期、经期持续时间。初产妇应了解孕次、流产史；经产妇应了解有无难产史、死胎死产史、分娩方式、新生儿情况以及有无产后出血史，了解末次分娩或流产的时间及转归。

6）既往史和手术史　了解有无高血压、心脏病、肝肾疾病、血液病、糖尿病、结核病、性病和传染病等病史，注意其发病时间及治疗情况；并了解做过何种手术。

7）家族史　询问家族中有无结核病、高血压病、糖尿病、病毒性肝炎、双胎妊娠及其他与遗传相关的疾病。

8）配偶情况　着重询问健康情况、有无遗传性疾病等。

2. **体格检查**　观察孕妇发育、营养、精神状态、身高及步态。身材矮小者（＜145 cm）常伴有骨盆狭窄；注意检查心脏有无病变；检查脊柱及下肢有无畸形；检查乳房情况；测量血压、身高和体重，计算体重指数（body mass index, BMI），BMI＝体重（kg）/［身高（m）］^{2}，并注意有无水肿。

3. **产科检查**　包括腹部检查、骨盆测量和阴道检查等。检查前先告知孕妇检查的目的、步骤，检查时动作尽可能轻柔，以取得孕妇合作，注意保护孕妇的隐私。

1）腹部检查　排尿后，孕妇仰卧于检查床上，头部稍抬高，暴露腹部，双腿略屈曲分开，放松腹肌。检查者应站在孕妇的右侧。

2）骨盆测量　骨盆大小及其形状对分娩有直接影响，是决定胎儿能否顺利经过阴道分娩的重要因素。因此，骨盆测量是产前必做的检查。骨盆测量分为骨盆外测量和骨盆内测量两种。

（1）骨盆外测量：是间接判断骨盆大小及形态的传统方法，操作简便。

（2）骨盆内测量：对于身高偏小、盆外测量狭窄或有骨盆畸形时进行骨盆内测量。选择于妊娠24～36周阴道松软时检查，临产后产程停滞时也会行骨盆内测量进行骨产道评估。测量时，孕妇取膀胱截石位，外阴消毒，检查者需戴消毒手套，涂润滑剂。

A. 对角径（diagonal conjugate）也称骶耻内径，是自耻骨联合下缘至骶岬前缘中点的距离。检查者一手示指、中指伸入阴道，用中指尖触骶岬上缘中点，示指上缘紧贴耻骨联合下缘，另一手示指标记接触点。中指尖至此接触点的距离，即为对角径（图4-12）。正常值为12.5～13 cm，此值减去1.5～2 cm，即为真结合径的值。

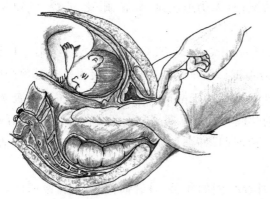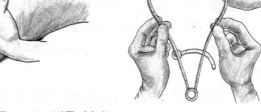

图4-12　测量对角径

B. 坐骨棘间径(interspinous diameter)：测量两侧坐骨棘间的距离，正常值约为 10 cm。检查者一手示指、中指伸入阴道内，分别触及两侧坐骨棘，估计其间的距离(图 4‑13)。

C. 坐骨切迹(incisura ischiadica)宽度：代表中骨盆后矢状径，其宽度为坐骨棘与骶骨下部间的距离，即骶棘韧带的宽度。检查者将伸入阴道内的示指置于韧带上移动(图 4‑14)，如能容下三横指(5.5～6 cm)为正常，否则属中骨盆狭窄。

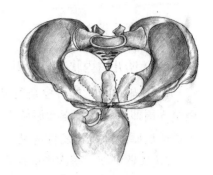

图 4‑13　测量坐骨棘间径

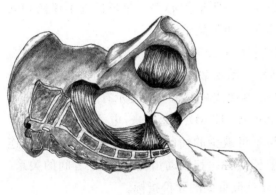

图 4‑14　测量坐骨切迹宽度

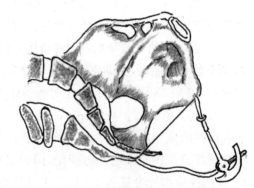

图 4‑15　测量出口后矢状径

D. 出口后矢状径(posterior sagittal diameter of outlet)：为坐骨结节间径中点至骶骨尖端的长度。检查者用戴手套的右手示指伸入孕妇肛门向骶骨方向，拇指置于孕妇体外骶尾部，两指共同找到骶骨尖端，用骨盆出口测量器一端放在坐骨结节间径中点，另一端放在骶骨尖端处，即可测量出口后矢状径(图 4‑15)，正常值为 8～9 cm。坐骨结节间径与出口后矢状径之和大于 15 cm，表示骨盆出口狭窄不明显。

3) 阴道检查　在妊娠早期初诊时可以做阴道检查，了解有无阴道及宫颈病变。妊娠的任何时期有阴道流血和阴道分泌物异常，怀疑阴道宫颈病变都需要进行阴道检查。分娩前阴道检查可协助确定骨盆大小，宫颈容受和宫颈口开大程度，进行宫颈 Bishop 评分。

4) 辅助检查及健康宣教　每次产前检查应进行相应的辅助检查(表 4‑3)，参照我国《孕前和孕期保健指南(2018 年)》，不同的孕周推荐进行相应的孕期保健内容。每次产前检查包括：常规保健内容、辅助检查项目(分为必查项目和备查项目)及健康教育及指导，其中常规保健内容、健康宣教及指导和辅助检查中的必查项目适用于所有的孕妇，有条件的医院或有指征时可开展表格中备查项目。

三、胎儿监护

(一)胎儿宫内状况的监测

1. **妊娠早期** 妇科检查确定子宫大小及是否与妊娠周数相符;超声检查最早在妊娠第 6 周即可见妊娠囊和原始心管搏动;有条件时,妊娠 $11\sim13^{+6}$ 周超声测量胎儿颈项透明层厚度和胎儿发育情况。

2. **妊娠中期** 每次产前检查测量宫底高度,协助判断胎儿大小及是否与妊娠周数相符。超声检查胎儿生长状况并筛查胎儿结构有无异常。每次产前检查时听取胎心率。

3. **妊娠晚期**

1)超声检查 每次产前检查测量宫底高度并听取胎心率。超声检查不仅能判断胎儿生长状况,且能判定胎位、胎盘位置、羊水量和胎盘成熟度。

2)胎动监测 是孕妇自我评价胎儿宫内状况的经济、简便且有效的方法。一般妊娠 20 周开始自觉胎动,胎动夜间和下午较为活跃。胎动常在胎儿睡眠周期消失,持续 $20\sim40\,\text{min}$。妊娠 28 周以后,每 2 小时胎动计数<10 次或减少 50% 者提示有胎儿缺氧可能。

3)电子胎心监护(electronic fetal monitoring, EFM) 近年来,电子胎心监护在产前和产时的应用越来越广泛,已经成为产科不可缺少的辅助检查手段。其优点是能连续观察并记录胎心率的动态变化,同时描记子宫收缩和胎动情况,反映三者间的关系。EFM 的评价指标参见表 4-4,其中基线变异是最重要的评价指标。

表 4-4　EFM 的评价指标

评价指标	定　义
胎心率基线	指任何 10 min 内胎心率平均水平(除外胎心加速、减速和显著变异的部分),至少观察 2 min 以上的图形,该图形可以是不连续的。①正常胎心率基线:110~160 次/分;②胎儿心动过速:胎心基线>160 次/分;③胎儿心动过缓:胎心基线<110 次/分
基线变异	指每分钟胎心率自波峰到波谷的振幅改变。按照振幅波动程度分为:①变异消失,即振幅波动完全消失;②微小变异,即振幅波动≤5 次/分;③中等变异(正常变异),即振幅波动 6~25 次/分;④显著变异,即振幅波动>25 次/分
加速	指基线胎心率突然显著增加,开始到波峰时间<30 s。从胎心率开始加速至恢复到基线胎心率水平的时间为加速时间。 妊娠≥32 周胎心加速标准:胎心加速≥15 次/分,持续时间>15 s,但不超过 2 min 妊娠<32 周胎心加速标准:胎心加速≥10 次/分,持续时间>10 s,但不超过 2 min 延长加速:胎心加速持续 2~10 min。胎心加速≥10 min 则考虑胎心率基线变化
早期减速	指伴随宫缩出现的减速,通常是对称性地、缓慢地下降到最低点再恢复到基线。减速的开始到胎心率最低点的时间≥30 s,减速的最低点常与宫缩的峰值同时出现;一般来说,减速的开始、最低值及恢复与宫缩的起始、峰值及结束同步(图 4-16)
晚期减速	指伴随宫缩出现的减速,通常是对称性地、缓慢地下降到最低点再恢复到基线。减速的开始到胎心率最低点的时间≥30 s,减速的最低点通常晚于宫缩峰值;一般来说,减速的开始、最低值及恢复分别延后于宫缩的起始、峰值及结束(图 4-17)

（续表）

评价指标	定　义
变异减速	指突发的显著的胎心率急速下降。减速的开始到最低点的时间＜30 s,胎心率下降≥15 次/分,持续时间≥15 s,但＜2 min。当变异减速伴随宫缩时,减速的起始、深度和持续时间与宫缩之间无固定规律。典型的变异减速是先有一初始加速的肩峰,紧接一快速的减速,之后快速恢复到正常基线伴有一继发性加速(图 4-18)
延长减速	指明显地低于基线的胎心率下降,减速程度≥15 次/分,持续时间≥2 min,但不超过10 min。胎心减速≥10 min 考虑胎心率基线变化
反复性减速	指 20 min 观察时间内,≥50%的宫缩均伴发减速
间歇性减速	指 20 min 观察时间内,＜50%的宫缩伴发减速
正弦波形	胎心率基线呈现平滑的类似正弦波样摆动,频率固定,3~5 次/分,持续≥20 min
宫缩	正常宫缩:观察 30 min,10 min 内有 5 次或者 5 次以下宫缩。 宫缩过频:观察 30 min,10 min 内有 5 次以上宫缩。当宫缩过频时应记录有无伴随胎心率变化

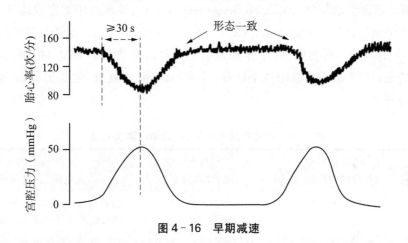

图 4-16　早期减速

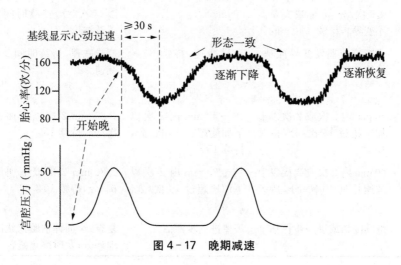

图 4-17　晚期减速

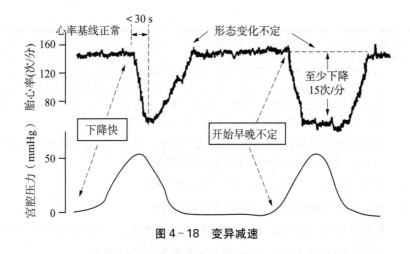

图 4-18 变异减速

4）预测胎儿宫内储备能力

（1）无应激试验（none-stress test, NST）：用于产前监护。

（2）缩宫素激惹试验（oxytocin challenge test, OCT）：原理为用缩宫素诱导宫缩并用电子胎心监护仪记录胎心率的变化。OCT 可用于产前监护及引产时胎盘功能的评价。

5）NST 的判读　可参照 2007 年加拿大妇产科医师学会（SOGC）指南（表 4-5）。需要注意的是，NST 结果的假阳性率较高，异常 NST 需要复查，延长监护时间，必要时行生物物理评分。

表 4-5　无应激试验（NST）的结果判读及处理

胎心率参数	正常 NST（先前的"有反应型"）	不典型 NST（先前的"可疑型"）	异常 NST（先前的"无反应型"）
基线值	110～160 次/分	100～110 次/分 >160 次/分，<30 min	胎心过缓，<100 次/分 胎心过速，>160 次/分，超过30 min
基线值变异	6～25 次/分（中度变异）；≤5 次/分（变异缺失及微小变异），持续<40 min	≤5 次/分，持续 40～80 min	≤5 次/分，持续时间≥80 min ≥25 次/分，持续时间>10 min，正弦波形
减速	无减速或偶发变异减速，持续<30 s	变异减速，持续 30～60 s	变异减速，持续时间≥60 s，晚期减速
加速			
≥32 周	40 min 内 2 次或 2 次以上加速超过 15 次/分，持续 15 s	40～80 min 内 2 次以下加速超过 15 次/分，持续 15 s	>80 min 2 次以下加速超过 15 次/分，持续 15 s
<32 周	40 min 内 2 次或 2 次以上加速超过 10 次/分，持续 10 s	40～80 min 内 2 次以下加速超过 10 次/分，持续 10 s	>80 min 2 次以下加速超过 10 次/分，持续 10 s
处理	继续随访或进一步评估	需要进一步评估	复查；全面评估胎儿状况；生物物理评分；及时终止妊娠

6) OCT 的判读　主要基于是否出现晚期减速和变异减速。①阴性:没有晚期减速或重度变异减速。②可疑(有下述任何一种表现):间断出现晚期减速或重度变异减速;宫缩过频(>5 次/10 分钟);宫缩伴胎心减速,时间>90 s;出现无法解释的监护图形。③阳性:>50%的宫缩伴随晚期减速。

7) 产时胎心监护图形的判读　产程过程中,为了避免不必要的产时剖宫产,推荐采用产时胎心监护图形的三级判读系统。该判读系统参照《2009 年美国妇产科医师学会(ACOG)指南》及 2015 年中华医学会围产医学分会制订的《电子胎心监护应用专家共识》。

三级电子胎心监护判断标准:

三级电子胎心监护	判断标准
Ⅰ类电子胎心监护	需同时满足下列条件:①胎心率基线 110~160 次/分;②基线变异为中度变异;③无晚期减速及变异减速;④存在或者缺乏早期减速;⑤存在或者缺乏加速。Ⅰ类电子胎心监护结果提示胎儿酸碱平衡正常,可常规监护,无须采取特殊措施。
Ⅱ类电子胎心监护	除了第Ⅰ类和第Ⅲ类电子胎心监护图形外的其他情况均归为Ⅱ类。Ⅱ类电子胎心监护结果尚不能说明存在胎儿酸碱平衡紊乱,但是应该综合考虑临床情况、持续胎心监护;采取其他评估方法来判定胎儿有无缺氧,可能需要宫内复苏来改善胎儿状况
Ⅲ类电子胎心监护	有两种情况:①胎心率基线无变异并且存在下列任何一种情况:(a)复发性晚期减速;(b)复发性变异减速;(c)胎心过缓(胎心率基线<110 次/分)。②正弦波型。Ⅲ类电子胎心监护提示胎儿存在酸碱平衡失调即胎儿缺氧,应该立即采取相应措施纠正胎儿缺氧,包括改变孕妇体位、吸氧、停止缩宫素使用、抑制子宫收缩、纠正孕妇低血压等措施,如果这些措施均不奏效,应该紧急终止妊娠

8) 胎儿生物物理评分(biophysical profile, BPP)　综合电子胎心监护及超声检查所示某些生理活动,以判断胎儿有无急、慢性缺氧的一种产前监护方法,可供临床参考。常用的是曼宁(Manning)评分法(表 4-6)。但由于 BPP 评分较费时,且受诸多主观因素的影响,故临床应用日趋减少。

表 4-6　曼宁评分法

指　标	2分(正常)	0分(异常)
NST(20 min)	≥2 次胎动,FHR 加速,振幅≥15 次/分,持续≥15 s	<2 次胎动,FHR 加速,振幅<15 次/分,持续<15 s
FBM(30 min)	≥1 次,持续≥30 s	无或持续<30 s
FM(30 min)	≥3 次躯干和肢体活动(连续出现 1 次)	≤2 次躯干和肢体活动
FT	≥1 次躯干伸展后恢复到屈曲,手指摊开合拢	无活动,肢体完全伸展,伸展缓慢,部分恢复到屈曲
AFV	≥1 个羊水暗区,最大羊水池垂直直径≥2 cm	无或最大羊水池垂直直径<2 cm

注　NST:无应激试验;FHR:胎心率;FBM:胎儿呼吸运动;FM:胎动;FT:胎儿张力;AFV:羊水最大暗区垂直深度。

9) 彩色多普勒超声胎儿血流监测　应用该技术监测胎儿血流动力学,可以对有高危因素的胎儿状况做出客观判断,为临床选择适宜的终止妊娠时机提供有力的证据。常用的指标包括脐动脉和胎儿大脑中动脉的 S/D 比值、阻力指数(RI)值、搏动指数(PI)值、脐静脉和静脉导管的血流波形等。不同孕周的 S/D、PI 与 RI 值不同。较公认的判断胎儿血流异常的标准如下:①脐动脉血流指数大于各孕周的第 95 百分位数或超过平均值 2 个标准差,预示胎儿缺氧;②脐动脉的舒张末期血流频谱消失或倒置,预示胎儿缺氧严重;③胎儿大脑中动脉的 S/D 比值降低,提示血流在胎儿体内重新分布,预示胎儿缺氧;④出现脐静脉或静脉导管搏动、静脉导管血流 α 波反向均预示胎儿处于濒死状态。

(二) 胎肺成熟度的监测

1. 孕周　妊娠满 34 周(经妊娠早期超声核对),胎儿肺发育基本成熟。

2. 卵磷脂/鞘磷脂(lecithin/sphingomyelin, L/S)比值　若羊水 L/S 比值≥2,提示胎儿肺成熟。也可用羊水振荡试验(泡沫试验)间接估计 L/S 值。

3. 磷脂酰甘油(phosphatidyl glycerol, PG)　阳性,提示胎肺成熟。

第三节　孕期保健

孕期保健是指从确定妊娠起到临产前,为孕妇及胎儿提供的一系列保健服务。在妊娠的不同时期,孕期保健重点不同。妊娠早期主要是加强孕期卫生、饮食营养、休息与活动和心理适应方面的健康宣教。妊娠中期的保健重点是加强营养,及时补充铁剂和钙剂;监测孕妇的健康状况和胎儿生长发育情况;定期进行产前检查,预防妊娠并发症;加强对高危孕妇的筛查和监护;指导孕妇掌握孕期自我监护的方法等。妊娠晚期的保健重点是指导孕妇做好分娩前身体上、心理上和物质上的准备。孕期保健的目的是维护孕妇身心健康和胎儿正常发育,预防和减少妊娠期并发症的发生,确保母儿安全。

一、孕期营养

(一) 孕期营养的重要性

孕期妇女每日摄入的营养物质除维持自身机体代谢外,还要供给宫内胎儿生长发育。营养是最重要的生命早期环境,对母亲和子代的健康都将产生深远的影响。孕期营养不良可能造成流产、早产、死胎、胎儿畸形、低出生体重儿、巨大胎儿及妊娠期高血压、妊娠期糖尿病等,同时威胁着子代出生后的健康。因此,孕妇合理摄入营养物质,保持膳食均衡,对于改善母儿结局具有重要意义。

(二) 孕妇的营养需求

1. 热量　孕妇总热量需求包括供给胎儿、胎盘和母体组织的生长,脂肪、蛋白质的贮存以及母体增加的代谢所需要的热量。在妊娠早期无须额外增加热量供给,孕 4 个月后每日需增加热量 200 kcal,直至分娩。

2. **蛋白质** 孕期对蛋白质的需要量增加,但妊娠早期无须额外增加蛋白质供给,妊娠中、晚期胎儿生长速度加快,每日需增加蛋白质 15 g。

3. **脂肪** 摄入过多易引起妊娠期并发症,因此孕期应控制脂肪摄入量,一般占总热量的 25%～30%。尽量选取富含长链不饱和脂肪酸的食物,如深海鱼类、核桃等,可促进胎儿大脑和视网膜的发育。

4. **糖类** 糖类供能占总热量的 50%～60%,是最主要的供能物质。妊娠中、晚期每日需增加 35 g 的主食类食物。

5. **维生素** 是维持生理功能、调节身体代谢和促进胎儿生长发育所必需的物质。因此,整个孕期都应增加维生素的摄入,尤其是在妊娠早期需注意补充叶酸,以预防胎儿神经管畸形。

6. **微量元素和无机盐** 微量元素中的铁、锌等及无机盐中的钙、镁等,是胎儿生长发育必需的营养物质。由于孕期血容量增加,易引起生理性贫血,因此整个孕期都应增加微量元素的摄入。

7. **膳食纤维** 对预防便秘和改善肠道功能具有重要作用,还能降低糖、脂肪的吸收以及减缓血糖的升高。因此,孕期应多食用蔬菜、低糖水果、粗粮等富含膳食纤维的食物。

(三)孕妇的饮食指导

2016 年中国营养学会发布的《孕期妇女膳食指南》建议,孕妇的饮食应在一般人群饮食基础上增加以下 5 点内容:①补充叶酸,常吃含铁丰富的食物,选用碘盐;②妊娠呕吐严重者,可少量多餐,保证摄入含必需量糖类的食物;③妊娠中晚期适量增加奶、鱼、禽、蛋和瘦肉的摄入;④适量身体活动,维持孕期适宜增重;⑤禁烟酒,愉快孕育新生命,积极准备母乳喂养。

1. **妊娠早期**

1)饮食清淡、易消化 在此基础上选取符合孕妇口味的食物,可摄入多种新鲜蔬菜、水果、豆制品、鱼、禽、蛋及谷类制品。

2)少量多餐 根据孕妇的食欲和妊娠反应轻重及时调整进食的种类、数量和餐次,保证足够的进食量。

3)保证糖类的摄入量 妊娠早期应保证每日至少摄入 130 g 糖类,首选易消化的粮谷类食物。因妊娠反应严重不能摄入足够糖类时,需及时就医。

4)注意补充叶酸 从计划妊娠起到妊娠早期,孕妇需每日补充叶酸 0.4～0.8 mg,并多摄入富含叶酸的食物,如动物肝脏、豆类及绿色蔬菜等。

5)戒烟酒 烟草和酒精对胎儿生长发育的各个时期均有明显的不良反应,孕期均应戒烟戒酒。

2. **妊娠中、晚期**

1)适当增加优质蛋白质摄入 鱼、禽、蛋、瘦肉等均能提供优质蛋白,建议孕妇在妊娠中期每日增加摄入蛋白质 50 g,妊娠晚期每日增加摄入蛋白质 75 g。

2）适当增加奶类摄入   奶类除能提供丰富的蛋白质外，还含有大量的钙。从妊娠中期起，孕妇应每日至少摄入 250～500 g 奶类及奶制品，并补充 600 mg 的钙。

3）适当增加碘摄入   孕期碘的每日推荐摄入量为 0.23 mg，孕妇除应选用碘盐外，每周还应摄入 1～2 次含碘丰富的海产品，如海带、紫菜、鲜带鱼和干贝等。

4）摄入含铁丰富的食物   妊娠中期开始，孕妇每日需增加摄入 20～50 g 红肉，如猪瘦肉、牛肉和羊肉等；每周吃 1～2 次动物内脏或血液制品。有指征的孕妇需额外补充铁剂。

5）适量运动   孕妇每日需进行至少 30 min 的中等强度身体活动，以维持体重的适宜增长，为自然分娩做好身体准备。

6）戒烟酒   妊娠中、晚期仍要戒烟，并远离吸烟环境，禁酒。

二、孕期运动

孕期运动有助于管理体重，同时通过运动能增加肌肉力量和促进机体新陈代谢；促进血液循环和胃肠蠕动，减少便秘；增强腹肌、腰背肌、盆底肌的能力；锻炼心肺功能，释放压力，促进睡眠。孕期运动类型应根据孕妇自身的身体情况和个人喜好进行选择。例如，一般的家务劳动、散步、慢步跳舞、慢跑、快走、游泳、低强度的有氧操、孕妇瑜伽、凯格尔运动等。但孕期不适宜开展急停、急转弯、跳跃或有身体对抗的运动，如快跑、滑雪、球类、登高、骑马和长途旅行等。

三、体重管理

（一）孕期体重管理的重要性

孕期体重增长对母儿的近远期健康均会带来影响。孕妇体重增长过多或过快，可导致巨大胎儿、难产、产伤和妊娠期糖尿病等发生率增高；孕妇体重增长过少或过慢，又会造成胎儿生长发育受限、早产、低体重儿等不良妊娠结局。因此，应当在首次产检时确定孕前的 BMI 值，并据此为孕妇提供个体化的孕期体重管理指导。

（二）孕期体重增长推荐

2009 年，美国国家科学院医学研究所发布了基于妊娠前不同 BMI 的孕妇体重增长推荐（表 4-7），并以此为孕妇提供个体化的孕期增重、饮食和运动指导。

表 4-7   妊娠期增重范围和增重速率

妊娠前体重状况	BMI（kg/m²）	妊娠期总增重范围（kg）	孕中、晚期每周体重增长速度（kg）
低体重	＜18.5	12.5～18.0	0.51（0.44～0.58）
正常体重	18.5～24.9	11.5～16.0	0.42（0.35～0.50）
超重	25.0～29.9	7.0～11.5	0.28（0.23～0.33）
肥胖	≥30.0	5.0～9.0	0.22（0.17～0.27）

在线课程4-3　孕期营养与饮食

四、孕期心理调适

妊娠期,孕妇及家庭成员的心理会随着妊娠的进展而变化。虽然妊娠是一种自然的生理现象,但对妇女而言也是人生中的独特事件,是一种挑战,也是家庭生活的转折点,因此会随之产生不同程度的压力和焦虑。随着新生命的降临,家庭中角色发生重新定位和认同,原有的生活型态和互动情形也发生改变。因此,准父母的心理及社会方面需要重新适应和调整。妊娠期良好的心理适应有助于产后亲子关系的建立和母亲角色的完善。了解妊娠期妇女及家庭成员的心理变化,有利于护理人员为孕妇提供护理照顾,使孕妇及家庭能够很好地调适,迎接新生命的到来。

(一)孕妇常见的心理反应

1. **惊讶与震惊**　在怀孕初期,不管是否为计划内妊娠,几乎所有的孕妇都会产生惊讶与震惊的反应。

2. **矛盾心理**　在惊讶与震惊的同时,孕妇可能会出现爱恨交加的矛盾心理,尤其是未计划妊娠的孕妇。部分孕妇可能由于初为人母,缺乏抚养孩子的知识和技能,缺乏可利用的社会支持系统,或因经济负担较重,或是对第一次妊娠出现的生理变化无所适从所致。

3. **接受**　妊娠早期,孕妇对妊娠的感受仅仅是停经后的各种不适应,并未真实感受到"孩子"的存在。随着妊娠进展,尤其是胎动出现,孕妇真正感受到"孩子"的存在,出现了"筑巢反应"。例如,计划为孩子购买衣服、睡床等,关心孩子的喂养和生活护理等方面的知识,给未出生的孩子起名字、猜测性别等。

4. **情绪波动**　孕妇的情绪波动起伏大,易激动,经常为一些极小的事情而生气、哭泣,使配偶觉得茫然不知所措,严重者会影响夫妻情感。

5. **内省**　妊娠期孕妇表现出以自我为中心,变得专注于自己及身体,注重穿着、体重和一日三餐,同时也更关心自己的休息,喜欢独处,这种专注使孕妇能计划、调节、适应当前的生活,以良好的状态迎接新生命的到来。内省行为可能会使配偶及其他家庭成员感受冷落而影响相互之间的关系。

(二)孕妇的心理发展任务

美国妇产科护理学专家鲁宾提出妊娠期孕妇为接受新生命的诞生,维持个人及家庭的功能完整,必须完成4项孕期母性心理发展任务。

1. **确保自己及胎儿能安全顺利地度过妊娠期、分娩期**　为了确保自己和胎儿的安全,孕妇的注意力集中于胎儿和自己的健康,寻求良好的产科护理方面的知识,如阅读有关书籍、遵守医师的建议和指导,使整个妊娠期保持最佳的健康状况;孕妇还会自觉听从建议,补充维生素,摄取均衡饮食,保证足够的休息和睡眠等。

2. **促使家庭重要成员接受新生儿**　孩子的出生会对整个家庭产生影响。随着妊娠的进展,尤其是胎动的出现,孕妇逐渐接受孩子,并开始寻求家庭重要成员对孩子的接受和认可。在此过程中,配偶是关键人物,有配偶的支持和接受,孕妇才能完成孕期心理发展任务和形成母亲角色的认同。

3. 学习对孩子贡献自己 无论是生育或养育新生儿,都包含了许多给予的行为。孕妇必须发展自制能力,学习延迟自己的需要以迎合胎儿的需要。在妊娠过程中,孕妇必须开始调整自己,以适应胎儿的成长,从而顺利担负起产后照顾孩子的重任。

4. 情绪上与胎儿连成一体 随着妊娠的进展,孕妇和胎儿建立起亲密的感情,尤其是胎动产生以后。孕妇常通过抚摸、对着腹部讲话等行为表现其对胎儿的情感。这种情绪及行为的表现将为孕妇日后与新生儿建立良好情感奠定基础。

五、分娩前准备

大多数孕妇,尤其是初产妇,由于缺乏有关分娩的知识,加之对分娩时疼痛和不适的错误理解,对分娩过程中自身和胎儿安全的担忧等,会使其产生焦虑、恐惧心理,进而影响产程进展和母婴安全。因此,帮助孕妇做好分娩准备十分重要。分娩准备包括识别先兆临产、分娩物品的准备、产前运动、分娩不适的应对技巧等。

(一)先兆临产

分娩发动前,出现预示孕妇不久即将临产的症状,称为先兆临产(threatened labor)。

1. 不规律宫缩 孕妇在分娩发动前,常会出现假临产(false labor),其特点包括:宫缩持续时间短(<30 s)且不恒定,间歇时间长而不规则;宫缩的强度不加强;不伴有宫颈管短缩和宫颈口扩张;常在夜间出现,白天消失;给予强镇静剂可以抑制假临产。

2. 胎儿下降感(lightening) 随着胎先露下降入盆,宫底随之下降,多数孕妇会感觉上腹部较前舒适,进食量也增加,呼吸轻快。由于胎先露入盆压迫到膀胱,孕妇常会出现尿频症状。

3. 见红(bloody show) 在分娩发动前 24~48 h(少数 1 周内),因宫颈内口附近的胎膜与该处的子宫壁分离,毛细血管破裂经阴道排出少量血液,与宫颈管内的黏液相混排出,称为见红,是分娩即将开始的可靠征象。但若出血量超过月经量,则不应认为是见红,而可能是妊娠晚期出血性疾病。

(二)分娩的物品准备

1. 新生儿用物 为新生儿准备数套柔软、宽松、便于穿脱(衣缝在正面)的衣服,尿布宜选用吸水、透气、柔软的纯棉制品或一次性洁净纸尿裤。还需准备婴儿包被、纯棉的小毛巾、大浴巾、湿纸巾和卫生纸等。对不能进行母乳喂养者,还需准备奶瓶、奶粉、奶嘴等。

2. 产妇用物 为产妇准备好相关证件(如身份证、结婚证、户口本、准生证、医疗卡、孕前检查资料等)、产妇卫生巾、产妇护理垫、洗漱用品、出院用衣服、内裤、哺乳文胸、束腹带、吸奶器和补充体力的食物等。

（三）产前运动

🔘 **在线课程 4-4　产前运动**

产前运动的目的是减轻身体的不适,伸展会阴部肌肉,使分娩得以顺利进行;同时可以强化肌肉,有助于产后身体迅速有效地恢复。孕妇在进行产前运动时,要循序渐进,持之以恒;锻炼前排空大小便;若有流产、早产现象应停止锻炼,并及时就医。产前运动包括以下几类。

1. **腿部运动**　以手扶背,左腿固定,右腿做 360°旋转,做毕后还原;换腿继续做。目的是增进骨盆肌肉的强韧度,增加会阴部肌肉的伸展性。妊娠早期即可进行该项运动。

2. **腰部运动**　手扶椅背,慢慢吸气,同时手背用力,使身体重心集中于椅背上,脚尖立起使身体抬高,腰部伸直后使下腹部紧靠椅背,然后慢慢呼气的同时,手背放松,脚还原。目的在于减轻腰背部疼痛,并可在分娩时增加腹压及会阴部肌肉的伸展性。妊娠早期即可进行该项运动。

3. **盘腿坐式**　平坐于床上,两小腿平行交接,一前一后,两膝远远分开,注意两小腿不可重叠。可在看电视或聊天时采取此姿势,目的是强化腹股沟肌肉及关节处韧带的张力,预防妊娠末期膨大的子宫压力所产生的痉挛或抽筋;伸展会阴部肌肉。妊娠 3 个月后可进行该项运动。

4. **盘坐运动**　平坐于床上,将两跖骨并拢,两膝分开,两手轻放于两膝上,然后用手臂力量把膝盖慢慢压下,配合深呼吸运动,再把手放开,持续 2~3 min。目的是加强小腿肌肉张力,避免腓肠肌痉挛。妊娠 3 个月后可进行该项运动。

5. **骨盆与背摇摆运动**　平躺仰卧,双腿屈曲,两腿分开与肩同宽,用足部和肩部力量将背部与臀部轻轻抬起,然后并拢双膝,收缩臀部肌肉,再分开双膝,将背部和臀部慢慢放下。重复运动 5 次,目的在于锻炼骨盆底及腰背部肌肉,增加其韧性和张力。可在妊娠 6 个月后进行此项运动。

6. **骨盆倾斜运动**　孕妇双手和双膝支撑于床上,缓慢弓背,放松复原;取仰卧位,两手背沿肩部伸展,腿部屈膝,双脚支撑,缓慢抬高腰部,放松复原。此项活动可站立式进行。可在妊娠 6 个月后进行此项运动。

7. **脊柱伸展运动**　平躺仰卧,双手抱住双膝关节下缘,使双膝弯曲;头部与上肢向前伸展,使脊柱、背部至臀部肌肉弯曲成弓字形,将头与下巴贴近胸部,然后放松,恢复平躺姿势。可在妊娠 6 个月后进行此项运动。

8. **双腿抬高运动**　平躺仰卧,双腿垂直抬高,足部抵住墙,每次持续 3~5 min。目的在于伸展脊椎骨,锻炼臀部肌肉张力,促进下肢血液循环。

（四）减轻分娩不适的方法

🔘 **在线课程 4-5　拉梅兹呼吸法**

📖 **拓展阅读 4-1　拉梅兹呼吸法**

1. **拉梅兹分娩法**（Lamaze method）　又称精神预防法，由法国医生拉梅兹提出，是目前使用较广泛的预习分娩法。首先，根据巴甫洛夫条件反射原理，在分娩过程中，训练孕妇当听到口令"开始收缩"或感觉收缩开始时，使自己自动放松；其次，孕妇要学习集中注意力于自己的呼吸，排斥其他现象，即利用先占据脑中用以识别疼痛的神经细胞，使疼痛的冲动无法被识别，从而达到减轻疼痛的目的。具体应用方法如下：

1）廓清式呼吸　所有呼吸运动在开始和结束前均深吸一口气后再完全吐出。目的在于减少快速呼吸而造成过度换气，从而保证胎儿的氧气供应。

2）放松技巧　首先通过有意识地刻意放松某些肌肉进行练习，然后逐渐放松全身肌肉。孕妇无皱眉、握拳或手臂僵直等肌肉紧张现象。可通过触摸紧张部位、想象某些美好事物或听轻松愉快的音乐来达到放松目的，从而在分娩中不至于因为不自觉的紧张而造成不必要的肌肉用力和疲倦。

3）意志控制的呼吸　孕妇平躺于床上，头下、膝下各置一小枕。用很轻的方式吸满气后，再用稍强于吸气的方式吐出，注意控制呼吸的节奏。在宫缩早期，用缓慢而有节奏性的胸式呼吸，频率为正常呼吸的 1/2；随着产程进展，宫缩的频率和强度增加，此时用浅式呼吸，频率为正常呼吸的 2 倍；当宫口开大到 7～8 cm 时，产妇的不适感最严重，此时选择喘息-吹气式呼吸，方法是先快速地呼吸 4 次后用力吹气 1 次，并维持此节奏。此比率也可提升为 6∶1 或 8∶1，产妇视自己情况调整。注意不要造成过度换气。

4）划线按摩法　孕妇用双手指尖在腹部做环形运动。做时压力不宜太大，以免引起疼痛；也不宜太小，以免引起酥痒感。也可以单手在腹部用指尖做横"8"字形按摩。若腹部有监护仪，则可按摩两侧大腿。

2. **瑞德法**（Dick-Read method）　由英国医师迪克·瑞德提出的。其原理为：恐惧会导致紧张，因而造成或强化疼痛。若能打破恐惧-紧张-疼痛的链环，便能减轻分娩时收缩引起的疼痛。瑞德法包括采用放松技巧和腹式呼吸技巧。具体做法如下。

1）放松技巧　孕妇先侧卧，头下垫一小枕，让腹部的重量施于床垫上，身体的任一部位均不交叠。练习方法类似于拉梅兹分娩法。

2）腹式呼吸　孕妇平卧，集中精神使腹肌提升，缓慢地呼吸，每分钟呼吸 1 次（30 s 吸气，30 s 呼气）。在分娩末期，当腹式呼吸已不足以应对时，可改用快速的胸式呼吸。此法目的在于转移注意力，减轻全身肌肉的紧张性；迫使腹部肌肉升起，使子宫在收缩时轻松而不受限制，维持子宫良好的血液供应。

3. **布莱德雷法**（Bradley method）　又称"丈夫教练法"，由罗伯特·布莱德雷医师提出。其放松和控制呼吸技巧同瑞德法，主要强调丈夫在妊娠、分娩和新生儿出生后最初几天中的重要性。在分娩过程中，丈夫可以鼓励产妇适当活动来促进产程，且可以指导产妇用转移注意力的方法来减轻疼痛。

（陈莹、刘莹）

数字课程学习

○教学 PPT ○导入案例解析 ○复习与自测 ○更多内容……

第五章 高危妊娠管理

章前引言

　　高危妊娠对围产期妇女及围生儿有较高危险性，可能导致难产或危及母儿健康者。具有高危妊娠因素的孕妇，称为高危孕妇。孕妇患有各种急慢性疾病和妊娠并发症，以及不良的环境、社会等因素，均可导致胎儿死亡、胎儿宫内生长发育迟缓、先天畸形、早产及新生儿疾病等，构成较高的危险性，从而增加围产期发病率和病死率。列入高危妊娠范围内的孕妇，应接受重点监护，尽量降低围产期发病率及病死率。

学习目标

1. 说出高危妊娠的相关概念。
2. 阐述高危妊娠妇女的身心状况、护理要点。
3. 描述高危妊娠的病因、特点和机制。
4. 运用所学知识评估患者，提出护理问题，制订并实施护理措施和健康宣教。
5. 具备良好的人文关怀和协作精神，体现整体观。

思维导图

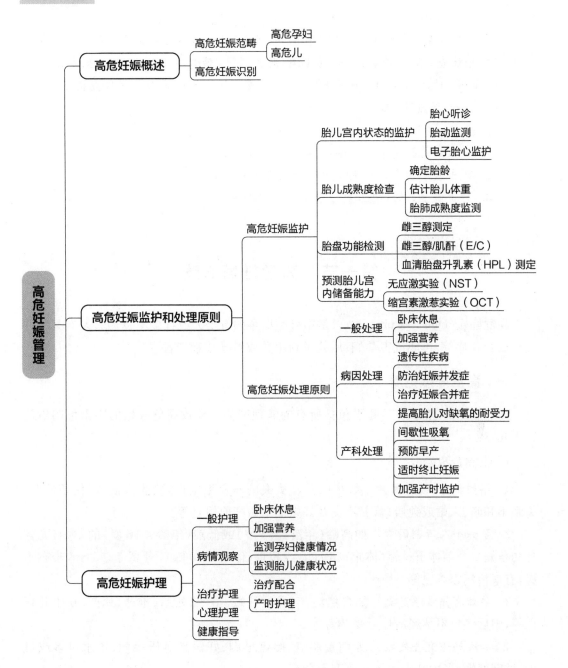

初产妇王某,38 岁,G_4P_0,因"孕 37^{+5} 周,不规则腹痛 5 小时"入院。患者孕前不定期检查。腹部检查:不规则宫缩,胎头高浮,胎心率 152 次/分。生命体征检查:血压 145/95 mmHg,脉率 82 次/分,呼吸 16 次/分。B 型超声检查提示:双顶径 85 mm,胎盘 II^+ 级。

问题:

1. 该产妇是否属于高危孕妇,高危因素是什么?

2. 列出该孕妇存在的主要护理诊断及相关因素?

3. 对于该孕妇的情况,应给予哪些护理措施?

第一节　高危妊娠概述

高危妊娠(high risk pregnancy)是指妊娠期孕妇有个人或社会不良因素及有某种并发症或合并症等,可能危害孕妇、胎儿及新生儿或者导致难产者。

一、高危妊娠范畴

高危妊娠的范围很广,几乎包括所有的病理产科。导致高危妊娠的因素可归纳为以下几点。

(一) 高危孕妇

1. 孕妇社会、经济因素　如孕妇及其丈夫的职业稳定性差、收入低、居住条件差、关系不和睦、未婚或独居、营养不良及妊娠期未做产前检查等。

2. 孕妇个人不利因素　如高龄(年龄≥35 岁)或低龄(年龄<16 岁)的孕妇(尤其是初孕妇),孕前体重过轻(体重<40 kg)或超重(体重>80 kg),身高≤145 cm,步态不稳,有遗传病家族史等。

3. 孕妇有异常孕产史　如自然流产、异位妊娠、早产、死胎、难产、死产、新生儿死亡等,婚后多年不孕经治疗后受孕者等。

4. 本次妊娠有并发症　如前置胎盘、胎盘早剥、妊娠高血压疾病、羊水过多或过少、过期妊娠、多胎妊娠和母儿血型不合等。

5. 患有妊娠合并症　如心脏病、糖尿病、慢性肾炎、慢性高血压、贫血、病毒性肝炎和甲状腺功能亢进等。

6. 可能发生难产者　如骨盆狭窄、胎位异常、头盆不称、巨大胎儿、胎儿发育异常、胎盘功能减退等。

7. **孕期接触对胎儿有害的物质** 如放射线、同位素、化学毒物(如汞、苯、铅等);服用过多对胎儿不利的药物;孕妇和(或)其丈夫有不良嗜好,如吸烟、酗酒、吸毒等。

8. **孕期有病毒感染史** 如流感、风疹、肝炎和巨细胞病毒感染等。

具有以上高危妊娠因素的孕妇称为高危孕妇。

(二) 高危儿

高危儿包括:①孕龄<37周或≥42周;②出生体重<2 500 g;③小于孕龄儿或大于孕龄儿;④出生1 min内阿普加(Apgar)评分0~3分;⑤产时感染者;⑥手术产儿;⑦高危孕妇的新生儿;⑧新生儿的兄姐有严重的新生儿病史或新生儿期死亡等。

二、高危妊娠识别

为了早期识别高危妊娠人群,可采用内斯比特(Nesbitt)评分法进行筛检,第1次产前检查时即可进行。内斯比特评分指标总分是100分,减去各种危险因素分值后低于70分者属于高危妊娠(表5-1)。

表5-1 修改后的内斯比特评分指标

指 标	评 分	指 标	评 分
1. 孕妇年龄		早产	
15~19 岁	-10	1 次	-10
20~29 岁	0	≥2 次	-20
30~34 岁	-5	死胎	
35~39 岁	-10	1 次	-10
≥40 岁	-20	≥2 次	-30
2. 婚姻状况		新生儿死亡	
未婚或离婚	-5	1 次	-10
已婚	0	≥2 次	-30
3. 产次		先天性畸形	
0 次	-10	1 次	-10
1~3 次	0	≥2 次	-20
4~7 次	-5	新生儿损伤	
≥8 次	-10	骨骼损伤	-10
4. 分娩史		神经损伤	-20
流产		骨盆狭小	
1 次	-5	临界	-10
2 次	-20	狭小	-30
≥3 次	-30	先露异常史	-10

（续表）

指　标	评　分	指　标	评　分
剖宫产史	－10	慢性	－25
5. 妇科疾病		糖尿病	－30
月经失调	－10	慢性高血压	
不育史		中度	－15
≤2 年	－10	重度	－30
＞2 年	－20	合并肾炎	－30
子宫颈不正常或松弛	－20	心脏病	
子宫肌瘤		心功能Ⅰ～Ⅱ级	－10
直径＞5 cm	－20	心功能Ⅲ～Ⅳ级	－30
黏膜下	－30	心衰史	－30
卵巢肿瘤（＞6 cm）	－20	贫血	
子宫内膜异位症	－5	Hb 10～11 g	－5
子宫颈不正常或松弛	－20	Hb 9～10 g	－10
6. 内科疾病与营养		Hb＜9 g	－20
全身性疾病		血型不合	
急性疾病		ABO 型	－20
中度	－5	Rh 型	－30
重度	－15	内分泌疾病（垂体、肾上腺、甲状腺疾病）	－30
慢性疾病		营养状况	
非消耗性	－5	不适当	－10
消耗性	－20	不良	－20
尿路感染		过度肥胖	－30
急性	－5		

第二节　高危妊娠的监护和处理原则

一、高危妊娠监护

对高危孕妇加强管理和监护是提高母儿健康水平、降低围生儿死亡率的重要措施。高危妊娠对围生儿的主要危害是因胎盘功能减退、胎儿缺氧而导致胎儿生长受限、胎死宫内；或因高危因素危及母儿健康及生命而人为终止妊娠，导致早产，使新生儿的患病率和死亡率增加。故对高危妊娠的处理,除针对病因积极治疗外,还要了解胎盘功能状况及胎儿成熟度等情况,以便选择恰当的时间终止妊娠,最大限度降低对母儿的危害。

高危妊娠的监护包括:①孕早期的优生咨询及产前诊断工作;②孕中期筛查妊娠并发症及合并症;③孕晚期监测及评估胎儿生长发育、胎儿成熟度、监测胎盘功能及胎儿安危状况。

(一) 胎儿宫内状态监测

1. 胎心听诊 是判断胎儿宫内安危情况的一种简单方法。正常胎心率为$110\sim160$次/分。

2. 胎动监测 胎动监测可了解胎儿宫内情况,是判断胎儿宫内安危的主要临床指标。孕妇一旦发现胎动减少,应立即检查,采取措施,避免胎死宫内。

3. 电子胎心监护(EFM) 对于妊娠期有胎心或胎动异常、高危妊娠至妊娠晚期或已临产均应做 EFM。

(二) 胎儿成熟度检查

1. 确定孕龄 根据末次月经推算胎龄,是临床上评判胎儿成熟度的常用方法。末次月经时间记不清、哺乳期再次妊娠者则可根据早孕反应出现的时间、胎动开始时间、宫高、腹围、胎儿 B 超检查等各项指标推断孕龄。

2. 估算胎儿体重 是判断胎儿成熟度的一项重要指标。

1) 测宫高、腹围 测量宫高、腹围值,可间接了解胎儿宫内的发育情况。

2) B 超检查 测量胎头双顶径值,若$>8.5\,cm$,则91%的胎儿体重超过$2\,500\,g$,提示胎儿基本成熟。

3. 胎肺成熟度监测 胎肺成熟度是影响胎儿出生后存活率的重要因素之一,是判断胎儿成熟度比较可靠的指标。

(1) 妊娠满 34 周(经妊娠早期超声核对)胎儿肺发育基本成熟。

(2) 卵磷脂/鞘磷脂(L/S)比值是了解胎儿肺成熟度最准确的方法。卵磷脂、鞘磷脂是胎儿肺泡表面活性物质的重要成分,当L/S比值≥2时,提示胎儿肺成熟。也可以用羊水振荡试验(泡沫试验)间接估计L/S比值。

(3) 磷脂酰甘油阳性提示胎肺成熟。

(三) 胎盘功能检测

1. 雌三醇测定 测定孕妇血、尿中雌三醇的含量以了解胎儿、胎盘的功能状态。连续动态测定更为可靠,每周测定$1\sim2$次。临床常测定尿中雌三醇含量,正常值$>15\,mg/24\,h$,$10\sim15\,mg/24\,h$为警戒值,如连续多次检测尿雌三醇都$<10\,mg/24\,h$或下降$30\%\sim40\%$,提示胎盘功能减退;若尿雌三醇$<6\,mg/24\,h$或下降50%提示胎盘功能明显减退;若尿雌三醇$<3\,mg/24\,h$,提示胎儿可能死亡。

2. 雌激素与肌酐比值(estrogen/creatinine, E/C)测定 尿中 E/C 比值也可以反映雌三醇水平。取随意尿测定 E/C 比值,以预测胎儿宫内情况。E/C 正常值>15,警戒值为 10～15，若 E/C<10 为危险值。

3. 血清胎盘催乳素（HPL）测定　母体血中 HPL 值浓度随妊娠时间的增长而升高，可预测胎盘功能。足月妊娠 HPL 正常值为 4～11 mg/L，若 HPL<4 mg/L 或突然下降 50%，提示胎盘功能减退。

（四）预测胎儿宫内储备能力

1. 无应激试验（NST）　在无宫缩、无外界负荷刺激下，观察胎心率及胎动后胎心率的变化，即胎动对胎心的影响，以了解胎儿储备功能，至少连续记录 20 min，如果 20 min 内至少有 3 次胎动且伴有胎心加速>15 次/分，则称为 NST 有反应；如胎动<3 次或胎心率加速不足 15 次/分，则称为 NST 无反应，应延长试验时间至 40 min，若仍无反应，表明胎儿储备功能差，应再做缩宫素激惹试验（OCT）。

2. 缩宫素激惹试验（OCT）　观察宫缩对胎心的影响，以了解胎儿储备功能，推测胎儿宫内安危情况。用缩宫素诱导宫缩，观察宫缩对胎心的影响。若无晚期减速和明显的变异减速，OCT 阴性，则胎儿在 1 周内无大的危险；若频繁出现晚期减速，则提示胎盘功能不良，胎儿宫内缺氧，常需剖宫产终止妊娠。

二、高危妊娠处理原则

（一）一般处理

1. 卧床休息　保证充足的睡眠。一般嘱孕妇左侧卧位，以增加子宫胎盘的血流量，改善胎儿缺氧状况。

2. 加强营养　指导孕妇进食足够的营养物质，食物应含丰富的蛋白质、维生素、纤维素及铁、钙等微量元素。对妊娠合并症患者，应按医嘱给予特殊的营养。

（二）病因处理

1. 遗传性疾病　做到早期发现、早期处理，以预防为主。对有下列情况的孕妇应在妊娠 16 周左右进行羊水穿刺，做遗传学诊断：孕妇年龄≥35 岁，曾生育唐氏综合征患儿或有家族史；孕妇有先天性代谢障碍疾病或染色体异常家族史；有神经管开放性畸形儿妊娠史等。诊断结果有异常者须立即终止妊娠。

2. 妊娠并发症　如前置胎盘、胎盘早剥、妊娠高血压疾病等。此类疾病易导致胎儿生长受限、胎儿宫内缺氧，甚至胎死宫内，严重者危及母儿生命。应做好围生期保健，早期发现高危孕妇，及时对症处理，预防并发症的发生，避免不良结局。

3. 妊娠合并症　如妊娠合并心脏病、糖尿病、肾病、肝炎、贫血等，由于疾病与妊娠的相互影响，可影响母儿健康，甚至危及母儿生命，必须积极治疗，对症处理。

（三）产科处理

1. 提高胎儿对缺氧的耐受力　遵医嘱用 10% 葡萄糖 500 ml＋维生素 C 2 g 静脉滴注，每日 1 次，5～7 d 为 1 个疗程，休息 3 d 后观察用药效果，可重复使用。

2. 间歇性吸氧　给胎盘功能不良的孕妇吸氧，可改善胎儿的血氧饱和度。每日

2～3 次,每次 30 min。

3. 预防早产　指导孕妇避免剧烈运动,必要时遵医嘱应用宫缩抑制剂,尽可能延长孕龄。

4. 适时终止妊娠　当继续妊娠将严重威胁母儿健康时,应考虑终止妊娠。终止妊娠的时间选择取决于母体情况、孕周、胎盘功能及胎儿成熟度、胎儿宫内安危等情况。根据孕妇的产科情况、宫颈成熟度、是否有胎儿窘迫等考虑选择引产或剖宫产。对需终止妊娠而胎儿肺成熟度较差者,可于终止妊娠前应用地塞米松,以促进胎儿肺成熟。

5. 加强产时监护　产时密切观察产程进展、胎心变化及产妇的病情变化,产程中给予吸氧;宫口开全后尽量缩短第二产程;有条件者可用电子胎心监护仪,以便及时发现异常,尽早处理。做好新生儿抢救准备工作。

第三节　高危妊娠护理

一、一般处理

(一) 卧床休息

孕妇取左侧卧位,以改善子宫胎盘血循环,增加氧供;注意个人卫生,指导孕妇勤换内衣裤,保持外阴清洁,每日清洗;休息室内保持空气新鲜,通风良好。

(二) 加强营养

孕妇应增强营养以保证胎儿发育的需要。在尊重孕妇饮食喜好的前提下,提出合理的建议。对胎盘功能减退、胎儿生长受限的孕妇建议高蛋白、高能量饮食,同时补充维生素及钙、铁等微量元素和多种氨基酸。对胎儿增长过快或血糖偏高者,则要控制饮食。

二、病情观察

(一) 监测孕妇健康状况

对高危孕妇监测生命体征,测孕妇宫高、腹围、体重;观察其活动耐受力、有无阴道流血、水肿、腹痛等症状;正确留置血、尿标本,监测血糖、尿糖和尿蛋白等,了解妊娠合并症的控制及药物使用情况;判断孕妇是否能耐受阴道分娩,是否需剖宫产终止妊娠。

(二) 监测胎儿健康状况

勤听胎心,了解胎儿宫内安危,可用电子胎心监护仪进行监测;结合宫底高度、腹围及触诊评估胎儿大小,判断胎儿成熟度,结合孕妇骨盆测量数据估计胎儿能否经阴道分娩。

三、治疗护理

(一) 配合治疗

对妊娠合并糖尿病孕妇指导血糖、尿糖测定,遵医嘱应用胰岛素控制血糖;对妊娠合并心脏病孕妇遵医嘱正确用药,提供用药指导并观察疗效,间断吸氧;指导妊娠高血压疾病孕妇正确用药,控制血压,观察疗效。胎儿生长受限者静脉补液,输注葡萄糖,提供能量;前置胎盘、胎盘早剥患者做好输血、输液准备及终止妊娠准备。需剖宫产者做好术前准备工作及抢救新生儿的准备工作。

(二) 产时护理

产程中严密观察宫缩、胎心变化,破膜后观察羊水的量及性状,有无浑浊、粪染等;如出现胎儿窘迫,立即紧急处理,可改变母亲姿势,给予母亲吸氧、暂停缩宫素的使用等。宫口开全后即娩出胎儿,以缩短第二产程。做好抢救新生儿的准备工作,必要时备好暖箱,以利早产儿和低体重儿的抢救。

四、心理护理

高危妊娠孕妇由于自身的病情及对胎儿的担心,焦虑、紧张情绪严重,需正确评估孕妇的心理状态,鼓励其诉说心里的焦虑、担忧,在做各项检查及操作前向孕妇解释,告知其全过程和注意事项,并提供指导;鼓励家人参与并提供支持,营造有利于孕妇倾诉的环境,避免不良刺激,使孕妇放松心情,从而减轻焦虑情绪,正确对待自己的病情,主动配合治疗。

五、健康宣教

指导孕妇自我监测,及时进行产前检查。产后指导产妇注意产褥期保健,新生儿按高危儿喂养和护理。妊娠期合并症未康复者予以相应的随访指导。告知产后健康检查时间和内容,按时来医院检查,指导避孕措施。

(牛金花)

数字课程学习

○教学 PPT   ○导入案例解析   ○复习与自测   ○更多内容……

第六章 妊娠并发症及其护理

章前引言

女性受孕、妊娠及至胎儿及其附属物娩出是极其复杂而又十分协调的生理过程。若在此过程当中出现了不利因素影响胚胎及胎儿的生长发育，或母体出现各种妊娠特有的并发症，如妊娠早期可发生流产、异位妊娠，妊娠中晚期可出现前置胎盘、胎盘早剥、高血压、羊水异常、早产等，须尽早发现、尽早处理。

· 学习目标 ·

1. 叙述流产、异位妊娠、妊娠剧吐、妊娠期高血压疾病、胎膜早破、胎盘早剥、前置胎盘、早产、羊水异常的定义。

2. 描述常见妊娠期并发症的临床表现及处理原则。

3. 应用护理程序为妊娠期并发症妇女进行护理评估，提出护理诊断及问题，制订护理计划并进行结果评价。

4. 分析妊娠期并发症妇女的健康需求，能针对性地提供健康宣教。

5. 具有良好沟通和应急反应能力，关爱母儿的健康。

思维导图

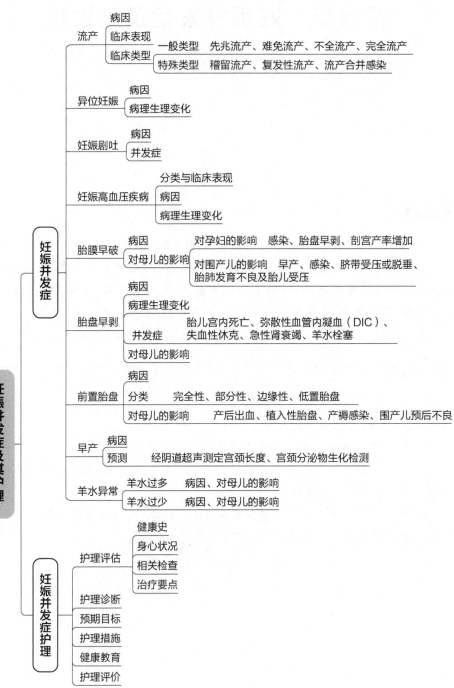

妊娠并发症及其护理

妊娠并发症

流产
- 病因
- 临床表现
- 临床类型
  - 一般类型　先兆流产、难免流产、不全流产、完全流产
  - 特殊类型　稽留流产、复发性流产、流产合并感染

异位妊娠
- 病因
- 病理生理变化

妊娠剧吐
- 病因
- 并发症

妊娠高血压疾病
- 分类与临床表现
- 病因
- 病理生理变化

胎膜早破
- 病因
- 对母儿的影响
  - 对孕妇的影响　感染、胎盘早剥、剖宫产率增加
  - 对围产儿的影响　早产、感染、脐带受压或脱垂、胎肺发育不良及胎儿受压

胎盘早剥
- 病因
- 病理生理变化
- 并发症　胎儿宫内死亡、弥散性血管内凝血（DIC）、失血性休克、急性肾衰竭、羊水栓塞
- 对母儿的影响

前置胎盘
- 病因
- 分类　完全性、部分性、边缘性、低置胎盘
- 对母儿的影响　产后出血、植入性胎盘、产褥感染、围产儿预后不良

早产
- 病因
- 预测　经阴道超声测定宫颈长度、宫颈分泌物生化检测

羊水异常
- 羊水过多　病因、对母儿的影响
- 羊水过少　病因、对母儿的影响

妊娠并发症护理

护理评估
- 健康史
- 身心状况
- 相关检查
- 治疗要点

护理诊断
预期目标
护理措施
健康教育
护理评价

案例导入

　　患者,女性,34 岁。怀孕 35^{+6} 周,曾经流产 2 次,平时月经规律,在外地医院产检,具体不详。近日,反复有少量阴道出血。今晨起床突然阴道出血较多,无腹痛不适,遂来院急诊。检查:子宫软,无压痛,宫底高度 34 cm,未入盆。血压 110/70 mmHg(14.7/9.33 kPa),脉搏 95 次/分,胎心 150 次/分,B超检查显示前置胎盘。孕妇浑身颤抖,双手抓紧检查床边,责任护士鼓励孕妇说出心里的感受,孕妇说感觉大祸临头,不知道发生什么事情,如果现在孩子出来,孕周还小,不知道孩子是否存活;如果保胎,不知道孩子在腹中是否安好。孕妇自觉年龄偏大,又有流产的经历,很害怕此次妊娠再次失败。

　　问题:

　　1. 作为责任护士,入院护理评估的重点是什么?

　　2. 按急需解决的健康反应的顺序,书写该孕妇的护理诊断。

　　3. 针对该孕妇目前的病情,应该给予哪些护理措施?

第一节　流产及其护理

　　妊娠不满 28 周、胎儿体重不足 1000 g 而终止者称为流产(abortion)。妊娠 12 周以内终止者称为早期流产;妊娠 12 周至 28 足周之间终止者称为晚期流产。流产分为自然流产(spontaneous abortion)和人工流产(artificial abortion)。胚胎着床后 31% 发生自然流产,其中 80% 以上为早期流产;在早期流产中,约 2/3 为隐性流产(clinically silent miscarriage),也称生化妊娠(biochemical pregnancy),是发生在月经期前的流产。本节仅介绍自然流产。

一、病因

　　流产的病因临床上以胚胎(胎儿)因素、母体因素、父亲因素及环境因素多见。

　　1. 胚胎(胎儿)因素　胚胎或胎儿染色体异常是早期流产最常见的原因,占 50%~60%,包括染色体数目异常及结构异常。遗传因素、病毒感染、药物等均可引起胚胎染色体异常。

　　2. 母体因素　包括:①孕妇患全身性疾病,如严重感染、高热疾病、严重贫血或心力衰竭等;②生殖器官异常,如子宫畸形、子宫肌瘤、子宫腺肌病、宫腔粘连、宫颈机能不全等;③内分泌异常,如女性内分泌功能异常、甲状腺功能减退、糖尿病血糖控制不良等;④强烈应激与不良习惯,如直接撞击腹部、性交过频、过度紧张、吸烟、酗酒、吸毒等;⑤免疫功能异常,包括自身免疫和同种免疫功能异常。这些母体因素通过刺激子宫收缩、影响胚胎着床和发育等引起流产。

3. 父亲因素　精子的染色体异常可以导致自然流产。

4. 环境因素　孕妇暴露过多放射性物质和砷、铅、甲醛等有毒有害化学物质,均可能导致流产。

二、临床表现

流产主要表现为停经后阴道流血和腹痛。早期流产时胚胎多先死亡,后发生底蜕膜出血并与胚胎绒毛分离,出现阴道流血,已剥离的胚胎组织如同异物,刺激子宫收缩,出现阵发性下腹痛,促使胚胎组织排出。妊娠 8 周前的早期流产,绒毛发育未成熟,与蜕膜层结合差,囊胚与绒毛能完整的从子宫壁剥离并完全排出,出血不多;妊娠 8～12 周时胎盘绒毛发育旺盛,与底蜕膜联系牢固,流产的妊娠产物多数不易完整排出,宫腔内有部分妊娠产物残留,影响子宫收缩而出血较多;妊娠 12 周以后的晚期流产,胎盘已完全形成,流产时先出现腹痛,然后排出胎儿、胎盘,或胎儿、胎盘不能自行排出可形成血样胎块、肉样胎块或石胎。

三、临床类型

(一) 一般类型

按自然流产发展的不同阶段分为以下临床类型(表 6-1、图 6-1)。

表 6-1　各型流产的临床表现

类型	症状			妇科检查	
	阴道流血量	下腹痛	组织排出	宫颈口	子宫大小
先兆流产	少	无或轻	无	闭	与妊娠周数相符
难免流产	中→多	加剧	无	扩张	相符或略小
不全流产	少→多	减轻	部分排出	扩张或有堵塞物	小于妊娠周数
完全流产	少→无	无	全部排出	闭	正常或略大

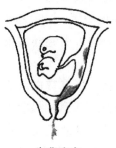 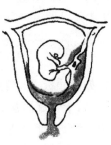 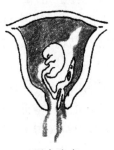 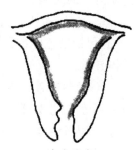

先兆流产　　　　　难免流产　　　　　不全流产　　　　　完全流产

图 6-1　一般类型流产发展过程图

1. **先兆流产**（threatened abortion）　妊娠 28 周前出现少量阴道流血,常为暗红色或血性白带,无妊娠物排出,主诉腰酸或下腹痛。妇科检查:宫颈口未开,胎膜未破,子宫大小与停经周数相符。尿妊娠试验阳性,超声检查可见胚囊或胎心搏动。经休息及治疗后症状消失,可继续妊娠;若阴道流血量增多或下腹痛加剧,也可能发展为难免流产。

2. **难免流产**（inevitable abortion）　由先兆流产发展而来,流产已不可避免。早期难免流产主要表现为阴道流血量增多,常超过平时月经量,伴有下腹部阵发性疼痛并逐渐加剧,妇科检查:宫口已扩张,子宫大小与停经周数相符或稍小。有时可有胚胎或胎儿附属组织堵塞于宫颈口内。尿妊娠试验阳性或阴性。晚期难免流产时除上述临床表现外,还有胎膜破裂,出现阴道流液。

3. **不全流产**（incomplete abortion）　难免流产进一步发展,部分妊娠物已排出,部分残留于宫腔或嵌顿于宫颈口处,影响子宫收缩,导致出血,甚至休克。妇科检查:宫颈口已扩张,有妊娠物堵塞宫颈口,有持续性血液流出,子宫小于停经周数,尿妊娠试验多为阴性。

4. **完全流产**（complete abortion）　妊娠物完全排出,阴道流血逐渐停止,腹痛消失。妇科检查:宫颈口已关闭,子宫缩小接近未孕大小。

自然流产临床发展过程简示参见图 6-2。

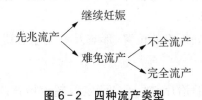

图 6-2　四种流产类型

(二) 特殊类型

流产有以下 3 种特殊的临床类型。

1. **稽留流产**（missed abortion）　又称过期流产,指胚胎或胎儿死亡已久而未自然排出者,多数患者曾有过先兆流产的症状或无任何症状,以后子宫不再增大反而缩小,可反复出现阴道流血,量时多时少。此时,早孕反应消失或胎动消失。妇科检查:宫颈口未开,子宫明显小于停经周数。

2. **复发性流产**（recurrent spontaneous abortion, RSA）　指同一性伴侣连续发生 3 次或 3 次以上的自然流产。早期复发性流产常见原因为胚胎染色体异常、免疫功能异常、黄体功能不全和甲状腺功能低下等;晚期复发性流产常见原因为子宫解剖异常、自身免疫异常和血栓前状态等。

3. **流产合并感染**（septic abortion）　在流产过程中,阴道流血时间长,宫腔内有残留或嵌顿,可能会引起宫腔感染;严重者可并发盆腔炎、腹膜炎、败血症及感染性休克。

四、护理评估

（一）健康史

仔细询问病史，包括注意有无导致流产的相关因素，还应询问孕产史，末次月经时间，本次妊娠经过，出现阴道流血及腹痛时间、部位、程度、性质，治疗经过及既往病史等。

（二）身心状况

1. 身体评估　流产的主要症状为停经后出现阴道流血和腹痛。评估停经的时间、阴道流血量及腹痛性质等；评估阴道流血和腹痛出现顺序；评估有无贫血、感染等全身情况；评估宫颈口有无扩张、子宫大小与孕周的关系等状况。

2. 心理-社会评估　流产孕妇（特别是初次怀孕的流产孕妇）常常出现焦虑、恐惧等心理特征。孕妇担心胎儿流产，或者自己和胎儿是否健康等问题，表现出不同程度的伤心、烦躁不安等情绪。护士应全面评估孕妇对疾病的认识程度、家庭社会支持系统是否有力等。

（三）相关检查

1. 妊娠试验检查　早期可通过胶体金法 hCG 检测试纸做初步判断，之后可连续测定血 hCG 水平，了解妊娠预后。

2. 超声检查　可确定妊娠囊的位置、形态及有无胎心搏动，鉴别和诊断流产类型。

（四）治疗要点

1. 先兆流产　予以保胎治疗，血 hCG 测定及超声检查监测胎儿存活情况。

2. 难免流产及不全流产　一经确诊，尽快促使胚胎或胎儿及胎盘组织完全排出，防止大出血、休克和感染。

3. 完全流产　超声检查确认宫腔无残留妊娠物后，若无感染，则无须处理。

4. 稽留流产　应促使胎儿、胎盘组织尽早排出。手术前检查血常规及凝血功能并做好输血准备，给予雌激素提高子宫平滑肌对缩宫素的敏感性，刮宫手术时避免子宫穿孔，必要时给予消炎治疗。

5. 复发性流产　以预防为主，妊娠前夫妻双方全面体检，针对病因进行治疗。

6. 流产合并感染　如阴道流血较少，待感染控制后行刮宫；阴道流血多者，在应用抗生素的同时用卵圆钳夹出宫腔内大块残留组织，减少出血，加强宫缩，待感染控制后再彻底刮宫。

五、护理诊断

1. 组织灌注量不足　与阴道流血有关。

2. 感染风险　与阴道流血时间过长、宫腔内有残留组织有关。

3. 焦虑　与担心自身及胎儿健康有关。

六、预期目标

（1）刮宫术后阴道流血减少，孕妇未出现大出血导致的休克。

（2）刮宫术后孕妇体温正常，无感染征象。

（3）刮宫术后孕妇情绪稳定，积极配合治疗。

七、护理措施

（一）先兆流产护理

抑制宫缩，嘱孕妇卧床休息，禁止性生活及灌肠，避免不必要的妇科检查；加强营养，防止便秘和腹泻；遵医嘱给予孕激素等保胎药物；听取主诉，观察病情变化，注意阴道流血、腹痛情况，阴道有无组织物排出；协助做血 hCG 测定或超声检查，发现异常及时报告医师。

（二）终止妊娠护理

做好终止妊娠的准备工作，协助医师完成手术；术中严密观察患者的生命体征，术后将吸出物及时送病理检查；术后严密监测孕妇的生命体征、腹痛及阴道流血情况；若阴道流血多于月经量，或持续 10 d 以上，或出现发热、腹痛时，应及时到医院复诊。

（三）预防感染护理

每日消毒会阴 2 次，保持外阴清洁干燥；注意观察体温、血压及脉搏，观察阴道分泌物的性质、颜色、气味，有异常者及时报告医师，遵医嘱应用抗生素。

（四）心理护理

孕妇由于担心自己及胎儿的健康，情绪不稳定，护士应与孕妇建立良好的护患关系，加强沟通，取得孕妇的信任。同时，家庭、社会的支持系统对孕妇的心理健康也非常重要。

八、健康宣教

（1）与孕妇及其家属讨论此次流产的原因，讲解有关流产的知识，使孕妇为下次妊娠做好准备。

（2）对于已经连续发生 2 次流产的孕妇，应当查找原因，采取相应的治疗措施并给予生活指导。在下次确诊妊娠后立即加强产前检查，采取合适的保胎措施直到分娩。

（3）流产后嘱孕妇于 1 个月后门诊复查，1 个月内禁止性生活。

九、护理评价

（1）流产后孕妇未出现大出血，血红蛋白等血常规检查正常。

（2）流产后孕妇体温正常，白细胞计数正常，无感染现象。

（3）孕妇积极配合治疗。

第二节　异位妊娠及其护理

异位妊娠(ectopic pregnancy)是指受精卵在子宫腔以外部位植入后妊娠的现象,临床上称宫外孕(extrauterine pregnancy)。异位妊娠是妇产科常见的急腹症之一(发病率为2‰~3‰),其发病急、病情重,若处理不及时可危及生命,是妊娠早期孕妇主要死亡原因之一。异位妊娠可发生在输卵管、卵巢、腹腔、阔韧带、宫颈部位。其中,95%为输卵管妊娠(tubal pregnancy)。在输卵管妊娠中,以壶腹部妊娠最多见,约占78%,其次为峡部妊娠、伞部妊娠,间质部妊娠较少见(图6-3)。在偶然情况下,也可见输卵管同侧或双侧多胎妊娠,或宫内与宫外同时妊娠,多见于辅助生殖技术和促排卵受孕者。本节主要针对输卵管妊娠进行阐述。

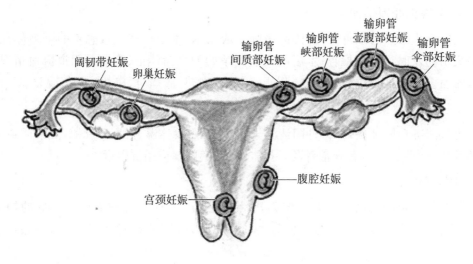

图6-3　异位妊娠发生部位

一、病因

任何妨碍受精卵正常进入宫腔的因素均可造成输卵管妊娠。

1. **输卵管炎症**　是输卵管妊娠的主要原因,包括输卵管黏膜炎和输卵管周围炎。输卵管黏膜炎可使黏膜粘连、管腔变窄、纤毛功能受损而导致受精卵运行受阻;输卵管周围炎病变部位在输卵管浆膜层或肌层,造成输卵管周围粘连,输卵管扭曲、管腔狭窄、蠕动减弱而影响受精卵运行。淋病奈瑟菌、沙眼衣原体常导致输卵管黏膜炎,而流产和分娩后感染多引起输卵管周围炎。

2. **输卵管妊娠史或手术史**　曾有过输卵管妊娠保守治疗或者行输卵管保守性手术病史者,再次发生输卵管妊娠的概率达10%。输卵管绝育史及手术史者,输卵管妊娠的发生率为10%~20%。尤其是腹腔镜下电凝输卵管及硅胶环套术绝育,可因输卵管瘘或输卵管再通而导致输卵管妊娠。此外,曾因不孕而接受输卵管粘连分离术、输卵管成形术(输卵管吻合术或输卵管造口术)者,再次输卵管妊娠的可能性亦增加。

3. 输卵管发育不良或功能异常　输卵管过长、肌层发育差、黏膜纤毛缺乏及其他输卵管发育异常,可造成输卵管妊娠。输卵管功能受雌激素、孕激素调节影响;若调节失常,可引起受精卵运行异常,从而发生异位妊娠。此外,精神因素也会干扰受精卵运送。

4. 辅助生殖技术　辅助生殖技术的应用使异位妊娠的发生率增加。

5. 避孕失败　口服紧急避孕药及宫内节育器避孕失败后,可增加发生异位妊娠的概率。

6. 其他　子宫肌瘤、卵巢肿瘤等都可压迫输卵管,使受精卵运行受阻;子宫内膜异位症可增加受精卵着床于输卵管的可能性而发生异位妊娠。

二、病理生理变化

(一)输卵管妊娠结局

输卵管管腔狭小、管壁薄、缺乏黏膜下组织,蜕膜变化不完全,受精卵植入后,不能适应受精卵的生长发育,受精卵或胚胎发育不良。当输卵管妊娠发展到一定程度时,可发生以下结局。

1. 输卵管妊娠流产　多见于输卵管壶腹部或伞部妊娠,发病多在妊娠8~12周。由于输卵管妊娠时管壁形成的蜕膜不完整,发育中的胚囊常向管腔突出,最终突破包膜而出血,胚囊可与管壁分离(图6-4),若整个胚囊剥离落入管腔并经输卵管逆蠕动排入腹腔,即形成输卵管妊娠完全流产,出血一般较少。若胚囊剥离不完整,有一部分仍残留于管腔,则为输卵管妊娠不全流产。此时,管壁肌层收缩力差,血管开放,持续反复出血,量较多,血液凝

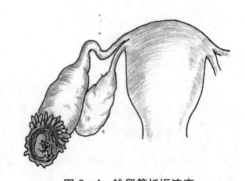

图6-4　输卵管妊娠流产

聚在直肠子宫陷凹,形成盆腔积血。若有大量血液流入腹腔,则出现腹腔刺激症状,同时引起休克。出血量、持续时间与残存在输卵管壁上的滋养细胞多少有关。

2. 输卵管妊娠破裂(rupture of tubal pregnancy)　常见于妊娠6周左右输卵管峡部妊娠。当胚囊生长时,绒毛侵蚀管壁的肌层及浆膜,以至穿破浆膜,形成输卵管妊娠破裂(图6-5)。由于输卵管肌层血管丰富,输卵管妊娠破裂所致的出血远比输卵管妊娠流产严重,短期内即可发生大量腹腔内出血使孕妇陷于休克。亦可能反复出血,形成盆腔及腹腔积血和血肿,胚囊可自破裂处进入盆腔。一般情况下,输卵管妊娠破裂为自发

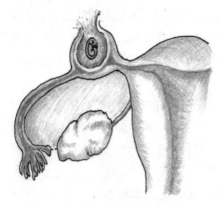

图6-5　输卵管妊娠破裂

性,但也可能发生于盆腔检查或性交后。

3. 输卵管妊娠胚胎停止发育并吸收　通常在临床上被忽略,需要检测血 hCG 进行诊断,若血 hCG 水平很低,则常被诊断为未知部位妊娠,这种情况不容易与宫内妊娠隐性流产相区别。

4. 陈旧性宫外孕　输卵管妊娠流产或破裂后,若反复内出血形成的盆腔血肿不消散,则血肿与周围组织粘连、机化形成包块,称陈旧性宫外孕。

5. 继发性腹腔妊娠　输卵管妊娠发生流产或破裂后,胚胎被排入腹腔,大部分死亡,偶有少数存活,其绒毛组织附着于原位或排至腹腔后重新种植而获得营养,可继续生长发育形成继发性腹腔妊娠;若种植在阔韧带内,可发展为阔韧带妊娠。

(二) 子宫发生变化

输卵管妊娠时与正常妊娠一样,滋养细胞产生的 hCG 维持黄体生长,使甾体激素分泌增加,致使月经停止来潮。子宫肌纤维增生,子宫增大、变软。子宫内膜出现蜕膜反应,蜕膜的存在与胚胎的生存密切相关,若胚胎死亡,滋养细胞活力消失,蜕膜自宫壁剥离而发生阴道流血。有时蜕膜可完整剥离,随阴道流血排出三角形蜕膜管型 (decidual cast),有时则呈碎片排出。排出的组织见不到绒毛,组织学检查无滋养细胞。

三、护理评估

(一) 健康史

应仔细询问月经史,准确推断停经时间。询问既往有无输卵管手术史和异位妊娠病史,还要评估放置宫内节育器、盆腔炎等高危因素。

(二) 身心状况

1. 身体评估　输卵管妊娠早期,无特殊临床表现。如果发生流产或破裂,可出现典型的停经后腹痛和阴道流血症状。

1) 停经　多数孕妇有 6~8 周的停经史。也有孕妇将异位妊娠出现的不规则阴道流血误认为是月经,或将停经认为是月经过期数日而无停经的主诉。

2) 腹痛　为异位妊娠的主要症状,也是输卵管妊娠孕妇就诊的主要原因。疼痛的性质因输卵管妊娠是否发生流产或破裂而不同。未发生流产或破裂前,常表现为一侧下腹部隐痛或酸胀感。如果输卵管妊娠流产或破裂时,孕妇突感一侧下腹撕裂样疼痛,伴有恶心、呕吐。如果血液积聚在直肠子宫陷凹,还会出现肛门坠胀感。随着血液流向全腹,疼痛可由下腹部向全腹扩散,刺激膈肌,引起肩胛部放射性疼痛及胸痛。

3) 阴道流血　有 60%~80% 的孕妇出现不规则阴道流血,量少,呈点滴状,暗红或咖啡色,一般不超过月经量。少数患者出血量较多,似月经。胚胎死亡后,子宫蜕膜剥离,可见蜕膜管型或碎片伴随阴道流血排出,病灶祛除后阴道流血可停止。

4)晕厥与休克 腹腔内急性出血和剧烈腹痛可导致晕厥,甚至失血性休克。出血量越多、越急,症状出现也越快、越严重,但出血症状与阴道流血量不成正比。

5)腹部包块 输卵管妊娠流产或破裂后,因反复内出血形成的血肿长时间不消散,血肿与周围组织粘连、机化形成包块。

2. 心理-社会评估 输卵管妊娠流产或破裂后,孕妇腹痛剧烈,因病情急,来院就诊时往往不知所措,会表现出紧张、恐惧等情绪反应。待明确诊断后,对自己妊娠终止的现实又会表现出沮丧、无助等情绪反应。

(三)相关检查

1. 全身检查 通常体温正常,休克时略低,腹腔血液吸收热时体温也不超过38℃。孕妇因腹腔内出血较多出现面色苍白、脉搏快而细弱、心率增快和血压下降等休克表现。

2. 腹部检查 下腹部有腹膜刺激症状,以压痛、反跳痛明显,患侧为重,而腹肌紧张不明显。出血较多叩诊时,有移动性浊音。有些孕妇可触及包块。

3. 盆腔检查 如果输卵管妊娠未发生流产或破裂,除子宫增大变软外,仔细检查可触及胀大的输卵管及轻度压痛。若输卵管妊娠发生流产或破裂,阴道后穹隆饱满,有触痛。将宫颈轻轻上抬或左右摇摆会引起剧烈疼痛,称为宫颈举痛或摇摆痛,是输卵管妊娠的典型体征。内出血较多时,检查子宫有漂浮感。

4. 阴道后穹隆穿刺 是一种简单可靠的诊断方法,适用于怀疑有腹腔内出血的孕妇。腹腔内出血时,血液最易积聚在直肠子宫陷凹,即使出血量少,也能经阴道后穹隆穿刺抽出血液。如果经阴道后穹隆刺入直肠子宫陷凹抽出暗红色不凝血,表示阳性;如果抽不出血液,也不能排除输卵管妊娠的可能。因为当输卵管妊娠未发生流产破裂时无内出血或血肿位置较高、直肠子宫陷凹有粘连时,可能抽不出血液。若抽出血液颜色较红,放置 10 min 左右凝固,说明误刺入静脉。

5. 妊娠试验 是早期诊断异位妊娠的重要方法。血或尿 hCG 测定结果阳性有助于诊断,尤其是动态观察血 hCG 的变化对诊断异位妊娠极为重要。但阴性结果也不能排除异位妊娠。

6. 超声检查 阴道超声检查较腹部超声检查准确性更高,有助于明确异位妊娠部位和大小,是诊断异位妊娠必不可少的检查。声像特点:宫腔内未探及妊娠囊。若宫旁探及原始心管搏动或液性暗区,可确诊或高度怀疑异位妊娠;即使宫外未探及异常回声,也不能排除异位妊娠。宫内有时可见假妊娠囊(蜕膜管型与血液形成)。若结合妊娠试验,更有助于早期诊断异位妊娠。

7. 腹腔镜检查 不再是异位妊娠诊断的"金标准"。3%～4%的患者因妊娠囊过小而被漏诊;也有少数患者因输卵管颜色改变和扩张被误认为异位妊娠。目前,腹腔镜更多被作为手术治疗手段而非检查手段。

▶ 在线课程6-1 异位妊娠的护理评估

四、护理诊断

1. 潜在并发症 失血性休克。
2. 恐惧 与害怕手术有关。

五、预期目标

（1）经过积极有效的治疗和护理，孕妇未发生并发症。
（2）经过护士耐心解释，孕妇能接受终止妊娠的现实。

六、护理措施

异位妊娠治疗包括手术治疗、药物治疗和期待治疗，应根据不同的治疗方式采取相应的护理措施。

（一）手术治疗孕妇的护理

手术治疗包括保留患侧输卵管的保守手术和切除患侧输卵管的根治手术。手术治疗适用于：①生命体征不稳定或有腹腔内出血征象者；②异位妊娠有进展者（如血 hCG >3 000 U/L 或持续升高、有胎心搏动、附件区大包块等）；③随诊不可靠者；④药物治疗禁忌证或无效者；⑤持续性异位妊娠者。

1. 保守手术 适用于有生育要求的女性，尤其是一侧输卵管已经切除或已有明显病变者。保守手术后残余滋养细胞有可能继续生长，再次发生出血，引起腹痛等，称持续性异位妊娠（persistent ectopic pregnancy）。术后应密切监测血 hCG 水平，每周复查一次，直至正常水平。若术后血 hCG 不降或升高、术后 1 d 出血 hCG 未下降至术前的 50%以下，或术后 12 d 未下降至术前的 10%以下，均可诊断为持续性异位妊娠，给予氨甲蝶呤治疗，必要时再手术。

2. 根治手术 适用于无生育要求的输卵管妊娠、内出血并发休克的急症患者。应在积极纠正休克同时，手术切除输卵管，并酌情处理对侧输卵管。

无论采取哪种手术，护士都应该做好以下护理。①做好术前准备：快速完成更换衣裤、备皮、配血、皮试、建立静脉通路等术前常规准备。同时，严密观察孕妇的生命体征，遵医嘱对症处理。②做好术后护理：术后严密监测生命体征，尤其应注意阴道出血、腹腔内出血及腹痛情况。

（二）药物治疗孕妇的护理

药物治疗主要适用于病情稳定的输卵管妊娠患者及保守性手术后发生持续性异位妊娠者。符合以下条件的患者可进行药物治疗：①无药物治疗的禁忌证；②输卵管妊娠未发生破裂；③妊娠囊直径<4 cm；④血 hCG<2 000 U/L；⑤无明显内出血。禁忌证：①生命体征不稳定；②异位妊娠破裂；③妊娠囊直径≥4 cm 或≥3.5 cm 伴胎心搏动；

④药物过敏、慢性肝病、血液系统疾病、活动性肺部疾病、免疫缺陷、消化性溃疡等。采用化学药物治疗,常用氨甲蝶呤,治疗机制是抑制滋养细胞增生,破坏绒毛,使胚胎组织坏死、脱落、吸收。治疗期间,应用超声检查和血 hCG 进行严密监护,并注意患者的病情变化及药物不良反应。若用药后 14 d 血 hCG 下降并连续 3 次阴性,腹痛缓解或消失,阴道流血减少或停止者为显效。若病情无改善,甚至发生急性腹痛或输卵管破裂症状,则应立即进行手术治疗。

1. 观察病情 密切观察孕妇的生命体征并记录。听取孕妇有无阴道流血量增多、腹痛加剧、肛门坠胀感等主诉,以便当病情变化发展时能及时发现。

2. 休息与饮食护理 孕妇应绝对卧床休息,避免腹压增大,减少异位妊娠破裂的机会,由护士协助完成相应的生活护理。同时,指导孕妇摄取富含铁蛋白和维生素的食物,如动物肝脏、鱼肉、豆类、绿叶蔬菜和黑木耳等,以增强孕妇的抵抗力。

(三)期待治疗孕妇的护理

适用于病情稳定、血清 hCG 水平较低(<1 500 U/L)且呈下降趋势的患者。治疗过程中,应注意观察患者的病情,如生命体征、腹痛变化,并做好超声检查和血 hCG 监测工作。

(四)心理护理

无论是接受药物治疗还是接受手术治疗的孕妇,护士都应给予心理支持。加强与孕妇的沟通,取得孕妇的信任。尤其是对惧怕手术治疗的孕妇,护士应该耐心说明手术的必要性及妊娠失败的事实,帮助孕妇接受治疗和现实情况。

七、健康宣教

(1)讲述异位妊娠的相关知识,减少孕妇因害怕再次发生异位妊娠而抵触妊娠的不良情绪。同时,增强孕妇的自我保健意识。

(2)指导孕妇保持良好的卫生习惯,注意外阴清洁,勤洗澡、勤换内裤,1 个月内禁止性生活,防止发生盆腔感染。若发生盆腔炎,须立即彻底治疗。

(3)指导孕妇避孕,讲解稳定性伴侣的重要性。最早术后 6 个月可以再次妊娠,再次妊娠时要及时就医。

八、护理评估

(1)孕妇休克症状已纠正。
(2)孕妇紧张心理减轻,接受手术治疗。

第三节 妊娠剧吐及其护理

妊娠早期少数孕妇反应严重,频繁恶心、呕吐,不能进食,并引起脱水、酮症甚至酸中毒,甚至危及孕妇生命,称妊娠剧吐(hyperemesis gravidarum),发生率为 0.3%～1.0%。妊娠剧吐是妊娠呕吐最严重的阶段,往往因医患对早孕期用药安全性的顾虑而延误就诊或治疗不足,导致孕妇严重并发症,被迫终止妊娠。因此,早期识别、正确处理妊娠剧吐具有重要的临床意义。

一、病因

(一)内分泌因素

1. hCG 水平升高　鉴于早孕反应出现和消失的时间与孕妇血 hCG 水平上升和下降的时间一致,加之葡萄胎、多胎妊娠孕妇血 hCG 水平明显升高,剧烈呕吐发生率也较高,提示妊娠剧吐可能与 hCG 水平升高有关。

2. 甲状腺功能改变　60%的妊娠剧吐孕妇可伴发短暂的甲状腺功能亢进,呕吐的严重程度与游离甲状腺激素水平显著相关。

(二)精神因素

焦虑、生活环境和经济状况较差的孕妇易发生妊娠剧吐。

二、并发症

(一)甲状腺功能亢进

妊娠后 hCG 水平升高,由于 hCG 与促甲状腺激素(TSH)的 β 亚单位化学结构相似,可刺激甲状腺分泌甲状腺激素,继而反馈性抑制 TSH 水平,故 60%～70%的妊娠剧吐孕妇可出现短暂的甲状腺功能亢进,表现为 TSH 水平下降或游离 T_4 水平升高,常为暂时性,一般无须使用抗甲状腺药物,甲状腺功能通常在孕 20 周恢复正常。

(二)韦尼克脑病

一般在妊娠剧吐持续 3 周后发病,是严重呕吐引起维生素 B_1 严重缺乏所致。临床表现为眼球震颤、视力障碍、步态和站立姿势受影响,可发生木僵或昏迷,甚至死亡。

三、护理评估

(一)健康史

仔细询问孕产史;询问末次月经时间以确认孕周。

(二)身心状况

1. 身体评估　大多数妊娠剧吐发生于妊娠 10 周内。典型表现为妊娠 6 周左右出现恶心、呕吐并随妊娠进展逐渐加重,至妊娠 8 周左右发展为持续性呕吐,不能进食,导致孕妇脱水、电解质紊乱,甚至酸中毒。极为严重者出现嗜睡、意识模糊、谵妄,甚至昏迷、死亡。孕妇体重下降,下降幅度甚至超过发病前的 5%,出现明显消瘦、极度疲乏、口唇干裂、皮肤干燥、眼球凹陷及尿量减少等症状。孕妇肝肾功能受损出现黄疸,血胆红素和转氨酶升高,尿素氮和肌酐增高,出现尿蛋白和管型。严重者可因维生素 B_1 缺乏引发韦尼克脑病。

2. **心理-社会评估**　身体不适导致患者出现进食恐惧、焦虑,甚至自责。

(三) 相关检查

1. **尿液检查**　测定尿酮体、尿量、尿比重;中段尿细菌培养以排除泌尿系统感染。

2. **血液检查**　通过测定血常规、肝肾功能、电解质等评估病情的严重程度。部分妊娠剧吐的孕妇肝酶水平升高,但通常不超过正常上限值的 4 倍(或 300 U/L);血清胆红素水平升高,但不超过 68.4 μmol/L。

3. **超声检查**　排除多胎妊娠、滋养细胞疾病等。

四、护理诊断

1. **体液不足**　与长时间呕吐导致进食少有关。
2. **营养失调:低于机体需要量**　与进食少且食物种类单一有关。
3. **焦虑**　与担心自身和胎儿的安全有关。
4. **活动无耐力**　与能量供给不足有关。

五、护理目标

(1) 患者呕吐减轻,能进食,尿量正常。
(2) 患者进食量增加,食物种类丰富。
(3) 患者能了解疾病相关知识,积极配合治疗,情绪稳定。
(4) 患者精神面貌好,生活能自理。

六、护理措施

(一) 一般护理

孕妇卧床休息,为其提供一个舒适的环境。在禁食、卧床输液期间,注意保持口腔卫生及床单位的整洁。尽量避免接触容易诱发呕吐的气味、食品等。避免早晨空腹,鼓励少量多餐。帮助患者建立良好的进食环境,并采取合适的体位以利于吞咽。在患者胃肠功能恢复后,逐渐增加食物和水分的摄入量。

(二) 病情观察

(1) 评估患者的营养状况,观察和记录恶心、呕吐情况,包括呕吐的次数、量、颜色;观察尿量、颜色,准确记录 24 h 出入量。
(2) 定期测量体重并记录,鼓励适当运动。

(三) 治疗要点

持续性呕吐合并酮症的孕妇需要住院治疗,包括静脉补液、补充多种维生素尤其是B族维生素,纠正脱水及电解质紊乱、合理使用止吐药物、防治并发症等。

1. 纠正脱水及电解质紊乱

（1）每日静脉补液 3 000 ml 左右，补充维生素 B_6、维生素 B_1、维生素 C，每日尿量维持在 1 000 ml 以上。孕妇常不能进食，可按照葡萄糖 50 g、胰岛素 10 U、10％氯化钾 1.0 g 配成极化液输注补充能量。应注意先补充维生素 B_1 后再输注极化液，以防发生韦尼克脑病。

（2）每日补钾 3～4 g，严重低钾血症时可每日补钾至 6～8 g。补充钾应先快后慢，快时每小时最多静脉滴注氯化钾 1 g，同时监测血清钾水平和心电图。

2. 止吐治疗

（1）维生素 B_6 或维生素 B_6 -多西拉敏复合制剂。

（2）甲氧氯普胺：妊娠早期应用，并未增加胎儿畸形、自然流产的发生风险，新生儿出生体重与正常对照组相比无显著差异。

（3）昂丹司琼（恩丹西酮）：仍缺乏足够证据证实昂丹司琼对胎儿的安全性，虽然其绝对风险低，但使用时仍需权衡利弊。

（4）异丙嗪：止吐疗效与甲氧氯普胺基本相似。

（5）糖皮质激素：甲泼尼龙可缓解妊娠剧吐的症状，但鉴于妊娠早期应用与胎儿唇裂相关，应避免在妊娠 10 周前作为一线用药，且仅作为顽固性妊娠剧吐患者的最后止吐方案。

（四）心理护理

（1）向孕妇家属介绍责任医师、护士、同室病友，介绍病房环境和有关规章制度。

（2）主动向孕妇及其家属解释疾病的相关知识及治疗情况。关心、体贴、耐心开导，使患者正确认识病情，保持情绪稳定，配合治疗。

（3）引导孕妇说出焦虑的心理感受，分析原因并评估焦虑的程度。指导其掌握自我心理调整的方法，如听音乐、散步、与朋友聊天等。

（4）主动了解和观察孕妇的各种需要，及时给予帮助，满足其需要。

七、健康宣教

（1）向患者解释引起妊娠剧吐的相关因素，消除顾虑，保持心情舒畅，保证充足的睡眠及休息时间。居室尽量布置得清洁、安静、舒适；避免异味的刺激。呕吐后应立即清除呕吐物，以避免恶性刺激，并用温开水漱口，保持口腔清洁。

（2）心理护理：使患者分散注意力，如听音乐、想美好的事情等。

（3）呕吐缓解后，可吃些清淡、易消化的食物，并注意少量多餐，预防胃完全排空，可在两餐之间或想吐时吃一点饼干或面包。为防止脱水，应保持每天的液体摄入量，平时宜多吃一些水果。呕吐较剧者，可在进食前口中含生姜 1 片，以达到暂时止呕的目的。

（4）遵医嘱用药，纠正酸中毒，补充营养，保证胎儿的正常发育。

（5）保持大便的通畅。

（6）出院后定期产检。

八、护理评价

（1）患者呕吐减轻，无脱水症状，尿量正常。

（2）患者进食量增加，食物种类丰富，营养均衡。

（3）患者了解疾病相关知识，积极配合治疗，情绪稳定。

（4）患者精神面貌好，舒适感增加，生活能自理。

第四节　妊娠高血压疾病及其护理

妊娠高血压疾病（hypertensive disorders in pregnancy）是妊娠与血压升高并存的一组疾病，其发病率为 5%～12%。该组疾病包括妊娠高血压（gestational hypertension）、子痫前期（preeclampsia）、子痫（eclampsia）、慢性高血压并发子痫前期和妊娠合并慢性高血压，严重危害母婴健康，是孕产妇和围产儿死亡的主要原因。

一、分类与临床表现

（一）妊娠高血压

妊娠高血压是指妊娠 20 周后出现高血压，收缩压≥140 mmHg（18.7 kPa）和（或）舒张压≥90 mmHg（12 kPa），于产后 12 周内恢复正常；尿蛋白阴性；一般产后方可确诊。

（二）子痫前期

子痫前期是一种动态性疾病，病情可呈持续性进展，"轻度"子痫前期只代表诊断时的状态，任何程度的子痫前期都可能导致严重不良预后，因此不再诊断"轻度"子痫前期，而诊断为子痫前期，以免造成对病情的忽视，将伴有严重表现的子痫前期诊断为"重度"子痫前期，以引起临床重视。

1. 子痫前期　妊娠 20 周后出现收缩压≥140 mmHg（18.7 kPa）和（或）舒张压≥90 mmHg（12 kPa）；尿蛋白≥0.3 g/24 h 或随机尿蛋白（＋）。或虽无尿蛋白，但合并下列任何一项者：①血小板减少（血小板＜100×10^9/L）；②肝功能损害（血清转氨酶水平为正常值 2 倍以上）；③肾功能损害（血肌酐水平＞97 μmol/L 或为正常值 2 倍以上）；④肺水肿；⑤新发生的中枢神经系统异常或视觉障碍。

2. 重度子痫前期　子痫前期伴有以下任何一种表现者：①收缩压≥160 mmHg（21.3 kPa），或舒张压≥110 mmHg（14.7 kPa）（卧床休息，两次测量间隔 4 h 以上）；②血小板减少（血小板数量＜100×10^9/L）；③肝功能损害（血清转氨酶水平为正常值 2 倍以上），严重持续性右上腹或上腹疼痛，不能用其他疾病解释，或两者均存在；④肾功

能损害(血肌酐水平＞97 μmol/L 或无其他肾脏疾病时肌酐浓度为正常值 2 倍以上);
⑤肺水肿;⑥新发生的中枢神经系统异常或视觉障碍。

🔲 拓展阅读6-1 早发型重度子痫前期

(三) 子痫

子痫前期基础上发生,且不能用其他原因解释的抽搐称为子痫。子痫抽搐进展迅速,前驱症状短暂,表现为抽搐、面部充血、口吐白沫、深度昏迷;随后深部肌肉强直,双手紧握,双臂伸直,发生强烈抽动,持续 60～90 s,其间孕妇无呼吸动作,面色发绀;此后抽搐停止,呼吸恢复,但孕妇仍昏迷,最后意识恢复,但易激惹、烦躁。

(四) 慢性高血压并发子痫前期

慢性高血压孕妇妊娠前无蛋白尿,妊娠 20 周后出现蛋白尿;或妊娠前有蛋白尿,妊娠后蛋白尿明显增加;或血压进一步升高;或出现血小板数量＜100×10⁹/L;或出现其他肝肾功能损害、肺水肿、神经系统异常或视觉障碍等严重表现。

(五) 妊娠合并慢性高血压

妊娠 20 周前收缩压≥140 mmHg(18.7 kPa)和(或)舒张压≥90 mmHg(12 kPa)(除外滋养细胞疾病),妊娠期无明显加重;或妊娠 20 周后首次诊断高血压并持续至产后 12 周以后。

🔲 拓展阅读6-2 HELLP 综合征

二、病因

目前妊娠高血压的病因尚不清楚,有学者提出了子痫前期发病机制"两阶段"学说。第一阶段为临床前期,即子宫螺旋动脉滋养细胞重铸障碍,导致胎盘缺血、缺氧,释放多种胎盘因子;第二阶段胎盘因子进入母体血液循环,促进系统性炎症反应的激活及血管内皮损伤,引起一系列临床表现。关于子痫前期发病机制的主要学说有以下几种。

1. **子宫螺旋小动脉重铸不足** 绒毛外滋养细胞浸润能力受损,造成"胎盘浅着床"和子宫螺旋动脉重铸极其不足,血管阻力增大,仅蜕膜层血管重铸,胎盘灌注减少,从而引发子痫前期的一系列症状。目前,造成子宫螺旋小动脉重铸不足的机制尚待研究。

2. **炎症免疫过度激活** 妊娠被视为一种同种异体移植过程,胎儿是一个半移植体,成功的妊娠要求母体免疫系统充分耐受。子痫前期孕妇全身均存在炎症免疫反应过度激活现象,使母体对胚胎免疫耐受降低,引发疾病。

3. **血管内皮细胞受损** 血管内皮细胞损伤是子痫前期的基本病理变化之一,它使扩血管物质合成减少、缩血管物质合成增加,从而促进血管痉挛。血管内皮损伤还可激活血小板及凝血因子,加重子痫前期血液的高凝状态。引起子痫前期血管内皮损伤的因素很多,如肿瘤坏死因子、白细胞介素-6、极低密度脂蛋白等炎性介质,还有氧化应激反应。

4. **遗传因素** 子痫前期具有家族倾向性,提示遗传因素与该病发生有关,但遗传方式尚不明确。目前,在子痫前期遗传易感性研究中,已定位了十几个子痫前期染色体易感区域,但进一步寻找易感基因仍面临很大的挑战。

5. **营养缺乏** 统计数据发现,多种营养因素如低白蛋白血症、钙、镁、锌、硒等缺乏与子痫前期的发生和发展可能有关,但是这些证据需要更多的临床研究进一步证实。

三、病理生理变化

妊娠高血压疾病的基本病理生理变化是全身小动脉痉挛,内皮损伤及局部缺血。全身各组织器官灌注减少,因缺血、缺氧而受到不同程度的损害,对母儿造成危害,甚至导致母儿死亡。

1. **心血管** 由于血管痉挛,外周阻力增加,血压升高。心脏后负荷增加,心输出量减少,心血管系统处于低排高阻状态,加之内皮细胞活化使血管通透性增加,血管内液进入心肌细胞间质,导致心肌缺血、心肌点状出血或坏死,病情严重时导致心力衰竭。

2. **脑** 由于脑血管痉挛,通透性增加,引起脑水肿、充血等。可呈现脑部局部缺血和点状出血,并出现昏迷及视力下降、失明等症状。大范围脑水肿所致中枢神经系统症状主要表现为感觉迟钝、思维混乱,甚至会出现昏迷,发生脑疝。孕妇脑血管阻力和脑灌注压均增加,高灌注压可致明显头痛。而子痫的发生与脑血管自身调节功能丧失相关。

3. **肝脏** 肝脏损害表现为血清转氨酶水平升高;特征性损伤是门静脉周围出血,病情严重时门静脉周围坏死和形成肝包膜下血肿,一旦发生肝破裂,严重危及母儿生命。

4. **肾脏** 肾小动脉痉挛,肾脏缺氧,肾小球通透性增加,血浆蛋白自肾小球漏出形成蛋白尿;肾血流量、肾小球滤过率下降,钠重吸收增多,出现水肿、血尿酸和肌酐水平升高。肾脏功能严重损害时,表现为少尿及肾衰竭。

5. **血液** 妊娠高血压疾病孕妇由于全身小动脉痉挛,血管壁渗透性增加,血液浓缩,血细胞比容上升。因此,当血细胞比容下降时,多合并贫血或溶血。

6. **子宫胎盘血流灌注** 子宫螺旋动脉重铸不足导致胎盘灌注下降,加之伴有内皮损害及胎盘血管急性动脉粥样硬化,使胎盘功能下降,胎儿生长受限,胎儿窘迫。若胎盘床血管破裂可致胎盘早剥,病情严重时可造成母儿死亡。

7. **内分泌及代谢** 发生子痫抽搐后,可出现乳酸性酸中毒及呼吸代偿性的二氧化碳丢失,可致血中碳酸盐浓度降低。

四、护理评估

(一)健康史

评估孕妇既往病史,有无原发性高血压、糖尿病、肾病、系统性红斑狼疮、血栓疾病史等;评估此次妊娠经过,有无高血压、蛋白尿、少尿及抽搐等现象,出现异常情况的时间及治疗经过;评估有无妊娠高血压疾病家族史。

(二) 身心状况

1. 血压   同一手臂至少测量 2 次,收缩压≥140 mmHg(18.7 kPa)和(或)舒张压≥90 mmHg(12 kPa)即定义为高血压。与基础血压相比,若血压升高 30/15 mmHg(4/2 kPa),但低于 140/90 mmHg(18.7/12 kPa)时,不作为诊断高血压的依据,但需严密观察。对首次发现血压升高者,应间隔 4 h 或以上复测血压。对于收缩压≥160 mmHg(21.3 kPa)和(或)舒张压≥110 mmHg(14.7 kPa)的孕妇,应密切观察血压,以观察病情、指导治疗。对疑有"白大衣高血压"者,可对其动态监测血压后再开始治疗。

2. 尿蛋白   高危孕妇每次产检均应检测尿蛋白,尿蛋白检查应选中段尿,对可疑子痫前期孕妇应测 24 h 尿蛋白定量。尿蛋白的诊断标准有 2 个:①24 h 尿蛋白≥0.3 g。②尿蛋白定性≥(+)。注意指导孕妇取尿液标本时,要避免阴道分泌物或羊水污染尿液。

3. 水肿   孕妇出现凹陷性水肿,一般休息后仍不缓解。应评估有无水肿及水肿的范围:水肿局限于膝以下为"+",延及大腿为"++",延及外阴、腹部为"+++",全身水肿或伴有腹水为"++++"。此外,要警惕隐性水肿的发生,孕妇体重于 1 周内增加超过 0.5 kg 以上时,需引起重视。

4. 自觉症状   当孕妇出现头痛、视物模糊、上腹部不适等症状时,提示病情加重,需进一步干预。

5. 子痫抽搐与昏迷   是最严重的临床表现,应特别注意发作状态、频率、持续时间、间隔时间,神志情况,有无唇舌咬伤、摔伤甚至骨折、窒息或吸入性肺炎等。

6. 心理-社会评估   随着病情进展,孕妇紧张、焦虑、恐惧的心理也会随之加重,需评估孕妇及其家属对妊娠高血压疾病的认识程度、焦虑和恐惧的程度、配合治疗和护理的程度。

(三) 相关检查

1. 尿常规检查   根据蛋白定量确定病情严重程度;根据镜检出现管型判断肾功能受损情况。

2. 血液检查   测定血红蛋白、血细胞比容、血浆黏度、全血黏度以了解孕妇血液浓缩程度;病情严重者应监测血小板计数、凝血时间、凝血酶原时间、纤维蛋白原和 3P 试验等以了解有无凝血功能异常;测定血电解质及二氧化碳结合力以及时了解有无电解质紊乱及酸中毒。

3. 眼底检查   检查眼底小动脉的痉挛程度是反映妊娠高血压疾病严重程度的一项重要指标。孕妇眼底小动脉痉挛,动静脉比例可由正常的 2∶3 变为 1∶2 甚至 1∶4,或出现视网膜水肿、渗出、出血,甚至出现视网膜剥离、一过性失明等。

4. 肝、肾功能测定   测定丙氨酸氨基转移酶、血尿素氮、肌酐及尿酸等。

5. 其他检查   根据病情需要,可增加检查项目,如心电图、超声心动图、胎盘功能、胎儿成熟度检查等。

五、护理诊断

1. 体液过多　与水钠潴留、低蛋白血症有关。
2. 受伤风险　与发生子痫抽搐、昏迷有关。
3. 潜在并发症　胎盘早剥、肾衰竭、弥散性血管内凝血（disseminated intravascular coagulation，DIC）等。
4. 胎儿受伤风险　与胎盘血供不足、需要提前终止妊娠有关。
5. 恐惧　与担心母儿安危有关。

六、预期目标

（1）胎儿娩出前，孕妇肾功能未出现进行性受损，水肿得到有效控制。
（2）孕妇未发生子痫抽搐，或子痫抽搐被及时发现并得到处理。
（3）孕妇知晓孕期保健的重要性，重视产前检查并配合治疗和护理，未发生并发症，或并发症得到有效控制。
（4）至胎儿娩出前，胎儿在宫内发育正常。
（5）经医师或护士仔细讲解，孕妇及其家属的恐惧心理有所缓解。

七、护理措施

妊娠高血压疾病治疗目的是控制病情、延长孕周、确保母儿安全。治疗基本原则是休息、镇静、解痉，有指征地降压、利尿、密切监测母儿情况，适时终止妊娠。根据孕妇的医学诊断和临床分期，制订个体化治疗方案，采取相应的护理措施。

被诊断为妊娠高血压和子痫前期的孕妇可门诊治疗，要注意休息，镇静，监测母儿情况，酌情给予降压。加强孕期教育，嘱孕妇增加产前检查次数。

被诊断为重度子痫前期的孕妇应住院治疗，镇静、解痉，有指征地降压、利尿、密切监测母儿情况，适时终止妊娠。

（一）一般护理

1. 病情观察　听取孕妇主诉，如出现头痛、眼花、胸闷、恶心、呕吐等症状，提示病情加重；密切观察生命体征，每日测量体重和血压；测定尿常规及尿蛋白定量；指导孕妇自我监测胎动，定期电子监测胎心率；观察神志情况以及有无唇舌咬伤、摔伤、骨折、窒息或吸入性肺炎等；观察有无并发症的发生，如胎盘早剥、DIC、脑出血、肺水肿、急性肾衰竭等。

2. 饮食与休息　注意增加蛋白质、维生素、钙和铁的摄入，水肿不明显者不建议限制食盐的摄入。指导孕妇休息时以左侧卧位为宜，保证充足的睡眠（每日不少于 10 h），必要时给予镇静药物。

3. 间断吸氧　可提高血氧含量，改善全身重要脏器和胎盘的供氧。

（二）用药护理

1. 解痉药　硫酸镁是目前治疗子痫前期和子痫的首选解痉药物。硫酸镁的用药方法主要是肌内注射和静脉给药两种。静脉给药时，首次负荷剂量为25％硫酸镁4～6 g加入25％葡萄糖20 ml内静脉缓慢推注（15～20 min），或溶于5％葡萄糖100 ml快速静脉滴注（15～20 min），继而静脉滴注硫酸镁，以每小时1～2 g为宜；肌内注射时，将25％硫酸镁20 ml加2％利多卡因2 ml深部肌内注射，每日1～2次；24 h硫酸镁总量不超过25 g。用药时限不超过5 d。

硫酸镁的治疗剂量与中毒剂量非常接近，治疗过程中需观察是否有不良反应。中毒反应首先表现为膝反射减弱或消失，随着血镁浓度的增加可出现全身肌张力减退和呼吸抑制，严重者心跳可突然停止。因此，护士在每次用药前、用药中、用药后都要注意以下事项。①膝腱反射必须存在；②呼吸≥16次／分；③尿量≥400 ml/24 h或≥17 ml/h；④备有解毒剂：如果出现膝腱反射消失等异常情况，应立即通知医师停用硫酸镁，并遵医嘱用10％葡萄糖酸钙10 ml缓慢静脉推注解毒。用药过程中还需监测血压变化，以评估治疗效果。

2. 降压药　降压治疗的目的是预防子痫、心脑血管意外和胎盘早剥等严重母儿并发症。收缩压≥160 mmHg（21.3 kPa）和（或）舒张压≥110 mmHg（14.7 kPa）的严重高血压者必须降压治疗；收缩压＞150 mmHg（20 kPa）和（或）舒张压＞100 mmHg（13.3 kPa）的非严重高血压者建议降压治疗；收缩压140～150 mmHg（18.7～20 kPa）和（或）舒张压90～100 mmHg（12～13.3 kPa）者不建议治疗，但对并发脏器功能损伤者可考虑降压治疗。妊娠前已使用降压药治疗的孕妇应继续用药。

严格掌握用药指征，一般选用口服降压药，若口服药控制血压效果不理想，可选择静脉药物。常选用对胎儿无不良反应，不影响心输出量、肾血流量、子宫胎盘灌注量和不引起血压急剧下降或下降过低的药物，如拉贝洛尔、硝苯地平、尼莫地平、硝普钠等。使用降压药时，须严密监测血压，根据血压情况调节滴速。不要使血压下降幅度过大，以免引起脑出血或胎盘早剥。

目标血压：未并发脏器功能损伤者，收缩压应控制在130～155 mmHg（17.3～20.6 kPa），舒张压应控制在80～105 mmHg（10.7～14 kPa）；并发脏器功能损伤者，收缩压应控制在130～139 mmHg（17.3～18.5 kPa），舒张压应控制在80～89 mmHg（10.7～11.9 kPa）。降压过程要平稳，不可波动过大。为保证子宫胎盘血流灌注，血压不建议低于130/80 mmHg（17.3/10.7 kPa）。

3. 镇静剂　常用的镇静剂有地西泮、冬眠合剂等，有镇静和抗惊厥作用，可用于硫酸镁有禁忌或疗效不明显者，分娩期慎用。使用冬眠合剂期间，嘱孕妇绝对卧床休息，以防因直立性低血压而突然跌倒发生意外。

4. 利尿剂　不主张常规应用，仅用于全身水肿、急性心力衰竭、肺水肿、脑水肿的孕妇。常用的药物有呋塞米、甘露醇等。大量利尿可导致电解质丢失，应监测血电解质及有无血液浓缩、血容量不足的临床表现。

5. 促胎肺成熟 预计 1 周内可能终止妊娠、孕周不足 35 周的孕妇皆应遵医嘱给予糖皮质激素,促进胎儿肺成熟。

(三) 子痫的护理

1. 专人护理 对孕妇进行专人看护、心电监测、电子监测胎心率,详细记录抽搐发作的时间、间歇、持续时间及其他病情和治疗经过,随时观察病情变化。做好皮肤和口腔护理;做好留置导尿护理和会阴护理;记录 24 h 液体出入量。

2. 避免刺激 将孕妇安置在单人病房,保持空气流通、新鲜;保持环境安静,避免声、光及各种刺激;限制探访次数与时间;所有诊疗及护理操作相对集中,协助完成生活护理,做到动作轻柔。

3. 协助医师控制孕妇抽搐 硫酸镁为首选药物,必要时可配合镇静剂使用;产后需继续使用硫酸镁 24～48 h。

4. 保持呼吸道通畅 孕妇处于昏迷或未完全清醒前应禁食、禁水,取头低偏侧位,不给予口服药,宜在抽搐彻底控制、病情稳定后方可进食。子痫发生后给予氧气吸入。备好气管插管及吸引器,及时吸出呼吸道分泌物和呕吐物。

5. 防止受伤 取出义齿,将张口器或缠好纱布的压舌板等用物放于孕妇上、下磨牙间,必要时用舌钳将舌拉出,以免舌后坠、咬伤。床边应加床挡,防止坠床摔伤;抽搐时勿强行按压孕妇肢体。

6. 做好终止妊娠准备 一般情况下,抽搐控制后可考虑终止妊娠,并遵医嘱做好术前准备、抢救母儿准备。

(四) 分娩或终止妊娠护理

子痫前期患者经积极治疗后母儿状况无改善或病情持续进展时,应及时终止妊娠。

1. 终止妊娠时机 ①妊娠高血压、子痫前期患者可期待治疗至 37 周终止妊娠。②重度子痫前期患者:妊娠不足 24 周且经治疗病情不稳定者建议终止妊娠;妊娠 24～28 周者,根据母儿情况及当地客观条件决定是否继续妊娠;妊娠 28～34 周病情不稳定者,经治疗 24～48 h 病情仍加重,促胎肺成熟后应终止妊娠;病情稳定者,可考虑继续妊娠,并建议提前转至早产儿救治能力较强的医疗机构;妊娠≥34 周者应考虑终止妊娠。

2. 终止妊娠的方式 若无剖宫产指征,原则上建议先行阴道试产。经评估后,不能短时间内阴道分娩,在病情有加重可能性的前提下,可采用阴道助产或适当放宽手术指征。

3. 分娩期护理

1) 产程护理 分娩过程中,第一产程应让产妇保持安静并注意休息,密切监测血压、脉搏、尿量、胎心及宫缩情况,密切观察产程进展;进入第二产程后,避免产妇过度用力屏气,做好接产与会阴切开、手术助产准备,尽量缩短第二产程的同时电子监测胎心率、胎动情况;第三产程中,高度重视预防产后出血,在胎儿前肩娩出后立即注射宫缩剂,及时娩出胎盘并按摩宫底、监测血压变化。使用缩宫素时监测血压、宫缩及胎心;严密观察宫缩及出血量,检查胎盘、胎膜的完整性。妊娠高血压疾病孕妇禁用麦角新碱。

2) 剖宫产术前准备 对于严重内出血,并出现休克的孕妇,应立即开放静脉通道,遵医嘱及时输血、输液,吸氧,纠正休克,并做好新生儿的抢救等准备工作。

(五) 产褥期护理

大量硫酸镁治疗的孕妇易发生宫缩乏力性产后出血,应密切观察子宫复旧情况,严防产后出血。加强监测生命体征,尤其是血压,加强会阴护理,防止感染;重度子痫前期孕妇在分娩后 24~48 h 应继续使用硫酸镁,也应预防产后子痫的发生,尽可能安排安静的休息环境。

(六) 心理护理

耐心倾听患者主诉,鼓励孕妇说出自己的感受,了解其心理变化,解除孕妇的顾虑。向孕妇及其家属说明本病的病理过程及转归,解释治疗、护理方法和目的,增强信心,使孕妇心情愉快,积极配合治疗及护理;教会患者自我放松的方法,如听轻音乐、与人交流、倾诉,以减轻紧张、忧虑的情绪。

八、健康宣教

(1) 告知妊娠高血压疾病的相关知识,使孕妇及其家属对该疾病有正确的认识。

(2) 加强孕期检查,注意休息,以左侧卧位为宜。指导孕妇合理均衡饮食,加强自我监护,并指导自数胎动(每天 3 次),掌握自觉症状,发现异常情况及时就诊。

(3) 嘱孕妇养成良好的卫生习惯,保持外阴部的清洁、干燥,必要时使用消毒会阴垫,防止逆行感染。

(4) 对血压尚未正常的孕妇(产妇),应嘱坚持治疗,定期随访,防止病情发展或转为高血压病。

(5) 嘱产妇产后 42 天到医院复诊,了解生殖器官复旧情况。

(6) 帮助孕妇选择合适的避孕方式,应在血压正常后 1~2 年再次妊娠。

九、护理评价

(1) 孕妇病情已得到较好的缓解,能够继续妊娠。

(2) 孕妇情绪稳定,积极配合治疗护理。

(3) 胎儿发育较好。

(4) 胎儿娩出 1 min 的阿普加评分为 8 分。

第五节 胎膜早破及其护理

临产前胎膜自然破裂称为胎膜早破(premature rupture of membranes)。妊娠≥37

周发生者称足月胎膜早破;妊娠<37周发生者称未足月胎膜早破,未足月胎膜早破是导致早产的主要原因之一。胎膜早破发生时孕周越小,则围产儿预后越差。足月单胎胎膜早破发生率为8%;单胎妊娠胎膜早破发生率为2%~4%,双胎妊娠胎膜早破发生率为7%~20%。

一、病因

1. **生殖道感染** 是导致胎膜早破的主要原因,常见病原体如厌氧菌、衣原体、B族链球菌和淋病奈瑟菌等,病原微生物上行侵袭宫颈内口局部胎膜,引起胎膜炎,使胎膜局部张力下降而导致胎膜破裂。

2. **羊膜腔压力升高** 双胎妊娠、羊水过多等导致宫腔压力过高时,覆盖于宫颈内口处的胎膜容易成为薄弱环节而发生破裂。

3. **胎膜受力不均** 胎位异常、头盆不称等情况下,胎儿先露部不能与骨盆入口衔接,前羊膜囊所受压力不均;手术创伤、先天性宫颈组织结构薄弱或宫颈机能不全,前羊膜囊楔入,胎膜受压不均,导致胎膜早破。

4. **营养因素** 孕妇铜、钙、锌及维生素C等营养素缺乏,影响胎膜的胶原纤维、弹力纤维合成,使胎膜抗张能力下降,引起胎膜早破。

5. **其他高危因素** 羊膜腔穿刺不当、妊娠晚期性生活、过度负重或腹部受外力撞击等均有可能引起胎膜早破。

二、对母儿的影响

(一) 对孕妇的影响

1. **感染** 宫内感染的风险随破膜时间延长和羊水量减少程度而增加。

2. **胎盘早剥** 胎膜早破后宫腔压力改变,容易发生胎盘早剥。

3. **剖宫产率增加** 羊水减少导致脐带受压、宫缩不协调和胎儿窘迫,需及时终止妊娠,此时引产不易成功,使剖宫产率增加。

(二) 对围产儿的影响

1. **早产** 未足月胎膜早破是早产的主要原因之一,早产儿的预后与胎膜早破的发生及分娩的孕周密切相关。

2. **感染** 易发生绒毛膜羊膜炎,引起新生儿吸入性肺炎、颅内感染及败血症等。

3. **脐带受压或脱垂** 羊水过多及胎先露未衔接者胎膜破裂时脐带脱垂的风险增高;继发羊水减少,脐带受压,可导致胎儿窘迫。

4. **胎肺发育不良及胎儿受压** 破膜时孕周越小,胎肺发育不良的风险越高。羊水过少程度重、时间长,可出现胎儿受压表现,可导致胎儿骨骼发育异常,如铲形手、弓形腿及胎体粘连等。

三、护理评估

(一) 健康史

评估孕妇有无生殖道感染、胎位异常等诱发胎膜早破的原因,确定孕妇妊娠周数及破膜时间,是否出现宫缩及有无感染征象。

(二) 身心状况

1. 身体评估　胎膜早破典型症状是孕妇突感较多液体自阴道流出,孕妇主诉阴道流液或外阴湿润,增加腹压时阴道流液量增多。足月胎膜早破时检查触不到前羊膜囊,上推胎儿先露时阴道流液量多,可见胎脂和胎粪。评估母儿状况,包括了解胎儿大小及成熟度,有无胎儿窘迫、绒毛膜羊膜炎、脐带脱垂及胎盘早剥等。

绒毛膜羊膜炎的诊断:①母体体温≥38 ℃;②阴道分泌物异味;③胎心率增快(胎心率基线≥160 次/分)或母体心率增快(心率≥100 次/分);④母体外周血白细胞计数≥15×10⁹/L;⑤子宫呈激惹状态、宫体有压痛。母体体温升高的同时,伴有上述②～⑤任何一项表现即可诊断。

2. 心理-社会评估　孕妇及家属因担心胎儿安危而出现紧张、焦虑情绪。

(三) 相关检查

1. 阴道液 pH 值测定　正常妊娠阴道液 pH 值为 4.5～6.0,羊水 pH 值为 7.0～7.5,阴道液 pH 值≥6.5 时支持胎膜早破的诊断,但血液、尿液、宫颈黏液、精液及细菌污染可出现假阳性结果。

2. 阴道液涂片检查　可观察到羊齿植物状结晶为羊水,但需注意精液和宫颈黏液可造成假阳性结果。

3. 羊水检查　超声引导下羊膜腔穿刺,抽取羊水进行羊水涂片革兰氏染色检查、白细胞计数、细菌培养等可辅助诊断绒毛膜羊膜炎,但临床较少使用。

4. 宫颈阴道液实验室检查　胰岛素样生长因子结合蛋白-1(IGFBP-1)、可溶性细胞间黏附分子-1(sICAM-1)、胎盘 α 微球蛋白-1(PAMG-1)测定。以上生化指标检测不受精液、尿液、血液或阴道感染的影响,对诊断胎膜早破均具有较高的敏感性和特异性。

5. 其他　窥阴器检查可见液体自宫颈口内流出,有时可见后穹隆液池形成。超声检查可测量羊水深度,评估羊水量较破膜前减少。

四、护理诊断

1. 潜在并发症　脐带脱垂、胎盘早剥、早产。
2. 感染风险　与胎膜破裂后下生殖道病原体侵袭造成宫内感染有关。
3. 焦虑　与担心胎儿安危有关。

五、预期目标

（1）经过正确应对处理，未发生脐带脱垂、胎盘早剥等问题，母儿结局良好。

（2）孕妇住院期间未发生因护理不当导致的生殖系统感染。

（3）经过正确的疾病知识宣教，孕妇及其家属焦虑情绪得到有效缓解，并能积极配合治疗。

六、护理措施

根据孕妇孕周大小、有无感染发生、胎儿宫内状态等综合分析，制订合理的处理方案，采取相应的治疗护理措施。

（一）一般护理

指导孕妇注意休息，胎先露尚未衔接者应绝对卧床，预防脐带脱垂的发生。告知孕妇应避免腹压增加的动作，治疗与护理时动作轻柔，减少腹部刺激。协助做好生活护理，满足孕妇基本生活需求。

（二）病情观察

动态监测孕妇体温、心率、宫缩、阴道流液量和性状，定期复查血常规、羊水量、超声检查和胎心监护，密切监测胎心变化和胎动情况，确定有无脐带脱垂、绒毛膜羊膜炎、胎儿窘迫和胎盘早剥等并发症发生。

（三）预防感染

每日会阴擦洗 2 次，勤换会阴垫，保持外阴清洁。随着破膜时间延长，宫内感染风险增加，破膜时间超过 12 h 者遵医嘱预防性使用抗生素，同时尽量避免不必要的肛门检查和阴道检查。

（四）治疗配合

1. 足月胎膜早破　破膜后孕妇多自然临产，若未临产，在排除其他并发症且无剖宫产指征者，在破膜后 12 h 内积极引产终止妊娠。根据终止妊娠的方式不同，积极配合做好相应准备，建立静脉通路，剖宫产孕妇还须做好备皮、交叉配血试验、皮试等术前准备及新生儿复苏准备。

2. 未足月胎膜早破　根据孕周、母儿情况、当地新生儿救治水平及孕妇及其家属意愿综合决策。如果终止妊娠的益处大于期待治疗，则应考虑终止妊娠。

1）引产　妊娠<24 周者，胎儿存活率极低、母儿感染风险大，应及时终止妊娠；妊娠 24～27^{+6} 周者，此期孕妇保胎时间长、风险大，应充分告知孕妇及其家属，结合孕妇及其家属的意愿以及新生儿抢救能力等，选择期待治疗或终止妊娠。

2）期待疗法　妊娠 28～33^{+6} 周者，无继续妊娠禁忌，可采取期待治疗，尽量延长孕周至 34 周。选择期待疗法的孕妇，应密切监测母儿状况。妊娠<32 周者，遵医嘱给予硫酸镁静脉滴注，保护胎儿神经系统，预防早产儿脑瘫的发生；妊娠<34 周者，遵医

嘱给予宫缩抑制剂48 h;妊娠<35周者,遵医嘱予地塞米松或倍他米松肌内注射促进胎肺成熟;遵医嘱予抗生素预防感染。

3) 终止妊娠　妊娠34~36^{+6}周者;无论任何孕周,明确诊断的绒毛膜羊膜炎、胎儿窘迫和胎盘早剥等不宜继续妊娠者。

（五）心理护理

提供全面的心理护理,主动做好沟通,鼓励孕妇表达内心真实想法以利于抒发情绪,针对孕妇及其家属的疑问,应予以充分的解释,促进其对疾病知识的了解并主动配合治疗护理,缓解孕妇及其家属紧张、焦虑情绪。

七、健康宣教

（1）指导孕妇注意休息,告知正确的休息体位,预防脐带脱垂的发生。

（2）指导孕妇加强营养,保持外阴清洁,积极配合治疗,预防感染的发生。

（3）加强围产期卫生宣教与指导,积极预防和治疗生殖道感染。孕期避免重体力活动以免腹压突然增加,饮食合理,营养均衡,补充足量的维生素、钙、铜及锌等营养素。对于宫颈功能不全者,指导孕妇于妊娠12~14周行宫颈环扎术。

八、护理评价

（1）孕妇未发生脐带脱垂等并发症,母儿结局良好。

（2）孕妇未发生感染。

（3）孕妇焦虑情绪有所缓解。

▶ 在线课程6-2　胎膜早破

第六节　胎盘早剥及其护理

胎盘早剥(placental abruption)指妊娠20周后正常位置的胎盘在胎儿娩出前,部分或全部从子宫壁剥离,发病率约为1%。此病发展迅猛,若处理不及时可危及母儿生命,属于妊娠晚期严重并发症。

一、病因

胎盘早剥的确切发病机制不清,考虑与下述因素有关:

1. 血管病变　妊娠高血压疾病尤其是重度子痫前期、慢性高血压、慢性肾脏疾病或全身血管病变的孕妇,可并发胎盘早剥。妊娠合并上述疾病时,底蜕膜螺旋小动脉痉挛或硬化,引起远端毛细血管变性坏死甚至破裂出血,血液在底蜕膜与胎盘之间形成血肿,导致胎盘与子宫壁分离。此外,妊娠中、晚期或临产后,妊娠子宫压迫下腔静脉,回心血量减少,血压下降,子宫静脉淤血,静脉压突然升高,蜕膜静脉床淤血或破裂形成胎盘后血肿,导致胎盘与子宫壁部分或全部剥离。

2. 机械性因素　外伤,尤其是腹部钝性创伤会导致子宫突然拉伸或收缩而诱发胎盘早剥。一般发生于外伤后 24 h 内。脐带过短(<30 cm)或因脐带绕颈、绕体相对过短时,分娩过程中胎儿下降牵拉脐带;羊膜腔穿刺刺破前壁胎盘附着处血管,胎盘后血肿形成引起胎盘剥离。

3. 宫腔内压力骤减　未足月胎膜早破;双胎妊娠分娩时,第一胎儿娩出过快;羊水过多时,人工破膜后羊水流出过快,宫腔内压力骤减,子宫骤然收缩,胎盘与子宫壁发生错位而剥离。

4. 其他因素　包括吸烟、营养不良、吸毒、绒毛膜羊膜炎、孕妇有血栓形成倾向,当胎盘附着部分存在子宫肌瘤等异常时也可发生胎盘早剥。此外,高龄多产、有胎盘早剥史的孕妇再次发生胎盘早剥的危险性比无胎盘早剥史者明显增高。

二、病理生理变化

胎盘早剥分为显性剥离(revealed abruption)、隐性剥离(concealed abruption),主要为底蜕膜出血、形成血肿,使该处胎盘自子宫壁剥离。若剥离面积小,血液易凝固而出血停止,临床可无症状或症状轻微。若继续出血,胎盘剥离面也随之扩大,形成较大胎盘后血肿,血液可冲开胎盘边缘及胎膜经宫颈管流出,称为显性剥离(图 6-6)。如胎盘边缘或胎膜与子宫壁未剥离,或胎头进入骨盆入口压迫胎盘下缘,使血液积聚于胎盘与子宫壁之间而不能外流,故无阴道流血表现,称为隐性剥离(图 6-7)。当隐性剥离内出血严重时,胎盘后血肿压力越来越大,血液可浸润子宫肌层引起肌纤维分离、断裂、变性,血液浸入浆膜层时,子宫表面呈现紫蓝色瘀斑,以胎盘附着处明显,称为子宫胎盘卒中(uteroplacental apoplexy),又称为库弗莱尔子宫(Couvelaire uterus)。有时血液尚可透过羊膜渗入羊水中,形成血性羊水。剥离处的胎盘绒毛和蜕膜可释放组织凝血活酶,进入母体血液循环,激活凝血系统而引起 DIC,造成肺、肾等脏器缺血和多器官功能障碍。

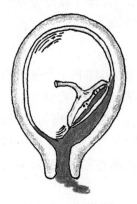

图6-6　显性剥离

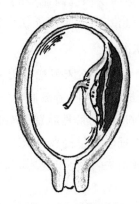

图6-7　隐性剥离

三、并发症

1. **胎儿宫内死亡** 如胎盘早剥面积大,出血多,胎儿可因缺血、缺氧而死亡。

2. **DIC** 胎盘早剥是妊娠期发生凝血功能障碍最常见的原因,约 1/3 伴有死胎发生。临床表现为皮肤、黏膜及注射部位出血,阴道流血不凝或凝血块较软,甚至发生血尿、咯血和呕血。一旦发生 DIC,孕妇病死率较高,应积极预防。

3. **失血性休克** 无论显性或隐性剥离,出血量多时可致休克。发生子宫胎盘卒中时,子宫收缩受影响可致严重产后出血,凝血功能障碍也是导致出血的原因,若并发 DIC,产后出血难以纠正,可引起休克、多脏器功能衰竭、脑垂体及肾上腺皮质坏死,导致希恩综合征的发生。

4. **急性肾衰竭** 胎盘早剥大量出血使肾脏灌注严重受损,导致肾皮质或肾小管缺血坏死。且胎盘早剥多伴发妊娠高血压疾病、慢性高血压、慢性肾脏疾病等,肾内小动脉痉挛,肾小球前小动脉极度狭窄,肾脏缺血,进而出现急性肾衰竭。

5. **羊水栓塞** 胎盘早剥时羊水可经剥离面开放的子宫血管进入母亲的血液循环,触发羊水栓塞。

四、对母儿的影响

胎盘早剥可使孕妇剖宫产、贫血、产后出血、DIC 的发生率升高。出血可引起胎儿急性缺氧,造成新生儿窒息率、早产率和胎儿宫内病死率明显升高。围产儿病死率约为 11.9%,是无胎盘早剥者的 25 倍。更为严重的是,胎盘早剥新生儿还可遗留显著神经系统发育缺陷等后遗症。

五、护理评估

(一) 健康史

患者在妊娠晚期或临产时突然发生腹部剧烈疼痛,应引起高度重视。护士应结合患者有无妊娠高血压疾病或高血压病史、胎盘早剥史、慢性肾炎等血管病变史,妊娠晚期是否长时间仰卧位、有无腹部外伤史等,进行全面评估。

(二) 身心状况

1. **身体评估** 典型临床表现是阴道流血、腹痛,可伴有子宫张力增高和子宫压痛,尤以胎盘剥离处最明显。阴道流血特征为陈旧不凝血,但出血量往往与疼痛程度、胎盘剥离程度不一定符合,尤其是后壁胎盘的隐性剥离。早期表现通常以胎心率异常为首发变化,宫缩间歇期子宫呈高张状态,胎位触诊不清。病情严重者子宫呈板状,压痛明显,胎心率改变或消失,甚至出现恶心、呕吐、出汗、面色苍白、脉搏细弱、血压下降等休克征象。

在临床上推荐按照胎盘早剥的 Page 分级标准评估病情的严重程度(表 6-2)。

表 6 - 2　胎盘早剥的 Page 分级标准

分级	标　　准
0 级	分娩后回顾性产后诊断
Ⅰ级	外出血,子宫软,无胎儿窘迫
Ⅱ级	胎儿窘迫或胎死宫内
Ⅲ级	产妇出现休克症状,伴或不伴 DIC

出现胎儿宫内死亡的患者胎盘剥离面积常超过 50%;接近 30%的胎盘早剥会出现凝血功能障碍。

2. 心理-社会评估　胎盘早剥患者入院时情况通常比较危急,多需手术治疗,且预后未知,患者及其家属常常感到高度紧张和恐惧,对病情不能理解。

(三) 相关检查

1. 超声检查　可协助了解胎盘的部位及胎盘早剥的类型,并可明确胎儿大小及存活情况。需要注意的是,超声检查阴性结果不能完全排除胎盘早剥,尤其是胎盘附着在子宫后壁时。

2. 电子胎心监护　协助判断胎儿的宫内状况,电子胎心监护可出现胎心基线变异消失、变异减速、晚期减速、正弦波形及胎心率缓慢等。

3. 实验室检查　包括全血细胞计数、血小板计数、凝血功能、肝肾功能及电解质检查等。

　在线课程 6 - 3　胎盘早剥的护理评估

六、护理诊断

1. 疼痛　与胎盘后积血刺激子宫平滑肌收缩有关。
2. 潜在并发症　失血性休克、DIC 等。
3. 胎儿受伤风险　胎盘剥离面积大可导致胎儿窘迫、死产。
4. 恐惧　与胎盘早剥起病急、进展快、危及母儿生命有关。

七、预期目标

(1) 产妇疼痛减轻或消失。
(2) 产妇出血性休克得到控制,未发生凝血功能障碍等并发症。
(3) 处理及时,未发生胎儿窘迫、死产。
(4) 向产妇及其家属讲解对本病的处理原则后,产妇情绪稳定,积极配合治疗。

八、护理措施

胎盘早剥是一种妊娠晚期严重危及母儿生命的并发症,积极预防非常重要。护士应使患者接受产前检查,对妊娠高血压疾病、慢性高血压、肾脏疾病患者,应加强妊娠期管理并积极治疗;指导产妇养成良好的生活习惯;鼓励患者做适量的活动,避免长时间仰卧位及腹部外伤;对高危患者不主张行外倒转术;行外倒转术纠正胎位时,动作应轻柔;羊膜腔穿刺应在超声引导下进行,以免误穿胎盘等;人工破膜应在宫缩间歇期进行,减缓羊水流出的速度。对于已诊断为胎盘早剥的患者,护理措施如下。

(一) 一般护理

(1) 绝对卧床休息,安排合适体位,轻症者取左侧卧位,休克取平卧位,积极纠正休克。

(2) 加强营养及会阴护理,及时更换消毒会阴垫,保持会阴清洁,防止感染。新生儿存活者,根据患者的身体状况给予母乳喂养指导。死产者及时采取退乳措施,可在分娩后尽早服用大剂量雌激素,少饮汤类。

(二) 病情观察

(1) 观察产妇的阴道流血量、腹痛情况及伴随症状。重点注意宫底高度、子宫压痛、子宫壁的紧张度及在宫缩间歇期能否松弛。

(2) 连续监测胎心以判断胎儿宫内情况,注意胎动变化,观察产程进展。对于有外伤史的产妇,疑有胎盘早剥时,应连续胎心监护,以早期发现胎盘早剥。

(3) 严密监测产妇神志、面色、心率、血压、呼吸、尿量等全身情况,正确记录出入量。

(4) 观察有无皮下、黏膜或注射部位出血,子宫出血不凝等凝血功能障碍的表现;观察有无少尿、无尿等急性肾衰竭的表现。一旦发现上述症状,及时报告医师并配合处理。

(三) 治疗护理

治疗原则为早期识别、积极处理休克、及时终止妊娠、控制 DIC、减少并发症。

1. **纠正休克** 监测孕妇生命体征,改善一般情况。护士应迅速开放静脉通路、吸氧、保暖、遵医嘱输液、输血,迅速补充血容量。

2. **终止妊娠** 一旦确诊Ⅱ、Ⅲ级胎盘早剥应及时终止妊娠。根据孕妇病情轻重、胎儿宫内状况、产程进展、胎产式等,决定终止妊娠的方式。立即配合做好阴道分娩或即刻手术的相关准备工作,积极备好新生儿抢救器材。

3. **防治并发症** 胎儿娩出后应立即给予子宫收缩药物,如缩宫素、前列腺素制剂、麦角新碱等促进胎盘剥离,预防产后出血。注意预防 DIC 的发生。未发生出血者,产后仍应加强生命体征的观察,预防晚期产后出血的风险。凝血功能障碍者应迅速终止妊娠、阻断促凝物质继续进入患者的血液循环,同时纠正凝血机制障碍,补充血容量和凝血因子,也可酌情输入冷沉淀,补充纤维蛋白原。若患者 24 h 尿量＜30 ml 或无尿(＜100 ml),提示血容量不足,应及时补充血容量;若每小时尿量＜17 ml,在血容量已补足基础上可给予呋塞米 20～40 mg 静脉注射,必要时重复用药。注意维持电解质及酸碱平衡。经上述处理后,短期内尿量不增且血清尿素氮、肌酐、血钾水平进行性升高,二氧化碳结合力下降,提示肾衰竭可能性大。出现尿毒症时,应及时行血液透析治疗。

(四)心理支持

(1)护士在采取快速、积极的抢救及护理措施的同时,向患者及其家属讲述胎盘早剥的相关知识,解释病情,说明治疗方案。

(2)允许患者及其家属表达心理感受,给予心理上的支持,使其缓解紧张、恐惧的心理,能有效配合各项急救治疗及护理。

九、健康教育

(1)加强产前检查,做好孕期保健。

(2)及时治疗妊娠高血压疾病、慢性高血压、慢性肾病等疾病。

(3)妊娠晚期避免仰卧位及腹部外伤。

(4)产褥期注意加强营养,保持会阴清洁。

十、护理评价

(1)通过治疗及护理,患者腹痛消失。

(2)患者未发生失血性休克等并发症。

(3)患者分娩顺利,新生儿平安出生。

(4)患者恐惧心理有所缓解,配合治疗护理。

第七节　前置胎盘及其护理

正常妊娠时,胎盘附着于子宫体部的前壁、后壁或侧壁。妊娠 28 周后,若胎盘附着于子宫下段,甚至胎盘下缘达到或覆盖宫颈内口,其位置低于胎先露部,称为前置胎盘(placenta previa)。前置胎盘是妊娠晚期严重并发症之一,也是妊娠晚期出血的主要原因之一。若处理不当可危及孕妇和胎儿的生命。

一、病因

目前,前置胎盘的病因尚不清楚,可能与以下因素有关。

1. **子宫内膜病变或损伤**　多次流产或刮宫、多产、产褥期感染、剖宫产、子宫手术史、盆腔炎等因素为子宫内膜损伤引发前置胎盘的常见因素。当受精卵着床时,子宫蜕膜血管形成不良,胎盘血供不足,为了能摄取足够的营养,致使胎盘扩大面积,延伸至子宫下段。瘢痕子宫可妨碍胎盘在妊娠晚期向上迁移,增加前置胎盘的可能性。

2. **胎盘异常**　多胎妊娠时前置胎盘的发生率高于单胎妊娠;胎盘位置正常而副胎

盘位于子宫下段接近子宫内口而发生前置胎盘；胎盘面积过大和膜状胎盘大而薄延伸到子宫下段。

3. 受精卵滋养层发育迟缓　受精卵到达子宫腔后，滋养层尚未发育到着床阶段，而受精卵继续下移，着床于子宫下段形成前置胎盘。

4. 辅助生育技术　由于受精卵的体外培养和人工植入，同时促排卵药物使体内性激素水平改变，由此造成子宫内膜与胚胎发育不同步，人工植入时可诱发宫缩，导致其着床于子宫下段。

二、分类

按胎盘下缘与宫颈内口的关系，前置胎盘可分为以下 4 种类型（图 6-8）。

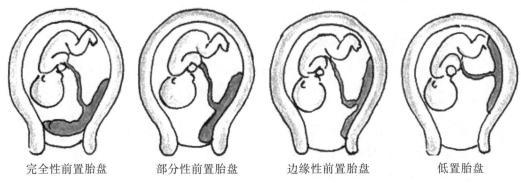

完全性前置胎盘　　　部分性前置胎盘　　　边缘性前置胎盘　　　低置胎盘

图 6-8　前置胎盘的类型

1. 完全性前置胎盘（complete placenta previa）　又称中央性前置胎盘（central placenta previa），即胎盘组织完全覆盖宫颈内口。

2. 部分性前置胎盘（partial placenta previa）　胎盘组织部分覆盖宫颈内口。

3. 边缘性前置胎盘（marginal placenta previa）　胎盘附着于子宫下段，边缘达到但不超过子宫颈内口。

4. 低置胎盘（low-lying placenta）　胎盘附着于子宫下段，边缘距宫颈内口＜2 cm。

拓展阅读6-3　凶险性前置胎盘

三、对母儿的影响

1. 产后出血　当子宫切口无法避免附着于前壁的胎盘时，出血量明显增多。胎儿娩出后，子宫下段肌组织菲薄，收缩力差，附着于此处的胎盘不易完全剥离；一旦剥离，因开放的血窦不易关闭，常发生产后出血，量多且不易控制。

2. 植入性胎盘　子宫下段蜕膜发育不良，胎盘绒毛穿透底蜕膜，侵入子宫肌层，使胎盘剥离不全而发生产后出血。

3. 产褥感染　细菌经阴道上行侵入靠近宫颈外口的胎盘剥离面，同时多数产妇因反复失血而导致贫血,造成免疫力下降,容易发生产褥期感染。

4. 围产儿预后不良 出血量多可导致胎儿窘迫,甚至缺氧死亡。治疗性早产率增加,低出生体重发生率和新生儿病死率高。

拓展阅读6-4 胎盘植入

四、护理评估

(一)健康史

评估孕妇有无剖宫产史、子宫内膜炎等引起前置胎盘的常见因素。

(二)身心状况

1. 身体评估 前置胎盘的典型症状为妊娠晚期或临产时,突然发生无诱因、无痛性反复阴道流血。妊娠晚期子宫下段逐渐伸展或临产后子宫颈管消失而成为软产道的一部分,但附着于子宫下段或宫颈内口的胎盘不能相应地伸展,以致前置部分的胎盘与宫壁发生错位分离,使血窦破裂而出血。初次出血量不多,但不排除初次出血即发生致命性大出血而导致休克的可能性。由于子宫下段不断伸展,反复多次或大量出血,可导致孕妇出现贫血,甚至发生失血性休克。

2. 心理-社会评估 孕妇及其家属可因突然发生的阴道出血而感到恐慌、焦虑,既担心自身健康,又担心胎儿的安危。

(三)相关检查

1. 腹部检查 子宫软,无压痛,大小与妊娠周数相符。胎先露高浮而并发胎位异常,以臀先露较为多见。当前置胎盘附着于子宫前壁时,可在耻骨联合上方闻及胎盘杂音。临产时,宫缩为阵发性,间歇期子宫完全松弛。

2. 超声检查 是诊断前置胎盘的主要依据,可清楚地显示子宫壁、胎盘、胎先露部及宫颈的位置,根据胎盘下缘与宫颈内口的关系,确定前置胎盘的类型。超声检查前置胎盘时需注意孕周,子宫下段的形成增加了宫颈内口与胎盘边缘之间的距离,原附着在子宫下段的胎盘可随宫体上移而改变为正常胎盘。妊娠中期超声检查发现前置胎盘者,应称为胎盘前置状态。临床处理前以最后一次检查结果确定其类型。

五、护理诊断

1. 潜在并发症 失血性休克。
2. 感染风险 与前置胎盘剥离面靠近宫颈口,细菌易经阴道上行感染有关。
3. 恐惧 与突然出血,担心孕妇和胎儿的安危有关。

六、预期目标

(1)经过积极治疗,孕妇出血得到控制,血红蛋白不再下降。
(2)住院期间无感染征象。

（3）经过责任护士向孕妇及其家属讲解对本病的观察、处理原则后，孕妇情绪稳定，积极配合期待疗法。

七、护理措施

前置胎盘的处理原则为抑制宫缩、止血、纠正贫血、预防感染和适时终止妊娠。根据孕妇的一般情况、孕周、胎儿成熟度及出血量等综合分析，采取不同的处理方式及相应的护理措施。

（一）期待疗法

期待疗法适用于妊娠不足 36 周，阴道出血量不多，孕妇全身状况较好，胎儿存活者。目的是保证孕妇安全的前提下使胎儿尽可能接近足月，提高胎儿存活率。主要采取以下护理措施。

1. 卧床休息，减少刺激　孕妇需住院，绝对卧床休息，以左侧卧位为宜。间断吸氧，以提高胎儿血氧供应。为避免刺激，减少出血，医护人员对孕妇应禁做阴道检查及肛门检查。

2. 加强营养指导　孕妇摄取富含高蛋白、含铁丰富的食物，如动物肝脏、豆类、绿叶蔬菜等，纠正贫血，增强抵抗力。

3. 严密观察病情变化　监测孕妇生命体征及胎儿宫内情况，严密观察孕妇阴道流血时间、量、色。发现异常及时报告医师并配合处理。

4. 治疗护理　对于有早产风险的孕妇，遵医嘱使用宫缩抑制剂，防止因宫缩引起的进一步出血；妊娠<35 周有早产风险时，遵医嘱用药促胎肺成熟。

（二）终止妊娠

终止妊娠适用于入院时发生失血性休克者，或期待疗法中发生大出血或妊娠已接近足月者。剖宫产术是处理前置胎盘的主要手段。阴道分娩适用于边缘性前置胎盘、低置胎盘，胎先露为头位、临产后产程进展顺利并估计能在短时间内结束分娩者。

1. 积极做好术前准备　嘱孕妇去枕侧卧，开放静脉通路，做好交叉配血试验、备皮、皮试等术前准备。

2. 预防产后出血　孕妇术后回到病房，护士应严密观察其生命体征及阴道流血情况，遵医嘱及早应用宫缩剂，防止产后出血。

3. 预防产后感染　做好会阴护理，每日 2 次；及时更换会阴垫；保持会阴部清洁、干燥。

（三）心理护理

为孕妇提供全面心理支持。对期待疗法的孕妇，应加强对疾病的宣教，使孕妇正确对待疾病的发生和发展，消除恐惧心理。

八、健康宣教

（1）指导孕妇注意休息、加强营养、纠正贫血。

（2）预防产后出血和感染的发生。

九、护理评价

（1）孕妇未发生失血性休克。

（2）孕妇未发生感染。

（3）孕妇恐惧心理有所缓解。

第八节 早产及其护理

早产（premature birth）是指妊娠满28周但不足37周期间分娩。此时娩出的新生儿称为早产儿（preterm infant）。早产儿各器官发育尚不够健全，出生孕周越小，体重越轻，预后越差。早产占分娩总数5%～15%。出生1岁以内死亡的婴儿约2/3为早产儿。随着早产儿的治疗及监护手段不断进步，其生存率明显提高。有些国家已将早产时间下限定义为妊娠24周或20周。

早产可分为自发性早产和治疗性早产。自发性早产又可分为胎膜完整早产和未足月胎膜早破早产。

一、病因

1. 感染　如下生殖道和泌尿系感染、宫内感染、全身感染等，可因高热及炎性物质刺激子宫平滑肌收缩而诱发早产。

2. 胎膜因素　绒毛膜羊膜炎、头盆不称致胎膜受力不均、宫颈内口松弛对胎膜支持力不够、胎膜发育不良等，均易致胎膜早破引起早产。

3. 宫腔内压力过大　多胎妊娠、羊水过多、子宫畸形、子宫肌瘤、剧烈咳嗽、排便困难、重体力劳动等，可直接或间接使宫内压力增加，导致胎膜早破诱发早产。

4. 治疗性早产　严重妊娠期疾病，如前置胎盘、胎盘早剥、妊娠高血压疾病、妊娠合并心脏病等，由于母体或胎儿的健康原因不允许继续妊娠，在妊娠未满37周时采取引产或剖宫产终止妊娠。

5. 其他因素　重大精神创伤、吸烟、酗酒、营养不良、子宫畸形、宫颈功能不全、辅助生殖技术受孕、性交等也与早产有关。

二、预测

早产的先兆表现缺乏特异性，难以识别真假早产，容易造成过度诊断和过度治疗。另有些早产发生之前并没有明显的临床表现，容易漏诊。因此，有必要对有高危因素的孕妇进行早产预测以评估早产的风险。

1. 经阴道超声测定宫颈长度　妊娠24周前宫颈长度<25 mm，或宫颈内口漏斗形

成伴有宫颈缩短,提示早产风险增大。尤其是对宫颈长度<15 mm 和>30 mm 的阳性和阴性预测价值更大。

2. 宫颈分泌物生化检测　超声检测宫颈长度为 20~30 mm,对早产的预测价值还不确定,可进一步做宫颈分泌物的生化指标检测,以提高预测的准确性,尤其是对没有明显早产临床表现的孕妇。检测指标包括胎儿纤维连接蛋白、磷酸化胰岛素样生长因子结合蛋白 1、胎盘 α_1 微球蛋白,其中胎儿纤维连接蛋白的阴性预测价值更大。

三、护理评估

(一) 健康史

仔细询问孕产史;询问末次月经时间,确认孕周;详细评估可致早产的高危因素,如有无胎膜早破、下生殖道感染、创伤及性交、妊娠高血压疾病等病史,有无吸烟、酗酒等不良嗜好。

(二) 身心状况

1. 身体评估　通过检查,评估有无先兆早产及早产临产的临床表现。临床上早产可分为先兆早产和早产临产两个阶段。先兆早产指有规则或不规则宫缩,伴有宫颈管进行性缩短。早产临产需符合下列条件:①出现规律宫缩(20 min 内宫缩≥4 次,或 60 min 内宫缩≥8 次),伴有宫颈的进行性改变;②宫颈扩张≥1 cm;③宫颈管消退≥80%。诊断早产一般并不困难,但应与妊娠晚期出现的生理性宫缩相鉴别。生理性宫缩一般不规则、无痛感,且不伴有宫颈管缩短和宫口扩张等改变,也称假早产。

2. 心理-社会评估　早产症状的出现,打乱了孕妇原有的生活规律和计划,孕妇及其家属担心早产会影响胎儿出生后的生存和健康,孕妇表现出恐惧、焦虑,甚至自责。

四、护理诊断

1. 焦虑　与担心早产儿的预后有关。
2. 新生儿受伤风险　与早产儿各器官发育不成熟有关。

五、预期目标

(1) 新生儿不发生并发症或已有并发症好转。
(2) 产妇建立照顾早产儿的信心,并学会照顾早产儿。

六、护理措施

(一) 一般护理

孕妇适当休息,宫缩较频繁但宫颈无改变者,不必卧床和住院,只需适当降低活动的强度和避免长时间站立即可;宫颈已有改变的先兆早产者,可住院并注意休息;已早产临产者,需住院治疗,应卧床休息。取左侧卧位,减少自发性宫缩,增加子宫胎盘的血流量。保持室内空气流通,温度、相对湿度适宜。多食新鲜蔬菜及水果,防止便秘。

(二) 病情观察

(1) 先兆早产时,应重视孕妇的主诉,观察体温、脉搏、宫缩、胎心情况。观察孕妇用药后的疗效,发现异常及时报告医师,并正确处理与护理。

(2) 早产临产时,应严密观察孕妇宫缩、胎心及产程进展,生命体征及全身情况;了解有无胎儿窘迫,发现异常配合医师积极处理。

(三) 治疗护理

若胎膜完整,在母儿情况允许时尽量保胎至 34 周,监护母儿情况,适时停止早产的治疗。早产不可避免时,应尽力提高早产儿的存活率,减少并发症的发生。

1. **促胎肺成熟治疗**　妊娠<35 周,1 周内有可能分娩的孕妇,应使用糖皮质激素促胎儿肺成熟。方法:地塞米松 6 mg 肌内注射,每 12 h 一次,共 4 次;或倍他米松 12 mg,肌内注射,24 h 后再重复一次。如果用药后超过 2 周,仍存在妊娠<34 周早产可能者,可重复一个疗程。

2. **抑制宫缩治疗**　先兆早产患者通过适当控制宫缩,能延长妊娠时间;对早产临产患者,宫缩抑制剂虽不能阻止早产分娩,但可能延长妊娠 3～7 d,为促胎肺成熟治疗和宫内转运赢得时机。常用的宫缩抑制剂如下。

1) 钙通道阻滞剂　可选择性减少慢通道钙离子内流、干扰细胞内钙离子浓度、抑制子宫收缩。常用药物为硝苯地平,起始剂量为 20 mg,然后每次 10～20 mg,口服,每日 3～4 次,根据宫缩情况调整。用药过程中应密切注意孕妇心率及血压变化。已用硫酸镁者可引起严重低血压,应慎用。

2) 前列腺素合成酶抑制剂　能抑制前列腺素合成酶,减少前列腺素合成或抑制前列腺素释放,从而抑制宫缩。因其可通过胎盘,大剂量长期使用可使胎儿动脉导管提前关闭,导致肺动脉高压;且有使肾血管收缩,抑制胎尿形成,使肾功能受损,羊水减少的严重不良反应,此类药物已较少应用,必要时仅在妊娠 32 周前短期选用。常用药物为吲哚美辛,初始剂量 50～100 mg,经阴道或直肠给药,也可口服。然后每 6 h 予 25 mg 维持 48 h。用药过程中须密切监测羊水量及胎儿动脉导管血流。

3) β 肾上腺素能受体激动剂　为子宫平滑肌细胞膜上的 β_2 受体兴奋剂,可抑制子宫平滑肌收缩。其不良反应较明显,主要有母儿心率增快、心肌耗氧量增加、血糖升高、水钠潴留、血钾降低等,病情严重者可出现肺水肿、心力衰竭,危及孕妇生命。故对合并心脏病、高血压、未控制的糖尿病并发重度子痫前期、明显产前出血等孕妇慎用或禁用。用药期间需密切监测生命体征和血糖情况。常用药物有利托君。用药期间需密切观察孕妇主诉及心率、血压、宫缩变化,并限制静脉输液量(每日不超过 2 000 ml),以防肺水肿。若患者心率>120 次/分,应减少滴速;心率>140 次/分,应停药;出现胸痛,应立即停药并行心电监护。长期用药者应监测血钾、血糖、肝功能和超声心动图。

4) 阿托西班　是一种缩宫素的类似物,通过竞争子宫平滑肌细胞膜上的缩宫素受体,抑制由缩宫素所诱发的子宫收缩,其抗早产的效果与利托君相似,但其不良反应轻微,无明确禁忌证。用法:起始剂量为 6.75 mg,静脉注射 1 min;继之每小时 18 mg 静脉滴注,维持 3 h;接着每小时 6 mg 低剂量缓慢滴注,最长达 45 h。

5) 硫酸镁　镁离子直接作用于子宫平滑肌细胞,使平滑肌松弛,抑制子宫收缩。长时间大剂量使用硫酸镁可引起胎儿骨骼脱钙。因此,硫酸镁用于早产治疗尚有争议。硫酸镁可以降低妊娠 32 周前早产儿的脑瘫风险和严重程度,推荐妊娠 32 周前早产者常规应用硫酸镁作为胎儿中枢神经系统保护剂。用法:硫酸镁 4~5 g 静脉注射或快速滴注,随后每小时 1~2 g 缓慢滴注 12 h,一般用药时间不超过 48 h。用药过程中注意膝反射、呼吸、尿量。一旦出现不良反应,应立即停药,并遵医嘱静脉注射葡萄糖酸钙 10 mg 解毒。

3. 控制感染　感染是早产的重要原因之一,应对未足月胎膜早破、先兆早产和早产临产孕妇做阴道分泌物细菌学检查(包括 B 族链球菌)。阳性者选用对胎儿安全的抗生素;对胎膜早破早产者,破膜超过 12 h 应预防性使用抗生素,同时尽量避免频繁的阴道检查。

4. 适时停止早产的治疗　下列情况,须终止早产治疗:①宫缩进行性增强,经过治疗无法控制者;②有宫内感染者;③衡量利弊,继续妊娠对母儿的危害大于胎肺成熟对胎儿的好处时;④妊娠≥34 周,若无母儿并发症,应停用宫缩抑制剂,顺其自然,不必干预,继续监测母儿情况。协助医师选择合理的分娩方式,提高早产儿存活率。早产儿耐受力低,易出现胎儿窘迫及新生儿窒息、颅内出血、呼吸窘迫综合征等并发症,预后可能不良,分娩前应告知家属,分娩方式应征求家属同意。

5. 产时处理与分娩方式

(1) 早产儿尤其是妊娠<32 周的早产儿需要良好的新生儿救治条件,有条件者应提早转运到有早产儿救治能力的医院分娩。

(2) 大部分早产儿可经阴道分娩,应充分做好接产及早产儿保暖和复苏的准备。分娩镇痛以硬脊膜外阻滞麻醉镇痛相对安全;慎用吗啡、哌替啶等抑制新生儿呼吸中枢的药物;产程中密切监护胎儿状况;不提倡常规会阴切开,也不支持使用没有指征的产钳助产术;对臀位特别是足先露者应根据当地早产儿救治条件,权衡剖宫产利弊,因地制宜选择分娩方式。

(3) 早产儿应延长至分娩 60 s 后断脐,可减少新生儿输血的需要和脑室内出血的发生率。

(四) 心理护理

为孕妇及其家属提供心理支持,讲解早产的相关医疗、护理知识,鼓励孕妇保持心情舒畅,坚定保胎治疗信心,尽量满足孕(产)妇的生活需求,跟产妇讨论有关早产儿的护理问题,减轻焦虑、恐惧,帮助产妇建立喂养早产儿的自信,以良好心态承担早产儿母亲的角色。对预后不佳者给予同情、安慰,劝其正视现实,积极配合治疗。

七、健康宣教

积极预防早产是降低围产儿病死率的重要措施之一。

（1）指导孕妇营养要全面，定期进行产前检查。对可能引起早产的因素如泌尿感染、生殖道感染以及性生活问题等，应充分重视并积极避免早产的发生。

（2）加强对高危妊娠的管理，积极治疗妊娠合并症及并发症，预防胎膜早破及感染。

（3）预防性宫颈环扎术要以病史为指征。典型的病史为有 3 次及以上的妊娠中期自然流产史或早产史者，一般建议于妊娠 12～14 周行预防性宫颈环扎术。

八、护理评价

（1）早产儿一般情况良好，没有出现并发症。

（2）产妇能正确认识早产发生的必然性，具有照顾早产儿的信心和能力，精神状况良好。

第九节　羊水异常及其护理

正常妊娠时羊水的产生与吸收处于动态平衡中，若羊水产生和吸收失衡，将导致羊水量异常。羊水量异常不仅预示潜在的母胎合并症及并发症，也可直接危害围产儿安全。

一、羊水过多

妊娠期间羊水量超过 2 000 ml，称为羊水过多（polyhydramnios）。其发生率为 0.5%～1%。

（一）病因

1. **胎儿疾病**　包括胎儿畸形、胎儿肿瘤、神经肌肉发育不良、代谢性疾病、染色体或遗传基因异常等。明显的羊水过多常伴有胎儿结构异常，以神经系统和消化道异常最常见。神经系统异常主要是无脑儿、脊柱裂等神经管缺陷。消化道结构异常主要是食管及十二指肠闭锁，使胎儿不能吞咽羊水，导致羊水积聚而发生羊水过多。羊水过多的原因还有腹壁缺陷、膈疝、心脏结构异常、先天性胸腹腔囊腺瘤、胎儿脊柱畸胎瘤等异常，以及新生儿先天性醛固酮增多症（Batter 综合征）等代谢性疾病。18-三体综合征、21-三体综合征、13-三体综合征胎儿出现吞咽羊水障碍，也可引起羊水过多。

2. **双胎妊娠**　羊水过多的发生率约为 10%，约为单胎妊娠的 10 倍，以单绒毛膜性双胎居多。双胎输血综合征也可导致羊水过多。

3. **妊娠合并症**　妊娠期糖尿病羊水过多的发病率为 13%～36%。母体高血糖致胎儿血糖增加,产生高渗性利尿,并使胎盘胎膜渗出增加,导致羊水过多。母儿 Rh 血型不合、胎儿免疫性水肿、胎盘绒毛水肿影响液体交换可导致羊水过多。

4. 胎盘脐带病变　胎盘绒毛血管瘤直径>1 cm 时,15%~30%合并羊水过多。巨大胎盘、脐带帆状附着也可导致羊水过多。

5. 特发性羊水过多　约 1/3 孕妇存在不明原因的羊水过多。

(二) 对母儿的影响

1. 对母体的影响　羊水过多时子宫张力增高,影响孕妇休息而使得血压升高,加之过高的宫腔、腹腔压力增加,可出现类似腹腔间室综合征的表现,病情严重时可引起心力衰竭。子宫张力过高,容易引发胎膜早破、早产及胎盘早剥。子宫肌纤维过度伸展可导致产后子宫收缩乏力,产后出血发生率明显增加。

2. 对胎儿的影响　羊水过多可造成胎位异常、胎儿窘迫、脐带脱垂、早产增多。羊水过多的程度越重,围产儿的病死率越高。妊娠中期重度羊水过多的围产儿病死率超过 50%。

(三) 护理评估

1. 健康史　评估孕妇的年龄、生育史、有无妊娠合并症、有无先天畸形家族史。

2. 身心状况

1) 身体评估　观察孕妇的生命体征,定期测量宫高、腹围和体重,判断病情进展。四步触诊时,测量宫高大于孕龄或胎儿触诊困难或有胎儿漂浮感,要考虑羊水过多的可能性。了解孕妇有无因羊水过多引发的症状,及时发现并发症。观察胎心、胎动及宫缩,及早发现胎儿窘迫及早产的征象。

(1) 急性羊水过多:羊水量在数日内急剧增加,较少见。急性羊水过多一般发生在妊娠 20~24 周,子宫于数日内明显增大,因腹压增加而产生一系列压迫症状。孕妇自觉腹部胀痛、行动不便、表情痛苦、呼吸困难、面部发绀、不能平卧。检查腹壁皮肤紧绷发亮,严重者皮肤变薄,皮下静脉清晰可见。下肢及外阴部水肿或静脉曲张。子宫明显大于妊娠月份,胎位不清,胎心遥远或听不清。

(2) 慢性羊水过多:在数周内缓慢增加,较多见。慢性羊水过多一般发生于妊娠晚期,羊水缓慢增多,症状较缓和。孕妇多能适应,仅感腹部增大较快,临床上无明显不适或仅出现轻微压迫症状,如胸闷、气急,但能忍受。产检时宫高及腹围增大较快,大于同期孕周,腹壁皮肤发亮、变薄。触诊时感觉子宫张力大,有液体震颤感,胎位不清,胎心遥远。

2) 心理-社会评估　孕妇及其家属担心胎儿可能有某种畸形而感到紧张、焦虑,甚至恐惧不安。

3. 相关检查

1) 超声检查　是羊水过多的重要辅助检查方法,不仅可测量羊水量,还可了解胎儿情况,如无脑儿、脊柱裂、胎儿水肿及双胎等。超声诊断羊水过多的标准:①羊水最大暗区垂直深度（amniotic fluid volume，AFV）：≥8 cm 诊断为羊水过多，其中 AFV 8～11 cm 为轻度羊水过多，12～15 cm 为中度羊水过多，>15 cm 为重度羊水过多；②羊水指数（amniotic fluid index，AFI）：≥25 cm 诊断为羊水过多，其中 AFI 25～35 cm 为轻度羊水过多，36～45 cm 为中度羊水过多，>45 cm 为重度羊水过多。

2）胎儿疾病检查　部分染色体异常胎儿可伴有羊水过多。对于羊水过多的孕妇，除了超声排查结构异常外，可采用羊水或脐血中胎儿细胞进行细胞或分子遗传学检查，了解胎儿的染色体数目、结构有无异常，以及可能检测的染色体的微小缺失或重复；也可以超声测量胎儿大脑中动脉收缩期峰值流速来预测有无合并胎儿贫血。此外，用 PCR 技术检测胎儿是否感染人类细小病毒 B19、梅毒、弓形体、单纯疱疹病毒、风疹病毒、巨细胞病毒等。但是，对于羊水过多的孕妇进行羊水穿刺一定要告知胎膜破裂的风险，由于羊水量多，羊膜腔张力过高，穿刺可能导致胎膜破裂而引起难免流产。

3）其他检查　母体糖耐量试验，Rh 血型不合者检查母体血型抗体的滴度。

（四）护理诊断

1. 受伤风险　与宫腔压力增加易致早产、胎膜早破、脐带脱垂等有关。

2. 舒适度改变　与孕晚期不能平卧有关。

3. 恐惧　与担心孕妇和胎儿的安危有关。

（五）预期目标

（1）孕妇呼吸困难明显改善，舒适感增加。

（2）胎儿未发生因护理不当而产生的受伤。

（六）护理措施

羊水过多的处理原则取决于胎儿有无合并结构异常及遗传性疾病，孕周大小及孕妇自觉症状的严重程度。羊水过多合并胎儿畸形者，确诊后应尽早终止妊娠。羊水过多且正常胎儿者，寻找病因并积极治疗，症状严重者可经腹行羊膜腔穿刺放出适量羊水，缓解压迫症状。

1. 预防并发症　指导孕妇摄取低钠饮食，多食蔬菜和水果，防止便秘；减少增加腹压的活动；给予吸氧，每日 2 次，每次 30 min。一旦发生胎膜早破，孕妇应立即平卧，同时报告值班护士。慢性羊水过多，宜取左侧卧位，以改善胎盘血液供应，避免胎儿宫内缺氧。如发生急性羊水过多，孕妇可取半卧位与左侧半卧位交替，改善呼吸情况，提高胎盘胎儿血供，避免发生压疮。

2. 病情观察　动态监测孕妇的宫高、腹围、体重，及时发现胎膜早破、胎盘早剥和脐带脱垂的征象，每周复查超声以了解 AFI 及胎儿的生长情况，发现异常情况及时报告医师并协助处理，每日 3 次胎动计数。分娩期产妇加强观察产程，胎膜破裂应及时检查，排除脐带脱垂，避免宫缩乏力、产程延长或胎盘早剥等并发症。

3. 增加舒适度　孕妇尽量卧床休息，可取左侧卧位、半坐卧位，抬高下肢，以改善子宫胎盘循环。加强巡视，及时发现孕妇需求，协助做好日常生活护理。

4. 积极配合治疗　自觉症状严重者,可在 B 超监测下经腹羊膜腔穿刺放出适量羊水,缓解压迫症状,必要时利用放出的羊水了解胎肺成熟度。放羊水时速度不宜过快,每小时约 500 ml,一次放羊水量不宜超过 1500 ml,密切观察孕妇血压、心率、呼吸变化,监测胎心,酌情给予镇静剂和抑制子宫收缩药物,预防早产,放羊水后腹部放置沙袋加腹带包扎,防止血压骤降而发生休克。有必要时 3~4 周后可再次放羊水,以降低宫腔内压力。

5. 分娩时的处理　应警惕脐带脱垂和胎盘早剥的发生。若破膜后宫缩乏力,可静脉滴注缩宫素加强宫缩,密切观察产程。胎儿娩出后及时应用宫缩剂,预防产后出血发生。可采用人工破膜引产和经羊膜腔穿刺放出适量羊水引产。人工破膜时需要注意:行高位破膜,用穿刺针刺破胎膜 1~2 个孔,使羊水缓慢流出,避免宫腔内压力骤降,防止发生胎盘早剥、休克等;破膜后要严密观察孕妇的血压、心率变化。

6. 心理护理　向孕妇提供心理支持。加强对疾病的宣教,使孕妇正确对待疾病的发生和发展,消除恐惧心理。向孕妇说明保持心情愉快对促进胎儿发育的重要性,鼓励孕妇说出心理感受,提供心理支持,帮助孕妇积极参与治疗和自我保健。

(七) 健康宣教

(1) 指导孕妇注意休息,注意监测胎儿胎心、胎动情况。

(2) 预防胎盘早剥和脐带脱垂的发生。

(3) 每周监测 B 超羊水情况,2 周做一次无应激试验。

(4) 针对本次妊娠失败的家庭,告知其羊水过多不具有遗传性,故应振作精神,创造良好的氛围后再次怀孕。在子宫内膜完全修复前应采取避孕措施。下次怀孕早期,避免对胎儿不利的因素。

(5) 计划怀孕前(至少提前 3 个月)服用叶酸,以降低胎儿神经管发育畸形。

(八) 护理评价

(1) 孕妇呼吸困难得到改善。

(2) 胎儿未发生因护理不当而产生的受伤。

(3) 孕妇及其家属恐惧心理有所缓解。

二、羊水过少

妊娠晚期羊水量少于 300 ml 的现象,称为羊水过少(oligohydramnios)。羊水过少的发生率为 0.4%~4%。羊水过少严重影响围产儿预后,若羊水量少于 50 ml,围产儿病死率高达 88%。

(一) 病因

羊水过少主要与羊水产生减少或羊水外漏增加有关。部分羊水过少原因不明。

1. 胎儿畸形　以胎儿泌尿系统畸形,如 Meckel-Gmber 综合征、Prune-Belly 综合征、Potter 综合征、肾小管发育不全、输尿管或尿道梗阻、膀胱外翻等为主,引起少尿或无尿,导致羊水过少。染色体异常、脐膨出、膈疝、法洛四联症、水囊状淋巴管瘤、小头畸形、甲状腺功能减低等也可引起羊水过少。

2. 胎盘功能减退　过期妊娠、胎盘退行性变均可导致胎盘功能减退。胎儿生长受限、胎儿慢性缺氧引起胎儿血液重新分配,为保证胎儿脑和心脏血供,肾血流量降低,胎儿尿生成减少,导致羊水过少。

3. 母体因素　妊娠高血压疾病可致胎盘血流量减少。孕妇脱水、血容量不足时,孕妇血浆渗透压增高,使胎儿血浆渗透压相应增高,尿液形成减少。孕妇长期服用某些抗利尿药物,如前列腺素合成酶抑制剂、血管紧张素转化酶抑制剂等,也可发生羊水过少。一些免疫性疾病如系统性红斑狼疮、干燥综合征、抗磷脂综合征等,也可导致羊水过少。

4. 羊膜病变　某些原因不明的羊水过少与羊膜通透性改变、炎症、宫内感染有关。胎膜破裂后羊水外漏速度超过羊水生成速度,也可导致羊水过少。

(二) 对母儿的影响

1. 对母体的影响　手术分娩率和引产率均增加。

2. 对胎儿的影响　羊水过少时,围产儿病死率明显增高。研究发现,轻度羊水过少时,围产儿病死率增高13倍;重度羊水过少时,围产儿病死率增高47倍,死亡原因主要是胎儿缺氧和胎儿结构异常。羊水过少若发生在妊娠早期,胎膜与胎体粘连造成胎儿结构异常,甚至肢体短缺;若发生在妊娠中、晚期,子宫外压力直接作用于胎儿,引起胎儿肌肉骨骼畸形,如斜颈、曲背、手足畸形等。先天性无肾所致的羊水过少可引起波特综合征(Potter sign),如肺发育不全、长内眦赘皮襞、扁平鼻、耳大位置低、铲形手及弓形腿等,预后极差,多数患儿娩出后即死亡。羊水过少常伴有胎儿生长受限,甚至出现胎死宫内。

(三) 护理评估

1. 健康史　了解孕妇月经与生育史、用药史、有无妊娠合并症、有无先天畸形家族史等,同时了解孕妇感觉到的胎动情况。

2. 身心状况

1) 身体评估　羊水过少的临床症状多不典型。多伴有胎儿生长受限,孕妇自我感觉腹部较其他孕妇小,有时孕妇在胎动时感到腹部不适,胎盘功能减退时常伴有胎动减少。测量孕妇宫高、腹围和体重,羊水过少者宫高、腹围增长缓慢,合并胎儿生长受限更明显,有子宫紧裹胎儿感。子宫敏感,轻微刺激易引发宫缩。临产后阵痛明显,且宫缩多不协调。胎膜破裂者,阴道漏出清亮或血性液体,或孕妇内裤变湿等。阴道检查时,前羊膜囊不明显,胎膜紧贴胎儿先露部,人工破膜时羊水流出量极少。应了解胎心、胎动情况,及时发现异常。

2) 心理-社会评估　孕妇及其家属因为担心胎儿可能会有某种畸形而感到焦虑不安。

(四) 相关检查

1. **超声检查** 是确诊羊水过少最重要的辅助检查方法。妊娠晚期羊水 AFV≤2 cm 为羊水过少,AFV≤1 cm 为严重羊水过少,AFI≤5 cm 为羊水过少,AFI≤8 cm 为羊水偏少。超声检查还能及时发现胎儿生长受限、胎儿肾缺如、肾发育不全、输尿管或尿道梗阻等畸形。

2. **电子胎心监护** 羊水过少胎儿的胎盘储备功能减低,无应激试验可呈无反应型。分娩时主要威胁胎儿,子宫收缩使脐带受压加重,可出现胎心变异减速和晚期减速。

3. **胎儿染色体检查** 羊水或脐血穿刺获取胎儿细胞,并进行细胞或分子遗传学检查,以了解胎儿染色体数目、结构有无异常,以及可能检测的染色体的微小缺失或重复。羊水过少时,穿刺取样较难,应告知风险和失败可能。

4. **羊水量测量** 破膜时可以测量羊水量,但不能做到早期发现。

(五) 护理诊断

1. **胎儿窒息风险** 与羊水过少导致胎儿窘迫有关。
2. **胎儿受损风险** 与胎儿发育畸形有关。
3. **焦虑** 与孕妇担心胎儿畸形、早产有关。

(六) 预期目标

(1) 胎儿没有发生因护理不当而产生的窘迫。
(2) 孕妇焦虑有所改善。

(七) 护理措施

1. **一般护理** 指导孕妇休息时取左侧卧位,改善胎盘血液供应;教会孕妇自我监测胎儿宫内情况的方法和技巧。胎儿出生后应认真、全面地评估,识别畸形。

2. **病情观察** 动态监测孕妇的生命体征、宫高、腹围、体重,评估胎盘功能、胎动、胎心和宫缩的变化,发现异常情况及时报告医师并协助处理。

3. **积极配合治疗** 如果确诊羊水过少,合并胎儿畸形,胎儿无法存活者,应尽早终止妊娠。如果羊水过少,排除胎儿畸形,遵医嘱增加补液量,改善胎盘功能,同时抗感染。根据妊娠周数及估计胎儿的存活情况,遵医嘱行剖宫术或阴道试产。对于胎儿储备功能尚好、无明显宫内缺氧者,可选择阴道试产,需观察产程进展,连续监测胎心变化。对于合并胎盘功能不良、胎儿窘迫,或破膜时羊水少且严重粪染,估计短时间内不能结束分娩者,应采用剖宫产术终止妊娠,以降低围产儿的病死率。对于妊娠未足月,估计胎儿宫外存活率低者,应针对病因对症治疗,尽量延长妊娠期。同时,可遵医嘱应用宫缩抑制剂,预防早产。

4. **心理护理** 鼓励孕妇说出内心的担忧,在倾听过程中给予及时、恰当的反馈,给予孕妇心理支持,帮助其积极应对病情变化、治疗与护理。加强对疾病的宣教,使孕妇正确对待疾病的发生和发展,树立信心,减轻孕妇焦虑,乐观地接受治疗和护理,理性对待妊娠和分娩结局。

（八）健康宣教

（1）做好"自我保健"，如休息时左侧卧位，以改善胎盘的血液供应。

（2）教会孕妇自我监测宫内胎儿情况的方法，如坚持每天胎动计数 3 次，一旦每小时胎动小于 5 次，立即到医院就诊。

（3）针对本次妊娠失败的家庭，告知其羊水过少不具有遗传性，指导夫妇共同调整心态，创造良好氛围再次怀孕。在子宫内膜完全修复前应采取避孕措施。下次怀孕早期，避免对胎儿不利的因素。

（4）计划怀孕前（至少提前 3 个月）服用叶酸，有利优生优育。

（九）护理评价

（1）胎儿未发生因护理不当而产生的受伤。

（2）孕妇及家属恐惧心理有所缓解。

> 🔖 拓展阅读 6 - 5　胎儿生长受限

> 🔖 拓展阅读 6 - 6　过期妊娠

> 🔖 拓展阅读 6 - 7　脐带异常

（牛金花、赵印懿、聂明芬、杨静、周倩倩、厉跃红）

数字课程学习

📖　○教学 PPT　　○导入案例解析　　○复习与自测　　○更多内容……

第七章 妊娠合并症及其护理

章前引言

　　妇女在妊娠前或者在妊娠时合并某些疾病，影响妊娠的结局和母婴安全，需要在妊娠前、妊娠期、分娩期、产褥期进行疾病的筛查和诊断，加强监护，及时治疗，必要时终止妊娠，保障母婴安全。

· 学习目标 ·

　　1. 识别妊娠合并糖尿病、心脏病、病毒性肝炎、性传播疾病对母儿的影响。

　　2. 叙述妊娠合并糖尿病、心脏病、病毒性肝炎、性传播疾病的症状及体征，以及其预防和治疗原则。

　　3. 运用护理程序对妊娠合并症妇女进行护理评估，提出护理诊断及问题，制订护理计划并进行结果评价。

思维导图

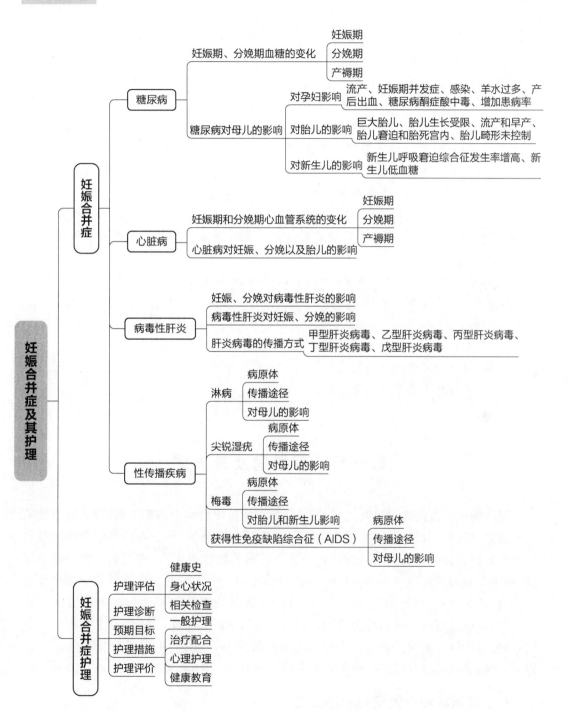

妊娠合并症及其护理
- 妊娠合并症
  - 糖尿病
    - 妊娠期、分娩期血糖的变化
      - 妊娠期
      - 分娩期
      - 产褥期
    - 糖尿病对母儿的影响
      - 对孕妇影响：流产、妊娠期并发症、感染、羊水过多、产后出血、糖尿病酮症酸中毒、增加患病率
      - 对胎儿的影响：巨大胎儿、胎儿生长受限、流产和早产、胎儿窘迫和胎死宫内、胎儿畸形未控制
      - 对新生儿的影响：新生儿呼吸窘迫综合征发生率增高、新生儿低血糖
  - 心脏病
    - 妊娠期和分娩期心血管系统的变化
      - 妊娠期
      - 分娩期
      - 产褥期
    - 心脏病对妊娠、分娩以及胎儿的影响
  - 病毒性肝炎
    - 妊娠、分娩对病毒性肝炎的影响
    - 病毒性肝炎对妊娠、分娩的影响
    - 肝炎病毒的传播方式：甲型肝炎病毒、乙型肝炎病毒、丙型肝炎病毒、丁型肝炎病毒、戊型肝炎病毒
  - 性传播疾病
    - 淋病
      - 病原体
      - 传播途径
      - 对母儿的影响
    - 尖锐湿疣
      - 病原体
      - 传播途径
      - 对母儿的影响
    - 梅毒
      - 病原体
      - 传播途径
      - 对胎儿和新生儿影响
    - 获得性免疫缺陷综合征（AIDS）
      - 病原体
      - 传播途径
      - 对母儿的影响
- 妊娠合并症护理
  - 护理评估
    - 健康史
    - 身心状况
    - 相关检查
  - 护理诊断
  - 预期目标
  - 护理措施
    - 一般护理
    - 治疗配合
    - 心理护理
    - 健康教育
  - 护理评价

案例导入

　　患者,女性,28 岁,宫内妊娠 33 周,孕 1 产 0。咳嗽、气促、呼吸困难 3 d 入院。咳白色泡沫痰,夜间为甚。轻微活动后感心悸、气急,呼吸困难。无发热,大小便、饮食正常。15 年前曾因先天性室间隔膜部缺损行手术治疗。术后 5 年心功能情况良好,于 2014 年 8 月 9 日收住我院产科。入院后体格检查:体温 37.6 ℃,血压 120/60 mmHg(16.0/8.0 kPa),呼吸 24 次/分,心率 115 次/分,平卧时口唇发绀,无颈静脉怒张;听诊心尖部收缩期杂音Ⅲ级,可闻及舒张期杂音,肺底部少量湿啰音;胸骨正中见一长约 10 cm 的手术瘢痕;手测宫底高度在脐与剑突之间,胎心 144 次/分,胎动好,双下肢水肿阴性。

　　孕妇反复询问胎儿现在是否安全,胎儿出生后能否存活? 若必须终止妊娠是否必须选择剖宫产? 剖宫产风险是否很大? 能否怀第二胎? 家属追问孕妇目前有无生命危险?

　　该孕妇为妊娠合并心脏病妇女,孕 33 周是血容量增加的高峰期,心脏负担最重,重点评估孕妇的心功能。

问题:

1. 对该孕妇应进行哪些护理评估?
2. 该孕妇属于心功能几级?
3. 是否发生了早期心力衰竭?

第一节　糖尿病及其护理

　　糖尿病是体内胰岛素相对或绝对不足时,不能转化血液中的葡萄糖,使血液中的葡萄糖含量过高的一种疾病。妊娠合并糖尿病有两种情况,一种是在孕前糖尿病的基础上合并妊娠,又称糖尿病合并妊娠;另一种为妊娠前糖代谢正常,妊娠期才出现的糖尿病,称为妊娠糖尿病(gestational diabetes mellitus, GDM)。妊娠合并糖尿病孕妇中超过 90% 为 GDM,孕前糖尿病者不足 10%。GDM 患者的糖代谢异常大多于产后恢复正常,但将来患 2 型糖尿病的机会增加。妊娠合并糖尿病属高危妊娠,对母儿均有较大危害,虽然应用胰岛素等药物可使糖尿病得到有效控制,使围生儿病死率下降至 3%,但糖尿病孕妇的临床经过复杂,母婴并发症依旧较高,仍需引起重视。

一、妊娠期和分娩期血糖的变化

(一) 妊娠期

妊娠可使既往无糖尿病的孕妇发生 GDM,也会使原有糖尿病患者的病情加重。在妊娠早、中期,随着孕周的增加,胎儿对营养物质需求量增加,通过胎盘从母体获取葡萄糖是胎儿能量的主要来源,孕妇血浆葡萄糖水平随妊娠进展而降低,空腹血糖水平约降低 10%。应用胰岛素治疗的孕妇如果未及时调整胰岛素用量,部分孕妇可能出现低血糖。到妊娠中、晚期,孕妇体内拮抗胰岛素样物质增加,如肿瘤坏死因子、瘦素、HPL、雌激素、孕酮、皮质醇和胎盘胰岛素酶等使孕妇对胰岛素的敏感性随孕周增加而下降,为维持正常糖代谢水平,胰岛素需求量必须相应增加。对于胰岛素分泌受限的孕妇,妊娠期不能代偿这一生理变化而使血糖水平升高,出现 GDM 或使原有糖尿病加重。

(二) 分娩期

分娩过程中孕妇体力消耗较大,进食量少,若不及时减少胰岛素用量,容易发生低血糖。临产后孕妇紧张及疼痛,也可能引起血糖发生较大的波动,导致胰岛素用量不易掌握。故产程中需密切观察血糖的变化,及时调整胰岛素的用量。

(三) 产褥期

产后胎盘排出体外,胎盘分泌的抗胰岛素物质迅速消失,胰岛素用量应立即减少,否则极易发生低血糖。

二、糖尿病对母儿的影响

妊娠合并糖尿病对母儿的影响及其程度取决于糖尿病病情及血糖控制水平。如病情较重或血糖控制不佳,对母儿的影响极大,近、远期并发症发生率均较高。

(一) 对孕妇的影响

1. 流产　高血糖可使胚胎发育异常甚至死亡,流产发生率达 15%～30%。

2. 妊娠期并发症　发生妊娠高血压疾病的可能性较非糖尿病孕妇高 2～4 倍,可能与糖尿病导致孕妇血管病变、小血管内皮细胞增厚、管腔狭窄、组织供血不足以及存在严重胰岛素抵抗状态及高胰岛素血症有关;当糖尿病伴有微血管病变尤其合并肾脏病变时,妊娠高血压及子痫前期发病率可高达 50%以上。

3. 感染　血糖控制不佳的孕妇易发生感染,感染亦可加重糖尿病代谢紊乱,甚至诱发酮症酸中毒等急性并发症。

4. 羊水过多　其发生率较非糖尿病孕妇高 10 倍,可能与胎儿高血糖、高渗性利尿致胎尿排出增多有关。

5. 产后出血　因巨大儿发生率明显增高,难产、产道损伤、手术产概率增高,产程延长易发生产后出血。

6. 糖尿病酮症酸中毒　1 型糖尿病孕妇易发生糖尿病酮症酸中毒。由于妊娠期复杂的代谢变化,加之高血糖及胰岛素相对或绝对不足,代谢紊乱进一步发展到脂肪分解加速,血清酮体急剧升高,进一步发展为代谢性酸中毒,是孕妇死亡的主要原因。

7. 增加患病率　GDM 孕妇再次妊娠时,复发率高达 33%～69%。远期糖尿病发病率也增加,17%～63%的患者将发展为 2 型糖尿病。同时,远期心血管系统疾病的发生率也增高。

(二) 对胎儿的影响

1. 巨大胎儿　发生率高达 25%~42%。原因为胎儿长期处于母体高血糖所致的高胰岛素血症环境中,促进蛋白、脂肪合成和抑制脂解作用,导致躯体过度发育。

2. 胎儿生长受限(fetal growth restriction, FGR)　发生率约 21%。妊娠早期高血糖有抑制胚胎发育的作用,导致胚胎发育落后。糖尿病合并微血管病变者,胎盘血管常出现异常,影响胎儿发育。

3. 流产和早产　妊娠早期血糖高可使胚胎发育异常,最终导致胚胎死亡而流产。合并羊水过多容易发生早产,并发妊娠高血压疾病、胎儿窘迫等并发症时,常需提前终止妊娠,早产发生率为 10%~25%。

4. 胎儿窘迫和胎死宫内　可由妊娠中、晚期发生的糖尿病酮症酸中毒所致。

5. 胎儿畸形　孕前糖尿病孕妇,严重畸形发生率为正常妊娠的 7~10 倍,与受孕后最初数周高血糖水平密切相关,是围产儿死亡的重要原因。

(三) 对新生儿的影响

1. 新生儿呼吸窘迫综合征　高血糖刺激胎儿胰岛素分泌增加,形成高胰岛素血症,后者具有拮抗糖皮质激素促进肺泡 II 型细胞表面活性物质合成及释放的作用,使胎儿肺表面活性物质产生及分泌减少,胎儿肺成熟延迟。

2. 新生儿低血糖　新生儿脱离母体高血糖环境后,高胰岛素血症仍存在,若不及时补充糖,易发生低血糖,严重时危及新生儿生命。

三、护理评估

(一) 健康史

评估孕妇糖尿病病史及家族史,有无复杂性外阴阴道假丝酵母菌病、不明原因反复流产、死胎、巨大胎儿或分娩足月新生儿呼吸窘迫综合征史、胎儿畸形、新生儿死亡等不良孕产史;本次妊娠经过、病情管理及目前用药情况;有无胎儿偏大或羊水过多等潜在高危因素。同时,注意评估有无肾脏、心血管系统及视网膜病变等合并症的症状和体征。

(二) 身心状况

1. 症状和体征

1) 妊娠期　评估有无"三多"症状(多饮、多食、多尿),重症者症状明显;妊娠前体重超重或肥胖、糖耐量异常史;孕妇有无皮肤瘙痒,尤其是外阴瘙痒;因高血糖可导致眼房水与晶体渗透压改变而引起屈光改变,患病孕妇可出现视物模糊;评估糖尿病孕妇有无产科合并症,如低血糖、高血糖、妊娠合并高血压、感染等。确定胎儿宫内发育情况,注意有无巨大胎儿或胎儿生长受限。

2) 分娩期　重点评估孕妇有无低血糖及酮症酸中毒症状,如心悸、出汗、面色苍白、饥饿感或出现恶心、呕吐、视物模糊、呼吸快且有烂苹果味等;评估静脉输液的性质与速度;监测产程的进展、子宫收缩、胎心率、母体生命体征等有无异常。

3)产褥期 主要评估有无低血糖或高血糖症状,有无产后出血及感染征兆,评估新生儿状况。

2. **糖尿病的病情和预后** 依据患者发生糖尿病的年龄、病程以及是否存在血管并发症等进行分期(White 分类法),有助于判断病情的严重程度及预后。A 级:妊娠期诊断的糖尿病(A1 级:经控制饮食,空腹血糖<5.3 mmol/L,餐后 2 h 血糖<6.7 mmol/L;A2 级:经控制饮食,空腹血糖≥5.3 mmol/L,餐后 2 h 血糖≥6.7 mmol/L);B 级:显性糖尿病,20 岁以后发病,病程<10 年;C 级:发病年龄 10~19 岁,或病程达 10~19 年;D 级:10 岁前发病,或病程≥20 年,或合并单纯性视网膜病;F 级:糖尿病性肾病;R 级:眼底有增生性视网膜病变或玻璃体积血;H 级:冠状动脉粥样硬化性心脏病;T 级:肾移植史。

3. **心理-社会状况** 由于糖尿病的特殊性,应评估孕妇及其家属对疾病知识的掌握程度和认知态度,有无焦虑、恐惧心理,社会及家庭支持系统是否完善等。

(三)相关检查

1. **孕前糖尿病诊断方法** 妊娠前未进行血糖检查的孕妇,尤其存在糖尿病高危因素者,如肥胖(尤其重度肥胖)、一级亲属患 2 型糖尿病、GDM 史或大于孕龄儿分娩史、多囊卵巢综合征患者及妊娠早期空腹尿糖反复阳性,首次产前检查应明确是否存在妊娠前糖尿病,达到以下任何一项标准应诊断为孕前糖尿病。①空腹血糖≥7.0 mmol/L;②75 g 口服葡萄糖耐量试验(oral glucose tolerance test, OGTT):服糖后 2 h 血糖≥11.1 mmol/L,孕早期不推荐进行该项检查;③伴有典型的高血糖或高血糖危象症状,同时任意血糖≥11.1 mmol/L;④糖化血红蛋白≥6.5%,但不推荐妊娠期常规用糖化血红蛋白进行糖尿病筛查。

2. **OGTT** 对所有尚未被诊断为孕前糖尿病或 GDM 的孕妇,在妊娠 24~28 周及28 周后首次就诊时行 75 g OGTT。①方法:OGTT 检查前空腹 8~10 h(空腹状态指至少 8 h 未进食热量),OGTT 试验前连续 3 天正常体力活动、正常饮食,每日糖类摄入量不少于 150 g。检查时,5 min 内口服含 75 g 葡萄糖的液体 300 ml,分别抽取服糖前和服糖后 1、2 h 的静脉血(从开始饮用葡萄糖水计算时间)。试验过程中,受试者不喝茶及咖啡,不吸烟,不做剧烈运动,但也无须绝对卧床。②75 g OGTT 的诊断标准:空腹及服糖后 1、2 h 的血糖值应分别低于 5.1、10.0、8.5 mmol/L。任何 1 项血糖值达到或超过上述标准即诊断为 GDM。

3. **妊娠合并糖尿病监测** ①肾功能监测:患者首诊应进行肾功能的详细检查,包括血尿素氮、肌酐、尿酸、肌酐清除率、24 h 蛋白定量、尿培养等,以后每 1~2 个月复查1 次,及时了解孕妇有无合并糖尿病肾病、泌尿系感染等,每次产检均应检查尿常规。②眼底检查:应用眼底检查判定是否存在视网膜病变。③监测血压:首次检查时测量基础血压,密切观察血压变化,及时发现妊娠高血压疾病。

四、护理诊断

1. 知识缺乏　缺乏血糖监测、妊娠合并糖尿病自我管理等相关知识。

2. 血糖不稳定风险　与血糖代谢异常有关。

3. 胎儿受伤风险　与糖尿病可能引起巨大胎儿、胎儿畸形、胎儿窘迫、胎盘早剥、肺泡表面活性物质产生及分泌减少有关。

五、预期目标

（1）孕妇及其家属能描述监测血糖的方法，掌握发生高血糖及低血糖的症状及应对措施，维持母儿健康。

（2）孕妇及其家属能够描述个体化饮食方案，体重增长保持正常范围。

（3）未发生胎儿受损的情况。

六、护理措施

（一）妊娠期

1. 孕期母儿监护　遵医嘱监测血糖，定期肾功能测定及眼底检查，预防并发症发生。警惕低血糖的发生，提供个体化指导。了解胎儿宫内情况，包括胎动计数、胎心监护检查结果及胎盘功能测定。

2. 饮食运动指导　患者控制能量摄入，并进行适量运动，管理体重，维持血糖在正常范围。通过饮食及运动血糖不能控制的 GDM 孕妇，或调整饮食后出现饥饿性酮症，增加热量摄入后血糖又超过妊娠期标准者，应及时加用胰岛素治疗。

3. 低血糖的观察和处理　低血糖可表现为震颤、心悸、焦虑、出汗、饥饿、感觉异常，面色苍白和出汗是最常见的体征。糖尿病孕妇发生低血糖往往伴随着降低血糖的治疗，首要任务是调整治疗方案，尽量减少和消除低血糖的发生。轻、中度低血糖，口服糖水、含糖饮料或进甜食即可缓解；重者或疑似低血糖昏迷者，立即测定血糖，遵医嘱静脉注射 50% 葡萄糖液 60～100 ml，继以 5%～10% 的葡萄糖液静脉滴注。神志不清者，切忌喂食并避免窒息。

4. 分娩时机

（1）无须胰岛素治疗而血糖控制达标的 GDM 孕妇，若无母儿并发症，在严密监测下可等待至预产期，到预产期仍未临产者，可引产终止妊娠。分娩时机的选择：除非有其他指征，GDM A1 型孕妇应当在妊娠 39 周后再考虑终止妊娠，在进行严密产前监测的情况下，可以期待治疗至孕 40^{+6} 周，对于 GDM A2 型孕妇且血糖控制良好情况下，建议分娩时机为妊娠 39～39^{+6} 周。

（2）孕前糖尿病及需胰岛素治疗的 GDM 孕妇，若血糖控制良好且无母儿并发症，严密监测下，妊娠 39 周后可终止妊娠；血糖控制不满意或出现母儿并发症，应及时收入院观察，根据病情决定终止妊娠时机。

（3）糖尿病伴微血管病变或既往有不良产史者，需严密监护，终止妊娠时机应个体化。

（二）分娩期

（1）分娩时，严格监测血糖、尿糖和尿酮体，预防低血糖，提供热量并给予心理支持。产程不宜过长，应缩短第二产程，减少产妇体力消耗，密切监护胎儿状况。

（2）新生儿按高危儿处理，注意保暖和吸氧等，应早开奶，重点防止新生儿低血糖。

（三）产褥期

（1）产后及时注射子宫收缩剂，预防产后出血。

（2）根据产妇血糖情况调整胰岛素用量。

（3）预防产褥感染，糖尿病患者抵抗力下降，易合并感染，应及早识别患者的感染征象。

（4）新生儿加强喂养，防止低血糖；血糖监测至正常后转母婴同室，做好母乳喂养指导。

七、健康宣教

1. **孕前咨询** 通过多媒体授课、手机短信、微信、QQ群、健康宣教短片等途径进行糖尿病相关妊娠前咨询，了解血糖控制的重要性，指导患者将血糖控制在正常范围内。

2. **用药指导** 血糖控制不理想的患者推荐应用胰岛素。胰岛素治疗：选择注射部位为上臂三角肌、前臂外侧、大腿外侧方、腹部、后背，注意剂量准确，经常更换注射部位，注意无菌操作，遵医嘱及时调整胰岛素用量。

3. **饮食指导** 请营养师协助制订营养配餐，少量多餐，定时定量。妊娠期无须胰岛素治疗的GDM产妇，产后可恢复正常饮食，应避免高糖、高脂饮食。

　　　拓展阅读7-1　妊娠糖尿病饮食管理

4. **运动指导** 适度运动，避免体重增长过快。运动以有氧运动为主，运动时间以餐后30 min为宜，每次运动30～40 min。备好甜食，有低血糖征兆时可及时食用。避免清晨空腹未注射胰岛素之前进行运动。

5. **自我监测** 正确监测血糖，根据血糖情况调整饮食。及时发现低血糖的症状，重视自测胎动的意义，及时发现胎儿窘迫征象。

　　　拓展阅读7-2　妊娠糖尿病自我监测

6. **随访** GDM妇女在产后6～12周进行随访，指导其改变生活方式、合理饮食及适当运动，鼓励母乳喂养。

八、护理评价

（1）孕妇及其家属掌握饮食治疗原则，摄入量满足营养需求，母婴健康。

（2）孕妇血糖控制良好，无并发症发生。

（3）未发生胎儿受损的情况。

⊙ 在线课程 7-1　妊娠糖尿病

第二节　心脏病及其护理

妊娠合并心脏病（包括妊娠前已有心脏病及妊娠后新发生的心脏病），在我国孕产妇死因顺位中居第 2 位，是最常见的非直接产科死因。其发病率各国报道为 1％～4％，我国约为 1％。妊娠合并心脏病主要分为结构异常性心脏病、功能异常性心脏病和妊娠期特有心脏病三类。

一、妊娠期和分娩期心血管系统的变化

1. **妊娠期**　母体循环系统在妊娠期发生了一系列的适应性变化，主要表现在总血容量、心输出量逐渐增加，至妊娠 32～34 周达高峰；心率也逐渐增加，至妊娠晚期每分钟平均增加 10～15 次。心脏病孕妇的血容量与血流动力学变化增加了心力衰竭的风险。

2. **分娩期**　为心脏负担最重的时期。子宫收缩使孕妇动脉压与子宫内压之间压力差减小，且每次宫缩时有 250～500 ml 液体被挤入体循环，增加了全身循环血容量；每次宫缩时心输出量约增加 24％，同时有血压增高、脉压增宽及中心静脉压升高。第二产程时由于孕妇屏气，先天性心脏病孕妇有时可因肺循环压力增加，使原来左向右分流转为右向左分流而出现发绀。胎儿胎盘娩出后，子宫突然缩小，胎盘循环停止，回心血量增加。加之腹腔内压力骤减，大量血液向内脏灌注，造成血流动力学的急剧变化。此时，患心脏病的孕妇极易发生心力衰竭。

3. **产褥期**　产后 3 d 内仍是心脏负担较重的时期。除子宫收缩使一部分血液进入体循环外，妊娠期组织间潴留的液体也开始回到体循环。妊娠期出现的一系列心血管变化，在产褥期尚不能立即恢复到妊娠前状态。心脏病孕妇此时应警惕心力衰竭的发生。

从妊娠、分娩及产褥期对心脏的影响看，妊娠 32～34 周、分娩期（第一产程末、第二产程）、产后 3 d 内心脏负担最重，是心脏病孕妇的危险时期，极易发生心力衰竭。

二、心脏病对妊娠、分娩以及胎儿的影响

心脏病不影响患者受孕，心脏病变较轻、心功能 Ⅰ～Ⅱ 级、无心力衰竭病史且无其他并发症者，在密切监护下可以妊娠，必要时给予治疗；但心脏病变较重、心功能 Ⅲ～Ⅳ 级、既往有心力衰竭病史、肺动脉高压、严重心律失常、右向左分流型先天性心脏病（法洛四联症）、风湿热活动期等不宜妊娠，若已妊娠应在早期终止妊娠。

心脏病孕妇心功能状态良好者,母儿相对安全,且多以剖宫产终止妊娠。不宜妊娠的心脏病患者一旦妊娠,或妊娠后心功能恶化者,流产、早产、死胎、胎儿生长受限、胎儿窘迫及新生儿窒息的发生率均明显增高。围产儿病死率是正常妊娠的 2～3 倍。治疗心脏病的某些药物对胎儿也存在潜在的毒性,如地高辛可通过胎盘到达胎儿体内。多数先天性心脏病为多基因遗传,双亲中任何一方患有先天性心脏病,其后代发生先天性心脏病及其他畸形的概率增加 5 倍,如室间隔缺损、肥厚型心肌病、马方综合征等均有较高的遗传性。

三、护理评估

(一)健康史

评估孕妇产科病史、既往史(有无不良孕产史、心脏病诊治史)和过敏史,动态观察心功能状态及妊娠经过。了解孕妇及其家属对妊娠的适应状况及遵医行为,如用药方法、日常活动、睡眠与休息、营养与排泄等。

(二)身心状况

1. 判断心功能状态

根据美国纽约心脏病协会(New York Heart Association, NYHA)心功能分级方案,依据患者对日常体力活动的耐受能力,将心脏病患者心功能分为以下 4 级。Ⅰ级:一般体力活动不受限制;Ⅱ级:一般体力活动轻度受限制,活动后心悸、轻度气短,休息时无症状;Ⅲ级:一般体力活动明显受限制,休息时无不适,轻微日常工作即感不适、心悸、呼吸困难,或既往有心力衰竭病史者;Ⅳ级:一般体力活动严重受限制,不能进行任何体力活动,休息时有心悸、呼吸困难等心力衰竭表现。

这种心功能分级的优点是简便易行,不依赖任何器械检查。其不足之处是主观症状和客观检查并非完全一致。因此,NYHA 对心脏病心功能分级进行多次修订,1994年采用并行的两种分级方案,即第一种是上述患者主观功能量,第二种是根据客观检查手段(心电图、负荷试验、X线、超声心动图等)来评估心脏病严重程度,将心脏病分为以下 4 级。A 级:无心血管病的客观依据;B 级:客观检查表明属于轻度心血管病患者;C级:客观检查表明属于中度心血管病患者;D 级:客观检查表明属于重度心血管病患者。

其中轻、中、重度没有做出明确规定,由医师根据检查进行判断。通常将患者的两种分级并列,如心功能Ⅱ级 C、Ⅰ级 B 等。

📖 拓展阅读 7-3　改良世界卫生组织(WHO)妊娠心脏病风险分级

2. 评估与心脏病有关的症状和体征　如呼吸、心率、有无活动受限、发绀、心脏增大症状、肝大、水肿等。尤其注意评估有无早期心力衰竭的表现。对于存在诱发心力衰竭因素的孕产妇,更需及时识别心力衰竭的指征。

1) 妊娠期　评估胎儿宫内健康情况,胎心率、胎动计数。孕妇宫高、腹围及体重增长是否与停经月份相符。评估患者的睡眠、活动、休息、饮食、出入量等情况。

2) 分娩期　评估宫缩及产程进展情况。

3) 产褥期　评估母体康复及身心适应情况,尤其注意评估与产后出血和产褥感染相关的症状和体征,如生命体征,宫缩,恶露的量、色和性质,疼痛与休息,母乳喂养及出入量等,注意及时识别心力衰竭的先兆。

3. 心理-社会状况　随着妊娠的进展,心脏负担加重,由于缺乏相关的知识,患者及其家属的心理负担较重,甚至产生恐惧心理而不能合作。如产后分娩顺利,母子平安,产妇则表现出情感性和动作性护理婴儿的技能;如分娩不顺利则心情抑郁,少言寡语。因此,应重点评估孕(产)妇及其家属的相关知识掌握情况、母亲角色的获得及心理状况。

(三) 相关检查

1. 心电图常规 12 导联　心电图帮助诊断心律异常、心肌缺血、心肌梗死及梗死的部位等,有助于判断心脏起搏状况和药物或电解质对心脏的影响。

2. 24 h 动态心电图　协助阵发性或间歇性心律失常和隐匿性心肌缺血的诊断,提供心律失常的持续时间及频次等,为临床诊治提供依据。

3. 超声心电图　可精确地反映各心腔大小的变化、心瓣膜结构及功能情况。

4. X 线检查　显示有心脏扩大,尤其是个别心腔扩大。

5. 胎儿监护仪、无应激试验、胎动评估　预测宫内胎儿储备能力,评估胎儿健康状况。

6. 其他检测　心肌酶学和肌钙蛋白检测提示有无心肌损伤。脑钠肽的检测可作为心力衰竭筛查和判断预后的指标。血常规、肝肾功能、凝血功能、血气分析等检查,根据病情酌情选择。

四、护理诊断

1. 活动无耐力　与心输出量下降有关。

2. 焦虑　与缺乏相关知识,担心自身及胎儿安危有关。

3. 潜在并发症　心力衰竭、感染。

五、预期目标

(1) 孕(产)妇能结合自身情况,描述可以进行的日常活动。

(2) 孕(产)妇及其家属的焦虑情绪有所改善。

(3) 未发生心力衰竭、感染等并发症。

六、护理措施

(一) 非孕期

根据心脏病的类型、病变程度、心功能状态及是否有手术矫治史等具体情况,进行妊娠风险评估,综合判断耐受妊娠的能力。对不宜妊娠者,指导患者采取有效措施严格避孕。

（二）妊娠期

1. 加强孕期保健　增加产前检查的频率,自妊娠早期开始产前检查,并告知妊娠风险和可能发生的严重并发症,建议在二级以上妇产专科或综合医院规范进行孕期保健。妊娠 20 周前每 2 周行产前检查 1 次;妊娠 20 周后,尤其妊娠 32 周后,发生心力衰竭的概率增加,产检应每周 1 次,由心血管内科医师和产科医师共同完成,并根据病情需要调节检查间期。重点评估心脏功能情况和胎儿宫内情况。若发现早期心力衰竭征象,应立即住院。孕期经过顺利者,亦应在妊娠 36～38 周提前住院待产。

2. 预防心力衰竭

1) 休息　保证充分休息,避免过度劳累及情绪激动。

2) 饮食　控制体重过度增长,以整个妊娠期不超过 12 kg 为宜。宜少量多餐,多食蔬菜、水果,防止便秘加重心脏负担;保证高蛋白、高维生素和铁剂的补充,妊娠 20 周以后预防性应用铁剂防止贫血。适当限制食盐摄入量,一般每日食盐量不超过 4～5 g。

3) 预防和积极治疗引起心力衰竭的诱因　预防上呼吸道感染,纠正贫血,治疗心律失常。孕妇心律失常发生率较高,对频繁的室性期前收缩或快速室性心律,必须用药物治疗。防治妊娠期高血压疾病和其他合并症与并发症。

4) 动态观察心脏功能　定期进行超声心动图检查,测定心脏射血分数、每分钟心输出量、心脏排血指数及室壁运动状态,判断随妊娠进展的心功能变化。

（三）分娩期

1. 选择合适分娩方式　心脏病妊娠风险低且心功能 I 级者可耐受经阴道分娩。有产科指征及心功能 III～IV 级,应择期剖宫产。

2. 严密观察产程进展,防止心力衰竭的发生

1) 第一产程　安慰孕妇并鼓励其进食,消除紧张情绪。孕妇取半卧位,高浓度面罩吸氧,每 15 min 测血压、脉搏、呼吸、心率;每 30 min 测胎心率。观察产程进展,心电监护,注意心力衰竭早期症状,无分娩镇痛者可适当应用镇静剂。产程开始按医嘱使用抗生素预防感染。

2) 第二产程　缩短第二产程,减少产妇体力消耗,宫口开全避免屏气增加腹压,指导、鼓励产妇使用呼吸等放松技巧减轻不适感,必要时给予硬膜外麻醉,及时行会阴侧切术,必要时可用产钳及胎头吸引术助产。

3) 第三产程　预防产后出血和感染。胎儿娩出后立即放置沙袋并用腹带包扎,持续 24 h,以防负压骤降诱发心力衰竭;给予宫缩剂防止产后出血,禁用麦角新碱;防止静脉压增高,输血输液时限制输液量及滴速;随时评估心脏功能,观察产妇生命体征,一切操作严格遵循无菌操作规程,并按医嘱给予抗生素预防感染。

（四）产褥期

(1) 保证充分休息,可根据病情适当延长 I 级护理或遵医嘱。

（2）产后72h严密监测生命体征，密切观察心率、呼吸、血压、体温等改变，正确识别早期心力衰竭症状；产妇取半卧位或左侧卧位，心脏功能允许情况下，鼓励下床适度活动，以减少血栓的形成。

（3）饮食应清淡，易消化，少量多餐，防止便秘，必要时遵医嘱给予缓泻剂，以免用力排便引起心力衰竭或血栓脱落。

（4）遵医嘱预防性使用抗生素及协助恢复心功能药物，并严密观察其不良反应。

（5）心功能Ⅰ～Ⅱ级者，可以母乳喂养，但应避免过度劳累，保证充足的睡眠和休息，心功能Ⅲ级或以上者应及时回奶，指导家属人工喂养的方法。

（6）促进亲子关系建立，避免产后抑郁，采取适宜的避孕方式，严格避孕。

（五）急性心力衰竭的紧急处理

1. 体位　患者取半卧位或端坐位，双腿下垂，减少静脉血回流。

2. 吸氧　立即高流量鼻导管吸氧，根据动脉血气分析结果进行氧流量调整，严重者采用无创呼吸机持续加压，增加肺泡内压，加强气体交换，对抗组织液向肺泡内渗透。

3. 治疗　开放静脉通道，按医嘱用药，注意观察用药时的毒性反应，对妊娠晚期有严重心力衰竭者应与心内科医师联系，在控制心力衰竭的同时，紧急行剖宫产取出胎儿，减轻心脏负担，挽救孕妇生命。

七、健康宣教

（1）指导孕妇识别早期心力衰竭的常见症状和体征，尤其是服药的重要性；其次，教会自测心率、呼吸、体重、出入量及胎动计数等，识别早期心力衰竭症状，及时就医。心脏病妊娠风险低且心功能Ⅰ级者，建议哺乳；心功能Ⅲ～Ⅳ级者，应回奶并避免劳累。采用适宜的避孕方式，慎用口服避孕药。

（2）孕期遵医嘱随访和监护，产后遵医嘱到内科随访。通常产后42～56d进行产后及新生儿检查。

八、护理评价

（1）患者能列举预防心力衰竭的措施。

（2）患者配合治疗方案，顺利经历分娩过程。

（3）患者及其家属了解心脏病相关知识，能面对妊娠及分娩过程。

第三节　病毒性肝炎及其护理

病毒性肝炎是由肝炎病毒引起的以肝脏病变为主的传染性疾病，致病病毒可根据病毒类型分为甲型肝炎病毒（hepatitis A virus, HAV）、乙型肝炎病毒（hepatitis B virus,

HBV)、丙型肝炎病毒(hepatitis C virus，HCV)、丁型肝炎病毒(hepatitis D virus，HDV)及戊型肝炎病毒(hepatitis E virus，HEV)5 种,其中 HBV 最为常见。妊娠合并病毒性肝炎的总体发病率为 0.8%～17.8%,我国乙型肝炎高发,约有 8% 的人群为慢性乙型肝炎病毒携带者,在妊娠期更容易进展为重型肝炎,成为我国孕(产)妇死亡的主要原因之一。

一、妊娠、分娩与病毒性肝炎的相互影响

(一)妊娠和分娩对病毒性肝炎的影响

(1)妊娠期基础代谢率高,营养物质消耗增多,肝内糖原储备降低,对低糖耐受降低;而妊娠早期受妊娠反应影响,孕妇食欲下降,蛋白质等营养物质摄入不足,导致肝脏抗病能力下降。

(2)妊娠期大量雌激素在肝内灭活,影响并妨碍肝脏对脂肪的转运和胆汁的排泄,导致血脂升高;胎儿代谢产物需经母体肝脏代谢解毒,进一步增加肝脏负担。

(3)妊娠期并发症、分娩时体力消耗、缺氧、酸性代谢产物增多以及产后出血等因素,加重肝脏负担。

妊娠、分娩过程不会增加肝脏对肝炎病毒的易感性,但由于妊娠期、产褥期母体的生理变化使肝脏负担加重,最终进展为重症肝炎,妊娠合并症也易引起肝功能损害,并易与病毒性肝炎混淆,增加诊疗病情的难度和复杂性。

(二)病毒性肝炎对妊娠和分娩的影响

1. 对母体的影响　可加重妊娠早期的早孕反应,使妊娠晚期子痫前期的发病率增加;疾病导致肝功能损害,使凝血因子合成功能受到影响,导致凝血功能障碍,出现产后出血等并发症;妊娠晚期合并肝炎易发展为重型肝炎,孕(产)妇死亡率增高。

2. 对围产儿的影响　病毒性肝炎会增加流产、早产、死胎和新生儿死亡的发生率。肝功能异常时,围产儿病死率高达 4.6%。病毒可通过胎盘屏障垂直传播感染胎儿。围产期感染的婴儿,免疫功能尚未完全发育,有相当一部分将转为慢性病毒携带状态,以后易进展为肝硬化或原发性肝癌。

二、肝炎病毒的传播方式

1. 甲型肝炎病毒　主要经消化道传播,一般不能通过胎盘屏障感染胎儿,分娩过程中接触母体血液、吸入羊水或受胎粪污染可致新生儿感染,母婴垂直传播的可能性极小。

2. 乙型肝炎病毒　包括母婴垂直传播、产时传播和产后传播 3 种途径传播。母婴垂直传播仍是我国慢性乙型肝炎病毒感染的主要原因,新生儿或婴幼儿感染后,超过 80% 将成为慢性乙型肝炎病毒感染者。产时传播是乙型肝炎病毒母婴传播的主要途径,胎儿在产道内接触母体血液、阴道分泌物或羊水均可导致感染发生,或宫缩时胎盘

绒毛破裂,使母血直接进入胎儿血液循环导致感染。产后感染则与新生儿密切接触母亲唾液与乳汁有关。

3. 丙型肝炎病毒 当母体血清中检测到较高滴度的丙型肝炎病毒RNA时,才会发生母婴传播,国外报道丙型肝炎病毒在母婴间垂直传播的发生率为4%～7%。

4. 丁型肝炎病毒 为缺陷病毒,需依赖乙型肝炎病毒的存在,其感染大多见于乙型肝炎病毒感染者,传播途径与乙型肝炎病毒相同,经体液、血行或注射途径传播。

5. 戊型肝炎病毒 传播途径与甲型肝炎病毒相似。

三、护理评估

(一) 健康史

评估孕妇有无病毒性肝炎患者密切接触史,半年内是否曾接受输血、注射血液制品,有无病毒性肝炎家族史。评估孕妇肝炎病情及其诱发因素,目前为止疾病治疗和用药情况以及对肝炎疾病知识的了解程度。

(二) 身心状况

1. 身体评估

(1) 不同类型的病毒性肝炎的潜伏期也不相同,甲型肝炎潜伏期一般为2～7周,乙型肝炎为6～20个月,丙型肝炎为2～26周,丁型肝炎为4～20周,戊型肝炎为2～8周。临床上甲型肝炎患者起病急、病程短、恢复快,乙型肝炎患者病程长、恢复慢且易发展为慢性。

(2) 普通型肝炎孕妇常表现为消化系统症状,如食欲减退、恶心、呕吐、腹胀、肝区疼痛,继而出现乏力、畏寒、发热;进展为重症肝炎时,孕妇的皮肤和巩膜迅速黄染、尿色深黄,出现食欲极度减退、腹胀、腹水症状,并发肝性脑病且出现肝臭气味。体格检查时可触及肝区肿大,有叩击痛。

2. 心理-社会评估 评估孕妇及其家属对疾病的了解程度,孕妇的社会家庭支持系统是否完善。由于担心自身及胎儿安危,以及缺乏对疾病知识的了解,孕妇及其家属常产生焦虑、恐惧、自卑心理。

(三) 相关检查

1. 血清病原学检查

1) 甲型肝炎病毒 检测血清甲型肝炎病毒抗体及血清甲型肝炎病毒RNA,甲型肝炎病毒免疫球蛋白M(immunoglobulin M, IgM)阳性代表近期感染。

2) 乙型肝炎病毒 检测血清中乙型肝炎病毒标志物,各标志物的临床意义参见表7-1。

表7-1　乙型肝炎血清学标志物及其意义

项目名称	阳性意义
乙肝表面抗原(HBsAg)	乙型肝炎感染特异性标志,表示正处于急性感染期,或慢性无症状携带者
乙肝表面抗体(HBsAb)	为保护性抗体,表示既往感染过乙型肝炎病毒且已经产生免疫力,或曾经接种乙型肝炎疫苗产生的免疫效果
乙肝e抗原(HBeAg)	乙型肝炎感染处于活动期,且传染性较强
乙肝e抗体(HBeAb)	大部分乙型肝炎病毒被清除,病毒复制趋于停止,传染性降低
乙肝核心抗体(HBcAb)	既往感染过乙型肝炎病毒

3)丙型肝炎病毒　血清中丙型肝炎病毒抗体阳性常提示既往感染,不作为抗病毒治疗的证据。

4)丁型肝炎病毒　为缺陷型RNA病毒,需同时检测血清中丁型肝炎病毒抗体和乙型肝炎血清学标志物。急性感染期丁型肝炎病毒IgM阳性,慢性感染时HDV-IgM持续阳性。

5)戊型肝炎病毒　抗原检测较困难,且抗体出现较晚,在疾病急性期有时难以诊断,即使抗体阴性也不能排除诊断,需反复检测。

2. 肝功能检查　主要包括血清丙氨酸转氨酶(alanine aminotransferase, ALT)和天冬氨酸转氨酶(aspartate aminotransferase, AST),其中ALT是反映肝细胞损伤程度最常用的敏感指标。1%的肝细胞发生坏死时,血清ALT水平可升高1倍。总胆红素升高可帮助评估预后,胆红素持续上升而转氨酶下降,称为"胆酶分离",提示重型肝炎的肝细胞坏死严重,预后不良。凝血酶原时间百分活度(prothrombin time activity percentage, PTA)是判断病情严重程度和预后的主要指标,其正常值为80%～100%,PTA<40%是诊断重型肝炎的重要标志之一,较转氨酶和胆红素具有更重要的临床意义。

3. 影像学检查　主要是超声检查,必要时可行磁共振(MRI)检查,可以观察肝脏大小,有无出现肝硬化、腹腔积液、肝脏脂肪变性等表现。

四、护理诊断

1. 潜在并发症　肝性脑病、产后出血。
2. 复杂性悲伤风险　与妊娠合并肝炎威胁母儿安危有关。
3. 知识缺乏　缺乏病毒性肝炎疾病传播途径、治疗护理方法、疾病预后相关知识。

五、预期目标

(1)经过积极治疗护理,孕妇病情控制良好,未发生肝性脑病、产后出血等并发症。
(2)建立良好家庭支持系统,孕妇及其家属情绪稳定。
(3)经过责任护士的知识宣教,孕妇及其家属了解疾病相关知识,积极配合治疗。

六、护理措施

（一）孕前护理

做好疾病知识宣教，重视围生期保健，夫妇一方患有病毒性肝炎者应预防交叉感染，已患乙型肝炎的育龄期女性应做好避孕及病情监测，包括肝功能检查、血清乙型肝炎病毒 DNA 水平检测、肝脏超声检查等项目。急性肝炎患者不宜妊娠，应在医师指导下妊娠。

（二）妊娠期护理

1. **妊娠合并轻型肝炎**　经积极治疗后好转者可继续妊娠，其护理内容与非孕期肝炎患者相同。

1）一般护理　合理安排作息时间，每日应有充足的睡眠，避免体力劳动；加强营养，饮食应低脂，摄入富含维生素、糖类和膳食纤维的食物，增加优质蛋白的摄入，保持大便通畅。

2）病情观察及治疗配合　定期产检，配合医师采用护肝、对症、支持疗法，密切监测孕妇的肝功能、凝血功能等指标，加强基础护理，预防感染，及早发现和治疗各类妊娠并发症，以防肝功能进一步受损。患者产检及治疗护理所用物品严格消毒，使用含氯制剂浸泡消毒，以防交叉感染。

2. **妊娠合并重症肝炎**

1）预防肝性脑病　积极保肝治疗，遵医嘱予保肝药物，防止肝细胞坏死，促进肝细胞再生和黄疸消退。严格控制每日蛋白摄入量，每日蛋白摄入量<0.5 g/kg 为宜，同时增加糖类以保证能量供应，保持大便通畅，必要时可遵医嘱予新霉素或甲硝唑口服，抑制肠内细菌繁殖，严禁肥皂水灌肠，减少氨等有毒物质的形成和吸收。密切观察患者有无行为异常、扑翼样震颤等肝性脑病前驱症状。

2）预防并发症　密切观察患者有无出血倾向，凝血功能障碍者遵医嘱予新鲜冰冻血浆与冷沉淀等，改善凝血功能，预防 DIC。严密监测患者的生命体征，准确记录每日出入液量，一般每日入液量为 500 ml＋前 1 d 尿量，必要时遵医嘱予呋塞米静脉注射，或予多巴胺扩张肾血管，改善肾血流，防治肾衰竭。

3）预防感染　做好基础护理，保持口腔卫生，每日外阴擦洗保持外阴清洁，治疗护理过程中注意无菌操作，预防感染，遵医嘱应用广谱抗生素。

3. **减少母婴传播**　接触甲型肝炎的孕妇，应于接触后 7 d 内肌内注射丙种球蛋白 2～3 ml，新生儿出生时及出生后 1 周各注射 1 次丙种球蛋白预防感染；甲型肝炎急性期禁止哺乳。妊娠合并乙型肝炎的孕妇，妊娠中晚期乙型肝炎病毒 DNA 载量≥2×10^6 IU/ml 者，可于妊娠 24～28 周开始给予替诺福韦或替比夫定进行抗病毒治疗，以减少乙型肝炎病毒母婴传播。

（三）分娩期护理

妊娠晚期合并重症肝炎者，经积极控制，待病情稳定，24 h 后尽快终止妊娠，分娩方式以剖宫产为宜。非重型肝炎患者可行阴道分娩,但需密切监测产程进展。

1. 一般护理 为产妇提供安静、舒适的分娩环境,做好基础护理,促进产妇身心舒适,避免各类不良刺激。

2. 监测产妇凝血功能 分娩前数日肌内注射维生素 K_1,提前建立静脉通道,提前配血并准备好新鲜血液,密切观察产妇有无皮肤黏膜出血,胎肩娩出后立即使用缩宫素促进子宫收缩,预防产后出血。

3. 预防母婴传播 分娩过程中尽量避免产程延长,可予阴道助产以缩短第二产程,但应注意预防产道损伤和新生儿产伤,尽量避免羊水吸入。产妇乙肝表面抗原阳性的新生儿,应于出生后 24 h 内尽早接种乙肝疫苗,并联合应用乙型肝炎免疫球蛋白,可有效阻断母婴传播。

(四) 产褥期护理

1. 一般护理 为产妇提供清洁、舒适的环境,嘱产妇注意休息,加强营养。

2. 病情观察及治疗配合 密切监测产妇的生命体征,评估出血量及产后宫缩情况,继续遵医嘱予维生素 K_1 和缩宫素,预防产后出血。配合医师为产妇提供护肝治疗,遵医嘱予肝脏毒性小的广谱抗生素预防或控制感染,防止肝炎病情恶化。

3. 母乳喂养 新生儿经过主动以及被动免疫后可接受母乳喂养。产妇因病情严重不宜哺乳者需尽早回奶,可选择口服生麦芽或乳房外敷芒硝,禁用雌激素等对肝脏有损害的药物。

七、健康宣教

(1) 指导孕妇注意休息,合理饮食,加强营养,配合医师进行保肝治疗,预防妊娠期病情恶化。

(2) 指导产妇合理避孕,无法母乳喂养者指导产妇及其家属人工喂养的方法,出院后注意病情监测,必要时回院复诊。

八、护理评价

(1) 孕妇病情控制良好,未发生肝性脑病、产后出血等并发症。

(2) 孕妇建立良好的家庭支持系统,焦虑等负面情绪得到缓解。

(3) 孕妇及其家属了解疾病相关知识,积极配合治疗。

拓展阅读 7-4 妊娠期肝内胆汁淤积症

第四节 性传播疾病及其护理

性传播疾病(sexually transmitted diseases,STDs)是指主要通过性接触、类似性行

为及间接接触传播的一组传染病。常见的妊娠期性传播疾病包括淋病、尖锐湿疣、梅毒和艾滋病等,孕妇感染后若未及时诊治,则病原体可通过胎盘、产道、产后哺乳或密切接触等途径感染胎儿或新生儿,导致流产、早产、胎儿生长受限、死胎和出生缺陷等,严重危害母儿健康。

一、淋病

淋病(gonorrhea)是由淋病奈瑟菌(简称淋菌)引起的以泌尿生殖系统化脓性感染为主要表现的性传播疾病,发病率居我国性传播疾病首位。

(一)病原体

淋菌为革兰氏阴性双球菌,对理化因子的抵抗力较弱,60 ℃时 1 min 内、完全干燥的环境中 1～2 h 即死亡,一般消毒剂可将其杀灭,但在不完全干燥环境和脓液中则能保持较长时间的传染性。淋菌离开人体后不易存活,对人体单层柱状上皮和移行上皮黏膜有亲和力,常隐匿于泌尿生殖道引起感染。

(二)传播途径

人是淋菌唯一的宿主,性接触传播是其主要传播途径,也可通过接触含病原体的衣物及检查器械等被间接感染。感染常局限于下生殖道,包括子宫颈、尿道、尿道旁腺和前庭大腺。随病情进展或未经及时治疗时可累及上生殖道。妊娠期母体感染可经胎盘直接导致胎儿感染,分娩时新生儿通过感染的产道也可被传染。

(三)对母儿的影响

妊娠早期可导致感染性流产,妊娠晚期淋菌性宫颈炎可致胎膜脆性增加,易发生绒毛膜羊膜炎、胎膜早破等。分娩后产妇抵抗力低,易发生淋病播散,引起子宫内膜炎、输卵管炎、盆腔炎等产褥感染,严重者可致播散性淋病。

胎儿可发生宫内感染、窘迫、胎儿生长受限、早产、死胎等。分娩时胎儿通过未经治疗产妇的软产道可感染淋菌,引起新生儿淋菌性结膜炎、肺炎,甚至进展为败血症,围产儿病死率明显增加。

(四)护理评估

1. 健康史　评估孕妇有无不洁性交史,了解发病时间、病情发展、治疗经过、用药情况及治疗效果等。

2. 身心状况

1)身体评估　评估孕妇发病情况及临床表现。淋病潜伏期短,通常 1～10 d,平均 3～5 d。50%～70%的患者感染后无症状,易被忽视而致他人感染。感染初期病变局限于下生殖道和泌尿道,可导致宫颈管黏膜炎、尿道炎、前庭大腺炎,随病情进展则可累及上生殖道,引起子宫内膜炎、输卵管炎、盆腔炎等。

按病理过程淋病可分为急性和慢性两种。①急性淋病:在感染淋病后 1～14 d 出现尿频、尿急、尿痛等急性尿道炎的症状,白带增多呈黄色、脓性,外阴部红肿、有烧灼样痛,继而出现前庭大腺炎、急性宫颈炎的表现。如病程发展至上生殖道,可发生子宫内膜炎、急性输卵管炎、输卵管卵巢囊肿、盆腔脓肿、弥漫性腹膜炎,甚至中毒性休克。患者表现为发热、寒战、恶心、呕吐、下腹两侧疼痛等。②慢性淋病:急性淋病未经治疗或治疗不彻底可逐渐转为慢性淋病。患者表现为慢性尿道炎、尿道旁腺炎、前庭大腺炎、慢性宫颈炎、慢性输卵管炎、输卵管积水等。淋菌可长期潜伏在尿道旁腺、前庭大腺或宫颈黏膜腺体深处,引起反复急性发作。

2) 心理-社会评估　患者多因不洁性生活被感染,已婚者担心家庭关系,害怕周围人群的歧视,常产生自卑心理,或隐瞒病情,延误治疗时机。

3. 相关检查

1) 分泌物检查　取尿道或宫颈分泌物进行革兰染色,见到中性粒细胞内有革兰氏阴性双球菌可初步诊断。

2) 淋菌培养　取宫颈管分泌物做培养,是诊断淋病的"金标准"。

(五) 护理诊断

1. 舒适度减弱　与淋菌侵袭所致外阴瘙痒、灼热等炎症反应有关。

2. 知识缺乏　缺乏疾病的感染途径、治疗护理方法等知识。

3. 焦虑　与担心病情反复、疾病预后,以及社会舆论导致心理负担加重有关。

(六) 预期目标

(1) 患者病情得到控制,局部症状缓解,舒适度增强。

(2) 患者具备一定的疾病预防及护理知识,能积极配合治疗。

(3) 患者情绪稳定,以正确心态对待疾病,焦虑减轻或消失。

(七) 护理措施

1. 一般护理　急性期患者应卧床休息,以半卧位为宜,利于分泌物引流。做好生活护理,协助患者保持外阴清洁,急性期禁止性生活,严格床边隔离,患者所用生活用品应严格消毒。饮食应清淡,避免刺激性食物,如酒、浓茶、咖啡等,鼓励患者多饮水。

2. 治疗配合　观察患者的生命体征,阴道分泌物的量和性状,做好各项检查的采样及送检工作。做好孕妇用药指导,遵医嘱足量、规范有效地应用抗生素,密切监测疗效及药物不良反应。

3. 心理护理　维护患者隐私,关心和体贴患者,了解患者及其家属的态度,做好疾病知识指导,帮助患者获得家人的理解与支持。

4. 健康宣教　指导正确的消毒隔离方法,患者贴身衣物、浴盆、毛巾等应煮沸消毒5~10 min,所接触的物品及器具可用1‰石碳酸溶液浸泡,防止交叉感染。告知患者按时随访,淋病常反复发作,须在患者治疗结束后2周内,在无性接触史情况下临床症状和体征全部消失,治疗结束后4~7 d取宫颈管分泌物做涂片或细菌培养,连续3次阴性,方能确定治愈。

（八）护理评价

（1）患者舒适度增强。

（2）患者具备相应的疾病预防及护理知识。

（3）患者焦虑情绪缓解。

二、尖锐湿疣

尖锐湿疣（condyloma acuminatum）是由人乳头瘤病毒（human papilloma virus, HPV）感染引起鳞状上皮疣状增生性病变，发病率仅次于淋病，常与多种性传播疾病同时存在。

（一）病原体

HPV 是一类环状双链 DNA 病毒，有多种亚型，尖锐湿疣主要由 HPV 6 型和 11 型两种低危型病毒引起，发病的高危因素包括初次性生活过早、多个性伴侣、免疫力低下、吸烟及高性激素水平等。

（二）传播途径

性接触传播为主要传播途径，间接传播少见。孕妇感染 HPV 可传染给新生儿，感染的具体途径尚不明确，可能与胎儿通过产道时因吞咽含 HPV 的羊水、血液或分泌物有关。

（三）对母儿的影响

女性温暖、潮湿的外阴环境有利于 HPV 生长，妊娠期母体细胞免疫功能下降，且甾体类激素水平上升，会阴部血液循环更加丰富，尖锐湿疣病灶常多区域、多形态迅速生长，数目多、体积大，质脆易出血，巨大尖锐湿疣阻塞产道致阴道分娩困难。婴幼儿感染 HPV 可引起呼吸道乳头状瘤。

（四）护理评估

1. 健康史　评估患者年龄、职业等情况，了解有无初次性生活过早、多个性伴侣、免疫力低下等发病高危因素，评估患者发病过程及治疗经过。

2. 身心状况

1）身体评估　评估患者发病情况及临床表现。尖锐湿疣潜伏期 3 周至 8 个月，平均 3 个月。患者症状多不明显，可表现为外阴瘙痒、灼痛或性交后疼痛。典型体征为散在或呈簇状增生的粉色或白色小乳头状疣，细而柔软指样突起，随病灶增大可融合呈鸡冠状、菜花状或桑椹状，顶端可有角化或感染破溃。病变多发生在性交易受损部位，如阴唇后联合、小阴唇内侧、阴道前庭、尿道口，也可累及阴道和子宫颈等部位。

2）心理-社会评估　患者思想负担重，害怕周围人群的歧视。

3. 相关检查　典型的尖锐湿疣肉眼即可诊断。

1）病理检查　症状不典型者可行病理学检查，病变组织的细胞学涂片中可见挖空细胞、角化不良细胞或角化不全细胞及湿疣外基底层细胞。

2）醋酸试验　病变区涂以 3%～5% 醋酸液，3～5 min 后局部组织变白为阳性。

（五）护理诊断

1. 舒适度减弱　与疾病所致外阴局部产生瘙痒、灼痛有关。

2. 知识缺乏　缺乏疾病的感染途径、治疗护理方法等相关知识。

3. 焦虑　与本病具有传染性及担心疾病预后有关。

（六）预期目标

（1）患者病情得到控制，局部瘙痒、灼痛等症状缓解，舒适度增强。

（2）患者具备一定的疾病预防及护理知识。

（3）患者情绪稳定，以正确心态对待疾病，焦虑减轻或消失。

（七）护理措施

1. 一般护理　保持外阴清洁，衣着应宽松、舒适，减少对局部的摩擦，防止出血和感染；禁止性生活；患者使用的物品应消毒处理，防止交叉感染。

2. 治疗配合　熟悉各种局部治疗方法，较小病灶可选用 80%～90% 三氯醋酸涂擦病灶局部，指导患者正确用药，及时观察治疗效果。病灶较大可行物理及手术治疗，协助患者做好手术准备，术后每日进行外阴擦洗，密切观察宫缩、胎心及手术创面出血情况。妊娠合并尖锐湿疣不是剖宫产的指征，若巨大病灶堵塞软产道，则配合医师做好剖宫产准备。

3. 心理护理　尊重患者隐私，关心和体贴患者，耐心倾听患者内心真实想法。加强疾病知识宣教，帮助患者以正确心态对待疾病的发生和发展，积极配合治疗。

4. 健康宣教　指导患者保持外阴清洁，洁具专人专用，患者的贴身衣裤、生活用品要及时消毒。杜绝混乱的性关系，推荐使用避孕套阻断传播途径，强调配偶或性伴侣同时治疗，避免反复感染及交叉感染，强调疾病预防的重要性。尖锐湿疣有复发可能，指导患者按时随访。

（八）护理评价

（1）患者舒适度增强。

（2）患者了解疾病的相关知识。

（3）患者焦虑情绪得到缓解。

三、梅毒

梅毒（syphilis）是由苍白密螺旋体感染引起的慢性全身性传染病。根据其病程分为早期梅毒与晚期梅毒，根据其传播途径又可分为先天梅毒（胎传梅毒）和后天梅毒。

（一）病原体

苍白密螺旋体在人体外干燥环境下不易生存，一般消毒剂及肥皂水即可将其杀灭，但其耐寒能力强,在低温条件下可较长时间保持传染性。

(二) 传播途径

性接触为最主要传播途径,偶可经接触污染衣物等间接感染,少数通过输入传染性梅毒患者的血液而感染。未经治疗者在感染后 1 年内最具传染性。随着病程延长,梅毒的传染性逐渐减弱,病程超过 4 年基本无传染性。感染梅毒的孕妇可通过胎盘将病原体传给胎儿引起胎传梅毒,妊娠期即使患病时间超过 4 年仍可通过胎盘感染胎儿,胎儿分娩时通过产道、新生儿产后哺乳或接触污染衣物、用具等途径也可被感染。

(三) 对胎儿和新生儿影响

梅毒病原体可经胎盘传给胎儿,引起流产、早产、死胎、死产、低出生体重儿和胎传梅毒儿。胎传梅毒儿占死胎 30% 左右,即使幸存,病情也较重。早期患儿表现为皮肤大疱、皮疹、鼻炎及鼻塞、肝脾肿大、淋巴结肿大,晚期则表现为楔状齿、鞍鼻、间质性角膜炎、骨膜炎、神经性耳聋等,病死率及致残率均明显增高。

(四) 护理评估

1. 健康史　评估患者性接触史,了解患者感染途径、发病时间、病情发展经过及本次妊娠经过。

2. 身心评估

1) 身体评估　评估患者发病情况及临床表现。梅毒潜伏期为 2～4 周,根据病程可分为早期梅毒和晚期梅毒。早期梅毒指病程在 2 年以内,包括一期梅毒、二期梅毒、早期潜伏梅毒,主要表现为硬下疳、硬化性淋巴结炎、全身皮肤黏膜损害(如梅毒疹,扁平疣,脱发及口、舌、咽喉或生殖器黏膜红斑、水肿和糜烂等)。晚期梅毒指病程在 2 年以上,包括皮肤、黏膜、骨、眼、心血管、神经、内脏梅毒以及晚期潜伏梅毒,表现为永久性皮肤黏膜损害,并可侵犯心血管、神经系统等多种组织器官而危及生命。

2) 心理-社会评估　因担心自身疾病预后、胎儿健康及家庭关系受到影响,患者往往伴有恐惧与焦虑。

3. 相关检查

1) 病原体检查　取病损处分泌物涂片,用暗视野显微镜或直接荧光抗体检查梅毒螺旋体确诊。

2) 血清学检查　荧光螺旋体抗体吸附试验和梅毒螺旋体被动颗粒凝集试验等,测定血清特异性 IgG 抗体,但该抗体终身阳性,故不能用于观察疗效、鉴别复发或再感染。

3) 脑脊液检查　主要用于诊断神经梅毒,包括脑脊液白细胞计数及蛋白测定等。

(五) 护理诊断

1. 舒适度减弱　与疾病所致皮肤、黏膜受损等有关。

2. 知识缺乏　缺乏疾病的感染途径、治疗护理方法及预防措施的相关知识。

3. 焦虑　与担心病情反复以及胎儿健康受到影响有关。

(六) 预期目标

(1) 患者病情得到控制,局部症状缓解,舒适度增强。

(2) 患者具备一定的疾病预防及护理知识。

(3) 患者情绪稳定,焦虑减轻或消失。

(七) 护理措施

1. **一般护理**　指导孕妇卧床休息,严格床边隔离,防止交叉感染。

2. **治疗配合**　向患者解释规范治疗的必要性,首选药物为青霉素,遵医嘱及时、足量、规范用药。注射青霉素后 4 h,患者体内大量梅毒螺旋体死亡溶解,可引起吉海反应,出现发热、乏力、皮损增多等,一般不太严重,可在 24 h 内自行缓解。青霉素过敏者可采用脱敏疗法或遵医嘱改用红霉素,注意妊娠期禁用四环素类药物。告知患者其配偶或性伴侣也应接受检查及治疗,避免交叉感染。

3. **心理护理**　提供全面心理护理,关心、尊重患者,帮助患者树立治愈的信心。

4. **健康宣教**　治疗期间禁止性生活,梅毒治愈标准为各皮损消退和症状消失(临床治愈),血清学试验和脑脊液检查转阴(血清学治愈)。常规治疗后应随访 2~3 年,随访期间不宜妊娠,如发现血清转阳或症状复发,应及时就诊。

(八) 护理评价

(1) 患者的舒适度增强。

(2) 患者了解疾病的相关知识。

(3) 患者的焦虑情绪得到缓解。

四、获得性免疫缺陷综合征

获得性免疫缺陷综合征(acquired immunodeficiency syndrome, AIDS),又称艾滋病,是由人免疫缺陷病毒(human immunodeficiency virus, HIV)感染引起的一种性传播疾病。

(一) 病原体

HIV 感染引起 T 淋巴细胞损害,导致持续性免疫缺陷,多个器官出现机会性感染及罕见恶性肿瘤,最终导致死亡,是主要致死性传染病之一。

(二) 传播途径

性接触传播是本病的主要传播途径,其次为血液传播,病毒可广泛存在于感染者血液、精液、阴道分泌物、泪液、尿液、乳汁、脑脊液等体液中,患者及病毒携带者均有传染性。孕妇感染 HIV 可通过胎盘感染胎儿,分娩时胎儿经过产道也可发生感染,20% 的母婴传播发生在妊娠 36 周前,50% 发生在分娩前数日,30% 发生在产时。产后母乳喂养时病毒可通过乳汁进入新生儿体内,传播率高达 30%~40%;病毒载量越高,通过母乳喂养感染新生儿的风险越大。

(三) 对母儿影响

妊娠期母体免疫功能受抑制,可加速 HIV 感染者从无症状期发展为 AIDS,并可导致疾病相关综合征病情加重。HIV 感染可增加不良妊娠结局的发生,如流产、早产、死产、低出生体重儿和新生儿 HIV 感染等。未接受抗逆转录病毒治疗的孕妇,HIV 母婴传播率约为 30%;经抗逆转录病毒治疗、产科干预(如妊娠 38 周时选择性剖宫产)和避免母乳喂养可极大地降低母婴传播率。HIV 感染对胎儿、新生儿危害严重,一般建议HIV 感染合并妊娠者在早孕期终止妊娠。

(四) 护理评估

1. 健康史　询问患者性接触史,有无不规范血制品输入史及静脉毒品注射史,性伴侣是否感染 HIV,有无出入 HIV 高发区,是否患有其他性传播疾病等。

2. 身心评估

1) 身体评估　评估患者的发病情况及临床表现。感染者处于不同阶段时临床表现也不相同。①无症状感染阶段:无任何临床表现。②急性感染期:潜伏期通常为数日至数周,平均 3~6 周,通常持续不到 10 d。常见症状包括发热、盗汗、疲劳、皮疹、头痛、淋巴结病、咽炎、肌痛、关节痛、恶心、呕吐和腹泻等。③无症状期:急性感染期症状消退,从无症状病毒血症到艾滋病期大概需要 10 年。④艾滋病期:表现为发热、体重下降、全身浅表淋巴结肿大,常合并各种条件性感染和肿瘤(如卡波西肉瘤、淋巴瘤等),约半数患者出现中枢神经系统症状。

2) 心理-社会评估　HIV 感染目前尚无有效的治疗方法,患者在确诊后易出现恐惧、悲观,甚至绝望的心理,担心不良妊娠结局,害怕周围人群的歧视,常产生自卑心理,或隐瞒病情延误治疗。

3. 相关检查　实验室检查抗 HIV 抗体阳性,CD_4^+ T 淋巴细胞总数 $< 200/mm^3$,或 $200 \sim 500/mm^3$,CD_4/CD_8 比值 < 1,血清 p24 抗原阳性,外周血白细胞计数及血红蛋白含量下降,β_2 微球蛋白水平增高。

(五) 护理诊断

1) 个人尊严受损风险　与社会对艾滋病患者的不理解、不认同有关。
2) 知识缺乏　缺乏疾病的感染途径、治疗护理方法及预防措施的相关知识。
3) 恐惧　与疾病预后不良,担心胎儿健康受到威胁有关。

(六) 预期目标

(1) 患者自尊受到保护,能与他人正常交往。
(2) 患者具备一定的疾病预防及护理知识。
(3) 患者情绪稳定,以正确心态对待疾病,恐惧等负面情绪减轻或消失。

(七) 护理措施

1. 一般护理　指导孕妇加强营养,注意休息,劳逸结合,做好保护性隔离,避免疾病传染。

2. 治疗配合 本病缺乏有效的治疗方法,以对症支持处理为主,根据患者的病情配合医师给予有效的处理,如发热患者给予物理降温等。指导患者进行抗病毒治疗,并密切观察药物不良反应。对选择继续妊娠的孕妇,建议在妊娠38周时剖宫产结束妊娠,以降低母婴传播风险,配合医师做好剖宫产术前准备;对经阴道分娩的产妇,在临产后采取有效措施尽可能缩短破膜距分娩结束的时间,尽量避免有创操作,以减少胎儿暴露。

3. 心理护理 耐心细致地讲解疾病相关知识,使患者对疾病进展有一定的心理准备。积极开展心理疏导,耐心倾听患者表述自身真实想法,关心、安慰患者,帮助其寻求相应社会支持系统,以积极心态面对压力。

4. 健康宣教 艾滋病无治愈方法,重在预防。利用各种形式进行宣传教育,了解疾病危害及传播途径,广泛宣传避孕套预防艾滋病传播的作用,指导患者按时随访,有条件者应检测其性伴侣抗HIV抗体。

(八) 护理评价

(1) 患者自尊受到保护。

(2) 患者了解疾病相关知识。

(3) 患者恐惧等负面情绪得到缓解。

(厉跃红、杨静)

数字课程学习

○教学PPT ○导入案例解析 ○复习与自测 ○更多内容……

第八章　正常分娩及其护理

章前引言

　　妊娠≥28周,胎儿及其附属物从临产开始至全部从母体娩出的过程称为分娩(delivery)。妊娠28周至36^{+6}周期间分娩称为早产(premature delivery);妊娠37周至41^{+6}周期间分娩称为足月分娩(term delivery);妊娠≥42周分娩称为过期产(postterm delivery)。

　　分娩是女性的特殊生理阶段,在这过程中会出现生理、心理、社会交往及角色的变化。产妇可能会因为疼痛、焦虑及缺乏分娩相关专业知识等而影响自然分娩。母婴护理工作者要为其提供生理、心理及家庭全方位的支持,鼓励产妇建立自然分娩的信心,减少不必要的医疗干预,允许产妇选择分娩体位,提供帮助产妇减轻疼痛等产时服务,提高母婴护理质量。

学习目标

1. 说出分娩、足月产、分娩机制的概念。
2. 阐述影响分娩的因素、枕先露的分娩机制。
3. 评估产妇分娩疼痛的性状并提出护理问题,制订并实施护理措施。
4. 运用所学知识,评估产妇各产程,提出护理问题,制订并实施护理措施,进行健康宣教。
5. 具备良好的人文关怀和协作精神,体现整体观。

思维导图

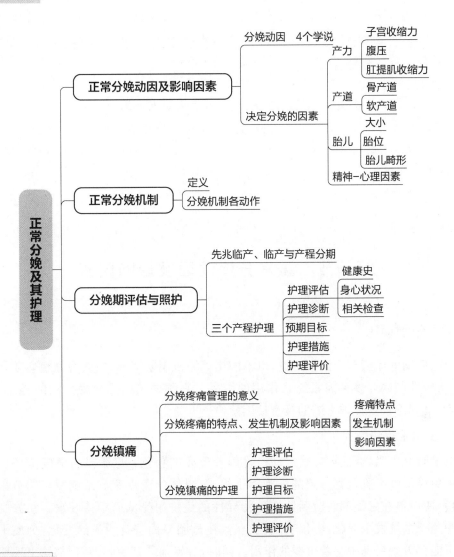

　　患者,女性,26岁,大专学历,工人,因"孕足月,下腹胀痛1周"于昨日步行入院。入院时体检:体温36.8℃,脉搏80次/分,呼吸18次/分,血压130/80 mmHg(17.3/10.7 kPa)。发育正常,营养良好,神志清醒,皮肤完好。产科检查:宫高36 cm,腹围107 cm,骨外测量:髂棘间径24 cm,髂嵴间径27 cm,骶耻外径19 cm,坐骨结节间径8 cm,出口后矢状径9 cm。先露:头,已衔接。胎膜:未破。辅助检查:B超提示左枕前(LOA)胎位,胎心音142次/分,双顶径96 mm,

头围 33 cm,股骨长 7.2 cm,水 5.5 cm。胎盘:前壁 2 级成熟。初步诊断:宫内孕 40^{+4} 周,孕 1 产 0,LOA 待产。昨天晚上 11:30 出现规律宫缩,今天凌晨 4:20,宫口开大 4～5 cm,胎心 140 次/分,胎膜未破,宫缩持续 30 s,间歇 4～5 min,强度中,产妇主诉疼痛难忍,情绪烦躁、焦虑,寝食难安。

问题:

1. 此产妇骨盆测量各经线是否正常,对于分娩有无影响?

2. 此时产妇处于哪个产程? 作为责任护士护理评估的重点是什么?

3. 按急需解决的健康反应的顺序,用 PSE 公式书写该孕妇的护理诊断或合作性医疗问题。

4. 针对该产妇目前的情况,应该给予哪些护理措施?

第一节　正常分娩动因及影响因素

一、分娩动因

分娩启动的原因至今没有定论,也不能用单一机制来解释,现认为分娩启动是炎症因子、机械性刺激等多种因素综合作用的结果。宫颈成熟则是分娩启动的必备条件。缩宫素、前列腺素是促进宫缩的最直接因素。

(一) 炎症反应学说

大量研究表明,炎症在分娩启动中扮演着重要的角色。母胎界面免疫微环境由蜕膜中的免疫活性细胞及其分泌的细胞因子组成,母体的免疫调节系统参与调节该免疫微环境,使母体在妊娠期间对胎儿产生特异性的免疫耐受从而维持妊娠。在分娩启动过程中免疫系统发生变化,不仅表现在全身,在母胎界面也有明显的变化,免疫平衡的改变可能在分娩启动中起着重要的作用。同时,分娩前子宫蜕膜、宫颈部均出现明显的中性粒细胞和巨噬细胞的趋化和浸润,炎症因子表达增高,提示存在非感染性炎症。

(二) 内分泌控制理论

分娩启动时子宫平滑肌由非活跃状态转化为活跃状态,这种转化受多种内分泌激素的调控,最终触发宫缩和宫颈扩张,启动分娩。

1. 前列腺素(prostaglandin, PG)　是一种旁-自分泌激素,主要在分泌的局部起作用。子宫前列腺素合成增加是分娩启动的重要因素,目前认为前列腺素的主要作用包括:①诱发子宫协调、有力地收缩;②促进宫颈成熟;③上调缩宫素受体的表达,使子宫对缩宫素的敏感性增强。

2. 甾体激素(steroid hormone)　雌激素和孕激素均对分娩的启动有着重要的作

用。人类雌激素在妊娠期是由胎盘-胎儿单位共同合成的,雌激素水平增高可通过以下机制参与分娩启动。①促使子宫功能性改变。②刺激前列腺素产生,子宫肌层、子宫内膜、宫颈黏膜均能产生前列腺素。前列腺素不仅可以诱发宫缩,还能促进宫颈成熟。③促进肌动蛋白蓄积于子宫体部,使子宫收缩力增强。④提高子宫肌细胞膜电位活性,使子宫对缩宫素的敏感性增加,并促进宫颈成熟。相反,孕激素促进一氧化氮的合成,抑制细胞间连接的形成,下调前列腺素的合成及钙通道和缩宫素受体的表达。雌/孕激素比率上升可能不是人类分娩的动因,但两者都对妊娠的维持和分娩的启动起重要作用。

3. 缩宫素(oxytocin) 对分娩的启动起着重要但非绝对的作用。妊娠期间母体循环中缩宫素水平基本不发生改变,仅在分娩发动后随着产程进展逐渐增加,在第二产程胎儿娩出前达到峰值。但子宫缩宫素受体的表达随妊娠的进展而增高,因而随妊娠进展子宫对缩宫素的敏感性逐渐增强。缩宫素可直接通过缩宫素受体或钙通道介导的途径以及间接通过刺激胎膜前列腺素 E_2 和前列腺素 $F_{2\alpha}$ 的释放来诱发宫缩。

(三)机械性刺激

机械性刺激又称子宫张力理论。随着妊娠的进展,子宫腔容积增大,子宫壁的伸展张力也增加,子宫壁收缩的敏感性增强;妊娠末期羊水量逐渐减少而胎儿不断生长,胎儿与子宫壁,特别是与子宫下段和宫颈部密切接触;此外,在宫颈部有弗兰肯豪塞(Frankenhauser)神经丛,胎儿先露部下降压迫此神经丛。以上情况均可刺激诱发子宫收缩。

(四)子宫功能性改变

在内分泌激素的作用下,子宫通过肌细胞间隙连接以及细胞内钙离子水平增高而发生子宫功能性改变。一方面,缩宫素与子宫肌细胞上的缩宫素受体结合后,可启动细胞膜上的离子通道,使细胞内游离的钙离子增加,促发子宫收缩。另一方面,胎盘分泌的缩宫素酶可降解缩宫素,两者的平衡、变化与分娩启动相关。

二、决定分娩的因素

决定分娩的因素包括产力、产道、胎儿及精神-心理因素几个方面。各因素正常并相互适应,胎儿经阴道顺利自然娩出,为正常分娩。

(一)产力

将胎儿及其附属物从子宫内逼出的力量称为产力。产力包括子宫收缩力、腹壁肌及膈肌收缩力(统称腹压)和肛提肌收缩力。

1. 子宫收缩力 是临产后的主要产力,贯穿于整个分娩过程。临产后的宫缩能迫使宫颈管消失、宫口扩张、胎先露部下降、胎盘和胎膜娩出。临产后正常宫缩的特点包括以下几点:

1)节律性 子宫节律性收缩是临产的重要标志。每次子宫收缩都是由弱渐强(进行期),维持一定时间(极期),一般 30~40 s,随后由强渐弱(退行期),直至消失(间歇期)。间歇期一般为 5~6 min(图 8-1)。随着产程进展,宫缩持续时间逐渐延长,间歇期则逐渐缩短。宫口开全后,宫缩可持续达 60 s,间歇期可缩短至 1~2 min。宫缩强度亦随产程进展逐渐增强。如此反复,直至分娩结束。宫缩极期使宫腔压力于第一产程末可达 40~60 mmHg(5.33~8.00 kPa),于第二产程期间增至 100~150 mmHg(13.3~20.0 kPa),而间歇期仅为 6~12 mmHg(0.8~1.6 kPa)。宫缩时,子宫肌壁间血管受压,子宫血流量减少,宫缩间歇期子宫血流量又恢复,有利于胎儿的血流灌注。

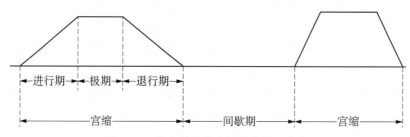

图 8-1 临产后正常宫缩节律性示意图

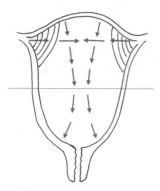

图 8-2 子宫收缩力的对称性和极性

2) 对称性和极性 正常宫缩起自两侧子宫角部,以微波形式迅速向子宫底中线集中,左右对称,然后以 2 cm/s 的速度向子宫下段扩散,约 15 s 可均匀协调地遍及整个子宫,此为子宫收缩的对称性(图 8-2)。宫缩以子宫底部最强最持久,向下逐渐减弱,此为子宫收缩的极性(图 8-2)。子宫底部收缩力的强度是子宫下段的 2 倍。

3) 缩复作用 每当宫缩时,子宫体部肌纤维缩短变宽,间歇期肌纤维虽松弛,但不能完全恢复到原来的长度,经过反复收缩,肌纤维越来越短,这种现象称为子宫收缩力的缩复作用(retraction)。缩复作用使得子宫上部肌壁越来越厚,宫腔容积逐渐缩小,子宫下段被逐渐拉长、扩张,迫使胎先露部下降,宫颈管缩短直至消失及宫口扩张。

2. 腹压 是第二产程时娩出胎儿的重要辅助力量。当宫口开全、胎先露部下降至骨盆底时,每当宫缩来临,前羊水囊和胎先露部压迫骨盆底组织及直肠,反射性地引起排便动作,产妇主动屏气向下用力,腹壁肌及膈肌强有力地收缩使腹内压增高。腹压在第二产程末期配合宫缩时运用最为有效,能迫使胎儿娩出,在第三产程亦可促使已剥离的胎盘娩出。但需注意过早用腹压易使产妇疲劳和宫颈水肿,致使产程延长。

3. 肛提肌收缩力 有协助胎先露部在骨产道内进行内旋转的作用。当胎头枕部到达耻骨弓下时,肛提肌收缩力能协助胎头仰伸及娩出。当胎盘娩出至阴道时,肛提肌收缩力有助于胎盘的娩出。

(二) 产道

产道是胎儿从母体娩出的通道,包括骨产道和软产道两部分。

1. 骨产道　指真骨盆,是产道的重要组成部分,其大小及形状与分娩关系密切。骨盆腔分为 3 个假想平面,即通常所称的骨盆平面。

1) 骨盆入口平面(pelvic inlet plane)　即真假骨盆的交界面,前方为耻骨联合上缘,两侧为髂耻缘,后方为骶岬上缘,呈横椭圆形。共有 4 条径线,即入口前后径、入口横径、入口左斜径及入口右斜径(图 8-3)。

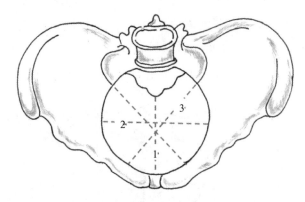

1. 前后径;2. 横径;3. 斜径。

图 8-3　骨盆入口平面各径线

(1) 入口前后径:又称真结合径,指从耻骨联合上缘中点至骶岬前缘正中的距离,平均值约为 11 cm,胎先露入盆与此径线关系密切。

(2) 入口横径:左右髂耻缘间的最大距离,平均值约为 13 cm。

(3) 入口斜径:左右各一。左斜径为左骶髂关节至右髂耻隆突间的距离;右斜径为右骶髂关节至左髂耻隆突间的距离,平均值约为 12.75 cm。

2) 中骨盆平面(mid-plane of pelvis)　为骨盆最小平面,其前方为耻骨联合下缘,两侧为坐骨棘,后方为骶骨下端。此平面前后径长而横径短,呈纵椭圆形,其大小与分娩关系最为密切。中骨盆平面有 2 条径线,即中骨盆前后径和中骨盆横径(图 8-4)。

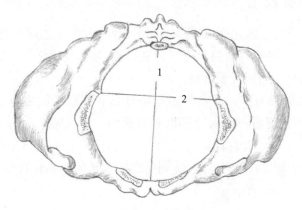

1. 前后径;2. 横径。

图 8-4　中骨盆平面各径线

（1）中骨盆前后径：是指耻骨联合下缘中点通过两侧坐骨棘连线中点到骶骨下端的距离，平均值约为 11.5 cm。

（2）中骨盆横径：又称为坐骨棘间径，指两侧坐骨棘之间的距离，平均值约为 10 cm，其长短与能否经阴道分娩关系密切。

3）骨盆出口平面（pelvic outlet plane） 由 2 个不在同一平面的三角形组成。前三角顶端为耻骨联合下缘，两侧边为耻骨降支；后三角顶端为骶尾关节，两侧边为骶结节韧带；坐骨结节间径为 2 个三角形共同的底边。骨盆出口平面共有 4 条径线，即出口前后径、出口横径、出口前矢状径及出口后矢状径（图 8-5）。

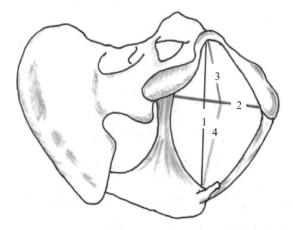

1. 出口前后径；2. 出口横径；3. 出口前矢状径；4. 出口后矢状径。

图 8-5 骨盆出口平面各径线（斜面观）

（1）出口前后径：指耻骨联合下缘中点到骶尾关节间的距离，平均值约为 11.5 cm。

（2）出口横径：也称坐骨结节间径，指两侧坐骨结节内侧缘之间的距离，平均值约为 9 cm。出口横径是胎先露部通过骨盆出口的径线，与经阴道分娩关系密切。

（3）出口前矢状径：耻骨联合下缘中点到坐骨结节间径中点的距离，平均值约为 6 cm。

（4）出口后矢状径：骶尾关节到坐骨结节间径中点之间的距离，平均值约为 8.5 cm。若出口横径稍短，则应测量出口后矢状径，如两径线之和＞15 cm 时，中等大小的足月胎头可通过后三角区经阴道娩出。

4）骨盆轴与骨盆倾斜度 骨盆轴为连接骨盆各假想平面中点的曲线。分娩及助产时，胎儿沿此轴方向完成一系列分娩机制而娩出。骨盆轴上段向下向后，中段向下，下段向下向前（图 8-6）。骨盆倾斜度是指人体直立时，骨盆入口平面与地平面所形成的角度，一般女性为 60°；若倾斜度过大，则易影响胎头的衔接和娩出（图 8-7）。

在线课程 8-1 骨产道

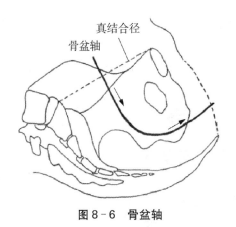

图8-6　骨盆轴

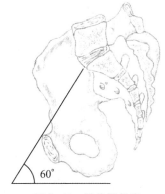

图8-7　骨盆倾斜度

2. 软产道　是由子宫下段、宫颈、阴道及盆底软组织共同组成的弯曲管道。

1) 子宫下段　由未孕时的子宫峡部形成。子宫峡部上界为宫颈管最狭窄的解剖学内口，下界为宫颈管的组织学内口。未孕时子宫峡部长约1 cm，于妊娠12周后逐渐伸展成为宫腔的一部分，随着妊娠的进展被逐渐拉长，到妊娠末期形成子宫下段。临产后，规律性子宫收缩使子宫下段进一步拉长至7～10 cm，肌壁变薄成为软产道的一部分。由于子宫肌纤维的缩复作用，使子宫上段肌壁越来越厚，下段肌壁被动牵拉扩张而越来越薄。子宫上下段的肌壁厚薄不同，在子宫内面的上、下段交界处形成环状隆起，称为生理性缩复环（physiologic retraction ring）（图8-8）。生理情况时，此环不能从腹部见到（图8-9）。

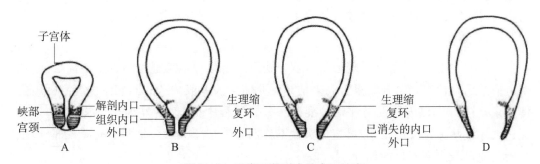

图8-8　子宫下段形成及宫口扩张

注　A.非妊娠子宫；B.足月妊娠子宫；C.分娩第一产程妊娠子宫；D.分娩第二产程妊娠子宫。

2) 宫颈　临产后宫颈发生以下两个变化：①宫颈管消失；②宫口扩张。初产妇通常是先宫颈管消失，随后宫口扩张。临产后宫口扩张主要是子宫收缩及缩复向上牵拉的结果。临产前宫颈管长2～3 cm，临产后由于子宫收缩牵拉及胎先露、前羊膜囊的直接压迫，使宫颈内口向上、向外扩张，宫颈管形成漏斗状，随后宫颈管逐渐变短、消失。宫缩使胎先露部衔接，在宫缩时前羊水不能回流，加之子宫下段的胎膜容易与该处蜕膜分离而向宫颈管突出，形成前羊膜囊，协助宫口扩张。宫口临近开全时胎膜多自然破裂，破膜后胎先露部直接压迫宫颈，使宫口扩张明显加快。当宫口开全时，妊娠足月胎

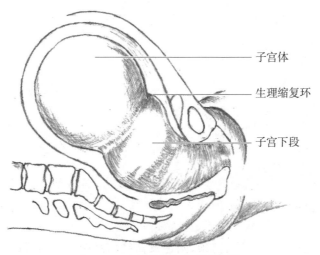

图8-9　生理性缩复环(侧面观)

头方能通过。经产妇一般是宫颈管消失与宫口扩张同时进行。

3) 阴道及盆底软组织　正常阴道伸展性良好,一般不影响分娩。临产后前羊膜囊及胎先露部将阴道上部撑开,破膜以后胎先露部直接压迫盆底,使软产道下段形成一个向前、向上弯曲的筒状通道,前壁短后壁长,阴道外口朝向前上方,阴道壁黏膜皱襞展平、阴道扩张变宽。同时,肛提肌向下及两侧扩展,肌纤维逐步拉长,使会阴体变薄,由5 cm厚变成2~4 mm,以利胎儿通过。阴道及骨盆底的结缔组织和肌纤维在妊娠期增生、血管变粗、血运丰富、组织变软、伸展性良好。在分娩过程中,会阴体能够承受一定的压力;但若会阴体承受压力较大或保护不当,仍有可能造成裂伤。

(三) 胎儿

胎儿的大小、胎位及有无畸形是影响分娩及决定分娩难易程度的重要因素之一,主要可通过超声检查并结合测量宫高来估计胎儿体重。一般估计的胎儿体重与实际出生体重相差在10%以内均视为评估较准确。分娩过程中,即使骨盆大小正常,但如果胎儿过大导致胎头径线过长,亦可造成头盆不称而导致难产。胎头是胎体的最大部分,也是胎儿通过产道最困难的部分。

1. 胎儿大小

1) 胎头　颅骨由2块顶骨、2块额骨、2块颞骨和1块枕骨组成。颅骨间的膜状缝隙称为颅缝。两块顶骨之间为矢状缝,顶骨与额骨之间为冠状缝,顶骨与枕骨之间为人字缝,顶骨与颞骨之间为颞缝,两块额骨之间为额缝。胎头两颅缝交界空隙较大处称为囟门。位于胎头前方的为前囟,又称大囟门,是由两侧额骨、两侧顶骨及额缝、冠状缝、矢状缝形成的菱形的骨质缺如部位。位于胎头后方的为后囟,又称小囟门,是由两侧顶骨、枕骨及人字缝形成的三角形的骨质缺如部位。囟门是确定胎方位的重要标志(图8-10)。颅缝与囟门处均有软组织覆盖,使骨板有一定的活动余地,胎头具有一定的可塑性。在分娩过程中,胎头通过产道时受到挤压,颅骨可轻度移位重叠使胎头变形,缩小头颅体积,有利于胎儿娩出。但若胎儿过熟,颅骨较硬,则胎头不易变形,可能导致难产。

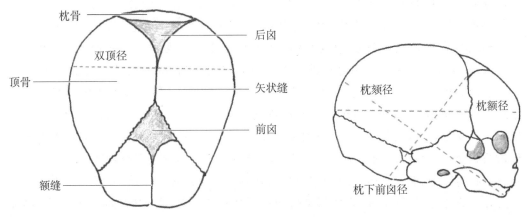

图 8-10　胎头颅骨、颅缝、囟门及胎头各径线

2) 胎头各径线　胎头径线主要有 4 条:双顶径、枕额径(又称前后径)、枕下前囟径(又称小斜径,为胎头的最小径线)及枕颏径(又称大斜径,是胎头的最大径线)。双顶径可用于判断胎儿大小,胎儿一般以枕额径衔接,以枕下前囟径通过产道(图 8-10)。胎头各径线的测量方法及足月胎儿平均长度参见表 8-1。

表 8-1　胎头各径线的测量及足月胎儿平均长度

名称	测量方法	平均长度(cm)
双顶径	两侧顶骨隆突间的距离,为胎头最大横径	9.3
枕额径	鼻根上方至枕骨隆突间的距离	11.3
枕下前囟径	前囟中央至枕骨隆突下方的距离	9.5
枕颏径	颏骨下方中央至后囟顶部的距离	13.3

2. 胎位　产道为一纵行管道。纵产式(头先露或臀先露)时,胎体纵轴与骨盆轴相一致,容易通过产道。胎儿以头的周径最大,肩次之,臀最小。如胎头可以顺利通过产道,则胎肩和胎臀的娩出一般没有困难。头先露时,胎头先通过产道,经过颅骨重叠,胎头可以变形,使周径变小,有利于胎头娩出,通过触清矢状缝和前后囟,可以确定胎方位。其中枕前位更利于完成分娩机转,易于分娩,其他胎方位则会不同程度地增加分娩的困难。臀先露时,胎臀先娩出,胎臀较胎头周径小且软,软产道不能充分扩张,胎头后娩出时无变形机会,易导致胎头娩出困难。未足月时胎头相对于胎臀更大,故更易发生后出头困难。肩先露时,胎体纵轴与骨盆轴垂直,为横产式,足月活胎不能通过产道,对母儿威胁极大。

3. 胎儿畸形　胎儿某一部分发育异常,如脑积水、联体双胎等,由于胎头或胎体过大,通过产道时常发生困难。

（四）精神-心理因素

分娩虽属生理过程,但对产妇尤其是初产妇确实是一种应激源,会引起一系列特征性的心理与情绪反应,主要表现为焦虑和恐惧。产妇出现焦虑和恐惧的原因很多,包括分娩知识不足、担心胎儿畸形、胎儿性别与自己的期望不一致、难产、分娩疼痛、分娩过程中出血、分娩意外等,还有住院造成的陌生感、医院环境的刺激和与家人分离的孤独感等。

适当的焦虑可在一定程度上提高人体适应环境的能力,但过度的焦虑则易导致一系列生理变化,如心率加快、呼吸急促、肺内气体交换不足、宫缩乏力、宫口扩张缓慢、胎先露下降受阻、产程延长、产妇体力消耗过多,甚至可导致产后出血等。同时,产妇的这种情绪状态可导致神经内分泌发生变化,使交感神经兴奋,释放儿茶酚胺,发生害怕-紧张-疼痛综合征及血压升高,导致胎儿缺血、缺氧而出现胎儿窘迫,进而影响产程进展。

综上所述,产妇的精神-心理因素可引起机体产生一系列变化从而影响产力,因而精神-心理因素也是决定分娩的重要因素之一。有研究显示,产妇的性格特征、个人经历、知识水平、文化背景、社会条件和环境等都可能会影响分娩时产妇的心理状态。因此,产科工作者应该在妊娠期就开始进行分娩教育,让孕妇了解分娩的整个过程及相关的影响因素,学会在分娩过程中正确配合并树立信心顺利分娩。医院可开展家庭式产房、陪伴式分娩、非药物或药物镇痛分娩、自由体位分娩、限制性会阴侧切、制订分娩计划等,通过多形式、多渠道、多方式的宣传及健康宣教,减轻孕产妇的焦虑和恐惧。另外,在分娩过程中,应向产妇耐心讲解分娩的生理过程,及时发现并提供心理支持,最大限度地消除产妇的焦虑、紧张和恐惧心理,指导产妇掌握分娩时必要的呼吸和躯体放松技术,从而促进顺利分娩。

第二节　正常分娩机制

分娩机制(mechanism of labor)指胎儿先露部随着骨盆各平面的不同形态,被动地进行一连串适应性转动,以其最小径线通过产道的全过程(图 8 - 11)。临床上枕先露占 95.75%～97.75%,其中又以枕左前位最多见,故以枕左前位的分娩机制为例进行详细说明,包括衔接、下降、俯屈、内旋转、仰伸、复位及外旋转、胎肩及胎儿娩出等动作。

一、衔接

衔接(engagement)是指胎头双顶径进入骨盆入口平面,颅骨的最低点接近或达到坐骨棘水平。胎头呈半俯屈状态进入骨盆入口,以枕额径衔接。由于枕额径大于骨盆入口前后径,胎头矢状缝多在骨盆入口右斜径上,胎头枕骨位于骨盆的左前方。部分初产妇在预产期前 1～2 周内胎头衔接,若初产妇已临产而胎头仍未衔接,应警惕是否有头盆不称的可能。经产妇多在临产后胎头衔接。

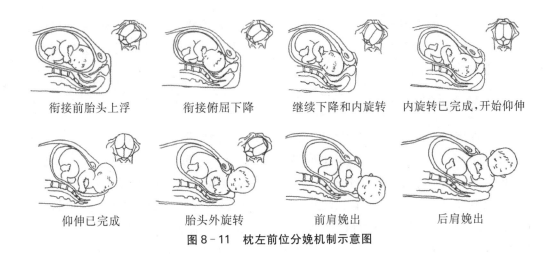

衔接前胎头上浮　　　衔接俯屈下降　　　继续下降和内旋转　　　内旋转已完成,开始仰伸

仰伸已完成　　　　　胎头外旋转　　　　　前肩娩出　　　　　　后肩娩出

图 8-11　枕左前位分娩机制示意图

二、下降

下降(descent)是指胎头沿骨盆轴前进的动作。下降贯穿于分娩全过程,并与其他动作伴随进行。下降动作具有间歇性,即当宫缩时胎头下降,间歇时胎头又稍回缩,因此胎头与骨盆之间的相互挤压也呈间歇性,这样对母婴均有利。胎头下降程度是临床判断产程进展的重要标志。促使胎头下降的因素:①宫缩时通过羊水传导,压力经胎轴传至胎头;②宫缩时,宫底直接压迫胎臀;③胎体伸直伸长;④腹肌、膈肌收缩使腹压增加,压力经子宫传至胎儿。初产妇因宫口扩张缓慢,软组织阻力大,胎头下降速度较经产妇慢。

三、俯屈

当胎头继续下降至骨盆底时,处于半俯屈状态的胎头遇到肛提肌阻力,通过杠杆作用进一步俯屈(flexion),使胎儿下颏更加贴近胸部,胎头衔接时的枕额径变为胎头的最小径线——枕下前囟径,从而适应产道的形态,有利于胎头继续下降。

四、内旋转

当胎头到达中骨盆平面时,为适应中骨盆平面及骨盆出口平面前后径长、横径短的特点,胎头枕部围绕骨盆轴向母体中线方向旋转,使其矢状缝与中骨盆及骨盆出口前后径相一致的动作称为内旋转(internal rotation)。胎头于第一产程末完成内旋转。枕先露时胎头枕部位置最低,到达骨盆底时遇到肛提肌阻力,肛提肌收缩将胎头枕部推向阻力小、部位宽的前方,枕左前位的胎头向前旋转 45°,后囟转至耻骨弓下方。

五、仰伸

仰伸(extension)是指胎头完成内旋转后,俯屈的胎头继续下降到达阴道口。宫缩、腹压迫使胎头下降,而肛提肌收缩力又将胎头向前推进,两者的合力作用使胎头沿骨盆轴下段向下向前的方向转向上。当胎头枕骨下部达耻骨联合下缘时,即以耻骨弓为支点,胎头逐渐仰伸,胎头的顶、额、鼻、口、颏相继娩出。胎头仰伸的同时,胎儿双肩径沿左斜径进入骨盆入口。

六、复位和外旋转

胎头娩出时,胎儿双肩径沿骨盆入口左斜径下降。胎头娩出后,为使胎头与胎肩恢复正常解剖关系,胎头枕部向母体左外旋转45°,称为复位(restitution)。胎肩在盆腔内继续下降,到达中骨盆平面时,为适应中骨盆及出口平面的形状,前肩向前向母体中线旋转45°,使胎儿双肩径转成与骨盆出口前后径相一致的方向,同时胎儿枕部需在外继续向母体左外侧旋转45°,以保持胎头与胎肩的垂直关系,称外旋转(external rotation)。

七、胎肩及胎儿娩出

外旋转后,胎儿前肩在耻骨弓下先娩出,随即后肩从会阴体前缘娩出,胎体及其下肢随之娩出,胎儿娩出结束。

需要注意的是:分娩机制各动作虽然分别描述,但各动作之间并没有明确的界限,下降贯穿分娩全程,是胎儿娩出的首要条件,胎头的各种适应性转动都是伴随着下降而逐渐完成的,分娩机制实际上是一个连续的过程。

❖ 在线课程8-2 分娩机制

第三节 分娩期评估与照护

一、先兆临产、临产与产程分期

(一)先兆临产

分娩发动前,孕妇出现一些预示即将临产的症状,如不规律宫缩、胎儿下降感以及见红等,称为先兆临产。

1. 不规律的宫缩 又称假临产。分娩发动前,由于子宫肌层敏感性增强,可出现不规律宫缩。其特点是:宫缩持续时间短且不恒定,间歇时间长且不规律;宫缩强度未逐渐增加;常夜间出现而于清晨消失;不会引起宫颈消失及明显宫口扩张;给予镇静剂能将其抑制。

2. 胎儿下降感 孕妇感到上腹部较前舒适,进食量增多,有明显胎儿下降感,下降的先露部可压迫膀胱引起尿频。

3. 见红 在分娩发动前24～48 h内,因宫颈内口附近的胎膜与该处的子宫壁分离,毛细血管破裂而少量出血,与宫颈管内的黏液相混合呈淡血性黏液排出,称为见红,是分娩即将开始的一个比较可靠的征象。若阴道流血较多,量达到或超过月经量,应考虑是否为病理性产前出血,常见原因有前置胎盘或胎盘早剥。

(二) 临产诊断

临产(in labor)的重要标志是有规律而逐渐增强的宫缩,即宫缩持续≥30 s,间歇5~6 min,同时伴有进行性宫颈管消失、宫口扩张和胎先露下降。用镇静剂不能抑制临产。确定是否临产需要严密观察子宫收缩的频率、持续时间和强度。

(三) 产程分期

总产程(total stage of labor)是指从开始出现规律子宫收缩至胎儿胎盘娩出的全过程。一般分为以下 3 个时期。

1. 第一产程　又称宫颈扩张期,指从规律宫缩开始至宫口开全(10 cm)的过程。根据宫口扩张的情况,将第一产程又分为潜伏期和活跃期。潜伏期为宫口扩张的缓慢阶段,初产妇一般不超过 20 h,经产妇不超过 14 h。活跃期为宫口扩张的加速阶段,可在宫口开至 4~5 cm 即进入活跃期,最迟至 6 cm 才进入活跃期,直至宫口开全(10 cm),此期宫口扩张速度应≥0.5 cm/h。

2. 第二产程　又称胎儿娩出期,指从宫口开全至胎儿娩出的过程。未实施硬膜外麻醉镇痛者,初产妇最长不应超过 3 h,经产妇不应超过 2 h;实施硬膜外麻醉镇痛者可在此基础上延长 1 h,即初产妇最长不应超过 4 h,经产妇不应超过 3 h。值得注意的是,第二产程不应盲目等待至产程超过上述标准方才进行评估,初产妇第二产程超过 1 h 即应关注产程进展,超过 2 h 必须由有经验的医师对母儿情况进行全面评估,决定下一步的处理方案。

3. 第三产程　又称胎盘娩出期,指从胎儿娩出到胎盘娩出的过程。第三产程一般5~15 min,不超过 30 min。

二、第一产程护理

由于临产时间有时难以确定,孕妇过早住院,可能带来不必要的干预,增加剖宫产率。因此,推荐初产妇确定正式临产后,宫颈管完全消退可住院待产,经产妇则确定临产后尽快住院分娩。

(一) 护理评估

1. 健康史

1) 一般情况　核对产妇资料,包括姓名、年龄、职业、文化程度以及身高、体重等。

2) 了解此次妊娠情况　包括孕次、产次、末次月经、预产期,产前检查情况、妊娠期有无并发症及处理情况。掌握目前状况,如孕妇胎动情况,宫缩开始时间、持续时间及间隔时间,有无阴道流血及流液等。

3) 询问既往史　过去的妊娠情况,如有无妊娠合并症、既往妊娠及分娩情况;既往病史、家族史,如高血压、心脏病史等,药物过敏史,其他遗传病史等。

2. 身心状况

1)身体评估

(1)一般状况评估:测量生命体征。宫缩疼痛时血压可能上升5～10 mmHg(0.667～1.33 kPa),故应在宫缩间歇期测血压,准确评估孕妇分娩期间的疼痛度。

(2)胎儿评估:用胎心听诊器、多普勒仪或电子胎心监护仪监测胎心,正常胎心率应在110～160次/分。宫缩间歇期用胎心听诊器或多普勒仪听胎心,此法能获得每分钟胎心率,但不能分辨胎心率的瞬间变化,可用电子胎心监护仪描记胎心曲线,一般连续20 min,可观察胎心率的变异及其与宫缩、胎动的关系,判断胎儿在宫内的状态。必要时配合医师行B超、胎儿头皮血等检查,进一步了解胎儿在宫腔内的状况。

(3)规律宫缩:产程开始时,宫缩较弱,持续时间较短(约30 s)、间歇时间较长(5～6 min)。随着产程进展,宫缩强度不断增加,持续时间不断延长(40～50 s),间歇期逐渐缩短(2～3 min),当宫口开全时,宫缩可持续≥1 min,间歇期仅1～2 min。

(4)宫口扩张及胎先露下降情况:在规律宫缩作用下,宫颈管逐渐缩短直至消失,宫口逐渐扩张。正常情况下,活跃期宫口扩张速度不低于0.5 cm/h。胎头下降的程度以胎儿颅骨的最低点与母体骨盆坐骨棘平面的关系为标志(图8-12)。胎头在潜伏期下降不明显,活跃期下降加快,平均每小时下降0.86 cm。在严格消毒下进行阴道检查,先摸清坐骨棘,胎头颅骨最低点平坐骨棘水平时记为"0",在坐骨棘平面以上1 cm记为"-1",在坐骨棘平面以下1 cm记为"+1",依次类推,一般子宫颈口开大到4～5 cm时,先露部应达坐骨棘水平。

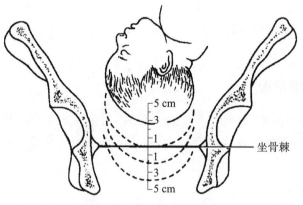

图8-12　胎头高低的判定

(5)胎膜破裂:简称破膜。随着子宫收缩力的增强,宫口逐渐扩张,胎先露部逐渐下降,子宫羊膜腔内压力增高,当压力达到一定程度时胎膜自然破裂,伴随羊水流出,称为破膜。自然破膜多发生在宫口临近开全时,正常羊水多为无色或白色略浑浊液体,pH值7～7.5,采用pH试纸检测可呈现紫蓝色。

2）心理-社会评估　由于陌生环境、宫缩痛以及对分娩的担心和害怕，孕妇容易产生焦虑、恐惧、紧张、孤独、无助等不良情绪，表现出哭泣、无法放松、呼吸急促、心悸、血压升高等情况。另外，由于宫缩痛影响进食和休息，甚至出现恶心、呕吐等消化道症状，严重消耗孕妇的精力和体力，导致宫缩乏力，影响产程进展。随着产程的进展，家属也开始焦急不安，反复向医护人员询问情况。护士应通过孕妇的言语、姿势、表情、神态等来评估其心理健康状况，了解孕妇及其家属对正常分娩的认知程度，了解其家庭状况及社会支持情况等。

3．相关检查

1）常规检查　检测血常规、尿常规、血型、凝血功能及交叉配血实验、肝肾功能、心电图等。

2）辅助检查　电子胎心监护仪可以连续监测宫缩情况及胎心变化，B超、胎儿头皮血等检查可进一步了解胎儿在宫腔内的状况。

（二）护理诊断

1．疼痛　与逐渐增强的宫缩和心理因素有关。

2．焦虑或恐惧　与知识缺乏、环境改变有关。

3．舒适度改变　与子宫收缩、胎膜破裂、环境等有关。

（三）预期目标

（1）产程进展顺利，胎心正常，产妇疼痛程度减轻。

（2）产妇消除焦虑情绪，能配合助产士改变不适状况。

（四）护理措施

1．一般护理

1）环境与卫生　待产室内应保持环境清洁、舒适，光线柔和，室内安静或播放轻音乐。为孕妇提供干净的床单、被褥及衣物等，及时更换污染物品，协助孕妇及时更换会阴垫，保持会阴部清洁，预防感染。

2）饮食　在宫缩间歇期，鼓励和帮助孕妇少量、多次进食及进水，可给予清淡无渣且富有营养的饮食，保证液体的摄入量，以适应分娩时的体力消耗，又有利于在需要急诊剖宫产时的麻醉安全。

3）活动与休息　潜伏期宫缩不强且未破膜者，可取自由体位，在病房或待产室内活动，有利于促进产程进展。若胎膜已破或有合并症的孕妇应遵医嘱卧床休息，适当改变体位，以促进身体舒适和放松。

4）排尿及排便　注意大小便，临产后鼓励产妇每2～4 h排尿一次，以免膀胱充盈影响宫缩及胎头下降。当产妇排尿困难时，予诱导排尿，必要时可行导尿术。产妇有便意时，需判断宫口扩张情况及胎先露下降情况和直肠是否有大便，必要时陪伴其去卫生间。

2．心理支持和护理

（1）向孕妇介绍医护人员及产房的环境，消除其对环境的陌生感。

（2）以亲切的语言、良好的态度向孕妇讲解分娩是自然的生理过程，缓解其焦虑情绪，帮助孕妇共同完成分娩；用语言或非语言的方式对孕妇的行为加以鼓励和赞赏，使其树立自然分娩的信心。

（3）教会孕妇减轻疼痛的方法，如在宫缩时深呼吸、用双手轻揉下腹部、协助进行腰背部按摩等。

（4）进行各项检查，或护理前先告知孕妇操作的目的及程序，消除其紧张心理，操作熟练、轻柔，尽量减少疼痛刺激。

（5）提供导乐、家属陪产等温馨服务，孕妇、医护人员和陪伴人员共同完成分娩过程。

（6）关注孕期及分娩期心理筛查有异常的孕妇，必要时请心理医师进行有效干预。

3. 产程中的护理

1）生命体征　每4 h测量生命体征并记录。第一产程宫缩时血压可升高5～10 mmHg(0.667～1.33 kPa)，间隙时恢复，产妇如有不适或发现血压升高应及时通知医师并增加测量次数，及时给予相应处理。如有其他合并症和并发症，还应根据医嘱监测氧饱和度、出入量等相关体征。

2）监测胎心　用胎心听诊器或胎心监护仪于宫缩间歇期听取胎心。潜伏期每小时听诊1次，活跃期应每30 min听胎心1次，每次听诊60 s，注意胎心的频率、节律、心音的强弱并做好记录。尤其在交接班时，应首先听诊胎心。一旦发现胎心率超过160次/分或低于110次/分或不规律，提示胎心异常，应协助孕妇取左侧卧位、给予吸氧并通知医师做进一步处理。

3）观察子宫收缩　将手放在孕妇的子宫底部，当出现宫缩时，观察者可感到子宫体部逐渐隆起变硬，同时孕妇随宫缩出现腹痛并加重，间歇期子宫肌肉变松软，孕妇疼痛感逐渐减轻、消失。一般需连续观察至少3次收缩，认真记录。观察宫缩时，应指导孕妇深呼吸、协助轻揉下腹部及腰部按摩。

4）观察宫口扩张和胎先露下降　通过阴道检查了解产妇的宫口扩张和胎头下降情况。可根据宫缩情况和产妇的状况，每2～4 h进行一次阴道检查，适当地增减阴道检查的次数并记录。阴道检查方法：产妇仰卧，两腿屈曲分开，检查者站于产妇右侧，消毒外阴后戴无菌手套，触摸两侧坐骨棘是否突出并确定胎头高度，然后用指检查清其四周边缘，估计宫口扩张的厘米数（一横指宽度约为1.5 cm）。胎膜未破者，可触及有弹性的前羊膜囊；已破膜者能直接触及圆而硬的胎头，并通过胎头上的颅缝、囟门的位置，帮助确定胎方位。若触及有搏动的条索状物，应考虑有脐带先露或脐带脱垂的可能性，立即报告医师处理。临床可采用产程图来连续记录宫口扩张及先露下降程度。产程图以临产时间(h)为横坐标，以宫口扩张程度(cm)为纵坐标在左侧，先露下降程度(cm)在右侧，画出宫口扩张曲线和胎头下降曲线。

5）破膜后处理　胎膜多在宫口临近开全时自然破裂，前羊水流出。一旦发现破膜应嘱产妇平卧，立即听胎心，记录破膜时间，观察羊水量及性状，检查宫口扩张情况，并注意观察有无脐带脱垂征象。破膜后,应注意保持外阴清洁,加强会阴部护理,垫无菌会阴垫。破膜超过 12 h 尚未分娩者,遵医嘱给予抗生素以预防感染。

(五) 护理评价

(1) 产妇情绪稳定,自述分娩中疼痛程度有减轻,对顺利分娩有信心。

(2) 接受医护人员及支持系统帮助,主动表达自己的感受,并参与和控制分娩过程。

三、第二产程护理

第二产程的正确评估和处理对于母儿的健康非常重要。要重点关注胎心监护、宫缩、胎头下降、有无头盆不称、产妇一般情况等,鼓励产妇积极配合医师和助产士,选择正确的产程处理和护理方案。

(一) 护理评估

1. 健康史　了解第一产程评估资料、经过及处理情况。

2. 身心状况

1) 身体评估

(1) 胎心监护:由于第二产程中宫缩频而强,胎儿容易发生缺氧,此期应密切观察并监测胎儿有无急性缺氧,必要时用电子胎心监护仪连续观察胎心率、基线变异及其与宫缩的关系。

(2) 宫缩强度:第二产程宫缩的强度及频率都达到高峰,宫缩持续约 1 min 甚至更长,间歇期仅 1～2 min。此时胎头抵达盆底压迫肛提肌,孕妇宫缩时不由自主地向下屏气用力,主动增加腹压,使胎儿下降直至娩出。

(3) 胎儿下降及娩出:宫缩使胎头继续下降,胎头在宫缩时露出阴道口,间歇时又缩回阴道内,称为胎头拨露(head visible on vulval gapping)。随着产程进展,胎头露出的部分逐渐增多,如胎头双顶径越过骨盆出口,宫缩间歇时胎头不能回缩,称为胎头着冠(crowning of head)(图 8 - 13)。

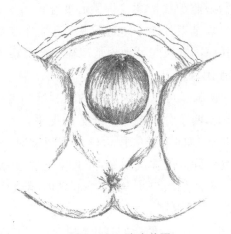

图 8 - 13　胎头着冠

此时,会阴极度扩张变薄,产程继续进展,胎头枕骨从耻骨弓下露出,出现胎头仰伸、复位及外旋转,接着前肩、后肩、胎体相继娩出,后羊水涌出。经产妇的第二产程较短,有时仅需要数分钟即可完成。

(4)评估会阴部发育情况:会阴过紧、缺乏弹力、会阴水肿、耻骨弓过低、胎儿过大、胎儿娩出过快等,均可造成会阴撕裂。在接产前应做出正确判断,必要时正确实施会阴切开术。

2)心理-社会评估　进入第二产程后,孕妇多数会信心增强,积极配合,但因为体力消耗增大、宫缩持续时间增长、会阴部胀痛加剧,孕妇会表现焦躁不安、精疲力尽;孕妇家属也会因孕妇疼痛喊叫而焦虑不安;护理人员应给予安慰和鼓励,并密切关注孕妇生命体征的变化。一般胎儿娩出后,产妇先兴奋后安静。

3. 相关检查　电子胎心监护仪可以连续监测宫缩情况及胎心变化,必要时行 B 超、胎儿头皮血等检查进一步了解胎儿在宫腔内的状况。

(二)护理诊断

1. 疼痛　与宫缩、会阴部极度扩张有关。
2. 焦虑　与缺乏顺利分娩的自信心及担心胎儿健康有关。
3. 受伤风险　与分娩中可能的会阴裂伤、新生儿产伤等有关。

(三)预期目标

(1)产妇情绪稳定,能正确使用腹压,分娩过程顺利。
(2)产妇会阴没有严重撕裂;新生儿未发生产伤。

(四)护理措施

1. 促进舒适　医护人员应陪伴在孕妇身旁,给予鼓励和安慰,使孕妇建立信心,与接产者积极配合并及时向孕妇提供产程进展信息。根据评估情况为孕妇提供合适的分娩镇痛方式。为孕妇提供饮水、擦汗等生活护理,消除其紧张和恐惧。

2. 密切观察产程状况　观察胎心及宫缩变化,每 5 min 或每次宫缩间歇时即听胎心 1 次,有条件者用电子胎心监护仪持续监护胎心变化。若有胎心异常应及时通知医师并给予孕妇氧气吸入,尽快结束分娩。同时需观察宫缩强度及持续时间,若出现第二产程延长,应协助医师查找原因并及时处理异常产程。在观察中还需注意产妇面色、呼吸、脉搏并询问有无不适感觉等。

3. 指导孕妇正确使用腹压　可以加快胎儿的顺利娩出并保证产妇安全。常用方法是让产妇双足蹬在产床上,两手分别握住产床旁的把手,一旦出现宫缩,先深吸一口气屏住,然后缓慢、均匀、持久地向下屏气用力。宫缩间歇时,嘱产妇全身肌肉放松休息。宫缩再次出现时,重复做同样的屏气动作,如此反复直至胎头着冠。胎头着冠后,宫缩时为了避免产力过大,嘱产妇张口哈气,宫缩间歇时稍微用力使胎头缓慢娩出,避免胎头娩出过快使会阴发生严重撕裂。

4. 接产准备　初产妇宫口开全、经产妇宫口扩张 6 cm 以上且宫缩规律有力时应做好接产准备工作。

5. 接产

1) 接产注意事项　①再次评估,重点评估会阴部情况,严格把握会阴切开指征,必要时正确实施会阴切开术;②个性化指导产妇用力,采用合适的接产手法,目前临床上常采用无保护或适度保护会阴法接产,以控制胎头娩出速度为重点,辅以正确实施保护会阴并协助胎头俯屈,使胎头以最小径线(枕下前囟径)在宫缩间歇时缓慢地通过阴道口,是预防会阴撕裂的关键。在接产者指导下,产妇适时屏气完成分娩。胎肩娩出时也要注意观察会阴,必要时予以保护。

2) 接产步骤,参见"第十四章第三节"。

拓展阅读8-1　自由体位分娩

(五) 护理评价

(1) 产妇正确使用腹压,积极参与、控制分娩过程,分娩过程顺利。

(2) 产妇没有会阴严重撕裂,新生儿没有头颅血肿、锁骨骨折等产伤。

四、第三产程护理

(一) 护理评估

1. 健康史　了解第一、第二产程经过及处理状况。

2. 身心状况

1) 新生儿评估　包括新生儿出生四项评估、阿普加评分和一般状况评估。具体参见"第十三章第二节"。

2) 母亲评估

(1) 一般状况:观察生命体征。胎儿娩出后,宫底降至脐部,产妇立即感到轻松,呼吸减慢。

(2) 胎盘剥离:宫缩暂停数分钟后恢复,宫腔随子宫收缩明显缩小,而胎盘不能相应缩小,其附着面与子宫壁发生错位而剥离。胎盘剥离征象包括:①子宫体变硬呈球形,宫底升高达脐上(图8-14);②阴道少量流血;③阴道口外露的一段脐带自行延长;④用手掌尺侧在产妇耻骨联合上方轻压子宫下段时,宫体上升而外露的脐带不再回缩。

(3) 胎盘娩出方式:①胎儿面娩出:胎盘从中央开始剥离,而后向周围剥离,其特点是胎盘先排出,随后见少量阴道流血,此方式临床上多见。②母体面娩出:胎盘从边缘开始剥离,血液沿剥离面流出,其特点是先有较多的阴道流血,胎盘后排出,此种方式较少见。

(4) 胎盘胎膜评估:将胎盘铺平,先检查母体面胎盘小叶有无毛糙及缺损,然后将胎盘提起,检查胎膜是否完整,并测量胎膜破裂口距胎盘边缘距离;检查脐带附着部位并测量;检查胎儿面胎盘边缘有无血管断裂,及时发现副胎盘。

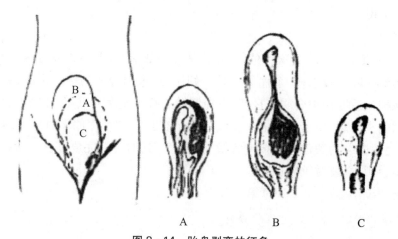

图 8-14　胎盘剥离的征象

注　A.胎盘剥离开始;B.胎盘降至子宫下段;C.胎盘娩出后。

（5）宫缩及阴道流血量评估:胎盘娩出后子宫迅速收缩,子宫底下降至脐下 1～2 cm,子宫体变硬,似球形。若子宫收缩不佳,则子宫体软而无力。同时应注意阴道出血的时间、颜色和量。正常分娩出血量一般不超过 300 ml,评估阴道出血量的方法有称重法、容积法、面积法和休克指数法等。

（6）软产道检查:胎盘娩出后仔细检查会阴、小阴唇内侧、尿道口周围、阴道及宫颈有无裂伤,有无活动性出血。

3）心理-社会评估　胎儿娩出后,产妇疼痛消失,虽然身体比较疲惫,心理上多是轻松舒畅,为自己能顺利分娩、见到新生儿而欣慰;少数产妇和家属也可能因新生儿有异常或性别原因等,产生焦虑、烦躁,甚至抑郁情绪。

（二）护理诊断

1. 亲子依恋改变风险　与产后疲乏、会阴伤口疼痛或新生儿状态与期望不符有关。
2. 潜在并发症　如新生儿窒息、产后出血。

（三）预期目标

（1）产妇未发生产后出血。

（2）产妇情绪稳定,接受新生儿并有亲子互动。

（3）新生儿未发生窒息等潜在并发症。

（四）护理措施

1. 新生儿护理　略。参见"第十三章第二节"。

2. 产妇的护理

1）协助胎盘娩出　接生者切忌在胎盘未完全剥离之前,按揉及挤压宫底或牵拉脐带,以免胎盘部分剥离而造成产后出血或拉断脐带,甚至造成子宫内翻等并发症。当确认胎盘已完全剥离,于宫缩时让产妇向下屏气略用腹压,接生者以左手握住宫底(拇指置于子宫前壁,其余四指放子宫后壁)并按压,同时右手轻拉脐带,协助胎盘娩出。当胎盘娩出至阴道口时,接生者用双手捧住胎盘,向一个方向旋转并缓慢向外牵拉,协助胎盘胎膜完整娩出(图 8-15)。若胎膜排出过程中发现有部分断裂,可用血管钳夹住断裂上端的胎膜,再继续向原方向旋转,直至胎膜完全排出。胎盘娩出后立即检查胎盘、胎膜是否完整,有异常及时通知医师并协助处理。

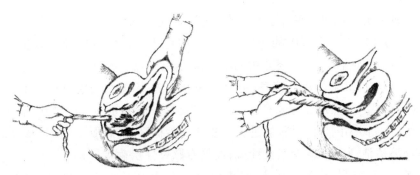

图 8-15 协助胎盘娩出

2)预防产后出血

(1)促进子宫收缩:胎盘娩出后及时按摩子宫是预防产后出血的一种有力措施。有产后出血高危因素者,可于胎儿前肩娩出时立即肌内注射缩宫素 10～20 U。胎盘未完全剥离而出血多(＞200 ml),经按摩子宫及应用缩宫剂等处理,胎盘仍不能完全剥离排出者;第三产程超过 30 min,胎盘仍未排出者,应在严格消毒后行人工剥离胎盘术。

(2)及时缝合伤口:对于行会阴切开术的产妇应及时缝合会阴切口;发现软产道裂伤者,立即修复。

3)产后观察与护理　胎盘娩出 2 h 内是产后出血的高危期,有时被称为第四产程。产妇应继续留在产房观察 2 h,注意监测血压、脉搏、宫缩情况、宫底高度、膀胱充盈情况、阴道流血量、会阴及阴道有无血肿等。若阴道流血量不多,但宫底上升,按之有血块涌出,提示宫腔内有积血;若产妇自觉有肛门坠胀感,多提示有阴道后壁血肿,应行肛查确诊,并报告医师及时处理。鼓励并协助产妇补充水分,进食易消化、营养丰富的食物;协助产妇及时排尿、更换会阴垫,为产妇及时更换被污染的衣物。在产房观察 2 h 无异常者,将产妇和新生儿一起送母婴同室休息,注意与病房值班护士交接产妇分娩及产后相关情况。

4)心理护理　产后初期是产妇心理变化较大的时期,大部分产妇分娩后仍处于喜悦与极度兴奋中,但身体上非常疲劳。此时,一方面要注意产妇的身体状况,防止产后出血;另一方面,要及时加强心理护理和产后保健知识的宣传,预防产后感染,促进恢复。例如,帮助产妇及其家属尽快适应角色转换,鼓励产妇多亲近孩子,照顾孩子,学会正确的哺乳方式;表扬产妇在分娩阶段的坚强,增进母子情感,避免产后抑郁的发生。同时,鼓励家属共同参与照顾新生儿,与产妇共同分享快乐,让产妇能充分感受到为人母的喜悦。

（五）护理评价

（1）产妇在分娩中及分娩后出血量少于 500 ml。

（2）产妇能接受新生儿并与新生儿进行互动、完成皮肤接触和早吮吸。

（六）健康宣教

对于分娩后的产妇进行健康教育，促进健康恢复，避免意外损伤。

1. 产后物品准备　产妇用的产后卫生巾、护理垫、束腹带，以及个人生活用品，如牙刷、梳子、脸盆、换洗衣物等；婴儿用的尿不湿、湿纸巾、小毛巾等。

2. 个人和环境卫生　每日擦身，更换干净内衣裤；用温水清洗外阴，勤换卫生巾和护理垫，保持外阴清洁，如出血量超过月经量应及时告知医务人员；产妇应早晚刷牙，保持口腔卫生；产妇可用木梳梳头，促进头部皮肤血液循环，防止脱发；及时修剪指甲。保持休养室环境清洁、舒适，减少亲友探视；谢绝有感染性疾病者探访。

3. 饮食　分娩时体力消耗较大，可先给予清淡、易消化的半流食，如面条、稀饭、馄饨等，逐步过渡到正常饮食。产褥期间请勿食用红枣、人参、桂圆、荔枝、大量红糖等活血食物以免造成产后出血。产后肠胃虚弱者应避免生、冷、辛、辣、酸等刺激性食物。此外，应多补充含钙、铁丰富的食物，如牛奶、虾皮、蛋类、瘦肉、深色蔬菜等。

4. 排尿排便　产后 2～4 h 排尿一次，因膀胱充盈会影响子宫收缩，造成产后出血。如产妇有血压异常、产后出血较多、头晕等不适可用便盆床上小便；小便不能自解时应及时告知医务人员；多食用新鲜的水果和蔬菜，以保持大便通畅。

5. 活动　产妇应当适当下床活动，以促进血液循环，增强食欲，预防下肢静脉血栓形成。产妇第一次下床需做好预防跌倒的措施，需要人员搀扶，做到 3 个 1 min：先摇高床头取半卧位 1 min，无头晕等不适后坐在床沿 1 min，再在床边站立 1 min 后由家属搀扶至卫生间等。

拓展阅读 8-2　剖宫产术后再次妊娠阴道试产

第四节　分娩镇痛及其护理

分娩期疼痛是每一位产妇都要经历的最主要的身体不适。分娩期疼痛并非疾病所引起，但却是常见的护理问题，是产妇对分娩产生焦虑、恐惧的重要原因。约 50% 的产妇认为分娩疼痛是难以忍受的剧烈疼痛，约 35% 的产妇认为是可以忍受的中等程度疼痛，还有约 15% 的产妇认为是轻微的疼痛感觉。

一、分娩期疼痛管理的意义

每个人对疼痛的耐受性与身体、心理、社会、文化等因素相关。剧烈的疼痛可使产妇出现情绪紧张、焦虑烦躁、进食减少等,并可能因剧烈疼痛而导致剖宫产率上升。因此,缓解分娩过程中剧烈的疼痛对产妇和新生儿都有很大益处。分娩期疼痛管理的目的是有效缓解疼痛,以增加子宫血流,同时减少产妇因过度换气引起不良影响。产妇自临产到第二产程均可进行分娩镇痛。

二、分娩期疼痛的特点、发生机制及影响因素

(一) 特点

分娩疼痛是一种很独特的疼痛,与其他任何病理性疼痛不同。

1. 疼痛的性质　多为痉挛性、压榨性或撕裂样疼痛。

2. 疼痛的程度　由轻、中度疼痛开始,随着宫缩的增强而逐渐加剧。

3. 疼痛的部位　分娩疼痛源自宫缩,但不仅限于下腹部,还会放射至腰骶部、盆腔及大腿根部。

(二) 发生机制

分娩疼痛可能与下列因素有关:①宫缩时子宫血管收缩导致子宫缺血、缺氧;②宫缩时子宫移动引起腹部肌肉张力增高;③宫颈扩张时肌肉过度紧张;④宫颈生理性扩张刺激盆壁神经,引起后背下部疼痛;⑤胎头的压迫引起会阴部被动伸展而出现会阴部固定性疼痛;⑥会阴切开或裂伤及其修复过程引起的疼痛;⑦分娩过程中膀胱、尿道、直肠等受压;⑧产妇紧张、焦虑与恐惧可导致害怕-紧张-疼痛综合征。

(三) 影响因素

分娩期妇女对疼痛的耐受性因人而异,其影响因素主要包括身体、心理、社会及文化等方面。

1. 身体因素　产妇的年龄、产次、既往痛经史、难产及体位等多项因素交互影响分娩疼痛。经产妇的宫颈在分娩发动前即开始变软,因而对疼痛的感觉较初产妇轻;既往有痛经者,其血液中分泌更多的前列腺素,易引起强烈的宫缩而产生剧烈疼痛;难产时,宫缩正常而产程停滞,常会伴随更加剧烈的疼痛。产妇如果采用垂直体位,如坐位、站立、蹲位等,则疼痛较轻。

2. 心理因素　产妇分娩时的情绪、情感、态度等均可影响分娩疼痛。如果产妇害怕疼痛、出血、胎儿畸形、难产等,进而产生焦虑和恐惧心理,结果反而增强了其对疼痛的敏感性。如果产妇对分娩有坚定的信心,则有助于缓解分娩疼痛。

3. 社会因素　对分娩过程的认知、分娩环境、氛围、其他产妇的表现及家人的鼓励与支持等可影响分娩疼痛,如产妇感觉备受关爱则可减轻痛感。

4. 文化因素　产妇的家庭文化背景、信仰、风俗以及产妇受教育程度等均会影响其对疼痛的耐受性。因此,护理人员应对每个产妇进行全面评估,并制订和实施个性化的分娩计划,因人而异采取相应的减轻疼痛的措施。

三、分娩镇痛的护理

（一）护理评估

1. 健康史　通过产前检查记录可了解相关信息，包括生育史、本次妊娠经过、有无妊娠合并症及并发症、孕期用药情况等；入院后详细询问产妇孕期接受健康宣教的情况，以往对疼痛的耐受性和常用的应对方法等。另外，还需提前了解产妇及其家属对分娩和分娩镇痛的态度与需求。

2. 身心状况　通过观察法、访谈法、量表调查等方式可对疼痛程度做出评估。大多数产妇会感觉身不由己、失去控制甚至疲惫不堪，表现为呻吟、愁眉苦脸、咬牙、坐立不安等。一些产妇会表现出浑身发抖、寒战样哆嗦、哭泣、呕吐等。同时，疼痛还可引起一系列生理反应，如出汗、心率加快、血压升高、呼吸急促等，与应激生理反应表现类似。疼痛又可影响产妇的情绪，导致产生烦躁、恐惧，甚至绝望感。

3. 相关检查　通过实验室检查可测定血、尿常规及出凝血时间等。

（二）护理诊断

1. 恐惧　与疼痛威胁而感到不安有关。

2. 应对无效　与过度疼痛而未能运用应对技巧有关。

（三）护理目标

（1）产妇自述疼痛程度减轻、舒适感增加。

（2）产妇情绪稳定，能以正常心态接受分娩。

（3）产妇可积极运用有效的应对技巧。

（四）护理措施

1. 一般护理　营造温馨、安全、舒适的分娩环境，提供分娩球等设施协助产妇采取舒适的体位，及时补充热量和水分，定时督促产妇排尿，减少不必要的检查。

2. 非药物性分娩镇痛

1）呼吸技术　在孕期教育中教给产妇可以减轻疼痛的呼吸技术，如拉梅兹（Lamaze）呼吸法等在分娩过程中，指导产妇运用产前掌握的各种呼吸技术，可以起到转移注意力、放松肌肉、减少紧张和恐惧的作用，同时提高产妇的自我控制感，从而达到有效地减轻分娩疼痛的目的。经过妊娠期的训练可以使准父母在产前做好心理和生理准备，使产妇的大脑产生一个新的注意中心，从而降低临产时子宫收缩引起的不适，使其度过分娩过程中最困难的阶段。同时，有控制的节奏式呼吸也能保证产妇有足够的血氧供应，进而维持良好的生理状态，保证胎儿及新生儿安全。

2）集中和想象

（1）集中注意力和分散注意力均有益于缓解分娩期疼痛。宫缩时，通过让产妇注视某一图片或固定的物体等方法转移其对疼痛的注意，可在一定程度上缓解对疼痛的感知。

（2）分娩过程中让产妇积极地想象过去生活中某件愉快的事情的情景，同时进行联想诱导，让产妇停留在愉快的情境之中。这些技术可以加强放松的效果，护士可通过提供安静的环境来帮助产妇达到理想的效果。

3）音乐疗法（music therapy）　在产程中聆听音乐，可使产妇的注意力从宫缩疼痛转移到音乐旋律上，分散其对分娩疼痛的注意力。同时，音乐可唤起喜悦的感觉，引导产妇全身放松。如果同时能够有效地运用呼吸法，则能更好地减轻焦虑和疼痛。因此，在产前需要进行音乐训练，以便在产程中能够挑出产妇最喜欢、最熟悉、最能唤起愉快情绪的音乐，起到最佳的镇痛效果。

4）导乐陪伴式分娩　"导乐"一词为希腊语"Doula"的音译，现指经过专门的培训、陪伴产妇分娩的女性。导乐陪伴式分娩指在整个分娩过程中有一位富有生育经验的妇女时刻陪伴在产妇身边，传授分娩经验，不断提供生理、心理和情感方面的支持，随时给予分娩指导和生理上的帮助，充分调动产妇的主观能动性，使其在轻松、舒适、安全的环境下顺利完成分娩过程。WHO 发布的《正常分娩实践指南（2020 年版）》中即将导乐陪伴归为减轻分娩疼痛的非药物镇痛方法。导乐陪伴式分娩的全过程由专职医生、护士、助产士以及导乐人员，以产妇为中心，从待产到产后 2 h，为其提供专业、全面、周到、细致、人性化的医疗服务。医护人员在产程中密切观察产程进展及母儿情况，选择适宜的助产技术，保障产妇生产过程顺利进行。

5）水中分娩（water birth）　指分娩时用温水淋浴，或在充满温水的分娩池中利用水的浮力和适宜的温度来完成自然分娩的过程。水中分娩通过适宜的水温和水流的按摩作用缓解产妇焦虑、紧张的情绪；水的浮力可作为支撑作用，使产妇的身体及腿部肌肉放松，在一定程度上增加会阴部和软产道的弹性；水的向上托力有助于减轻胎儿对会阴部的压迫；适宜的水温还可以阻断或减少疼痛信号向大脑传递；在温水中还便于孕妇休息与翻身，减少产妇在分娩过程中的阵痛。水中分娩有其优点，但也存在着一定的风险，因此需要严格掌握适应证，遵守操作流程，遵循无菌操作原则，在整个分娩过程中实施系统化管理。

6）经皮神经电刺激疗法（transcutaneous electrical nerve stimulation, TENS）　是通过使用表皮层电极神经刺激器，持续刺激背部胸椎和骶椎的两侧，使局部皮肤和子宫的痛阈提高，并传递信息到神经中枢，激活体内抗痛物质和内源性镇痛物质的产生从而达到镇痛目的。此法操作比较简单，对产妇和胎儿基本没有危害，产妇还可根据自身耐受程度来调节刺激强度和频率。

7）分娩球的应用　分娩球有多种类型，包括圆形分娩球、会阴按摩分娩球、苹果形分娩球、花生形分娩球、圆柱形分娩球等，最常用的为圆形分娩球。分娩球的使用是一项促进自然分娩的有效措施，使用分娩球可以减轻疼痛、降低焦虑、减少哌替啶的使用、促进胎头下降和旋转、缩短第一产程，以及提高产妇的满意度和增强其幸福感等。

8）体位与运动镇痛　自由体位即身体姿势不受限制，指产妇在产程中采取卧、走、立、坐、跪、趴、蹲等姿势，选择自己感到舒适的体位，而不是固定某一种体位或静卧在床。分娩过程中采用自由体位可以在一定程度上缩短产程并且降低剖宫产率。另外,在第一产程中做一些适当的运动也可促进产程进展,减轻疼痛,如摇摆骨盆或臀部、弓箭步运动、步行或爬楼梯、慢舞等。

此外,非药物性镇痛方法还包括芳香疗法、催眠术、穴位按摩、热敷等。

3. 药物性分娩镇痛　如非药物性镇痛方法不能有效缓解分娩过程中的疼痛,可选用药物性镇痛方法。

1) 药物性分娩镇痛原则　①对产妇及胎儿不良作用小;②药物起效快,作用可靠,给药方法简便;③对产程无影响或可加速产程;④产妇清醒,可参与分娩过程。

2) 常用的方法

(1) 吸入法:起效快,苏醒快,但使用时需防止产妇缺氧或过度通气。常用的药物有氧化亚氮、氟烷、安氟烷等。

(2) 硬膜外镇痛(连续硬膜外镇痛、产妇自控硬膜外镇痛):镇痛效果较好,常用的药物为布比卡因、芬太尼,其优点为镇痛平面恒定,较少引起运动阻滞。

(3) 腰麻-硬膜外联合阻滞:镇痛效果快,用药剂量少,运动阻滞较轻。

(4) 连续蛛网膜下腔阻滞镇痛:简称连续腰麻镇痛,镇痛效果比硬膜外阻滞或单次腰麻阻滞更具优势,但可能会出现腰麻后头痛。

3) 注意事项　注意观察药物可能引起的不良反应,如恶心、呕吐、呼吸抑制等;同时严密观察是否有椎管内麻醉的并发症,如硬膜外感染、硬膜外血肿、神经根损伤、下肢感觉异常、低血压、变态反应、产时发热、第二产程延长等,一旦发现异常,应立即终止镇痛并对症治疗。

非药物性分娩镇痛和药物性分娩镇痛各有优、缺点,可根据具体情况综合使用。目前 WHO 和促进产时服务模式联盟(CIMS)提倡使用非药物镇痛方法。疼痛是个人的主观感受,分娩镇痛方法只能减轻痛感而并不是完全无痛,应对分娩过程有正确的认识,根据产程的进展情况及产妇的不同需求,选择不同的分娩镇痛方法。

(五) 结果评价

(1) 产妇接受缓解疼痛的方法,自述疼痛减轻。

(2) 产妇能够运用有效的非药物性镇痛技巧,应对分娩期疼痛。

(3) 产妇主动配合,分娩过程顺利。

（张燕、刘娟萍）

数字课程学习

　　🎓　○教学PPT　　○导入案例解析　　○复习与自测　　○更多内容……

第九章 异常分娩及其护理

章前引言

异常分娩（abnormal labor）又称难产，是指产力、产道、胎儿及精神心理因素的任何一个或一个以上因素发生异常，或四个因素间相互不能适应，而使分娩进程受到阻碍，危及产妇及胎儿生命。在分娩过程中，难产与顺产在一定条件下可以相互转化。因此，应严密观察产程，及早发现异常，综合分析后正确处理，确保产妇和胎儿安全度过分娩期。

• 学习目标 •

1. 阐述产力异常、狭窄骨盆的分类，以及产力异常发生原因。
2. 运用所学知识进行缩宫素的用药护理及跨指征的检查方法。
3. 运用所学知识进行异常分娩的护理评估和护理诊断，制订并实施护理措施。
4. 具备与孕（产）妇进行有效沟通的能力及责任心。

思维导图

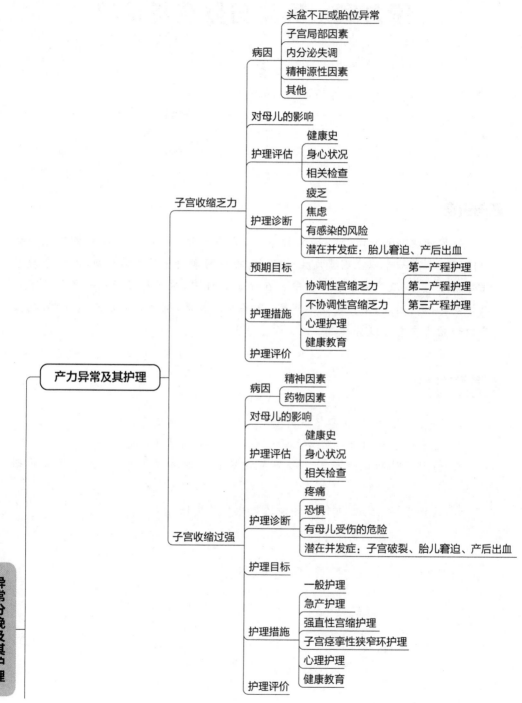

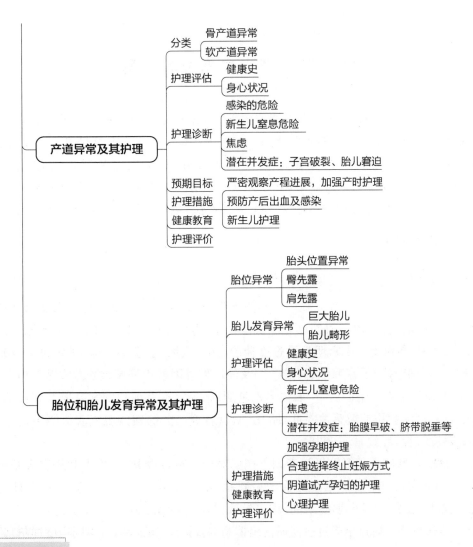

产道异常及其护理
- 分类
  - 骨产道异常
  - 软产道异常
- 护理评估
  - 健康史
  - 身心状况
- 护理诊断
  - 感染的危险
  - 新生儿窒息危险
  - 焦虑
  - 潜在并发症：子宫破裂、胎儿窘迫
- 预期目标：严密观察产程进展，加强产时护理
- 护理措施：预防产后出血及感染
- 健康教育：新生儿护理
- 护理评价

胎位和胎儿发育异常及其护理
- 胎位异常
  - 胎头位置异常
  - 臀先露
  - 肩先露
- 胎儿发育异常
  - 巨大胎儿
  - 胎儿畸形
- 护理评估
  - 健康史
  - 身心状况
- 护理诊断
  - 新生儿窒息危险
  - 焦虑
  - 潜在并发症：胎膜早破、脐带脱垂等
- 护理措施
  - 加强孕期护理
  - 合理选择终止妊娠方式
  - 阴道试产孕妇的护理
  - 心理护理
- 健康教育
- 护理评价

案例导入

患者,女性,31岁,孕1产0,因妊娠40^{+3}周,不规律性宫缩2h于10:00急诊入院待产。产妇入院1h即出现规律宫缩,间隔5～6 min,持续30 s,阴道检查宫口开大1cm,产妇的一般情况好,密切观察产程进展。次日8:00产妇自觉下腹部持续疼痛,烦躁不安。胎心监护显示宫缩间歇6～8 min,持续25 s,质中弱。检查宫口仍为1cm,胎心监护评分正常。

问题：

1. 该产妇的产程进展是否正常？

2. 若产程进展不顺利,是什么原因导致的？

3. 护士应该如何配合医师处理？

第一节 产力异常及其护理

产力包括子宫收缩力、腹壁肌及膈肌收缩力(统称腹压)和肛提肌收缩力。其中,子宫收缩力是贯穿于整个产程的主要产力。在产程过程中任何原因引起的子宫收缩的节律性、对称性和极性不正常或强度、频率发生变化,称为宫缩异常,又称产力异常(abnormal uterine action)。临床上,宫缩异常一般分为宫缩乏力和宫缩过强两大类,其中每一类又分为协调性和不协调性宫缩异常两小类,以不协调性宫缩乏力为多见。

一、宫缩乏力

(一) 病因

1. 头盆不称或胎位异常 临产后胎头下降受阻,胎儿先露部不能紧贴子宫下段及宫颈内口,从而不能形成有力的反射性子宫收缩,为继发性宫缩乏力最常见的原因。

2. 子宫局部因素 子宫肌纤维过度伸展(如巨大胎儿、多胎妊娠、羊水过多等)、子宫肌瘤、子宫腺肌病、子宫畸形、高龄产妇及经产妇等因素均可导致子宫收缩乏力。

3. 内分泌失调 临产后,产妇体内乙酰胆碱、缩宫素及前列腺素合成及释放减少,以及子宫对宫缩物质的敏感性降低,胎儿、胎盘合成与分泌硫酸脱氢表雄酮不足,引起宫颈成熟度欠佳,导致宫缩乏力。

4. 精神源性因素 多见于初产妇。产妇对分娩有过度紧张、焦虑和恐惧等精神心理障碍,导致大脑皮质功能紊乱。临产后睡眠少、过于疲劳、产程时间长、过多体力消耗、膀胱过度充盈、水及电解质紊乱,均可导致原发性宫缩乏力。

5. 其他 临产后过早或过多使用宫缩抑制剂及镇静、镇痛剂,可不同程度抑制宫缩。

(二) 对母儿的影响

1. 对母体的影响

1) 全身影响 宫缩乏力导致产程延长,会影响产妇休息,造成体力和精力消耗。同时进食减少,容易出现精神疲惫、排尿困难及肠胀气等问题,严重时可出现脱水、低钾血症、酸中毒,进一步加重宫缩乏力,导致手术产率增加。

2) 产伤 第二产程延长使局部组织受压时间过久,出现组织缺血、水肿、坏死,形成生殖道瘘。

3) 产后出血 产后宫缩乏力可导致产后出血。

4) 感染 产程延长会增加阴道检查次数,使感染率增加。

2. 对胎儿及新生儿的影响

1) 产程延长 使胎头及脐带受压时间过长,尤其是不协调性宫缩乏力时,宫缩间歇期时子宫壁不能完全松弛,影响子宫-胎盘-胎儿血液循环,易发生胎儿窘迫。

2) 手术产概率增加 新生儿易出现窒息、产伤、吸入性肺炎和颅内出血等。

（三）护理评估

1. 健康史 了解产妇产前检查资料信息，如身高、骨盆测量值、胎儿的大小及头盆关系、有无妊娠合并症及并发症、有无子宫相关疾病等；了解孕产史、既往妊娠的胎次、分娩方式、分娩的过程有无异常等；了解产程进展情况，有无使用宫缩剂、镇静剂、镇痛剂等；同时了解产妇的精神状态、进食、排泄等情况。

2. 身心状况

1) 协调性宫缩乏力 又称低张性宫缩乏力。宫缩具有正常的节律性、对称性和极性，但是宫缩力量弱，宫腔压力低，宫缩高峰时，子宫没有隆起，按压时有凹陷。宫缩频率低（10 min 内<2 次），持续时间短，间歇时间较长。协调性宫缩乏力多为继发性，一般出现在第一产程活跃期或者第二产程，导致产程延长或停滞。常伴有胎位异常、相对性头盆不称等。产妇自觉不适感轻，因产程延长引起产妇疲劳、焦虑，影响饮食和休息，出现肠胀气、排尿困难等，对胎儿影响不大。

2) 不协调性宫缩乏力 又称高张性宫缩乏力。宫缩失去了正常的生理特点。宫缩的兴奋点不是从两侧宫角开始，而是来自子宫下段的一处或多处，宫缩节律不协调，宫缩间歇期子宫肌肉不能完全松弛。宫缩极性倒置，子宫底部的压力比子宫下段弱。这样的宫缩不能使宫口如期扩张、胎先露如期下降，为无效宫缩。产妇出现持续性腹痛、腹部拒按、烦躁不安等，严重时出现尿潴留、水及电解质紊乱、肠胀气。因胎盘-胎儿循环障碍，可出现胎儿窘迫，胎心异常。此种宫缩多为原发性宫缩乏力。

3) 产程时限异常

（1）潜伏期延长：从规律宫缩开始到活跃期起点（4～6 cm）为潜伏期。初产妇潜伏期超过 20 h 或经产妇超过 14 h 为潜伏期延长。

（2）活跃期延长：从活跃期起点（4～6 cm）到宫口开全为活跃期。活跃期宫颈口扩张速度<0.5 cm/h 为活跃期延长。

（3）活跃期停滞：当破膜且宫颈口扩张≥6 cm 后，若宫缩正常，宫口停止扩张≥4 h，或宫缩欠佳，宫口扩张停止≥6 h 为活跃期停滞。

（4）第二产程延长：初产妇产程>3 h，经产妇产程>2 h（麻醉镇痛分娩时，初产妇产程>4 h，经产妇产程>3 h），产程无进展为第二产程延长。

（5）胎头下降延缓：第二产程初产妇胎先露下降小于 1 cm/h，经产妇小于 2 cm/h 为胎头下降延缓。

（6）胎头下降停滞：第二产程胎先露停留在原处不下降超过 1 h 为胎头下降停滞。

4) 心理-社会评估 由于宫缩乏力、产程延长，产妇容易出现紧张、焦虑甚至恐惧，担心胎儿的安危及对自然分娩信心不足。护士应充分评估产妇的精神状态及情绪反应、对分娩相关知识的了解程度、其家属对产妇的支持情况等。

3. 相关检查

1) 胎心电子监护 及时了解胎儿宫内安危情况，同时了解宫缩的节律性、强度，帮助判断宫缩乏力的类型。

2）血生化检查　如钠、钾、氯、钙等。了解是否存在电解质异常。

3）尿液检查　可发现尿酮体阳性。

4）毕晓普(Bishop)评分法　用于判断宫颈成熟度(表 9-1)，估计试产的成功率，满分为 13 分，产妇得分＞9 分为成功，7～9 分者成功率为 80％，4～6 分者成功率为 50％，≤3 分均失败。

表 9-1　毕晓普宫颈成熟度评分法

指标	分数			
	0	1	2	3
宫口开大(cm)	0	1～2	3～4	≥5
宫颈管消退(％) (未消退为 2～3 cm)	0～30	40～50	60～70	≥80
先露位置 (坐骨棘水平＝0)	−3	−2	−1～0	1～2
宫颈硬度	硬	中	软	
宫口位置	朝后	居中	朝前	

（四）护理诊断

1. 疲乏　与产程延长，产妇体力消耗过多、睡眠少有关。

2. 焦虑　与产妇担心自身及胎儿的安危有关。

3. 有感染的风险　与产程延长、阴道检查次数多有关。

4. 潜在并发症　胎儿窘迫、产后出血等。

（五）预期目标

（1）产妇在产程中能保持良好的体力。

（2）产妇焦虑减轻，情绪稳定，能很好地配合治疗及护理。

（3）产妇住院期间未发生感染。

（4）产妇未发生相关并发症。

（六）护理措施

1. 协调性子宫收缩乏力　首先应寻找原因，检查有无头盆不称与胎位异常，阴道检查宫口扩张及胎先露下降情况。若估计不能经阴道分娩者，应及时遵医嘱做好剖宫产术前准备。无头盆不称和胎位异常，无胎儿窘迫征象，估计可经阴道分娩者，则应加强子宫收缩。

1）第一产程护理

（1）一般护理：协助医师寻找原因，同时提供安静、舒适的待产环境，加强沟通，给予情感支持以减轻紧张和焦虑情绪。指导并促进休息,鼓励进食,补充膳食营养及水分,排空大、小便。必要时可静脉补充营养,尿潴留者应给予导尿。对潜伏期出现的宫缩乏力,必要时可遵医嘱用强镇静剂如哌替啶 100 mg 或吗啡 10 mg 肌内注射,绝大多数产妇经过充分休息后,可自然转入活跃期。

(2) 加强宫缩:经以上一般处理后产程无明显进展,无胎儿窘迫,可遵医嘱采取以下方法加强宫缩。

A. 人工破膜:对宫口扩张≥3 cm、无头盆不称、胎头已衔接者可行人工破膜。破膜后,胎头下降直接紧贴子宫下段及宫颈内口,反射性引起宫缩,加速产程进展。破膜前检查胎儿有无脐带先露,破膜时机应在宫缩间歇期进行,破膜后要注意检查有无脐带脱垂,观察羊水量、性状和胎心变化。破膜后宫缩仍未改善时,可考虑应用缩宫素加强宫缩。

B. 缩宫素静脉滴注:适用于胎心良好、胎位正常、头盆相称者。缩宫素静脉给药浓度为 0.5%~1%,且最大浓度不超过 1%(5 U),原则是以最小浓度获得最佳宫缩。以浓度 0.5%为例:将 2.5 U 缩宫素加入 0.9%生理盐水 500 ml 中,从 1~2 mU/min 开始,根据宫缩情况调整,调整间隔为 15~30 min,每次增加 1~2 mU/min 为宜,最大给药剂量通常不超过 20 mU/min。维持宫缩间歇 2~3 min,持续 40~60 s。对于不敏感者,可酌情增加缩宫素给药剂量。缩宫素静脉滴注期间要专人护理,每 15 min 观察一次宫缩、胎心、血压及产程进展等情况并记录。如出现宫缩过强(间歇<2 min,持续>1 min)或胎心率异常,应立即停用缩宫素,及时报告医师。外源性缩宫素在母体血中的半衰期为 1~6 min,故停药后能迅速好转,必要时加用镇静剂。

2) 第二产程护理　第二产程出现宫缩乏力,若无头盆不称者,应在一般护理的基础上行静脉滴注缩宫素加强宫缩,同时指导产妇正确屏气用力,争取尽早经阴道分娩。如胎头双顶径已通过坐骨棘平面,等待自然分娩或阴道助产结束分娩;如出现胎儿窘迫或胎头仍未衔接,应遵医嘱做好剖宫产术前准备。

3) 第三产程护理　预防产后出血,遵医嘱在胎儿前肩娩出后用缩宫素 10~20 U 静脉滴注或推注,促使宫缩增强、胎盘剥离与娩出及子宫血窦的关闭。若产程长、破膜时间长及手术产者,应遵医嘱给予抗生素预防感染。

2. 不协调性宫缩乏力　调节子宫收缩,使其恢复正常节律性和极性。可遵医嘱给予哌替啶 100 mg 或吗啡 10 mg 肌内注射,使产妇充分休息,多可以恢复为协调性子宫收缩。在宫缩恢复为协调性之前,禁止使用缩宫素。如经上述处理,宫缩仍为不协调或出现胎儿窘迫等表现,应及时报告医师,遵医嘱积极做好剖宫产术前准备。

3. 心理护理　向产妇提供全面的心理支持。加强产程的相关知识和人工破膜、静脉滴注催产素注意事项的宣教,说明产程进展及胎儿的状况,减轻紧张和焦虑情绪。同时给予一些支持性的措施,使产妇的身心能够得到放松,鼓励产妇增加其分娩的信心,提高与医护人员的配合。

4. 健康宣教　对产妇进行产前健康宣教,使其认识到分娩是一个正常的生理过程,消除其思想顾虑和紧张情绪,预防精神因素引起的宫缩乏力。帮助指导产妇注意休息和饮食,根据自身的情况在产程中补充食物,预防因进食少、体力消耗过多引起的产力异常。指导产妇产后采用合适的避孕措施。

(七) 护理评价

(1) 产妇分娩过程中进食及休息正常,保持良好的体力。

(2) 产妇产程中情绪稳定,能很好地配合治疗及护理。

(3) 产妇住院期间体温正常,未发生感染。

(4) 住院期间母儿平安,未发生相关并发症。

二、子宫收缩过强

(一) 病因

产妇宫缩过强的病因尚不清楚,可能与以下因素有关。

1. **精神因素**   产妇精神过度紧张、过度疲劳或多次粗暴产科检查等,均可导致子宫壁某部位肌肉出现痉挛性不协调性宫缩过强。

2. **药物因素**   如缩宫素使用不当或产妇对缩宫素过于敏感,子宫收缩失去节律性和无间歇性,出现强直性子宫收缩。

(二) 对母儿的影响

1. **对母体的影响**   宫缩过强过频,如产道无梗阻时可致急产,易造成软产道裂伤;如胎先露下降受阻可发生子宫破裂;产程进展过快来不及消毒接生,可增加产褥感染的机会;胎儿娩出后易发生胎盘滞留、产后出血。

2. **对胎儿及新生儿的影响**   如宫缩过强、过频,会导致子宫-胎盘-胎儿血液循环障碍,易发生胎儿窘迫、新生儿窒息甚至死亡;如胎儿娩出过快,在产道内受到的过大压力解除过快,容易导致新生儿颅内出血;如产程进展过快,来不及消毒接生,新生儿感染、产伤或坠地等意外伤害的发生率增加。

(三) 护理评估

1. **健康史**   了解产妇产前检查资料信息,如产妇生育史,有无急产史;胎儿大小及头盆关系;孕期体重增长情况、有无妊娠合并症;重点评估此次产程进展情况、宫缩强弱及频率、用药情况等。

2. **身心状况**

1) 协调性宫缩过强   表现为宫缩的节律性、对称性和极性均正常,但收缩力过强、过频。如产道无阻力,产程常进展过快而发生急产(precipitate delivery)(总产程<3 h),以经产妇多见。如存在产道梗阻或瘢痕子宫,宫缩过强可出现病理性缩复环(pathologic retraction ring),甚至子宫破裂。

2) 不协调性宫缩过强

(1) 强直性宫缩:宫缩失去节律性、间歇期短或无间歇,子宫肌纤维呈持续性强直性收缩。临床上多见于宫缩剂使用不当引起。产妇表现为持续、剧烈的腹痛而烦躁不安,腹部拒按,胎心听不清,胎位摸不清。如合并产道梗阻,可出现病理性缩复环、血尿等先兆子宫破裂的征象。

(2) 子宫痉挛性狭窄环:子宫局部平滑肌呈痉挛性不协调性收缩所形成的环形狭窄,持续不放松。多因产妇精神过度紧张、疲劳、不适当使用宫缩剂或阴道内粗暴操作所致。狭窄环多位于子宫上下段交界处,也可在胎体狭窄部,如胎颈部、胎腰部。产妇持续性腹痛、烦躁不安,宫颈扩张缓慢,胎先露下降停滞,胎心时快时慢。痉挛性狭窄环与病理性缩复环不同,不随宫缩上升(图 9-1)。第三产程常造成胎盘嵌顿(placental incarceration),手取胎盘时可在宫颈内口上方直接触到此环。

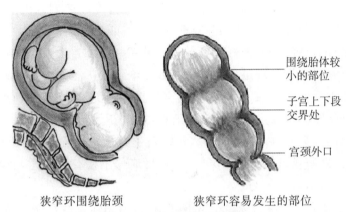

狭窄环围绕胎颈　　　　狭窄环容易发生的部位

围绕胎体较小的部位

子宫上下段交界处

宫颈外口

图 9-1　子宫痉挛性狭窄环

3) 心理-社会评估　因为宫缩过强、过频,产妇腹痛难忍,会出现过度紧张、焦虑甚至恐惧和无力感,担心自身和胎儿安危。家属也盲目紧张甚至恐惧,加重产妇的不良情绪。护士应仔细评估产妇的精神心理状态及情绪反应。

3. 相关检查

1) 电子胎心监护　可间断或持续行电子胎心监护,及时了解宫缩情况及胎儿宫内安危情况。

2) 超声检查　了解胎儿大小和胎盘情况。

3) 肛查或阴道检查　了解宫口扩张情况及胎先露下降情况,掌握产程进展情况。

(四) 护理诊断

1. 疼痛　与宫缩过强、过频有关。

2. 恐惧　与持续性腹痛,担心自身及胎儿的安危有关。

3. 母儿受伤风险　与产程过快导致产道裂伤、新生儿产伤有关。

4. 潜在并发症　如子宫破裂、胎儿窘迫、产后出血。

(五) 护理目标

(1) 产妇宫缩恢复正常,腹壁疼痛得到明显减轻。

(2) 产妇情绪稳定,配合治疗和护理。

（3）产妇及新生儿未受到伤害。

（4）产妇未发生子宫破裂等并发症，母婴安全。

（六）护理措施

1. 一般护理　为产妇提供舒适、安静的分娩环境，并给予情感支持。密切观察产妇的生命体征变化，监测胎心、宫缩以及产程进展情况。吸氧，避免平卧位休息，指导呼吸放松法，提供腹部按摩等缓解疼痛的措施。

2. 急产护理　急产以预防为主。指导孕妇及其家属在孕期积极学习临床及分娩相关知识，掌握入院待产时间。有急产史（包括有家族急产史）者，医护人员应告知预产期前1～2周不宜外出，有先兆临产症状应及时入院待产。产妇入院后护士应加强巡视，临产后严密观察产程进展、宫缩、胎心率及生命体征，慎用缩宫剂及各种加强宫缩的措施，及早发现宫缩过强，提前做好接产及新生儿窒息抢救准备。鼓励产妇做深呼吸，嘱其不要向下屏气以减慢分娩过程。如发生胎心异常者应立即给予吸氧，并通知医师。临产后如孕妇主诉有便意时，必要时应检查宫口扩张情况，以防在厕所或走廊上分娩，造成新生儿意外伤害。若发生急产来不及消毒，应重新无菌处理脐带。在新生儿出生后遵医嘱常规肌内注射维生素 K_1 10 mg，预防新生儿颅内出血，并给予抗生素预防感染，必要时肌内注射破伤风抗毒素 1 500 U。产后应仔细检查软产道，有软产道裂伤应及时缝合，预防产后出血。

3. 强直性宫缩护理　遵医嘱给予宫缩抑制剂，抑制强直性宫缩。如有头盆不称或胎儿窘迫时，应立即停止一切刺激，遵医嘱在抑制宫缩的同时迅速做好剖宫产术前准备。

4. 子宫痉挛性狭窄环护理　协助医师寻找原因，停止一切产科操作和缩宫药物的使用，遵医嘱给予宫缩抑制剂、镇静剂，等待异常宫缩自然消失，可继续自然分娩或阴道助产。若子宫痉挛性狭窄环不能缓解或出现胎儿窘迫，应立即遵医嘱做好剖宫产术前准备。

5. 心理护理　向产妇宣教产程的相关知识和减轻疼痛的方法，说明产程进展及胎儿的状况，分散注意力，减轻疼痛和紧张、焦虑情绪。同时给予支持性的措施，如言语安慰，鼓励产妇增加其分娩的信心，提高与医护人员的配合。

6. 健康宣教　经产妇有急产史应提前1～2周住院待产，以防发生产房外分娩造成损伤。指导产妇产后采用合适的避孕措施。

（七）护理评价

（1）产妇在分娩过程中能够运用减轻疼痛的方法，增加舒适度。

（2）产妇在分娩期间获得生理和心理的满足，积极配合整个分娩过程。

（3）母儿平安。

（4）产妇未发生子宫破裂和产后出血等并发症。

拓展阅读 9-1　胎儿窘迫

第二节　产道异常及其护理

产道异常包括骨产道异常和软产道异常,临床上以骨产道异常多见。如骨盆径线过短或形态异常,致使骨盆腔小于胎先露部可通过的限度,阻碍胎先露下降,影响产程顺利进展,称为狭窄骨盆(contracted pelvis)。狭窄骨盆具有多种类型,临床上需综合分析判断。

一、骨产道异常

(一) 骨盆入口狭窄

骨盆入口狭窄(contracted pelvic inlet)常见于扁平骨盆,其形态呈横扁圆形,主要表现骨盆入口平面前后径短,类型有单纯扁平骨盆和佝偻病性扁平骨盆两种。

1. **单纯扁平骨盆**　骨盆入口呈横扁圆形,骶岬向前下突出,使骨盆入口前后径缩短而横径正常(图9-2)。

2. **佝偻病性扁平骨盆**　骨盆入口呈横椭圆形,骶岬向前突出,骨盆入口前后径短。骶骨下段变直后翘,尾骨呈钩状突向骨盆出口平面(图9-3)。由于坐骨结节外翻,使耻骨弓角度及坐骨结节间径增大,骨盆出口横径变宽。

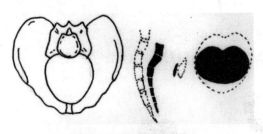 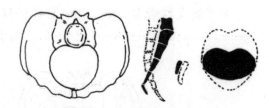

图9-2　单纯扁平骨盆　　　　　图9-3　佝偻病性扁平骨盆

Ⅰ级(临界性狭窄):骶耻外径18 cm,对角径11.5 cm,入口前后径10 cm,绝大多数可自然分娩。Ⅱ级(相对性狭窄):骶耻外径16.5～17.5 cm,对角径10～11 cm,入口前后径8.5～9.5 cm,须经试产才能判断是否可经阴道分娩。Ⅲ级(绝对性狭窄):影响胎头衔接(入盆)。若骶耻外径≤16 cm,对角径≤9.5 cm,入口前后径≤8.0 cm,必须剖宫产。

(二) 中骨盆狭窄

中骨盆狭窄(contracted midpelvis)主要见于男型骨盆及类人猿型骨盆,以坐骨棘间径及中骨盆后矢状径(骶棘韧带宽度)狭窄为主。坐骨棘间径<10 cm,骶棘韧带宽度小于2横指。中骨盆狭窄主要影响胎头俯屈、内旋转,容易导致持续性枕横位或枕后位。

(三) 骨盆出口狭窄

骨盆出口狭窄(contracted pelvic outlet)常与中骨盆平面狭窄相伴行。以坐骨结节间径及出口后矢状径狭窄为主。坐骨结节间径<8 cm,耻骨弓角度<90°。若出口横径与后矢状径之和<15 cm,不能经阴道分娩。常见类形包括漏斗形骨盆和横径狭窄骨盆。

1. 漏斗形骨盆 骨盆入口各径线值正常,两侧骨盆壁内收,状似漏斗。特点是中骨盆及骨盆出口平面均明显狭窄,使坐骨棘间径和坐骨结节间径缩短,耻骨弓角度<90°,出口横径与后矢状径之和<15 cm(图9-4)。

2. 横径狭窄骨盆 与类人猿型骨盆类似。骨盆各平面横径均缩短,入口平面呈纵椭圆形(图9-5)。常因中骨盆及骨盆出口平面横径狭窄导致难产。

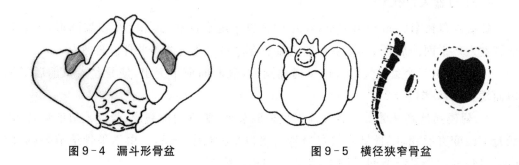

图9-4 漏斗形骨盆　　　　　　图9-5 横径狭窄骨盆

(四) 均小骨盆

外形属女性骨盆,但3个平面各径线均比正常值小2 cm或更多,称均小骨盆(generally contracted pelvis)(图9-6)。均小骨盆多见于身材矮小、体型匀称的妇女。

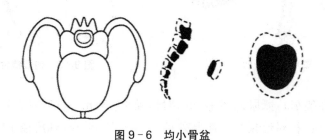

图9-6 均小骨盆

(五) 畸形骨盆

骨盆失去了正常形态及对称性,如偏斜骨盆、骨软化症骨盆、骨折后畸形愈合骨盆等。严重畸形者,应及时行剖宫产术。

二、软产道异常

软产道异常可由先天发育异常及后天疾病引起,少见而容易被忽视。

（一）外阴异常

如外阴水肿、外阴瘢痕、外阴坚韧，由于组织缺乏弹性，使阴道口狭窄，造成胎头娩出困难或严重撕裂伤。

（二）阴道异常

常见阴道横隔、纵隔、阴道瘢痕和阴道包块。阴道隔膜较薄时可因胎先露压迫和扩张自行断裂，较厚时可阻碍胎先露下降。

（三）宫颈异常

宫颈外口闭合、宫颈水肿、宫颈坚韧、宫颈瘢痕、宫颈癌、宫颈肌瘤等，均可造成宫颈性难产。

（四）子宫异常

子宫异常包括子宫畸形和瘢痕子宫。子宫畸形时难产发生率明显增加，胎位和胎盘位置异常的发生率增加，临产后易发生宫缩乏力、产程异常。子宫畸形合并妊娠者，临产后须严密观察产程进展，适当放宽剖宫产手术指征。瘢痕子宫再孕分娩时子宫破裂风险增加，使剖宫产概率增加。

（五）盆腔肿瘤

子宫肌瘤、卵巢肿瘤可能阻碍胎先露衔接及下降而影响分娩。

三、对母儿的影响

（一）对母体的影响

临产后骨盆入口平面狭窄导致胎先露不能衔接，易发生胎位异常；下降受阻造成继发性宫缩乏力，产程延长或停滞，使手术助产、软产道裂伤及产后出血增多；因胎膜早破、手术助产、阴道检查次数过多，使产褥感染机会增多；产道受压过久，可造成尿瘘或粪瘘；梗阻性难产若不及时处理，可导致先兆子宫破裂甚至子宫破裂。

（二）对胎儿及新生儿的影响

入口平面狭窄导致胎头高浮或胎膜早破，增加脐带先露及脐带脱垂的概率；胎头内旋转及下降受阻，在产道内受压时间过久，易发生胎儿缺血、缺氧；强行通过狭窄产道或手术助产，容易引起新生儿颅内出血及其他产伤、感染等，造成围生儿病死率增加。

四、护理评估

（一）健康史

查阅产前检查资料，尤其是骨盆测量及妇科检查情况。询问产妇有无引起骨盆异常的病史（如佝偻病、骨结核、脊髓灰质炎及骨外伤等）。若为经产妇，应了解有无难产及新生儿产伤等异常分娩情况。

（二）身心状况

1. 一般检查　观察孕妇腹部形态,初产妇呈尖腹、经产妇呈悬垂腹应考虑是否存在骨盆入口平面狭窄。观察孕妇有无跛足,有无脊柱及髋关节畸形,米氏菱形窝是否对称等。身高<145 cm者,应警惕均小骨盆。

2. 产科检查

（1）测量宫高和腹围,估计胎儿大小。

（2）腹部四步触诊,了解胎先露、胎方位以及胎先露是否入盆。

（3）胎头跨耻征检查,评估头盆关系。具体方法:产妇排空膀胱,仰卧位,两腿伸直。检查者将一手置于耻骨联合上方,另一手将浮动的胎头向骨盆腔方向推压。若胎头低于耻骨联合平面,表示胎头可以入盆,称胎头跨耻征阴性,提示头盆相称;若胎头与耻骨联合在同一平面,称胎头跨耻征可疑阳性,提示可疑头盆不称;若胎头高于耻骨联合平面,称胎头跨耻征阳性,提示头盆不称（图9-7）。头盆是否相称还与骨盆倾斜度和胎方位相关。

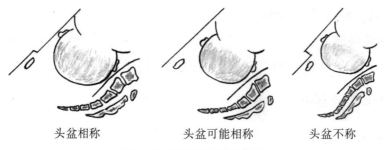

头盆相称　　　　头盆可能相称　　　　头盆不称

图9-7　检查头盆相称程度

（4）骨盆测量包括骨盆外测量和骨盆内测量,具体测量方法参见"第十四章第一节"和"第四章第二节"。

（5）软产道检查:通过妇科检查了解软产道有无异常。

3. 心理-社会评估　产道明显异常需行剖宫产术终止妊娠者,孕妇常表现出对手术的恐惧和紧张。须经过试产才可决定分娩方式者,孕妇及其家属会因不能预知分娩结果而焦虑不安。

　　拓展阅读9-2　情绪性难产

4. 相关检查　超声检查确定胎方位,测量胎儿各径线,预测胎儿体重,协助判断胎儿是否能通过骨产道。

五、护理诊断

1. 感染风险　与胎膜早破、产程延长、多次阴道检查及手术操作有关。

2. 新生儿窒息风险　与产道异常、产力异常、产程延长有关。

3. 焦虑　与担心难产、担心胎儿及自身安危有关。

4. 潜在并发症　如子宫破裂、胎儿窘迫。

六、预期目标

（1）产妇的感染征象得到预防和控制。

（2）新生儿出生情况良好，阿普加评分>7分。

（3）产妇焦虑缓解，情绪平稳。

（4）产妇能平安分娩，无并发症发生。

七、护理措施

（一）严密观察产程进展，加强产时护理

（1）绝对性骨盆入口狭窄（入口前后径≤8.0 cm，对角径≤9.5 cm），有明显头盆不称不能经阴道分娩者，遵医嘱做好剖宫产术的术前准备及护理。

（2）相对性骨盆入口狭窄（入口前后径8.5～9.5 cm，对角径10.0～11.0 cm）、足月胎儿体重<3 000 g，产力、胎位及胎心均正常，应在严密监护下进行阴道试产。试产护理要点：①保证产妇良好的体力，做好心理护理。鼓励产妇进食、进水，指导产妇排空大小便，禁止灌肠。试产时一般不用镇静和镇痛药。②专人护理，试产2～4 h。宫缩乏力者行人工破膜或静脉滴注缩宫素加强宫缩，严密观察宫缩、胎心、宫口扩展和胎先露下降的情况，发现异常应及时报告医师。③若产程进展顺利，胎儿经阴道自然分娩或行阴道助产术；若胎头仍未入盆或出现胎儿窘迫，则做好剖宫产术和新生儿窒息抢救准备。

（3）中骨盆狭窄者，根据宫口开全后胎先露的高低决定分娩方式。如宫口开全，胎头双顶径达坐骨棘水平或更低，可经阴道徒手旋转胎头为枕前位，待其自然分娩，必要时需做好阴道助产手术准备及护理；如胎头双顶径仍在坐骨棘水平上，或出现胎儿窘迫征象，应做剖宫产手术准备及护理。

（4）骨盆出口平面狭窄者，一般不试产。根据坐骨结节间径与出口后矢状径之和估计出口大小并决定分娩方式。出口横径与后矢状径之和>15 cm，遵医嘱协助经阴道分娩，有时需行阴道助产；若两者之和<15 cm，足月胎儿不易经阴道分娩，遵医嘱做好剖宫产术的准备及护理。

（5）骨盆3个平面狭窄者，根据胎儿大小、有无头盆不称、产力、胎位、胎心等决定分娩方式。若各项条件均正常，可以阴道试产；若胎儿较大，头盆不称，遵医嘱做好剖宫产术的准备及护理。

（6）畸形骨盆者，根据畸形骨盆种类、狭窄程度、胎儿大小、产力等具体情况分析。若畸形严重，明显头盆不称者，遵医嘱做好剖宫产术的准备及护理。

（二）预防产后出血及感染

（1）产后注意观察生命体征、宫缩、阴道流血等情况。

（2）遵医嘱及时给予宫缩剂、抗生素。

（3）保持外阴清洁，做好会阴护理，每日 2 次，及时更换消毒会阴垫。

（4）产程长或出现血尿时，应及时留置尿管 8～12 d，以防发生生殖道瘘。做好留置尿管产妇的管道护理，定期更换尿袋，以防感染。

（三）新生儿护理

新生儿应仔细检查有无产伤、感染及颅内出血等疾病，并按高危儿护理。

八、健康宣教

（1）产前检查发现骨盆狭窄者，应提前入院待产。

（2）向产妇进行产褥期健康宣教及出院指导。

（3）教会产妇及其家属喂养和护理手术产儿的知识，并告知产后检查的必要性和时间。

九、护理评价

（1）产妇无感染征象，产后体温、恶露均正常，伤口愈合良好。

（2）新生儿窒息被及时发现并处理。

（3）产妇焦虑情绪缓解。

（4）产妇能配合实施处理方案，母儿安全度过分娩过程。

第三节　胎位和胎儿发育异常及其护理

胎位异常（abnormal fetal position）包括胎头位置异常、臀先露及肩先露，是造成难产常见的因素。胎儿发育异常包括巨大胎儿及胎儿畸形。

一、胎位异常

（一）胎头位置异常

以胎头为先露的难产，又称头位难产，以持续性枕后位（persistent occipitoposterior position）、持续性枕横位（persistent occipitotransverse position）（图 9-8）最常见。正常分娩时，胎头双顶径抵达中骨盆平面时完成内旋转，胎头得以最小径线通过骨盆最窄平面顺利经阴道分娩。临产后，凡胎头以枕后位或枕横位衔接，经充分试产，胎头枕部仍位于母体骨盆后方或侧方，不能转向前方致使分娩发生困难者，称为持续性枕后位或持续性枕横位，约占分娩总数的 5%。多因中骨盆狭窄影响胎头内旋转所致，头盆不称、前置胎盘、宫缩乏力、宫颈肌瘤、膀胱充盈、胎儿过大或过小以及胎儿发育异常等也可引起。

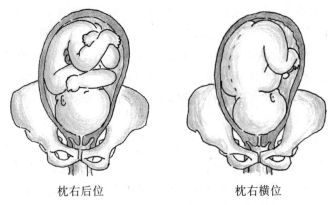

枕右后位　　　　　　　　　　枕右横位

图 9-8　持续性枕后位和枕横位

📖 **拓展阅读 9-3　头位难产的其他类型**

(二) 臀先露

臀先露(breech presentation)是产前最常见且最容易诊断的一种异常胎位,占足月分娩总数的 3‰~4‰。臀先露形成的原因可能与胎头衔接受阻、胎儿发育异常、孕龄过小、胎儿在宫腔内的活动空间过大或受限有关。

(三) 肩先露

肩先露(shoulder presentation)少见,占足月分娩总数的 0.25‰。此时胎体纵轴与母体纵轴相垂直,胎体横卧于骨盆入口之上,足月活胎不可能经阴道娩出。

二、胎儿发育异常

(一) 巨大胎儿

巨大胎儿(fetal macrosomia)指任何孕周胎儿体重超过 4 000 g。巨大胎儿常引起头盆不称、肩难产、软产道损伤、新生儿产伤等不良后果。

(二) 胎儿畸形

1. 脑积水(hydrocephalus)　指胎头颅腔内、脑室内外有大量脑脊液(500~3 000 ml)潴留,使头颅体积增大,头周径>50 cm,颅缝明显增宽,囟门增大。临床表现为明显头盆不称、跨耻征阳性,若不及时处理可能导致子宫破裂。

2. 联体儿　胎儿颈、胸、腹等处发育异常或发生肿瘤,使局部体积增大致难产,通常在产程中经阴道检查时可发现胎先露下降受阻。

三、对母儿影响

(一) 对母体的影响

1. 胎头位置异常　容易导致继发性宫缩乏力,引起产程延长。若胎头长时间压迫软产道,可发生缺血坏死;邻近脏器受压,如膀胱麻痹可致尿潴留,甚至发生生殖道损伤或瘘。阴道手术助产机会增多,软产道裂伤、产后出血及产褥感染发生率高。

2. 臀先露　胎臀形状不规则,前羊膜囊压力不均匀,易导致胎膜早破,使产褥感染机会增加。胎先露部扩张宫颈及刺激宫旁神经丛的张力不如头先露,易致继发性宫缩乏力和产后出血。若宫口未开全强行牵拉,容易造成宫颈撕裂甚至累及子宫下段。臀先露会使产妇剖宫产率增多。

3. 肩先露　很难有效扩张子宫下段及宫颈内口,易致宫缩乏力;对前羊膜囊压力不均又易致胎膜早破,破膜后宫腔容积缩小,胎体易被宫壁包裹、折叠。若发生嵌顿性肩先露,可直接阻碍产程进展,导致产程停滞。随着宫缩不断增强,可形成病理性缩复环,引起子宫破裂。足月胎儿无法经阴道自然娩出,可增加剖宫产率,以及术中、术后出血和感染等机会。

4. 巨大胎儿　头盆不称发生率上升,增加剖宫产率;经阴道分娩易发生肩难产,导致严重的阴道损伤和会阴裂伤甚至子宫破裂;子宫过度扩张,易发生宫缩乏力、产程延长,易导致产后出血;胎先露长时间压迫产道,容易发生尿瘘或粪瘘。

(二) 对胎儿及新生儿的影响

1. 胎头位置异常　第二产程延长及手术助产概率增加,易致胎儿窘迫和新生儿窒息等,使围产儿病死率增高。

2. 臀先露　胎膜早破易致早产,脐带脱垂发生率是头先露的10倍,易导致胎儿低氧血症及酸中毒的发生,严重者可造成新生儿窒息甚至死亡。胎体娩出时宫口未必开全,如强行娩出胎头易直接损伤胎头及头颈部神经肌肉,导致脑幕撕裂、脊柱损伤、颅内出血、臂丛神经麻痹、胸锁乳突肌血肿及死产。

3. 肩先露　胎先露部不能有效衔接,易发生胎膜早破,可致脐带及上肢脱垂,直接增加胎儿窘迫甚至死产率。发生嵌顿性肩先露时,增加手术助产难度和分娩损伤。

4. 巨大胎儿　常需手术助产,可引起颅内出血、锁骨骨折、臂丛神经损伤等产伤,还会造成新生儿窒息、神经系统异常,严重时死亡。

四、护理评估

(一) 健康史

仔细询问既往病史及孕产史,查阅产前检查资料,了解产妇一般情况、胎儿大小及胎方位等。评估待产过程中产程进展、胎头下降等情况。

(二) 身心状况

1. 胎位异常

1) 胎头位置异常

(1) 症状:由于胎儿枕部压迫直肠,产妇自觉肛门坠胀及排便感,宫口尚未开全时过早运用腹压,产妇体力消耗过大。

（2）腹部检查：前腹壁容易触及胎儿肢体，胎背偏向母体后方或侧方，且胎心多易在胎儿肢体侧闻及。

（3）阴道检查及肛门检查：了解宫口扩张程度、有无水肿、水肿程度及部位；了解胎头下降程度；通过触及胎头的骨标志、颅缝及囟门的位置判断胎方位。

2）臀先露

（1）症状：妊娠晚期孕妇胎动时常有季肋部胀痛感，临产后因胎足及臀不能充分紧贴子宫下段，宫口扩张缓慢，产程延长，容易发生宫缩乏力。足先露时易发生胎膜早破和脐带脱垂。

（2）腹部检查：宫底部可触及圆而硬的胎头，按压有浮球感。在腹部一侧可触及宽而平坦的胎背，对侧可触及不平坦的小肢体。在耻骨联合上方触及可上下移动、不规则、宽而软的胎臀。通常在脐左或右上方胎背侧胎心听诊响亮。

（3）阴道检查及肛门检查：胎膜已破及宫颈扩张≥3 cm者可直接触及胎臀，包括肛门、坐骨结节及骶骨等。臀先露应与面先露相鉴别。在完全臀先露时可触及胎足，通过踇趾的方位可帮助判断是左足还是右足。胎臀进一步下降后可触及外生殖器。当不完全臀先露触及胎儿下肢时，应注意有无与脐带同时脱出。

3）肩先露

（1）腹部检查：子宫呈椭圆形，宫底高度低于孕周，宫底部触不到胎头或胎臀，耻骨联合上方空虚；宫体横径较正常妊娠宽，一侧可触及胎头，另一侧触及胎臀。肩前位时，胎背朝向母体腹壁，触之平坦；肩后位时，可触及不规则的小肢体。在脐周两侧胎心听诊最清晰。

（2）阴道检查及肛门检查：肩先露的判断需在胎膜已破、宫口开大的情况下行阴道检查。可触及胎儿肩胛骨或肩峰、肋骨及腋窝等，腋窝尖端指向胎儿头端及肩部，据此可判断胎头方位。肩胛骨朝向母体后方为肩后位。若胎手已脱出阴道口外，可用握手法鉴别左右手。

2. 胎儿发育异常 表现为巨大胎儿、脑积水时，子宫增长速度较快，大于妊娠月份，孕晚期孕妇可出现呼吸困难、腹部及两侧肋部胀痛等表现。

3. 心理-社会评估 产前检查确诊为胎位异常者，孕妇及其家属常因不能预知分娩结果而忧心忡忡。胎儿畸形的孕妇常有沮丧、抱怨、自责的心理。

（三）辅助检查

超声检查有助于确定胎儿大小、胎位及胎儿发育情况。通过 B 超对胎儿各器官进行系统检测，可发现严重致死性畸形。双顶径＞11 cm应考虑脑积水。

五、护理诊断

1. 新生儿窒息风险 与胎位不正、产程延长及手术助产有关。

2. 焦虑 与难产及胎儿发育异常的结果有关。

3. 潜在并发症 如胎膜早破、脐带脱垂、胎儿窘迫、新生儿窒息、产后出血。

六、预期目标

（1）新生儿出生情况良好，阿普加评分＞7分。

（2）产妇情绪稳定，与医护合作，分娩过程顺利。

（3）产妇能平安分娩，新生儿健康，无并发症发生。

七、护理措施

（一）加强孕期监护

1. 胎位异常　胎位异常者于妊娠30周前多能自行转为头位，无须处理。若30周后仍为臀先露或肩先露，应指导孕妇行膝胸卧位（图9-9），练习前孕妇排空膀胱，松解裤带，每日2次，每次15 min，连做1周后复查。还可以配合激光或艾灸至阴穴等方法纠正胎位。若上述矫正方法无效，排除禁忌证后，可在严密监测下试行外倒转术。

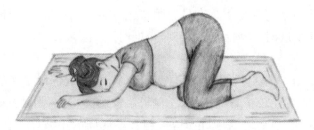

图9-9　膝胸卧位

2. 巨大胎儿　对于有巨大胎儿分娩史或妊娠期疑为巨大胎儿者，应监测血糖，排除糖尿病。若确诊为糖尿病应积极治疗，控制血糖。

（二）终止妊娠

孕期发现胎儿发育异常时应及时终止妊娠。有明显头盆不称、胎位异常不能矫正的孕妇需提前住院，做好剖宫产术前准备和护理。估计胎儿体重＞4 000 g且合并糖尿病者，做好剖宫产术前准备和护理；估计胎儿体重＞4 000 g而无糖尿病者，可阴道试产，做好处理肩难产的准备工作，必要时行剖宫产术，严密监护产程变化，预防产后出血。

（三）阴道试产孕妇的护理

（1）枕后位或枕横位入盆者，排除明显头盆不称和胎儿窘迫，均应在严密监护下充分试产；鼓励产妇进食，加强全身营养支持，必要时按医嘱补液，维持水、电解质平衡；指导产妇休息，合理用力，避免体力消耗。

（2）分娩期根据臀位种类、孕周、胎儿大小、骨盆情况等决定分娩方式。阴道试产者，告知孕妇在待产过程中应少活动，尽量少做阴道检查，禁灌肠。一旦胎膜破裂，立即听胎心，观察羊水量及性状；若胎心有改变，及时报告医师，并立即行阴道检查，及早发现脐带脱垂。

（3）协助医师做好阴道助产及新生儿抢救的准备，新生儿出生后仔细检查有无产伤和母体产道的损伤情况，并按医嘱及时应用缩宫剂与抗生素，预防产后出血及感染。

（四）心理护理

针对产妇及其家属的疑虑，护士在执行医嘱及提供护理照顾时，应给予充分解释，消除其精神紧张状态，并将产妇及胎儿情况及时告诉本人及其家属。为产妇提供舒适的分娩环境和措施，如松弛身心、抚摸腹部等。鼓励产妇更好地与医护配合，增强其对分娩的自信心，使其安全度过分娩期。

八、健康宣教

（1）加强孕期保健，定期产检，解释孕期矫正臀位的必要性；未能矫正者，提前入院待产。

（2）产程中指导产妇保持心情愉悦，积极配合医护人员。

（3）出院后定期随访。

九、护理评价

（1）无胎儿窘迫、新生儿健康。

（2）产妇与医护配合，顺利度过分娩期。

（3）母儿均平安。

> 云视频 9-1　肩难产

> 在线课程 9-1　持续性枕后位

> 在线课程 9-2　臀先露分娩机转

（黄娟、付菁）

数字课程学习

○教学 PPT　○导入案例解析　○复习与自测　○更多内容……

第十章 分娩期并发症及其护理

章前引言

　　分娩虽是女性正常的生理过程,但该过程可出现一些严重威胁母婴生命安全的并发症,如产后出血、羊水栓塞、子宫破裂等,是威胁母婴健康甚至导致死亡的主要原因。

·学习目标·

　　1. 能阐述产后出血、羊水栓塞、子宫破裂的概念,描述其病因、临床表现、处理原则。

　　2. 能准确评估产后出血量,判断产后出血原因,并实施合理的护理措施。

　　3. 能早期识别先兆子宫破裂和羊水栓塞。

　　4. 能及时发现和识别分娩中的危险征象,积极实施抢救。

思维导图

分娩期并发症及其护理

产后出血及其护理
- 病因与发病机制
  - 子宫收缩乏力 全身因素、产科因素、子宫因素、药物因素
  - 胎盘因素 胎盘滞留、胎盘植入、胎盘部分残留
  - 软产道裂伤
  - 凝血功能障碍 妊娠合并凝血功能障碍性疾病、妊娠并发症导致的凝血功能障碍
- 临床表现 阴道流血、低血压症状
- 处理原则
- 护理评估
  - 健康史
  - 失血原因评估 子宫乏力、胎盘因素、软产道裂伤、凝血功能障碍
- 失血量评估 称重法、容积法、面积法、休克指数法、血红蛋白测定
- 早期识别产后出血
- 护理诊断
- 护理目标
- 护理措施 预防产后出血、止血及纠正休克、防治感染、饮食护理、用药护理、输血护理、心理护理、健康指导
- 结果评价

子宫破裂及其护理
- 病因 子宫手术史、先露部下降受阻、子宫收缩药物使用不当、产科手术损伤、其他
- 临床表现 先兆子宫破裂、子宫破裂
- 处理原则 先兆子宫破裂、子宫破裂
- 护理评估母体状况、胎儿状况
- 护理诊断
- 护理目标
- 护理措施 预防子宫破裂、一般护理、症状、体征护理、子宫破裂急救、心理护理
- 结果评价

羊水栓塞及其护理
- 病因 羊膜腔压力过高、血窦开放、胎膜破裂
- 病理生理 过敏反应、肺动脉高压、炎症损伤、DIC
- 临床表现 典型羊水栓塞、不典型羊水栓塞
- 治疗原则
- 护理评估 健康史、症状和体征评估、相关检查、心理—社会状况
- 护理诊断
- 护理目标
- 护理措施 紧急处理、用药护理、产科处理、心理护理
- 预防措施
- 结果评价

案例导入

　　患者,女性,36岁,汉族,已婚,大学学历,孕2产1,孕35⁺周,凌晨2:00无诱因下出现阴道流液,色清,2:15出现阵发性下腹痛,自觉程度较强,间隔2～5 min,持续20～40 s。3:00急诊室阴道检查宫口开8 cm,先露＋1,直接送入产房。3:16宫口10 cm、先露＋2,3:20娩出一男婴,体重3200 g,出生后1 min和5 min阿普加评分均为10分,胎盘、胎膜自然娩出,表面完整。胎盘娩出后子宫收缩欠佳,立即予催产素10 U肌内注射,按摩子宫后好转,阴道右侧壁有一4 cm×4 cm血肿,予切开缝合。产时出血约400 ml,色暗红,伴血凝块。产后1 h,产妇出现阴道流血增多,色暗红,挤压宫腔排出凝血块320 g,子宫质软,轮廓不清,产妇自诉有心慌、口渴、头晕不适。

　　问题:

　　1. 该产妇产后1 h发生上述表现的原因有哪些?

　　2. 如何正确评估产后出血?

　　3. 针对该产妇临床表现,接下来应立即采取哪些护理措施?

第一节　产后出血及其护理

　　产后出血(postpartum hemorrhage, PPH)指胎儿娩出后24 h内,阴道分娩者出血量≥500 ml,剖宫产者出血量≥1 000 ml。产后出血是分娩期的严重并发症,是我国产妇死亡的首要原因。严重产后出血指胎儿娩出后24 h内出血量≥1 000 ml。难治性产后出血指经过宫缩剂、持续性子宫按摩或按压等保守措施无法止血,需要外科手术、介入治疗甚至切除子宫的严重产后出血。根据国内外文献报道,产后出血的发病率为5%～10%,但由于精确的测量和收集分娩时的失血有一定的困难,主观性较大,临床上估计的产后出血量一般会比实际出血量低,因此产后出血的实际发病率更高。

一、病因与发病机制

　　产后出血的主要原因包括子宫收缩乏力、胎盘因素、软产道裂伤和凝血功能障碍。以上原因可以并存、相互影响或互为因果。值得注意的是,有些产妇因为血容量不足、身材矮小或其他原因,耐受出血的能力较弱,即使出血量未达到产后出血的诊断标准,也可能出现比较严重的病理生理改变,如子痫前期、子痫、妊娠合并严重贫血、慢性肾功能不全、脱水等。

（一）子宫收缩乏力

子宫收缩乏力（uterine atony）是产后出血最常见的原因。妊娠足月时，母体血液以平均 600 ml/min 的速度通过胎盘，胎儿娩出后，子宫肌纤维收缩和缩复使胎盘剥离面迅速缩小，血窦关闭，出血控制。因此，任何影响子宫肌收缩和缩复功能的因素，均可引起子宫收缩乏力性产后出血。常见因素有以下几点。

1. 全身因素　产妇因为对分娩恐惧等原因导致精神过度紧张和过度疲劳；体质虚弱、高龄、肥胖或合并慢性全身性疾病等。

2. 产科因素　产程延长使产妇体力消耗过多；前置胎盘、胎盘早剥、妊娠高血压疾病、宫腔感染等。

3. 子宫因素

1）子宫肌纤维过分伸展　如多胎妊娠、羊水过多、巨大胎儿。

2）子宫肌壁损伤　如剖宫产史、子宫肌瘤剔除术后、产次过多等。

3）子宫肌纤维异常　如子宫肌瘤、子宫畸形、子宫肌纤维变性等。

4）子宫肌水肿或渗血　如妊娠高血压、严重贫血、宫腔感染等因素致子宫平滑肌水肿或渗血。

4. 药物因素　临产后过度使用镇静剂、麻醉剂、子宫收缩抑制剂（如硫酸镁、沙丁胺醇）或缩宫素使用不当等。

（二）胎盘因素

1. 胎盘滞留（retained placenta）　通常胎盘在胎儿娩出后 15 min 内娩出，若超过 30 min 后仍未排出，胎盘剥离面血窦不能正常关闭，将导致产后出血。常见原因有以下几点。

1）膀胱充盈　使已剥离胎盘滞留宫腔。

2）胎盘嵌顿　由于子宫收缩药物使用不当或宫腔操作不当，宫颈内口肌纤维出现环形收缩，使已剥离的胎盘嵌顿于宫腔，多为隐性出血。

3）胎盘剥离不全　第三产程过早牵拉脐带或按压子宫，致使胎盘已剥离部分的血窦开放而出血。

2. 胎盘植入（placenta increta）　指胎盘绒毛在其附着部位与子宫肌层紧密连接。根据胎盘粘连或植入的面积，又可分为完全性和部分性。完全性胎盘粘连或植入者因胎盘未剥离而出血不多；部分性胎盘粘连或植入者因胎盘部分未剥离致子宫收缩不良，已剥离面血窦开放，可发生严重出血。胎盘植入主要引起产时出血、产后出血、子宫破裂和感染等并发症，穿透性胎盘植入还可导致膀胱或直肠损伤。其常见病因有多次人工流产、宫腔感染、胎盘附着于子宫下段或宫颈、多次剖宫产等。

3. 胎盘部分残留（retained placenta fragment）　指部分胎盘小叶、副胎盘或部分胎膜残留于宫腔，影响子宫收缩而出血。

（三）软产道裂伤

软产道裂伤包括会阴、阴道和宫颈，严重裂伤者可达阴道穹隆、子宫下段甚至盆壁，导致腹膜后或阔韧带内血肿,甚至子宫破裂。导致软产道裂伤的原因有阴道手术助产、巨大胎儿分娩、急产、软产道静脉曲张、外阴水肿、软产道组织弹性差、产力过强等。分娩过程中发生软产道裂伤,若未及时发现可发生产后出血。

(四) 凝血功能障碍

任何原发或继发的凝血功能异常均能造成产后出血。凝血功能障碍(coagulation defects)临床上常见以下两种情况。

1. 妊娠合并凝血功能障碍性疾病　如原发性血小板减少、再生障碍性贫血、白血病、肝脏病变等疾病,因凝血功能障碍可引起手术创伤处及子宫剥离面出血。

2. 妊娠并发症导致的凝血功能障碍　如胎盘早剥、死胎、羊水栓塞、重度子痫前期、严重感染等产科并发症,可引起弥散性血管内凝血(DIC),从而导致子宫大量出血,特征为血液不凝。

二、临床表现

产后出血主要表现为胎儿娩出后阴道流血量多,严重者出现失血性休克、严重贫血等相应症状。

(一) 阴道流血

胎儿娩出后立即发生阴道流血,色鲜红,应考虑软产道裂伤。胎儿娩出后数分钟出现少量阴道流血,为胎盘剥离征象;若出血持续增加,色暗红,应考虑胎盘因素。胎盘娩出后阴道流血较多,宫底偏高,子宫软或轮廓不清,应考虑子宫收缩乏力或胎盘、胎膜残留。胎儿或胎盘娩出后阴道持续流血,且血液不凝,应考虑凝血功能障碍。失血导致的临床表现明显,伴有腹痛或阴道疼痛或肛门坠胀感,但阴道流血不多时应考虑隐匿性出血,如软产道血肿、阔韧带血肿、羊水栓塞等。

剖宫产时阴道流血的主要来源为胎儿及胎盘娩出后胎盘剥离面的广泛出血,亦有子宫切口出血严重者。

(二) 低血压症状

患者头晕、烦躁、面色苍白、皮肤湿冷等。检查发现产妇出现血压下降、脉搏细数、心率加快、脉压缩小,甚至出现少尿。

三、处理原则

针对出血原因,迅速止血;补充血容量,纠正失血性休克;防治感染。

四、护理评估

(一) 健康史

除收集一般健康史以外,应重点评估产妇是否有与产后出血相关的基础疾病,包括出血性疾病、重症肝炎、子宫肌壁损伤史、多次人工流产史及产后出血史。此次妊娠有无合并高血压疾病、前置胎盘、胎盘早剥、多胎妊娠、羊水过多；评估分娩期产妇精神状态，是否过多地使用镇静剂、麻醉剂、子宫收缩抑制剂等，有无产程过长、产妇衰竭或急产等。

（二）失血原因的评估

根据阴道流血发生时间，出血量与胎儿、胎盘娩出之间的关系，能初步判断引起产后出血的原因。产后出血原因常互为因果。

1. **子宫收缩乏力** 产后应触摸宫底，了解子宫收缩情况。在正常情况下，胎盘娩出后宫底平脐或脐下一横指，子宫收缩呈球状、质硬。子宫收缩乏力时，宫底升高，子宫质软、轮廓不清，阴道流血多。按摩子宫及应用缩宫剂后，子宫变硬，阴道流血减少或停止，可确诊为子宫收缩乏力。

2. **胎盘因素** 胎儿娩出 10 min 后胎盘仍未娩出，阴道大量流血，应考虑胎盘因素，胎盘部分剥离、嵌顿、胎盘部分粘连或植入、胎盘残留等是引起产后出血的常见原因。胎盘娩出后应常规检查胎盘及胎膜是否完整，确定有无残留。胎盘胎儿面如有断裂血管，应考虑副胎盘残留的可能。徒手剥离胎盘时如发现胎盘与宫壁紧密，难以剥离，牵拉脐带时子宫壁与胎盘一起内陷，可能为胎盘植入，应立即停止剥离。

3. **软产道裂伤** 疑有软产道裂伤时，应立即仔细检查宫颈、阴道及会阴处是否有裂伤。

1）宫颈裂伤 常发生在巨大胎儿、手术助产、臀牵引等分娩后，应常规检查宫颈。裂伤常发生在宫颈 3 点与 9 点处，有时可上延至子宫下段、阴道穹隆。

2）阴道裂伤 检查者用中指、示指压迫会阴切口两侧，仔细查看会阴切口顶端及两侧有无损伤及损伤程度，有无活动性出血。若触及张力大、压痛明显、有波动感的肿物，且表面皮肤颜色有改变者为阴道壁血肿。

3）会阴裂伤 按损伤程度分为以下几类。

（1）Ⅰ度裂伤：指会阴部皮肤及阴道入口黏膜撕裂，出血不多。

（2）Ⅱ度裂伤：指裂伤已达会阴体筋膜及肌层，累及阴道后壁黏膜，向阴道后壁两侧沟延伸并向上撕裂，解剖结构不易辨认，出血较多。

（3）Ⅲ度裂伤：指裂伤向会阴深部扩展，肛门外括约肌已断裂，直肠黏膜尚完整。

（4）Ⅳ度裂伤：指肛门、直肠和阴道完全贯通，直肠肠腔外露，组织损伤严重，出血量可不多。

4. **凝血功能障碍** 一般原发的凝血功能障碍患者会提前干预。因此，临床上以失血过多引起的继发性凝血功能障碍为最常见，表现为持续阴道流血，血液不凝；全身多部位出血、身体瘀斑。根据临床表现及凝血功能检测（如血小板计数、纤维蛋白原、凝血酶原时间等）可作出诊断。

（三）失血量评估

发生产后出血需根据出血量明确诊断并判断原因，及早处理，避免因错误低估出血量而丧失抢救时机。估测失血量有以下几种方法。

1. 称重法　此法可以准确评估患者显性出血量，但在分娩操作过程中，羊水、尿液等易混入敷料中，导致无法准确估计出血量。

失血量(ml)＝[胎儿娩出后血敷料湿重(g)－接产前敷料干重(g)]/1.05(血液比重，g/ml)

2. 容积法　用产后接血容器收集血液后，通过刻度评估失血量。临床上常用储血器、一次性产后血液收集袋等。该方法与称重法一样，分娩过程中易混入羊水，导致测值不准确。

3. 面积法　可按血浸湿纱布面积估计失血量。如 10 cm×10 cm 的 4 层纱布浸湿后含血量约为 10 ml，但由于不同质地的纱布或无菌巾吸水能力不同，存在浸润范围不均匀等因素，此法只能估算出血量，不够精确。

称重法、容积法及面积法均只能计算显性出血量，不包含聚集在软产道、宫腔及盆腔内的隐形出血量。

4. 休克指数法(shock index, SI)　用于未做失血量收集、外院转入或隐匿性产后出血产妇的出血量估计。

SI＝脉率/收缩压(mmHg)。当 SI＝0.5，血容量正常；SI＝1.0，为轻度休克；SI＝2.0，为重度休克(表 10－1)。

表 10－1　休克指数(SI)与估计失血量

SI	估计失血量(ml)	估计失血量/血容量(%)
<0.9	<500	<10
1.0	500～1 500	10～30
1.5	1 500～2 500	30～50
2.0	2 500～3 500	50～70

5. 血红蛋白测定　血红蛋白水平每下降 10 g/L，累计失血量为 400～500 ml。但对于产后出血早期血液浓缩的产妇，以及溶血、DIC、大量补液的产妇，血红蛋白无法准确反映实际出血量。

（四）早期识别产后出血

除上述评估失血量的方法，还应结合产妇的症状和体征尽早做出产后出血的诊断，尽早发现，尽快处理。尤其是隐匿性产后出血，常常需要通过动态监测生命体征结合临床表现来发现(表 10－2)。

表 10‑2 产后估计失血量与临床表现关系

估计失血量/血容量(%)	估计失血量(ml)	脉搏(次/分)	呼吸(次/分)	收缩压	脉压差	尿量(ml/h)	毛细血管再充盈速度(s)	神经系统表现
<20	1 000	正常	14~20	正常	正常	正常	>30	正常
20~30	1 000~1 500	>100	20~30	稍下降	偏低	20~30	延迟	不安
30~40	1 500~2 000	>120	30~40	下降	低	<20	延迟	烦躁
>40	>2 000	>140	>40	显著下降	低	0	缺少	嗜睡或昏迷

五、护理诊断

1. 恐惧 与大量失血引起的不适感及担心自身安危有关。

2. 失血性休克风险 与产后血液大量流失有关。

3. 感染风险 与失血后抵抗力降低及手术操作有关。

六、护理目标

(1) 产妇情绪稳定,积极配合治疗和护理。

(2) 产妇的血容量能尽快得到恢复,生命体征、尿量维持正常。

(3) 产妇体温正常,恶露、伤口无异常,白细胞总数和中性粒细胞分类正常,无感染症状。

七、护理措施

(一) 预防产后出血

1. 妊娠期

(1) 加强孕期保健:定期接受产前检查,积极治疗基础疾病,充分认识产后出血的高危因素。

(2) 高危孕妇应于分娩前转诊到有输血和抢救条件的医院,提前住院。

2. 分娩期

(1) 第一产程:密切观察产程进展,保证产妇基本需要,避免因产程延长而使产妇处于衰竭状态,必要时给予镇静剂以保证产妇充足休息。

(2) 第二产程:严格执行无菌技术,防止感染;指导产妇正确使用腹压,适时、适度做会阴切开;胎头、胎肩娩出要慢,一般相隔 3 min 左右;头位胎儿前肩娩出后、胎位异常胎儿全身娩出后、多胎妊娠最后一个胎儿娩出后,预防性应用缩宫素,使用方法为缩宫素 10 U 肌内注射,也可 10 U 加入 500 ml 液体中,以 100~150 ml/h 静脉滴注。

(3) 第三产程:胎儿娩出后适时钳夹并剪断脐带,有控制地牵拉脐带协助胎盘娩出,仔细检查胎盘、胎膜是否完整;胎盘娩出后按摩子宫,密切观察子宫收缩情况和出血量变化,及时排空膀胱,防止因膀胱充盈而影响子宫收缩。

3. 产褥期　80%的产后出血是发生在产后2h内,产妇需留在产房接受监护,应分别在第15、30、60、90、120 min监测生命体征,按摩子宫,密切监测阴道流血量、子宫高度变化以及膀胱充盈情况。及早发现产后出血和识别休克早期征象。鼓励产妇及时排空膀胱,与新生儿早接触、早吸吮,可刺激子宫收缩,减少阴道流血量。

(二)止血、纠正休克

1. **针对病因迅速止血,纠正失血性休克,控制感染**

(1)一旦产后2h出血量超过400 ml或产妇出现失血性休克的表现,应即刻组建产后出血抢救团队,团队成员包括有经验的助产士、上级产科医师、麻醉医师等,同时通知血库和检验科做好准备。

(2)协助产妇采取平卧位,下肢略抬高,注意保暖。

(3)保持气道通畅,必要时给氧。

(4)快速建立两路静脉通道,最好选用相对较粗的导管(14号或16号)以保证输液速度能快速补充血容量,有条件的医院应测中心静脉压指导输血输液。

(5)及时交叉配血,留取其他实验室检查所需的血液标本(如血常规、凝血功能、肝肾功能等)并行动态监测。随时做血气分析,纠正酸中毒。

(6)密切观察子宫收缩情况,严密监测出血量并准确评估。监测血压、脉搏、呼吸、氧饱和度及神志变化。观察皮肤、黏膜、嘴唇、指甲的颜色及四肢温度。

(7)当患者血压低时,遵医嘱应用升压药物及肾上腺皮质激素,改善心、肾功能。当患者出现心力衰竭症状时,遵医嘱运用强心药物的同时加用利尿药,如呋塞米20～40 mg静脉滴注,必要时4 h后重复使用。

(8)留置尿管,保持尿管通畅,注意尿量及颜色。如每小时尿量<25 ml,应积极快速补充血容量。

(9)根据产后出血的不同原因,配合医师实施不同的止血措施。

2. **止血措施**

1)子宫收缩乏力　加强宫缩可迅速止血,导尿排空膀胱后采取以下措施。

(1)按摩子宫。①腹壁单手按摩宫底:是最常用的方法。操作者一手置于产妇腹部,拇指在子宫前壁、其余四指在子宫后壁,握住子宫底部,均匀有节律地按摩子宫,促使子宫收缩。②腹壁双手按摩宫底:操作者一手在产妇耻骨联合上缘按压下腹部中部,将子宫底向上托起,另一手握住宫底,使其高出盆腔,在子宫底部有节律地按摩子宫。同时,双手配合,间断用力挤压子宫,并压迫宫底,使积存在子宫腔内的血块及时排出。③腹部-阴道双手压迫子宫法:单手子宫按摩法效果不佳者,可用腹部-阴道双手压迫子宫法。消毒产妇会阴,戴无菌手套,操作者一手戴无菌手套伸入阴道,握拳置于阴道前穹窿顶住子宫前壁,另一手在腹部按压子宫后壁使宫体前屈,两手相对紧压子宫并均匀有节律地按摩,不仅可以刺激子宫收缩,还可以压迫子宫血窦,减少出血(图10-1)。

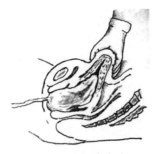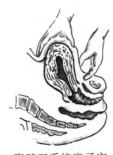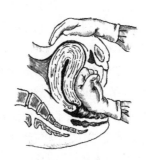

腹壁单手按摩宫底　　　腹壁双手按摩子宫　　　腹壁-阴道双手按摩子宫

图 10-1　子宫按摩法

注意:按摩子宫一定要有效,评价有效的标准是子宫轮廓清楚、质硬,阴道或子宫切口出血量减少。按摩时间以子宫恢复正常收缩并能保持收缩状态为止,按摩时配合使用宫缩剂。

☁ 云视频 10-1　子宫按摩法

(2)应用宫缩剂。①缩宫素:是预防和治疗产后出血的一线用药,常用 10~20 U 缩宫素加入晶体液 500 ml 中静脉滴注,必要时根据医嘱给予 10 U 缩宫素肌内注射或宫体子宫肌层注射或宫颈注射。②麦角新碱:妊娠高血压疾病及其他心血管病变者禁用。③前列腺素类药物:前列腺醇 200 μg 舌下含服,或地诺前列酮 0.5~1.0 mg 经腹或直接宫体注射,注入子宫肌层。注意缩宫素及麦角新碱无效或麦角新碱禁用时,应尽早使用前列腺素类药物。

(3)宫腔填塞术:适用于子宫松弛无力,经使用缩宫素及按摩无效者。宫腔纱布填塞由助手经腹部固定子宫,术者用卵圆钳将无菌脱脂棉纱条送入宫腔,自宫底由内向外填紧,达到压迫止血的目的。条件允许时,也可采用宫腔放置球囊的方法代替宫腔纱条填塞止血。宫腔填塞后,密切观察出血量、宫底高度、生命体征变化等,动态监测血红蛋白、凝血功能状况,以避免宫腔积血。球囊或纱条放置 24~48 h 取出,取出时配合强有力的宫缩剂,注意预防感染。

(4)髂内动脉或子宫动脉栓塞术:适用于经保守治疗无效的难治性产后出血,需在产妇生命征稳定时进行。行股动脉穿刺插入导管至髂内动脉或子宫动脉,注入吸收性明胶海绵颗粒栓塞动脉。通常栓塞剂可于 2~3 周后吸收,血管复通。

(5)切除子宫:经积极抢救无效,危及产妇生命时,须行子宫次全切除术,按医嘱完成术前准备。

2)胎盘因素　胎儿娩出后,疑有胎盘滞留时,立即做宫腔检查的准备。胎盘已剥离尚未娩出者,可协助产妇排空膀胱,然后牵拉脐带,按压宫底协助胎盘娩出。若胎盘粘连,可试行徒手剥离胎盘后取出。若剥离困难疑有胎盘植入,应停止剥离,根据产妇出血情况及胎盘剥离面积行保守治疗或子宫切除术。

(1)保守治疗:适用于一般情况良好,无活动性出血者;胎盘植入面积小、子宫收缩好、出血量少者。保守治疗可采用局部切除、经导管动脉栓塞术、米非司酮、氨甲蝶呤等治疗。保守治疗过程中应用彩色多普勒超声监测胎盘周围血流变化,密切观察阴道流血量;若出血增多,应立即汇报医师行清宫术,必要时行子宫切除术。

（2）切除子宫:若有活动性出血、病情加重或恶化、穿透性胎盘植入时应切除子宫。完全性胎盘植入可无活动性出血或出血较少,此时切忌强行剥离胎盘而造成大量出血,应及时做好子宫切除术的术前准备。

（3）软产道损伤:应彻底止血,按解剖层次逐层缝合裂伤。宫颈裂伤<1 cm且无活动性出血无须缝合;若裂伤>1 cm且有活动性出血应缝合。宫颈缝合第一针应超过裂口顶端0.5 cm,避免止血不彻底造成继续出血,常用间断缝合;若裂伤累及子宫下段,可经腹修补。缝合阴道和会阴裂伤时,须按解剖层次逐层缝合,不留死腔,避免缝线穿透直肠黏膜。软产道血肿应切开血肿、清除积血、彻底止血、缝合,必要时可置橡皮片引流。

（4）凝血功能障碍:尽快补充凝血因子,并纠正休克。常用的血液制品包括新鲜冰冻血浆、冷沉淀、血小板等,以及纤维蛋白原或凝血酶原复合物、凝血因子等。若并发DIC,则按DIC处理。

> 拓展阅读10-1　产后出血流程图

（三）防治感染

保持环境清洁,定期通风、消毒,每日用0.5%的碘伏棉球擦洗外阴2次并垫上消毒巾,严格无菌操作,遵医嘱给予抗生素防治感染。

（四）饮食护理

鼓励产妇进食营养丰富易消化饮食,多进食富含铁、蛋白质、维生素的食物,如瘦肉、鸡蛋、牛奶、绿叶蔬菜、水果等,注意少量多餐。

（五）用药护理

1. 缩宫素　为预防和治疗产后出血的一线药物,10~20 U缩宫素加入晶体液500 ml中快速静脉滴注,速度为5~10 ml/min,也可肌内注射或子宫肌层注射或宫颈注射缩宫素10 U。24 h缩宫素总量应控制在60 U内。

2. 卡贝缩宫素　100 μg缓慢静脉推注或肌内注射,2 min起效,半衰期为1 h。其安全性与缩宫素相似。

3. 麦角新碱　尽早加用马来酸麦角新碱0.2 mg直接肌内注射或静脉推注,每隔2~4 h可以重复给药。妊娠高血压疾病及其他心血管病变者禁用。

4. 卡前列素氨丁三醇　250 μg深部肌内注射或子宫肌层注射,能引起全子宫协调、强有力地收缩,必要时重复使用,总量不超过2 000 μg。哮喘、心脏病和青光眼孕妇禁用,高血压孕妇慎用;常见的不良反应有暂时性的呕吐、腹泻等。

5. 米索前列醇　200~600 μg顿服或舌下给药,可引起全子宫有力收缩。但米索前列醇不良反应较大,恶心、呕吐、腹泻、寒战和体温升高较常见;高血压,心、肝、肾疾病及肾上腺皮质功能不全者慎用,青光眼、哮喘及过敏体质者禁用。

6. 卡前列甲酯栓　为治疗产后出血的宫缩剂,可直肠或阴道给药,偶有一过性胃肠道反应或面部潮红。

7. 氨甲环酸　止血药物,具有抗纤维蛋白溶解的作用,1 次 1 g 静脉滴注或静脉注射,24 h 用量为 0.75～2 g。

(六) 输血护理

输血治疗应结合临床实际情况掌握好输血指征。若评估出血风险较大,可适当放宽输血指征。通常给予成分输血:红细胞悬液、凝血因子(包括新鲜冰冻血浆、冷沉淀、血小板和纤维蛋白原等)。大量输血方案:最常用的推荐方案为红细胞、血浆、血小板以 1∶1∶1 的比例输入(如 10 U 红细胞悬液＋1 000 ml 新鲜冰冻血浆＋1 U 机采血小板)。有条件的医院可使用自体血液过滤后回输。输血过程中需注意输血的顺序及速度,严密观察,避免发生输血反应。

(七) 心理护理

大量失血后,产妇体质虚弱,活动无耐力,生活自理困难。医护人员应主动给予产妇关爱,给予一些生活上的照顾,使其增加安全感。加强与产妇之间的沟通,鼓励产妇说出内心感受,及时了解产妇的诉求,有针对性地给予产妇和家属安慰和帮助,促进身心早日康复。

(八) 健康宣教

做好出院指导,教会产妇有关自我保健技巧,继续观察子宫复旧及恶露情况,明确产后复查时间、目的和意义,及时发现问题,调整指导计划。部分产妇分娩 24 h 后于产褥期内发生子宫大量出血,为晚期产后出血,多于产后 1～2 周发生,也可推迟至 6～8 周甚至 10 周发生,应予以高度警惕,以免导致严重后果。

八、结果评价

(1) 产妇生命体征稳定,尿量、血红蛋白正常,全身状况改善。
(2) 产妇体温、白细胞计数正常,恶露、伤口无异常,无感染征象。
(3) 产妇焦虑、疲劳感减轻,情绪稳定。

▶ 在线课程 10-1　产后出血

第二节　子宫破裂及其护理

子宫破裂(rupture of uterus)指在妊娠晚期或分娩期发生的子宫体部或子宫下段发生破裂,是直接危及产妇及胎儿生命的严重并发症。其发病率为判断一个地区产科质量标准之一。随着城乡妇幼卫生三级保健网的建立和逐步完善,子宫破裂的发病率已明显降低。但是,随着剖宫产术后再次妊娠妇女的增多,子宫破裂的发生率有上升趋势。

一、病因

子宫破裂的常见原因是瘢痕子宫及先露部下降受阻。

(一) 子宫手术史(瘢痕子宫)

子宫手术史(瘢痕子宫)是近年来导致子宫破裂的常见原因,如剖宫产术、子宫肌瘤剔除术、宫角切除术、子宫成形术后形成瘢痕,在妊娠晚期或分娩期由于宫腔内压力增高可使瘢痕破裂。前次手术后伴感染、切口愈合不良、剖宫产后间隔时间过短而再次妊娠者临产后发生子宫破裂的风险更高。

(二) 先露部下降受阻

骨盆狭窄、头盆不称、软产道梗阻、胎位异常、巨大胎儿或胎儿畸形(如联体婴儿等)等均可致胎先露下降受阻,而导致梗阻性难产,子宫下段过分伸展变薄发生子宫破裂。尤其好发于肌壁间有病理改变者,如畸形子宫肌层发育不良、有多次分娩史或刮宫史、子宫穿孔史、人工剥离胎盘史等。

(三) 子宫收缩药物使用不当

胎儿娩出前缩宫素或其他宫缩剂的剂量、使用方法或应用指征不当,或孕妇对药物过于敏感,子宫收缩过强导致子宫破裂。

(四) 产科手术损伤

产科手术损伤所致的子宫破裂常发生于不适当或粗暴的阴道助产术。如宫颈口未开全时行产钳助产、中高位产钳牵引或臀牵引术等均可造成宫颈裂伤,严重时延至子宫下段破裂;毁胎术、穿颅术可因器械、胎儿骨片损伤子宫导致破裂;肩先露行内转胎位术、胎位异常行外倒转手术或强行剥离植入性胎盘或严重粘连胎盘,也可导致子宫破裂。

(五) 其他

子宫发育异常或多次宫腔操作等,局部肌层菲薄导致子宫自发破裂。

二、临床表现

子宫破裂多发生于分娩期,部分发生于妊娠晚期,其主要临床表现为腹痛、病理性缩复环及胎心异常,还表现为电子胎心监护异常、宫缩间歇仍有严重腹痛、阴道异常出血、血尿、宫缩消失、孕妇心动过速、低血压、晕厥或休克、胎先露异常、腹部轮廓改变等。按其破裂程度,分为完全性破裂和不完全性破裂。子宫破裂发生通常是渐进的,多数由先兆子宫破裂进展为子宫破裂。

(一) 先兆子宫破裂

先兆子宫破裂常见于产程长、有梗阻性难产因素的产妇,主要临床表现如下。

1. 下腹部疼痛　子宫呈强直性或痉挛性过强收缩,产妇烦躁不安,呼吸、脉搏加快,下腹疼痛难忍,拒按。

2. **子宫病理性缩复环** 因胎先露部下降受阻,子宫收缩过强,子宫体部肌肉增厚变短,子宫下段肌肉变薄拉长,在两者间形成环状凹陷,称为子宫病理性缩复环。随着产程进展,子宫病理缩复环逐渐上升平脐或脐上,压痛明显(图10-2)。

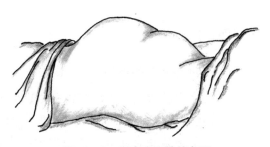

图 10-2 子宫病理性缩复环

3. **血尿** 膀胱受压充血,出现排尿困难及血尿。

4. **胎心率改变** 因宫缩过强、过频,无法触清胎体,胎心率加快或减慢或听不清。

(二) 子宫破裂

1. **不完全性子宫破裂** 子宫肌层部分或全层破裂,但浆膜层完整,宫腔与腹腔不相通,胎儿及其附属物仍在宫腔内,称为不完全性子宫破裂。子宫破裂多见于子宫下段剖宫产切口瘢痕破裂,常缺乏先兆破裂症状,仅在不全破裂处有压痛,体征也不明显。若破裂口累及两侧子宫血管可导致急性大出血。若破裂发生在子宫侧壁阔韧带两叶之间,形成阔韧带内血肿,多有胎心率异常,查体可在子宫一侧扪及逐渐增大的包块,有压痛。

2. **完全性子宫破裂** 子宫肌壁全层破裂,宫腔与腹腔相通,称为完全性子宫破裂。通常表现为产妇突感下腹一阵撕裂样剧痛,子宫收缩骤然停止。腹痛稍缓和后,因羊水、血液进入腹腔刺激腹膜,出现全腹持续性疼痛,全腹出现压痛、反跳痛等腹膜刺激征,并伴有低血容量休克的征象。腹壁下可清楚扪及胎体,子宫位于侧方,胎心、胎动消失。阴道检查可有鲜血流出,下降的胎先露部升高或消失(胎儿进入腹腔内),开大的宫颈口缩小,若破口位置较低,部分产妇可扪及子宫下段裂口。上述表现可能继发于先兆子宫破裂的症状之后,但子宫体部瘢痕破裂多为完全性子宫破裂,常无先兆破裂的典型症状,行胎心监测时胎心率图形可表现为早期减速、变异减速,随后出现晚期减速,持续时间长而不恢复,是瘢痕子宫破裂的最早征象。穿透性胎盘植入者发生子宫破裂时,可表现为持续性腹痛,多伴有胎心率异常,易误诊为其他急腹症或先兆临产。

三、处理原则

(一) 先兆子宫破裂

应立即抑制子宫收缩:肌内注射哌替啶 100 mg,吸入或静脉全身麻醉,持续电子胎心监护,并给孕妇吸氧,同时完善术前准备,尽快行剖宫产术,迅速结束分娩。

(二) 子宫破裂

在抢救休克的同时,无论胎儿是否存活均应尽快手术治疗,手术方式应根据孕妇的全身情况,破裂的部位、程度,以及有无严重感染而决定,手术前后足量、足疗程使用广谱抗生素控制感染。

四、护理评估

(一) 母体状况的评估

1. 健康史　收集与子宫破裂相关的既往史和现病史,如是否有子宫瘢痕、剖宫产史;此次妊娠是否胎位不正或头盆不称;是否滥用缩宫素史,是否有阴道助产手术操作史等。

2. 症状和体征的评估　有子宫破裂高危因素的孕妇,应高度重视,密切观察产程进展和生命体征;评估宫缩强度、间歇和持续时间,腹痛程度与性质;有无排尿困难及评估尿液性状,有无病理性缩复环;监测胎心和胎动情况。

3. 心理-社会状况　产妇的精神状态及情绪变化,有无烦躁不安、疼痛难忍、恐惧、焦虑等,是否担心母儿健康,盼望尽早结束分娩。

4. 相关检查　子宫破裂主要通过不同阶段相应的临床症状和体征进行诊断,但若子宫切口瘢痕破裂,症状体征不明显,应结合前次剖宫产史、子宫下段压痛、胎先露部上升、宫颈口缩小等综合判断,电子胎心监测、超声检查等可协助诊断。

(二) 胎儿状况评估

通过产科检查判定胎方位、胎心情况,通过电子胎心监护,监测胎心率的变化,有无胎儿窘迫现象。

五、护理诊断

1. 疼痛　与强直性子宫收缩、病理性缩复环或子宫破裂血液刺激腹膜有关。
2. 血容量不足风险　与子宫破裂后大量出血有关。
3. 感染风险　与多次阴道检查、宫腔内损伤、大量出血等有关。
4. 悲伤　与切除子宫及胎儿死亡有关。

六、护理目标

(1) 强直性子宫收缩得到抑制,产妇疼痛减轻。
(2) 产妇低血容量得到纠正和控制。
(3) 产妇无感染症状,白细胞计数和中性粒细胞分类正常。
(4) 产妇情绪得到调整,哀伤程度减轻。

七、护理措施

(一) 预防子宫破裂

(1) 建立健全三级保障网,宣传孕妇保健知识,加强围生期保健。
(2) 有子宫破裂高危因素的孕妇,孕期加强监测,增加产前检查次数,提前入院待产。
(3) 严密观察产程进展,警惕并尽早发现先兆子宫破裂征象,及时处理。如产程中出现病理性缩复环、血尿等,应及时处理。对前次剖宫产切口、子宫体部切口、子宫下段切口有撕裂、术后感染愈合不良者,均应行剖宫产终止妊娠。

（4）严格掌握缩宫素、前列腺素等子宫收缩剂的使用指征和方法,避免滥用。应用缩宫素引产,应有专人守护或监护,需将缩宫素稀释后小剂量静脉缓慢滴注,根据宫缩、产程进展和胎儿情况逐步调整滴速,以免子宫收缩过强,导致子宫破裂。应用前列腺素制剂引产应按指征进行,严密观察,瘢痕子宫孕妇引产禁用前列腺素制剂。

（5）正确掌握产科手术助产的指征及操作常规,阴道助产术后应仔细检查宫颈及宫腔,及时发现损伤给予修补。

（二）一般护理

保持环境安静无噪声,备齐抢救物品,抢救时置单人病房。

（三）症状、体征护理

密切观察产程的进展,及时发现导致难产的诱因,注意胎心率的变化。产程中出现宫缩过强,下腹部压痛或腹部出现病理缩复环时,应立即报告医师并停止缩宫素引产及一切操作,同时监测孕妇的生命体征,按医嘱给予宫缩抑制剂、吸氧并做好的剖宫产的术前准备。

（四）子宫破裂的急救

子宫破裂一旦发生,将严重威胁母儿生命安全,必须立即启用快速急救系统进行抢救（图 10-3）。

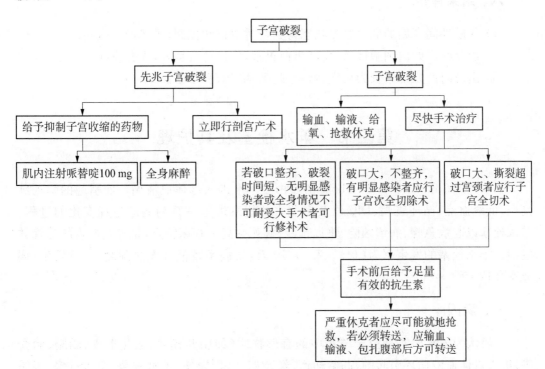

图 10-3 子宫破裂急救流程图

（1）给氧，立即建立两路静脉通道，快速交叉备血，积极输液、输血抗休克，同时补充电解质及碱性药物，纠正酸中毒，维持有效血循环，改善组织细胞的缺血、缺氧。

（2）密切观察、动态记录孕妇的生命体征、面色、意识、皮肤黏膜及出入量；及时采集送检血常规、凝血功能等实验室标本，动态准确评估失血量，同时持续电子胎心监护，动态观察胎儿在宫内的情况。

（3）在抢救休克同时快速完成术前准备，原则上就地手术，麻醉快速从简，医师随时待命，准备抢救新生儿。如需转运，应保障路途转运安全与畅通。

（4）关注孕妇及其家属的心理状态，配合医师做好沟通解释工作，使其了解正在进行的抢救工作，确信获得最佳的治疗方案，缓解紧张焦虑的情绪，积极配合抢救。

（五）心理护理

（1）向产妇及其家属解释子宫破裂的治疗计划及对再次妊娠的影响。

（2）对胎儿已死亡的产妇，倾听其诉说内心感受，允许产妇表达悲伤情绪，帮助产妇及其家属度过悲伤阶段。

（3）为产妇及其家属提供舒适的环境，给予生活上的护理和更多的陪伴，鼓励其进食，以恢复体力。

（4）为产妇提供产褥期休养计划，帮助产妇尽快调整情绪，接受现实，以适应现实生活。

八、结果评价

（1）住院期间产妇的低血容量状态得到及时纠正和控制，手术经过顺利。

（2）出院时产妇白细胞计数、血红蛋白正常，伤口愈合良好，无并发症。

（3）出院时产妇情绪较为稳定，饮食、睡眠基本恢复正常。

第三节　羊水栓塞及其护理

羊水栓塞（amniotic fluid embolism）是由于羊水进入母体血液循环而引起的肺动脉高压、低氧血症、循环衰竭、DIC 以及多器官功能衰竭等一系列病理生理变化的过程。羊水栓塞以起病急骤、病情凶险、难以预测、病死率高为临床特点，是极其严重的分娩并发症。羊水栓塞的发生率为（1.9～7.7）/10 万，发病率较低且无法预测，一旦发生，病死率高达 19%～86%。

一、病因

一般认为羊水栓塞是由于羊水中的有形物质（如胎儿毳毛、角化上皮、胎脂、胎粪等）进入母体血液循环引起的，高龄初产、经产妇、宫颈裂伤、子宫破裂、羊水过多、多胎妊娠、子宫收缩过强、急产、胎膜早破、前置胎盘、子宫破裂、剖宫产和刮宫术等可能是羊水栓塞的诱发因素。具体原因不明,可能与下列因素有关。

1. 羊膜腔内压力过高 临产后,特别是第二产程子宫收缩时羊膜腔内压力可高达100～175 mmHg(13.3～23.3 kPa),当羊膜腔内压力明显超过静脉压时,羊水有可能被挤入破损的微血管而进入母体血液循环。

2. 血窦开放 分娩过程中各种原因引起的宫颈或宫体损伤、血窦破裂,羊水可通过破损血管或胎盘后血窦进入母体血液循环。

3. 胎膜破裂 大部分羊水栓塞发生在胎膜破裂以后,羊水可从子宫蜕膜或宫颈管破损的小血管进入母体血液循环中。

二、病理生理

羊水成分进入母体循环是羊水栓塞发生的先决条件,可引起一系列复杂和严重的病理生理变化(图 10-4)。

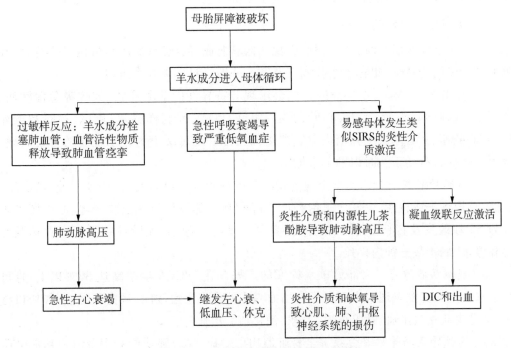

图 10-4 羊水栓塞可能的病理生理变化

1. 过敏样反应 羊水中的抗原成分作为致敏原作用于母体,可引起Ⅰ型变态反应。在此反应中肥大细胞脱颗粒、异常的花生四烯酸代谢产物产生,包括白三烯、前列腺素、血栓素等进入母体血液循环,出现过敏样反应。

2. 肺动脉高压 羊水中的有形物质形成小栓子进入肺循环,刺激肺组织产生和释放血管活性物质,使肺血管反射性痉挛,致使肺动脉高压,直接使右心负荷加重,导致急性右心扩张及充血性右心衰竭;又使左心房回心血量减少,左心输出量明显减少,引起周围血液循环衰竭,使血压下降产生一系列休克症状,产妇可因重要脏器缺血而突然死亡。

3. 炎症损伤　羊水栓塞所致的炎性介质系统的突然激活,引起类似于全身炎症反应综合征(systemic inflammatory response syndrome, SIRS),从而导致多器官损伤。

4. DIC　是羊水栓塞的临床特点之一,甚至是唯一的临床表现,也常是最终死亡的主要原因。羊水中含大量促凝物质类似于组织凝血活酶,进入母血后易在血管内产生大量的微血栓,消耗大量凝血因子及纤维蛋白原;同时炎性介质和内源性儿茶酚胺大量释放触发凝血级联反应,导致DIC。

三、临床表现

羊水栓塞通常起病急骤,来势汹汹。70%的羊水栓塞发生在产程中,11%发生在经阴道分娩后,19%发生在剖宫产时。大多数发生在分娩前2 h及胎盘娩出后30 min内。极少数发生在中期妊娠引产、羊膜腔穿刺术中和外伤时。

(一) 典型羊水栓塞

典型羊水栓塞以产时、产后骤然出现的低氧血症、低血压(血压与失血量不符合)和凝血功能障碍为特征,也称羊水栓塞三联征。一般经过以下几个阶段。

1. 前驱症状　30%～40%的产妇会出现非特异性的前驱症状,如呼吸急促胸痛、憋气、寒战、呛咳、头晕、乏力、心慌、恶心、呕吐、麻木、针刺样感觉、焦虑、烦躁和濒死感、胎心减速、胎心基线变异消失等。严重的胎儿心动过缓可为羊水栓塞的首发表现。重视前驱症状有助于及时识别羊水栓塞。

2. 心肺功能衰竭和休克　出现突发呼吸困难和(或)口唇发绀、心动过速、低血压、抽搐、意识丧失或昏迷、突发血氧饱和度下降和肺底部较早出现湿啰音等,心电图可表现为ST段改变及右心负荷增加。严重者可出现心室颤动、无脉性室性心动过速及心搏骤停,产妇于数分钟内猝死。

3. 凝血功能障碍　大部分羊水栓塞的产妇存在DIC,发生率高达83%以上,且可为羊水栓塞的首发表现。出现以子宫出血为主的全身出血倾向,且为不凝血,如切口渗血、全身皮肤黏膜出血、针眼渗血、血尿、消化道大出血等。

4. 急性肾衰竭等脏器受损　全身脏器均可受损,除心肺功能衰竭及凝血功能障碍外,中枢神经系统和肾脏是最常见受损的器官。

以上临床表现有时按顺序出现,有时也可不按顺序出现,表现具有多样性和复杂性。

(二) 不典型羊水栓塞

有些羊水栓塞的临床表现并不典型,仅出现低血压、心律失常、呼吸短促、抽搐、急性胎儿窘迫、心脏骤停、产后出血、凝血功能障碍或典型羊水栓塞的前驱症状。当其他原因不能解释时,应考虑羊水栓塞。

四、治疗原则

一旦怀疑羊水栓塞应立即抢救,快速抢救是成功的关键。羊水栓塞的治疗主要是采取生命支持和对症治疗,保护器官功能、高质量的心肺复苏(cardiopulmonary resuscitation,CPR)和纠正 DIC 至为重要。主要措施包括抗过敏,纠正呼吸、循环功能衰竭和肾衰竭,改善低氧血症,抗休克,纠正凝血障碍,防止 DIC 的发生。

五、护理评估

(一) 健康史

评估发生羊水栓塞的各种诱因,如年龄、生育史、是否有胎膜早破或人工破膜、前置胎盘或胎盘早剥、宫缩过强或强直性宫缩、子宫破裂、中期妊娠引产或钳刮术及羊膜腔穿刺术等病史。

(二) 症状和体征的评估

羊水栓塞发病急骤,难以预测,应注意产程的观察,尤其是具有高危因素的孕(产)妇。如破膜后应注意观察有无呛咳;产程中需观察产妇有无突然出现烦躁不安、气促、呼吸困难、发绀、咳粉红色泡沫样痰、心率加快等表现,迅速出现循环衰竭,进入休克及昏迷状态;观察阴道流血有无血凝块,是否出现全身出血倾向、切口渗血,继而出现少尿、无尿等肾衰竭表现。也有患者无先兆症状,只有一声窒息样惊叫或打哈欠,即进入昏迷状态。

(三) 相关检查

不建议使用任何特殊的实验室诊断技术确诊或排除羊水栓塞的诊断。目前,羊水栓塞仍然是临床诊断。血涂片查找羊水有形物质不是诊断羊水栓塞的必要条件。即使找到羊水有形成分,如果临床表现不支持,也不诊断为羊水栓塞;若临床表现支持羊水栓塞的诊断,即使没有找到羊水的有形成分,也应诊断为羊水栓塞。此外,血常规凝血功能、血气分析、心肌酶谱、心电图、X 线胸片、超声心动图、血栓弹力图、血流动力学监测等有助于羊水栓塞的诊断及病情监测。

(四) 心理-社会状况

神志清醒的产妇会有紧张、恐惧的情绪或濒死感,家属多表现为恐惧、无助感,产妇死亡的家属会产生愤怒或悲哀的情绪。

六、护理诊断

1. 气体交换受损 与肺动脉高压致肺血管阻力增加及肺水肿有关。
2. 外周组织灌注无效 与 DIC 及失血有关。
3. 胎儿窒息风险 与羊水栓塞、母体呼吸循环功能衰竭有关。
4. 恐惧 与病情危重、濒死感有关。

5. 潜在并发症　如休克、肾衰竭、DIC。

七、护理目标

（1）产妇胸闷、呼吸困难症状有所改善。

（2）产妇能维持体液平衡，并维持最基本的生理功能。

（3）胎儿或新生儿安全。

（4）产妇病情平稳，恐惧感减轻。

八、护理措施

（一）紧急处理

1. 有效给氧　立即高浓度面罩给氧，流量 5～10 L/min。尽早行气管插管或人工辅助呼吸、人工呼吸机正压给氧。保持血氧饱和度在 90%、动脉血氧分压 65 mmHg（8.66 kPa）以上，以保证母儿重要器官的氧供，避免呼吸和心搏骤停。

2. 抗休克、纠正 DIC　尽快开放静脉通道至少两路，其中一路为中心深静脉，用于输血，另一路输注药物，同时抽取下腔静脉血 5 ml 用于诊断。液体复苏常选用乳酸林格液，保持收缩压≥90 mmHg（12.0 kPa）；对于顽固性低血压，遵医嘱尽快使用升压药物如多巴胺或去甲肾上腺素。液体管理需注意液体出入量，避免左心衰竭和肺水肿。实施大量输血时需要考虑消耗性凝血功能障碍以及液体输注导致的稀释性凝血功能障碍，红细胞、血浆、血小板的输注比例为 1∶1∶1；注意纤维蛋白原的额外补充，1 000 ml 新鲜冰冻血浆包含约 1 g 纤维蛋白原，额外补充 4～6 g 纤维蛋白原可以提高产妇血液循环中的纤维蛋白原。

3. 心肺复苏　心搏骤停者立即进行有效的心肺复苏

（1）快速有力的胸外按压，速率 100～120 次/分，深度 5～6 cm，并确保胸廓完全回弹。

（2）在未行气管插管时，按压和通气比例是 30∶2，如果已行气管插管，每 6 s 用面罩气囊进行 1 次通气。

（3）尽量不中断胸外按压，避免延长脉率检查时间（不超过 10 s），除颤后立即恢复胸外按压。

（4）每 2 min 替换按压者，避免过度疲劳。

（5）如果宫底高度超过脐水平，应该由一位急救人员徒手将子宫推向左边，有助于在胸部按压时减轻主动脉、下腔静脉压力，另一位急救人员施行胸外按压。

（6）当孕妇发生不可存活的创伤或无脉搏时间延长，心肺复苏无效，应该在开始心肺复苏后 4 min 考虑给孕妇进行"濒死剖宫产"，即 4 min 时紧急剖宫产，5 min 时（1 min 内）娩出胎儿，以提高胎儿的生存机会。

4. 监护措施　积极处理的同时要对羊水栓塞产妇进行严密的监护，包括心电监护及出入量监测等；有条件时进行呼吸功能监测、肺动脉导管监测（包括监测心输出量、中心静脉压、肺毛细血管楔压以及肺动脉压)等;还包括血气分析以及凝血功能、血常规和血生化的动态监测。

5. **救治羊水栓塞的可用技术** 包括盆腔血管栓塞、体外循环心肺支持、体外膜肺氧合、主动脉内球囊反搏、血液过滤和血液置换、抑肽酶和丝氨酸蛋白酶抑制剂、雾化吸入、选择性肺血管扩张剂、肺动脉血栓取栓术以及溶栓组织型纤溶酶原激活剂,血栓弹力图有助于凝血障碍环节的准确定位。

(二)用药护理

1. **维持血流动力学稳定** 羊水栓塞初期阶段主要表现为肺动脉高压和右心衰竭。心脏超声检查可提供有价值的信息。多巴酚丁胺、磷酸二酯酶抑制剂兼具强心和扩张肺动脉的作用,是治疗的首选药物。低血压时应予升压:多巴酚丁胺 $5\sim10\,\mu g/(kg\cdot min)$,静脉泵入;磷酸二酯酶抑制剂 $25\sim75\,\mu g/(kg\cdot min)$,静脉推注,然后 $1.2\sim3\,mg/h$ 泵入;去甲肾上腺素 $0.01\sim0.11\,\mu g/(kg\cdot min)$,静脉泵入。

2. **解除肺动脉高压,改善低氧血症** 推荐使用前列环素、西地那非、一氧化氮及内皮素受体拮抗剂等特异性舒张肺血管平滑肌的药物。具体用法:前列环素 $1\sim2\,ng/(kg\cdot h)$,静脉泵入;西地那非口服,每次 $20\,mg$,每日 3 次,或通过鼻饲和(或)胃管给药;一氧化氮 $0.17\sim1.34\,mmol/L(5\sim40\,ppm)$,吸入。也可考虑给予盐酸罂粟碱、阿托品、氨茶碱、酚妥拉明等药物。

3. **抗过敏** 应用大剂量糖皮质激素尚存在争议。基于临床实践的经验,早期使用大剂量糖皮质激素应作为有益的尝试。氢化可的松 $100\sim200\,mg$ 加入 $5\%\sim10\%$ 葡萄糖注射液 $50\sim100\,ml$ 快速静脉滴注,再用 $300\sim800\,mg$ 加入 5% 葡萄糖注射液 $250\sim500\,ml$ 静脉滴注,每日剂量可达 $500\sim1\,000\,mg$;或地塞米松 $20\,mg$ 加入 25% 葡萄糖注射液静脉推注后,再加 $20\,mg$ 于 $5\%\sim10\%$ 葡萄糖注射液中静脉滴注。

4. **抗休克**

1)补充血容量 尽快补充新鲜血和血浆。低分子右旋糖酐、葡萄糖注射液 $250\sim500\,ml$ 静脉滴注,扩容抗休克治疗,滴速 $20\sim40\,ml/min$,日量不超过 $1\,000\,ml$,随时动态测定中心静脉压(central venous pressure, CVP)以了解心脏负荷状况、指导输液量及速度。

2)使用升压药物 适用于严重休克,或血容量已补足而血压仍不稳定者。多巴胺 $20\sim40\,mg$ 加入 10% 葡萄糖液 $250\,ml$ 静脉滴注;间羟胺 $20\sim80\,mg$ 加入 5% 葡萄糖液静脉滴注,根据血压调整速度。

3)纠正酸中毒 5% 碳酸氢钠液 $250\,ml$ 静脉滴注。

4)纠正心力衰竭 常用毛花苷 C $0.2\sim0.4\,mg$ 加入 10% 葡萄糖液 $20\,ml$ 静脉缓慢推注;或毒毛花苷 K $0.125\sim0.25\,mg$ 同法静脉缓慢推注,必要时 $4\sim6\,h$ 重复用药。

5. **防治 DIC**

1)肝素 用于治疗羊水栓塞早期的高凝状态。肝素治疗羊水栓塞 DIC 的争议很大,由于 DIC 早期高凝状态难以把握,使用肝素治疗弊大于利,因此不推荐肝素治疗。

2)补充凝血因子　应及时输新鲜血或血浆、冷沉淀、纤维蛋白原等。

3)抗纤溶药物　纤溶亢进时,用氨基己酸(4～6 g)或氨甲苯酸(0.1～0.3 g)或氨甲环酸(0.5～1.0 g)加入 0.9%氯化钠注射液或 5%葡糖液 100 ml 静脉滴注,抑制纤溶酶原不被激活从而抑制纤维蛋白的溶解。每次补充纤维蛋白原 2～4 g,使血纤维蛋白原浓度达 1.5 g/L。

6. 预防肾衰竭　羊水栓塞发生的第三阶段为肾衰竭阶段。注意观察尿量,当血容量补足后,若仍少尿应遵医嘱予呋塞米 20～40 mg 静脉注射,或 20%甘露醇 250 ml 快速静脉滴注(10 min),扩张肾小球动脉(有心力衰竭时慎用)预防肾衰竭;无效者提示急性肾衰竭,应尽早采取血液透析等急救处理。

7. 预防感染　应选用肾毒性小的广谱抗生素预防感染。

(三) 产科处理

发生在胎儿娩出前的羊水栓塞,应考虑立即终止妊娠。心搏骤停者应实施心肺复苏,复苏后仍无自主心跳可考虑紧急实施剖宫产。出现凝血功能障碍时,应果断快速的实施子宫切除术。

1. 临产者　监测产程进展、宫缩强度与胎儿情况。在第一产程发病者应立即考虑行剖宫产结束分娩以祛除病因;在第二产程发病者可根据情况经阴道助产结束分娩。无论何种分娩方式均应做好新生儿窒息的复苏准备,通知新生儿科医师参加抢救;并密切观察出血量、凝血情况,如子宫出血不止,应及时报告医师,做好子宫切除术的术前准备。

2. 中期妊娠　钳刮术中或于羊膜腔穿刺时发生者应立即终止手术,及时进行抢救。

(四) 心理护理

发生羊水栓塞时,医护都要冷静、沉着,抢救工作有条不紊,不应将自身焦虑与产妇及其家属的焦虑相互交织,进而影响救治。将产妇置单独房间,对神志清醒的产妇给予安慰和鼓励,使其相信自己的病情会得到控制,增强信心。对家属的恐惧、焦虑情绪表示理解,必要时允许家属陪伴产妇,介绍产妇病情,取得理解和支持。若产妇死亡,帮助产妇家庭度过悲哀期。

九、预防

(1)对于有前置胎盘、胎盘早剥、过期妊娠、胎儿窘迫、胎膜早破等合并症的产妇应提高警惕,争取尽早发现与诊断羊水栓塞。

(2)早期识别轻型一过性症状:如静脉滴注宫缩剂后出现过敏样反应,产程或手术中氧饱和度突然下降,无原因的产后出血、血液不凝,分娩过程中有胸闷、发绀、低血压等低氧血症的症状。

(3)重视迟发性羊水栓塞的临床表现。

（4）人工破膜时应避开宫缩最强时期,且人工破膜时不应强行破膜,以免破膜损伤小血管,破膜后羊水易直接与受损的小静脉接触,宫缩增强时羊水被挤入母血循环。

（5）避免在娩出胎儿过程中强力按压腹部及子宫,以防羊水被压入母体血液循环。

（6）掌握剖宫产指征。

（7）剖宫产手术中动作应准确轻柔,子宫切开后及时吸净羊水再娩出胎儿,术中刺破羊膜前保护好子宫切口上的开放性血管,以免羊水进入子宫切口开放的血窦内。

（8）正确使用缩宫素:严格掌握缩宫素应用指征,用缩宫素引产或加强宫缩时,随时调整缩宫素剂量与速度,避免宫缩过强,特别对胎膜早破或人工破膜后使用缩宫素者更应注意。对有产程加速指征者宜人工破膜 30 min 后观察宫缩无好转再用宫缩剂。产程中高张力性宫缩或出现宫缩过强且羊膜囊明显者不宜滴注宫缩剂和灌肠。

（9）有宫缩过强时,可适当考虑应用镇静剂,如哌替啶肌内注射或地西泮静脉注射。

（10）进行大孕周人工流产钳刮手术时,应先破膜,待羊水流净后再钳刮。

十、结果评价

（1）产妇胸闷、呼吸困难症状有所改善。

（2）血压稳定、尿量正常,阴道流血量减少,全身皮肤黏膜出血停止。

（3）胎儿或新生儿无生命风险,产妇出院时无并发症。

（4）产妇情绪稳定。

（金颖、黄娟）

数字课程学习

○教学PPT　○导入案例解析　○复习与自测　○更多内容……

第十一章 正常产褥期及其护理

章前引言

　　从胎盘娩出至产妇全身各器官(除乳腺外)恢复至正常未孕状态所需的一段时期,称产褥期(puerperium),通常为 6 周。产褥期是女性一生中生理及心理发生急剧变化的时期之一,多数产妇恢复良好,少数可能发生产褥期疾病。产褥期是产妇各系统恢复的关键时期。本章目的是帮助产妇及其家属适应新生命降临以后的角色转换,使产妇、新生儿及家庭成员健康。加强产褥期管理,在准确评估产妇生理、心理、社会反应的基础上,护士需要提供及时、准确的产褥期护理。

学习目标

1. 知道产褥期、子宫复旧、恶露的概念。
2. 理解正常产褥期母体的变化和生理特点。
3. 阐述产褥期妇女的临床表现及处理原则。
4. 利用所学到的知识,对产褥期妇女进行评估、护理。
5. 根据产褥期妇女的不同情况完成相关健康宣教和产后康复指导。

思维导图

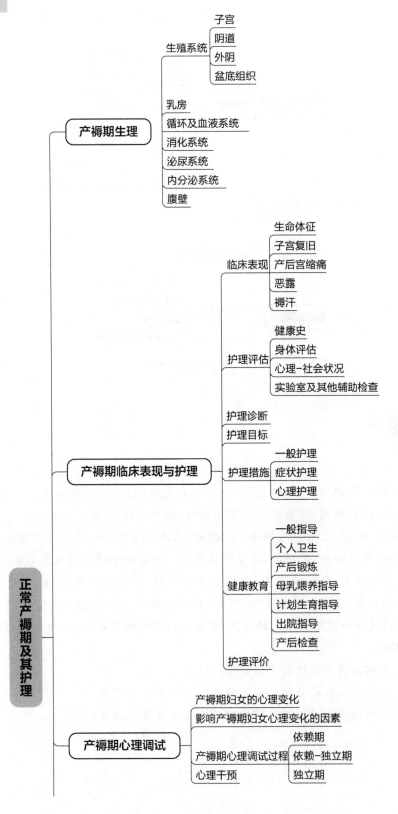

正常产褥期及其护理
- 产褥期生理
  - 生殖系统
    - 子宫
    - 阴道
    - 外阴
    - 盆底组织
  - 乳房
  - 循环及血液系统
  - 消化系统
  - 泌尿系统
  - 内分泌系统
  - 腹壁
- 产褥期临床表现与护理
  - 临床表现
    - 生命体征
    - 子宫复旧
    - 产后宫缩痛
    - 恶露
    - 褥汗
  - 护理评估
    - 健康史
    - 身体评估
    - 心理-社会状况
    - 实验室及其他辅助检查
  - 护理诊断
  - 护理目标
  - 护理措施
    - 一般护理
    - 症状护理
    - 心理护理
  - 健康教育
    - 一般指导
    - 个人卫生
    - 产后锻炼
    - 母乳喂养指导
    - 计划生育指导
    - 出院指导
    - 产后检查
  - 护理评价
- 产褥期心理调试
  - 产褥期妇女的心理变化
  - 影响产褥期妇女心理变化的因素
  - 产褥期心理调试过程
    - 依赖期
    - 依赖-独立期
    - 独立期
  - 心理干预

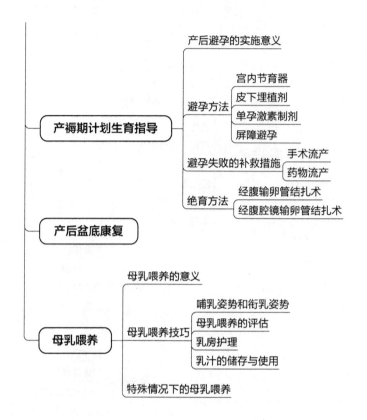

案例导入

　　患者,女性,26 岁,孕 1 产 0,妊娠 39^{+5} 周,先兆临产收入院。入院 8 h 后顺产分娩一男婴,男婴体重 3 460 g。产妇会阴 Ⅱ 度撕裂,予皮内缝合术。分娩后即予新生儿早接触、早吸吮,在产房观察 2 h 后,母婴送返病房。入室后产妇查体:体温 36.9℃,脉搏 72 次/分,呼吸 16 次/分,血压 118/72 mmHg,子宫收缩佳,宫底脐下 2 指,恶露量少,色暗红,少量乳汁分泌。护士给予产后健康宣教和母乳喂养指导。产后 2 天,产妇恢复良好,生命体征平稳,会阴伤口愈合佳,纯母乳喂养。医嘱于明日出院,产妇对护士表示因产后喂养新生儿,没有休息好,自觉疲乏,不清楚产后康复和照顾新生儿的方法,害怕以后身体恢复不好,自感焦虑、烦躁。

　　问题:

　　1. 如何对该产妇进行产后评估?

　　2. 该产妇存在的护理诊断有哪些? 护理要点有哪些?

　　3. 根据该产妇的情况如何进行产后健康宣教和康复指导?

第一节 产褥期生理

产褥期母体全身各系统发生较大的生理变化，尤以生殖系统变化最为显著。

一、生殖系统的变化

(一) 子宫

子宫是产褥期变化最大的器官。在胎盘娩出后子宫逐渐恢复至未孕状态的全过程称为子宫复旧（involution of uterus），一般为 6 周，其主要变化为子宫体肌纤维缩复、子宫内膜再生、子宫血管变化、子宫下段及宫颈复原等。

1. **子宫体肌纤维缩复** 子宫复旧不是肌细胞数目减少，而是肌浆中的蛋白质被分解排出，使细胞质减少致肌细胞缩小。被分解的蛋白质及其代谢产物通过肾脏排出体外。随着子宫体肌纤维不断缩复，子宫的体积及重量均发生变化。胎盘娩出后，子宫体逐渐缩小，于产后 1 周子宫缩小至约妊娠 12 周大小，于产后 6 周恢复至妊娠前大小。子宫重量也逐渐减少，分娩结束时约为 1 000 g，产后 1 周时约为 500 g，产后 2 周时约为 300 g，产后 6 周逐渐恢复至 50～70 g。

2. **子宫内膜再生** 胎盘、胎膜从蜕膜海绵层分离并娩出后，遗留的蜕膜分为两层，表层发生变性、坏死、脱落，形成恶露的一部分自阴道排出；接近肌层的子宫内膜基底层逐渐再生新的功能层，内膜缓慢修复。产后第 3 周，除胎盘附着部位外，宫腔表面均由新生内膜覆盖，胎盘附着部位的子宫内膜全部修复需至产后 6 周。

3. **子宫血管变化** 胎盘娩出后，胎盘附着面立即缩小，面积约为原来的一半。子宫复旧使子宫螺旋动脉和静脉窦压缩变窄，数小时后血管内形成血栓，出血量逐渐减少直至停止。若在新生内膜修复期间，胎盘附着面因复旧不良出现血栓脱落，可导致晚期产后出血。

4. **子宫下段及宫颈复原** 产后子宫下段肌纤维缩复，逐渐恢复为非孕期的子宫峡部。胎盘娩出后的宫颈外口呈环状如袖口。产后 2～3 d，宫口仍可容纳二指。产后 1 周，宫颈内口关闭，宫颈管复原。产后 4 周，宫颈恢复至非孕期形态。分娩时宫颈外口 3 点及 9 点处常发生轻度裂伤，使初产妇的宫颈外口由产前圆形（未产型），变为产后"一"字形横裂（已产型）（图 11 - 1）。

(二) 阴道

分娩后阴道腔扩大，阴道黏膜及周围组织水肿，阴道黏膜皱襞因过度伸展而减少甚至消失，致使阴道壁松弛及肌张力降低。阴道壁肌张力于产褥期逐渐恢复，阴道腔逐渐缩小，阴道黏膜皱襞约在产后 3 周重现，但阴道至产褥期结束时仍不能完全恢复至未孕期的紧张度。

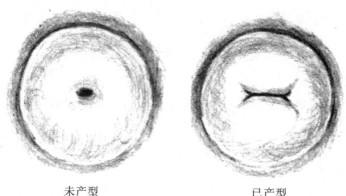

未产型　　　　　　　　　已产型

图 11-1　初产妇和经产妇宫颈外口形态区别

(三) 外阴

分娩后外阴轻度水肿,于产后 2～3 d 内逐渐消退。由于会阴部血液循环丰富,若有轻度撕裂或会阴侧切缝合,多于产后 3～4 d 内愈合。处女膜在分娩时撕裂,形成残缺的处女膜痕。

(四) 盆底组织

分娩过程中,胎儿先露部长时间的压迫使盆底肌肉和筋膜过度伸展,导致盆底组织弹性降低,同时常伴有盆底肌纤维的部分撕裂。盆底肌及其筋膜发生严重撕裂可造成盆底松弛,若同时产褥期过早参加重体力劳动者更甚;分娩次数多,间隔时间短,盆底组织较难完全恢复正常,容易造成盆腔器官脱垂。因此,产褥期妇女应避免过早进行重体力劳动,并坚持做适当的产后康复锻炼,有利于盆底肌的恢复。

二、乳房的变化

产后乳房的变化是泌乳。妊娠期孕妇体内雌激素、孕激素、胎盘生乳素升高,使乳腺发育、乳腺体积增大、乳晕加深,为泌乳做准备。胎盘娩出后,产妇血中的雌激素、孕激素及胎盘生乳素水平急剧下降,抑制下丘脑分泌的催乳素抑制因子释放,在催乳素作用下乳汁开始分泌。婴儿吸吮乳头时,来自乳头的感觉信号经传入神经到达下丘脑,通过抑制下丘脑分泌的多巴胺及其他催乳素抑制因子使腺垂体催乳素呈脉冲式释放,促进乳汁分泌。吸吮乳头还能反射性地引起神经垂体释放缩宫素,缩宫素使乳腺腺泡周围的肌上皮收缩,使乳汁从腺泡、小导管进入输乳导管和乳窦而喷出乳汁,此过程称为喷乳反射。吸吮及不断排空乳房是保持乳腺不断泌乳的重要条件。乳汁分泌量与产妇的营养、睡眠、情绪和健康状况密切相关,所以在产后应保证产妇有充足的睡眠,进食营养丰富的饮食,并避免精神刺激至关重要。

三、循环及血液系统的变化

胎盘剥离后,子宫胎盘血液循环终止且子宫缩复,大量血液从子宫涌入产妇体循环,加之妊娠期潴留的组织间液被吸收,产后 72 h 内产妇循环血量增加 15%～25%,应注意预防心力衰竭的发生。循环血量于产后 2～3 周恢复至未孕期状态。

产褥早期血液仍处于高凝状态,有利于胎盘剥离创面形成血栓,减少产后出血量。纤维蛋白原、凝血酶、凝血酶原于产后 2～4 周内降至正常。血红蛋白水平于产后 1 周左右回升。产褥早期白细胞总数较高,可达 $(15～30)\times10^9/L$,一般 1～2 周恢复正常。淋巴细胞稍减少,中性粒细胞增多,血小板数量增多。红细胞沉降率于产后 3～4 周降至正常。

四、消化系统的变化

妊娠期胃肠蠕动及肌张力均减弱,胃液中盐酸分泌量减少,产后需 1～2 周逐渐恢复。分娩造成产妇大量能量的消耗和体液的流失,故产后 1～2 d 内产妇常感口渴,喜进流食或半流食。产妇在产褥期活动减少,肠蠕动减弱,加之腹肌及盆底肌松弛,容易引起便秘。

五、泌尿系统的变化

妊娠期体内潴留的水分主要经肾脏排出,故产后 1 周内尿量增多。妊娠期发生的肾盂及输尿管扩张,产后需 2～8 周恢复正常。分娩过程中膀胱受压导致黏膜水肿、肌张力降低,加之外阴切口疼痛、产程中会阴部受压迫过久、器械助产、区域阻滞麻醉等均可导致产褥期尿潴留,尤其在产后 24 h 内。

六、内分泌系统的变化

产后雌激素及孕激素水平急剧下降,至产后 1 周降至非妊娠时水平。产后 6 h 胎盘生乳素已不能测出。催乳素水平因是否哺乳而异,哺乳产妇的催乳素于产后下降,但仍高于非孕期水平,吸吮乳汁时催乳素明显增高;若产妇不哺乳,催乳素于产后 2 周降至非妊娠时水平。

月经复潮及排卵时间受哺乳影响。不哺乳的产妇通常在产后 6～10 周月经复潮,在产后 10 周左右恢复排卵。哺乳期产妇的月经复潮延迟,有的在哺乳期间月经一直不来潮,平均在产后 4～6 个月恢复排卵。产后月经较晚复潮者,首次月经来潮前多有排卵,故哺乳期产妇月经虽未复潮,却仍有受孕可能。

七、腹壁的变化

妊娠期出现的下腹正中线色素沉着在产褥期逐渐消退。初产妇腹壁紫红色妊娠纹变成银白色陈旧妊娠纹。腹壁皮肤受增大的妊娠子宫影响,部分弹力纤维断裂,腹直肌出现不同程度分离,产后腹壁明显松弛,腹壁紧张度需在产后 6～8 周恢复。

第二节 产褥期临床表现与护理

一、临床表现

产妇在产褥期的临床表现属于生理性变化。

(一) 生命体征

产后体温多数在正常范围内。体温可在产后 24 h 内略升高,一般不超过 38 ℃,可能与产程延长导致过度疲劳有关。产后 3~4 d 出现乳房血管、淋巴管极度充盈,乳房胀大,伴体温升高,称为泌乳热(breast fever),一般持续 4~16 h 体温即下降,不属病态,但需排除其他原因尤其是感染引起的发热。产后脉搏在正常范围内。产后呼吸深慢,一般 14~16 次/分,是由于产后腹压降低,膈肌下降,由妊娠期的胸式呼吸变为胸腹式呼吸所致。产褥期血压维持在正常水平,变化不大。

(二) 子宫复旧

胎盘娩出后,子宫圆而硬,宫底在脐下一指。产后第 1 天略上升至脐平,以后每日下降 1~2 cm,至产后 1 周在耻骨联合上方可触及,于产后 10 d 子宫降至骨盆腔内,腹部检查触不到宫底。

(三) 产后宫缩痛

在产褥早期因子宫收缩引起下腹部阵发性剧烈疼痛,称为产后宫缩痛(afterpains)。于产后 1~2 d 出现,持续 2~3 d 自然消失,多见于经产妇。哺乳时反射性引起缩宫素分泌增多使疼痛加重,不需特殊用药。

(四) 恶露

产后随子宫蜕膜脱落,含有血液、坏死蜕膜等组织经阴道排出,称为恶露(lochia)。恶露有血腥味,但无臭味,持续 4~6 周,总量为 250~500 ml。若子宫复旧不全(subinvolution)或宫腔内残留部分胎盘、胎膜或合并感染时,恶露增多,血性恶露持续时间延长并有臭味。恶露根据颜色、内容物及持续时间不同,分为血性恶露(lochia rubra)、浆液恶露(lochia serosa)和白色恶露(lochia alba)(表 11-1)。

表 11-1 3 种恶露的区别

类型	颜色	持续时间(d)	内容物
血性恶露	鲜红色	3~4	大量血液、坏死蜕膜及少量胎膜
浆液恶露	淡红色	4~14	坏死蜕膜组织、宫腔渗出液、宫颈黏液,少量红细胞、白细胞及细菌
白色恶露	白色	14~21	大量白细胞、坏死蜕膜组织、表皮细胞及细菌

（五）褥汗

产后 1 周内皮肤排泄功能旺盛,排出大量汗液,以夜间睡眠和初醒时最明显,不属病态。但要注意补充水分,防止脱水及中暑。

二、护理评估

（一）健康史

健康史包括对产妇妊娠前、妊娠期和分娩过程的全面评估,包括:妊娠前产妇的身体健康状况,有无慢性疾病及精神心理疾病;妊娠期有无并发症和（或）合并症发生;分娩方式、产前产后出血量、会阴切开方式或撕裂程度、新生儿出生后的阿普加评分等内容。

（二）身体评估

1. 一般情况 每日测量产妇生命体征、评估宫缩痛、观察子宫收缩情况及恶露量、颜色、性质、气味。若阴道流血量多,可用称重法或将积血盆放于产妇臀下,准确评估出血量,并查看子宫收缩情况;若阴道流血量不多,但子宫收缩不良、宫底上升者,提示宫腔内有积血;若产妇自觉肛门坠胀或会阴部疼痛剧烈,应注意是否有阴道壁血肿;若子宫收缩好,但仍有阴道流血,色鲜红,应警惕软产道损伤;若子宫复旧不全、胎盘胎膜残留或合并感染,可致恶露时间延长,并有臭味,提示有宫腔感染的可能。

2. 生殖系统

1) 子宫 应每日在同一时间评估产妇的子宫底高度。评估前,嘱产妇排尿后平卧,双膝稍屈曲,腹部放松,先按摩子宫使其收缩后,再测耻骨联合上缘至子宫底的距离。正常子宫圆而硬,位于腹部中央。若子宫质地软,应考虑是否有产后子宫收缩乏力;若子宫偏向一侧,应考虑是否有膀胱充盈。子宫不能如期复原提示存在异常情况。

2) 会阴及阴道 经阴道分娩后出现的会阴水肿一般在产后 2～3 d 自行消退。观察会阴伤口愈合情况,若会阴部伤口疼痛加重,局部出现红肿、硬结、有分泌物,应考虑会阴伤口感染。

3. 排泄

1) 排尿 评估膀胱充盈程度,阴道分娩产妇有尿意时应随时排尿。若产后 4 h 未排尿或第 1 次排尿量少,应再次评估膀胱的充盈情况,防止发生产后尿潴留而影响子宫收缩,引起子宫收缩乏力,导致产后出血。此外,剖宫产术后需观察导尿管是否通畅,尿量、颜色、性质是否正常。

2) 排便 产妇因腹壁及盆底肌肉松弛、产后卧床少动而引起肠蠕动减弱、会阴伤口疼痛等原因,在产后常易出现便秘。

4. 乳房

1) 乳头 评估有无乳头平坦、内陷及乳头皲裂。若妊娠期乳房护理不当、分娩后最初几天哺乳方法不正确、在乳头上使用肥皂及干燥剂等情况,产妇容易发生乳头皲裂,表现为乳头发红、裂开,有时伴有出血,哺乳时疼痛。

2) 乳房胀痛 产后1~3 d因淋巴和静脉充盈,若没有及时哺乳或排空乳房,产妇可感觉乳房胀痛、有硬结,有时腋窝处的副乳腺也可触及肿大压痛的硬结。当产妇乳房出现局部红、肿、热、痛或有痛性结节时,提示可能患有乳腺炎。

3) 乳汁的质和量 初乳呈淡黄色、质稠,产后3 d每次哺乳可吸出初乳2~20 ml。过渡乳和成熟乳呈白色。乳量是否充足主要评估两次喂奶之间婴儿是否满足、安静;评估婴儿排出量,如每日尿的次数、颜色,大便次数及色、质、量,体重增长情况等内容。

5. 静脉血栓栓塞症(venous thromboembolism, VTE)的风险评估 妊娠期静脉血液淤滞、血管壁损伤以及血液高凝状态,使妊娠期女性发生血管栓塞性疾病的风险较非孕妇女增加5~6倍。VTE在孕期的任何时候都会出现并持续进展,直至威胁孕(产)妇的生命健康,尤其是产后6周内产妇发生该疾病的风险最高,可能因产后体力疲惫虚弱、伤口疼痛、活动不便,使产妇长时间卧床,导致静脉血液回流缓慢,血液淤积于静脉内有关。因此,产后应及时评估产妇发生VTE的风险,并给予预防措施。若产妇下肢酸胀疼痛、下肢浅静脉怒张、凹陷性水肿、皮肤暗红、皮温升高、直腿伸踝试验[霍曼斯征(Homans sign)]阳性等,应考虑下肢深静脉血栓的发生,及时超声检查明确并诊治;若产妇出现胸痛、呼吸困难、晕厥、心动过速、动脉血氧饱和度降低等表现,应考虑是否发生肺血栓栓塞症(pulmonary thromboembolism, PTE),及时汇报医师并做好肺部影像检查准备。

(三) 心理-社会状况

1. 心理状态 产妇由于妊娠因素、心理因素、社会因素等原因,在分娩后情绪波动明显,会直接影响产妇是否适应自身母亲角色的转变和对新生儿的接纳程度,因此要注意评估产妇的心理状态。评估内容可包括:①产妇对分娩经历的感受;②产妇对自我形象的认知;③产妇对母亲角色的适应情况;④产妇对孩子行为的看法;⑤其他影响因素,如产妇的年龄、健康状况、生活经历、经济状况、性格特征、职业、文化背景等因素都会影响其产后心理状态。

2. 社会支持 一个完备的社会支持系统包括亲人、朋友、同事、邻里、各种社会服务机构等。良好的家庭氛围有助于家庭各成员角色的获得,也有助于建立多种亲情关系。医疗卫生服务系统(如医院、社区等)对孕(产)妇的管理有利于母婴身心健康,促进产后康复。

(四) 实验室及其他辅助检查

根据产妇情况必要时进行血常规、凝血功能、尿常规等检查,若怀疑产妇发生VTE,可进行D-二聚体检测、下肢血管加压超声检查、CT肺血管造影、磁共振肺动脉造影等检查。

三、护理诊断

1. 尿潴留 与分娩造成的膀胱黏膜水肿、肌张力降低、外阴切口疼痛、区域阻滞麻醉等有关。

2. 压力性尿失禁　与分娩造成的盆底肌肉松弛有关。

3. 便秘　与腹壁及盆底肌肉松弛、肠蠕动减弱、会阴伤口疼痛有关。

4. 感染风险　与分娩损伤、产后疲劳、抵抗力下降等有关。

5. 出血风险　与产后子宫收缩乏力、胎盘粘连或植入、软产道裂伤、凝血功能障碍等有关。

6. 静脉血栓栓塞风险　与妊娠期静脉血液淤滞、血管壁损伤、血液高凝状态有关。

7. 睡眠型态紊乱　与新生儿哭闹、产后哺乳导致睡眠缺乏有关。

8. 情绪调节受损　与产后激素变化、产后康复和新生儿护理知识缺乏引起的焦虑、自我角色的改变等有关。

9. 母乳喂养无效　与第二阶段泌乳延迟、缺乏母乳喂养相关知识和技巧、家庭支持不足等有关。

10. 母乳分泌不足　与衔接乳头无效、吸吮乳头时间和频率不足、母体营养不良、母体体液容量不足等有关。

11. 知识缺乏　与产妇初为人母缺乏产后康复相关知识有关。

四、护理目标

(1) 产妇未发生尿潴留。

(2) 产妇盆底组织恢复良好,压力性尿失禁减少或消除。

(3) 产妇可以正常排便或便秘得到改善。

(4) 产妇知晓引起感染的风险因素和预防措施,在住院期间未发生感染。

(5) 产妇知晓引起产后出血的原因和正常恶露的量、颜色、性质、气味。

(6) 产妇知晓静脉血栓栓塞的危害性、相关因素及预防措施。

(7) 产妇掌握助眠技巧,自述取得睡眠和活动的最佳平衡。

(8) 产妇能正确进行自我评价,展示健康的适应能力和应对技巧,在不同环境下可以进行情绪的自我调节或寻求外界帮助,以达到情绪调节的目的。

(9) 产妇知晓母乳喂养相关知识和技巧,在住院期间母乳喂养成功。

(10) 产妇知晓产后康复相关知识。

五、护理措施

(一) 一般护理

1. 环境护理　产后休养环境要做到舒适安静、空气流通、温湿度适宜,避免夏季中暑,冬季受寒,保持床单位的整洁、干燥。

2. 休息　产妇因分娩劳累,产后嗜睡。因此,产褥期应保证产妇有足够的休息和睡眠时间,限制探视人数,护理活动应尽量集中,以不打扰产妇休息为宜。产妇避免过早参加重体力劳动或蹲位活动,以防子宫脱垂。

3. 活动和锻炼　产妇在产后应尽早开始适宜活动。阴道分娩者产后即可在协助下下床活动,剖宫产产妇适当推迟活动时间,鼓励产妇先在床上进行肢体活动、翻身,逐渐过渡到下床活动,预防下肢静脉血栓形成。产后康复操有利于产妇恢复精力和消除疲劳,亦有利于恢复盆底和腹部肌肉的功能,产后第 2 天起可每日按时做产后康复操。

4. 观察生命体征　每日测量体温、脉搏、呼吸及血压,若体温≥37.5 ℃,应向医师汇报,查找原因;同时加强观察,每 4 h 测量 1 次体温,直至连续 3 次测量体温正常。

5. 饮食和营养　阴道分娩后因产妇能量消耗较大,水分流失较多,故第一餐可进食适量、易消化的半流质食物,第二餐可正常膳食。剖宫产术后当天一般给予流质饮食,术后 1 天予半流质,但忌用牛奶、豆浆、含大量蔗糖的食物,易引起胀气,肛门排气后可恢复正常饮食。有些产妇在分娩后最初 1～2 天感到疲劳无力或肠胃功能较差,可选择较清淡、稀软、易消化的食物,之后再过渡到正常膳食。

产褥期饮食原则:营养合理、膳食平衡,制订个体化、针对性的饮食计划,保障机体恢复所需的足够热量和营养,维护机体均衡的新陈代谢。根据不同的食材,选择合理的烹饪方式,最大化保存食物营养的同时,使食物更符合产褥期产妇生理需求,具体可遵循以下几方面原则:

(1) 加强优质蛋白质摄入,保障充足热量,如蛋、瘦肉、鱼,不仅含有产妇所需的优质蛋白质、脂溶性维生素和矿物质,而且是平衡膳食的重要组成部分。此外,奶类、大豆或其制品,也含有丰富的优质蛋白质、维生素、钙,且具有较高的利用率。

(2) 产褥期应少量多次进食汤类,以促进乳汁分泌,补充机体所需营养。

(3) 多食新鲜水果、蔬菜等含有丰富维生素和纤维素的食物,保证适量矿物质和微量元素的摄入,增加食欲,促进胃肠蠕动,在增加乳汁分泌的同时防止便秘的发生。

(4) 食物多样化,以谷类为主,注重粗细粮搭配,还应重视烹饪方法,以增强产妇食欲。

(5) 遵循少量多餐,荤素搭配,禁食辛辣、生冷、刺激性食物,清淡为主的原则,并尽量避免煎炸食品摄入。

(6) 低脂肪、少糖饮食,避免因摄入脂肪和糖类过多而引起产后生育性肥胖。

(7) 推荐补充铁剂 3 个月。

6. 排尿与排便

1) 排尿　产后 2～4 h 鼓励多饮水,促使尽早排尿。若出现排尿困难,首先要解除产妇担心排尿引起疼痛的顾虑,并选用以下方法:①用热水熏洗外阴,用温开水冲洗尿道外口周围诱导排尿;②热敷下腹部,按摩膀胱,可用理疗仪刺激膀胱平滑肌收缩;③针刺关元、气海、三阴交、阴陵泉等穴位;④肌内注射甲硫酸新斯的明,兴奋膀胱逼尿肌促其排尿,但注射此药前须遵医嘱并排除用药禁忌。若使用上述方法均无效时应在无菌操作下导尿,若尿量>500 ml,应留置尿管。

2) 排便　产妇在产后因腹壁肌肉松弛、肠蠕动减弱、盆底肌张力降低等原因容易发生便秘,因此应该鼓励产妇尽早下床活动,多吃蔬菜、水果。一旦发生便秘可口服缓泻剂。

（二）症状护理

1. **产后 2 h 的护理**　产后 2 h 内极易发生严重并发症，如产后出血、子痫、产后心力衰竭等，故应在产房内严密观察产妇的生命体征、子宫收缩情况及阴道出血量，并注意子宫底高度及膀胱是否充盈。在此期间应协助产妇做好早接触、早吸吮。如果产后 2 h 内产妇情况一切正常，将产妇和新生儿送回病室，仍需勤加巡视。

2. **观察子宫复旧及恶露**　每日在同一时间观察子宫底高度，了解子宫复旧情况，并观察恶露的量、颜色、性质和气味，如有异常应及时处理。若血性恶露增多且持续时间延长应考虑子宫复旧不良，需及时给予子宫收缩剂；若合并感染，恶露有臭味且子宫有压痛，应遵医嘱给予广谱抗生素控制感染。

3. **会阴及会阴伤口护理**

1）会阴及会阴伤口的消毒　选用无刺激性的消毒液擦洗会阴，每日 2 次。擦洗的原则为由上到下、从内到外，会阴伤口单独擦洗，擦过肛门的棉球和镊子应弃之。排便后用温水清洗会阴，经常更换卫生垫，保持会阴部清洁和干燥。

2）会阴伤口的观察　会阴部有缝线者，应每日观察伤口周围有无渗血、红肿、硬结及分泌物，并嘱产妇健侧卧位。

3）会阴伤口异常的护理　①会阴或会阴伤口水肿者用 95％乙醇湿敷、50％硫酸镁湿热敷、中成药湿敷或产后 24 h 后用红外线灯照射；②会阴伤口有硬结者，可用大黄、芒硝外敷或用 95％乙醇湿敷；③会阴伤口疼痛剧烈或产妇有肛门坠胀感，应及时报告医师，以排除阴道壁及会阴部血肿；④外缝的会阴部伤口一般于产后 3～4 d 拆线，若发生伤口感染，必要时应提前拆线引流，并定时换药。

4. **乳房护理**　略。参见"第十一章第六节"。

（三）心理护理

产妇在经历了妊娠及分娩的激动、紧张、疲劳后，往往产后精神疲惫，对哺育照护新生儿的担心、产褥期的不适等均可造成产妇情绪不稳定，尤其在产后 2 周内可表现为轻度抑郁。此时不仅要帮助产妇减轻身体上的疲劳不适，还需给予精神关怀，鼓励倾诉、情感支持，指导其寻求帮助、积极应对、增强自我效能，并持续评估和关注。抑郁严重者，应尽早诊断、转诊并干预，以防发生严重伤害事件。

六、健康宣教

（一）一般指导

产妇居室应清洁通风，合理饮食并保证充足的营养。注意休息，劳逸结合，保持良好的生活习惯和愉悦、乐观的心态，以适应新的家庭生活方式。

（二）个人卫生

产褥期产妇出汗多，应保持头发和皮肤的清洁，洗头、洗澡的水温应保持在 40 ℃左右(恶露未净不用盆浴)。勤换内衣裤,衣着应温暖适宜,夏季注意透气,冬季注意保暖。饭后要刷牙漱口,保持口腔清洁;饭前、便后、哺乳前要洗手。注意保持外阴部清洁干燥,每日用温水清洗外阴,勤换内裤与卫生垫。排便后避开伤口,用清洁卫生纸分开擦拭,以免肛门周围细菌逆行造成感染。

(三) 产后锻炼

产后产妇应尽早适当活动,产后康复锻炼有利于体力恢复、排尿及排便,避免或减少栓塞性疾病的发生,且能使盆底及腹肌张力恢复。产后康复锻炼的运动量应循序渐进,次数和时间以个体能接受为宜。

产后康复操可避免产妇的腹壁皮肤过度松弛,预防尿失禁、膀胱直肠膨出及子宫脱垂。根据产妇的情况,运动量由小到大,由弱到强循序渐进练习。一般在产后第2天开始,出院后继续做产后康复操,直至产后6周。

(四) 母乳喂养指导

略。参见"第十一章第六节"。

(五) 计划生育指导

避免产妇分娩后短期内再次妊娠,产后应根据产妇情况选择合适的避孕措施。

(六) 出院指导

宣教内容包括产后康复观察,产褥期卫生、营养,产后锻炼,计划生育指导和新生儿喂养、沐浴、脐部护理等产后康复和育儿指导。

(七) 产后检查

1. 产后访视　产妇出院后,由社区医疗保健人员在产妇出院后3d、产后14d和产后28d分别做3次产后访视,了解产妇及新生儿健康状况。内容包括:①了解产妇饮食、睡眠等一般状况;②检查乳房,了解哺乳情况;③观察子宫复旧及恶露;④观察会阴伤口、剖宫产腹部切口;⑤了解产妇心理状况。若发现异常,应及时给予指导。

2. 产后健康检查　产后6周产妇和婴儿到医院进行常规检查,包括全身检查及妇科检查。全身检查主要测血压、脉搏,查血、尿常规,了解哺乳情况;若有内外科合并症或产科并发症等应做相应检查。妇科检查主要观察盆腔内生殖器是否已恢复至非孕状态。同时应对婴儿进行检查。

七、护理评价

(1) 产妇产后能正常排尿、排便。

(2) 产妇在产褥期康复良好,未发生感染、产后出血、VTE等并发症。

(3) 产妇精神状态良好,有正确的自我评价,不断调整情绪,达到身心平衡的健康状态。

(4) 产妇积极参与新生儿及自我护理,母乳喂养成功,新生儿健康成长。

第三节 产褥期心理调适

产褥期心理调适是指产后产妇从妊娠期和分娩期的不适、疼痛、焦虑中恢复，接纳家庭新成员及新家庭的过程。

分娩是一个生理性过程，但是对于产妇而言是身心应急过程的重大考验。妊娠期与分娩期的恐惧、紧张、疼痛、焦虑等不良情绪均是母体应急情绪反应的主要来源。产妇分娩后由于生殖激素发生剧烈变化，产后疼痛、疲劳等身体不适，加之产妇照顾新生儿的压力和夜间睡眠不足等原因，使体内肾上腺素、皮质醇、儿茶酚胺等释放过多，导致大脑的神经活动明显受到影响，使产妇心理处于脆弱和不稳定状态。因此，及时评估产妇的心理状态，并适时进行心理调适指导，使产妇在产后保持良好的心态尤为重要。

一、产褥期妇女的心理变化

产褥期妇女的心理变化与分娩经历、伤口愈合、体态恢复、哺乳情况和健康问题等有关，表现为情绪高涨、希望、高兴、满足感、幸福感、乐观、压抑及焦虑等。有的产妇可因为理想与现实中母亲角色的差距而发生心理冲突，或胎儿娩出后生理上的排空而感到心里空虚，或新生儿外貌及性别与理想中的不相吻合而感到失望，或现实中母亲太多的责任而感到恐惧，或丈夫注意力转移到新生儿而感到失落等。

二、影响产褥期妇女心理变化的因素

影响产褥期妇女心理变化的因素有很多，包括产妇的年龄、产后身体恢复情况、分娩感受、是否胜任母亲角色、家庭环境和家庭成员的支持等。

1. 年龄 年龄＜18岁的产妇，由于自身在生理、心理及社会等各方面发展尚未成熟，在母亲角色的学习上会遇到很多困难，影响其心理适应。年龄＞35岁的产妇，心理及社会等各方面发展比较成熟，但体力和精力下降，容易出现疲劳感，在事业和母亲角色之间的转换上也会面临更多的冲突，对心理适应有不同程度的影响。

2. 身体状况 产妇在妊娠期的身体健康状况、妊娠过程中有无并发症、是否剖宫产等，都会影响产妇的身体状况，从而影响到产妇的心理适应。

3. 产妇对分娩经历的感受 产妇对分娩过程的感受与产妇所具有的分娩知识、对分娩的期望、分娩方式及分娩过程支持源的获得有关。当产妇对分娩的期望与实际情况有差异时，则会影响其日后的自尊。

4. 社会支持 社会支持系统不但提供心理支持，而且提供物质基础。稳定的家庭经济状况、家人的理解与帮助有助于产妇的心理适应，更能胜任新生儿的照顾角色。

三、产褥期妇女的心理调适

产褥期妇女的心理调适主要表现在两方面：确立家长与孩子的关系和承担母亲角色的责任。根据美国妇产科护理学专家鲁宾的研究结果显示，产褥期妇女的心理调适过程一般经历以下3个时期。

1. **依赖期**　产后前3d。表现为产妇的很多需要是通过别人来满足，如对孩子的关心、喂奶、沐浴等，同时产妇喜欢用语言表达对孩子的关心，较多地谈论自己妊娠和分娩的感受。较好的妊娠和分娩经历、满意的产后休息、丰富的营养和较早较多地与孩子间的目视及身体接触将有助于产妇较快地进入依赖-独立期。

2. **依赖-独立期**　产后3～14d。产妇表现出较为独立的行为，开始注意周围的人际关系，主动参与活动，学习和练习护理孩子。但这一时期容易产生压抑，可能因为分娩后产妇感情脆弱、太多的母亲责任、新生儿诞生而产生爱的被剥夺感、痛苦的妊娠和分娩过程、糖皮质激素和甲状腺素处于低水平等因素相关。压抑的情绪与新生儿护理使产妇极为疲劳，疲劳又加重压抑。产妇可出现冷漠不悦、易烦躁、情绪激动等，严重者表现为哭泣、对周围漠不关心、拒绝哺乳和护理新生儿等。

3. **独立期**　产后2周至1个月。此时，新家庭形成，产妇、家人和婴儿已成为一个完整的系统，形成新的生活形态。夫妇两人共同分享欢乐和责任，家庭生活开始逐渐恢复。但是，产妇及丈夫会承受更多的压力，出现兴趣与需要、事业与家庭间的矛盾，哺育孩子、承担家务及维持夫妻关系等各种角色的矛盾。

四、心理干预

针对产褥期妇女心理行为的不同时期实施心理干预和护理，要识别和改善产妇不良的认知模式、情绪和行为模式，培养乐观、积极、健康的性格，引导产妇采用积极的认知、情绪和行为模式，提高对环境的适应能力，避免不良的行为模式，可以使产妇以最佳的心理状态积极面对产后的康复过程。

1. **依赖期**　在此期，家庭成员的支持，尤其是丈夫的心理支持尤为重要，丈夫与家属要及时关心、帮助产妇，营造良好的家庭氛围，护士做健康宣教时，强调产妇及家属共同参与，取得共同的育儿方法与理念，减轻产妇的心理压力。护士耐心指导产妇产褥期休息、饮食营养、卫生保健、母乳喂养、新生儿护理等知识。帮助产妇做好日常生活护理及新生儿监护。

2. **依赖-独立期**　在此期，应及时对产妇进行心理评估，对症实施心理护理，并让家属积极参与安慰疏导产妇，加倍地关心产妇，鼓励产妇表达自己的心情，帮助其缓解压抑情绪。应及时提供护理、指导和帮助，促使产妇纠正消极情绪。提供婴儿喂养和护理相关知识，耐心指导并协助产妇哺乳和护理新生儿，培养其照顾新生儿的能力。初产妇产褥期往往比较脆弱，且对旁人的态度和评价都较为敏感。由于初为人母，无育儿经验和知识，护士在交流过程中对于产妇的努力和进步，多采用鼓励、肯定的评价，给予产妇足够的信心面对新角色带来的挑战,让其在此过程中感到快乐和满足,有利于提高产妇的自信心和自尊感,促进接纳新生儿、自己和家属。保证产妇充分休息,室内舒适、安静、无噪声,使其从疲劳中解脱、接受喂养、监护好新生儿和自身生活自理问题。

3. 独立期　此期家庭成员的相互关心、支持合作很重要,夫妻双方共同面对生活事件中的困难,在特殊阶段给予处于更困难一方的支持,对家庭的稳定是十分必要的。

第四节　产褥期计划生育指导

产后妇女短期内进行人工流产的风险较普通育龄妇女高,人工流产方式中无论是负压吸引术还是药物流产,都会破坏妇女自身的防护屏障,损伤子宫内膜,对生殖系统及其功能造成潜在的危害。WHO指出,为了减少母亲、胎儿和新生儿的不良结局,建议产后至少间隔2年再妊娠。故产后及时、高效的避孕可保障女性生殖健康,并避免产后近期妊娠甚至人工流产带来的风险。

一、产后避孕的实施意义

(1)合理控制生育间隔,减少母婴不良结局的发生。产后避孕是预防非计划妊娠的关键,有利于控制生育间隔、改善母婴健康结局。

(2)降低剖宫产后再次妊娠的风险。剖宫产术后再次妊娠时胎盘种植和位置异常、产后出血、子宫破裂及新生儿窒息、死亡等风险显著增加。

(3)减少产后人工流产及其并发症。

二、避孕方法

对有再生育要求的妇女,为保证母儿的安全,应适当控制生育间隔,优先考虑长效可逆的避孕方法;若无生育需求的妇女,可根据自身情况优先考虑长效和永久的避孕方法。产后避孕方法的选择除需考虑分娩的方式、是否患有合并症外,还需考虑哺乳和血栓的风险,可选用宫内节育器(intrauterine device)、皮下埋植剂、单孕激素制剂或工具避孕。哺乳期避孕原则是不影响乳汁质量及婴儿健康。由于哺乳期阴道较干燥,不适用避孕药膜。哺乳期不宜使用雌、孕激素复合避孕药或避孕针,以及安全期避孕。

(一)宫内节育器

宫内节育器是长效、高效、可逆的避孕方法,含铜宫内节育器的使用期限一般为10年,释放左炔诺孕酮宫内节育器使用期限为5年。对于不哺乳的产妇产后可放置含铜宫内节育器和左炔诺孕酮宫内节育器。对于计划哺乳的妇女,建议放置含铜宫内节育器。由于产后4周内使用左炔诺孕酮宫内节育器可能会使新生儿有暴露于甾体激素的风险,故不建议使用。

1. 作用机制　宫内节育器的避孕机制复杂,主要是局部组织对异物的组织反应而影响受精卵着床。活性宫内节育器的避孕机制还与活性物质有关。

1) 对精子和胚胎的毒性作用

（1）宫内节育器由于压迫局部发生炎症反应，炎症细胞对胚胎有毒性作用。同时产生大量巨噬细胞覆盖于子宫内膜，影响受精卵着床，并能吞噬精子及影响胚胎发育。

（2）铜离子具有使精子头尾分离的毒性作用，导致精子不能获能。

2) 干扰着床

（1）长期异物刺激导致子宫内膜损伤及慢性炎症反应，产生前列腺素，改变输卵管蠕动，使受精卵运行速度与子宫内膜发育不同步，受精卵着床受阻。

（2）子宫内膜受压缺血及吞噬细胞的作用，激活纤溶酶原，局部纤溶酶活性增强，致使囊胚溶解吸收。

（3）铜离子进入细胞，影响锌酶系统，如碱性磷酸酶和碳酸酐酶，阻碍受精卵着床及胚胎发育，并影响糖原代谢、雌激素摄入及 DNA 合成，使内膜细胞代谢受到干扰，使受精卵着床及囊胚发育受到影响。

3) 左炔诺孕酮宫内节育器的避孕作用　可使部分妇女抑制排卵。主要是孕激素对子宫内膜的局部作用：①使腺体萎缩，间质蜕膜化，间质炎性细胞浸润，不利于受精卵着床；②改变宫颈黏液性状，使宫颈黏液稠厚，不利于精子穿透。

4) 吲哚美辛宫内节育器的避孕作用　吲哚美辛可抑制前列腺素合成，减少前列腺素对子宫的收缩作用，从而减少放置宫内节育器后出现的出血反应。

2. 宫内节育器放置时间

影响宫内节育器使用的一个最主要原因是产褥感染，产褥感染时放置宫内节育器可使病情恶化，故应等到感染治愈后再行放置。

（1）产后即时（胎盘娩出后 10 min）至产后 48 h 放置宫内节育器。

（2）产后 48 h 至产后 4 周放置宫内节育器。但此期放置宫内节育器的脱落率较高，故一般不建议在此期放置。

（3）产后 4 周以上放置宫内节育器。由有经验的医护人员放置，可有效降低宫内节育器的脱落率。

（二）皮下埋植剂

皮下埋植避孕方法是通过缓慢释放孕激素达到避孕效果。

目前国内可以提供的皮下埋植剂，除含左炔诺孕酮的 6 根型和 2 根型产品外，还有含依托孕烯的单根型皮下埋植剂。6 根型在我国注册的使用期限为 5 年，2 根型为 4 年，单根型为 3 年。这些产品尤其适用于存在产褥感染、子宫畸形、宫腔变形、宫内节育器频繁脱落以及对做绝育手术有顾虑的妇女。为安全起见，WHO 对使用皮下埋植剂的建议：产后哺乳妇女 6 周内不适用，产后 6 周后可使用；产后非哺乳妇女，产后即可开始使用皮下埋植剂。

（三）单孕激素制剂

由于单孕激素制剂不增加静脉血栓的发生率，同时对乳汁的质和量影响小，较适用于哺乳期妇女。对于哺乳女性产后使用单孕激素避孕的开始时机目前尚存争议。

1. 单孕激素口服避孕药 不含雌激素，不影响哺乳，停用后即可怀孕。

2. 长效醋酸甲羟孕酮注射剂 是长效可逆避孕药，每隔 3 个月注射 1 针，避孕效果好，停药后 6～9 个月恢复生育能力。

（四）屏障避孕

1. 阴茎套（condom） 也称避孕套，为男性避孕工具。作为屏障阻止精子进入阴道而达到避孕目的。其为筒状优质薄型乳胶制品，顶端呈小囊状，排精时精液储留在囊内，容量为 1.8 ml。阴茎套分为 29、31、33、35 mm 四种规格。使用前应先行吹气检查有无漏孔，同时排去小囊内空气，射精后在阴茎尚未软缩时，即捏住套口和阴茎一起取出。使用时选择合适阴茎套型号，不宜过大或过小。每次性交时均应全程使用，不能反复使用。正确使用阴茎套的避孕率高达 93%～95%。阴茎套还具有防止性传播性疾病的作用。

2. 阴道套（vaginal pouch） 也称女用避孕套（female condom），既能避孕，又能防止性传播疾病。

拓展阅读 11-1 不同阶段和状态下的避孕方法选择及级别

三、避孕失败的补救措施

人工流产指因意外妊娠、疾病等原因而采用人工方法终止妊娠，是避孕失败的补救方法。终止早期妊娠的人工流产方法包括手术流产和药物流产。产后妇女短期内意外怀孕，由于子宫仍未完全复旧，进行人工流产的风险较高，选用何种方式终止妊娠主要根据风险性、分娩方式、是否哺乳及本人意愿来综合考虑。

（一）手术流产

手术流产（surgical abortion）是采用手术方法终止妊娠，包括负压吸引术和钳刮术。

1. 负压吸引术 利用负压吸引原理，将妊娠物从宫腔内吸出，称为负压吸引术。

1) 适应证 包括：①妊娠 10 周内要求终止妊娠且无禁忌证者；②患有某种严重疾病不宜继续妊娠者。

2) 禁忌证 包括：①生殖道炎症；②各种疾病的急性期；③全身情况不良，不能耐受手术；④术前 2 次测量体温在 37.5 ℃以上。

3) 术前准备及护理 包括：①详细询问病史，进行全身检查及妇科检查；②血或尿 hCG 测定，超声检查确诊；③实验室检查包括阴道分泌物常规、血常规及凝血方面检测；④术前测量体温、脉搏、血压；⑤解除产妇思想顾虑；⑥决定手术日期后，要禁止性生活 3 天以上，注意保持外阴部的清洁，尽量避免过度劳累和紧张，加强营养；⑦排空膀胱。

4) 术后护理 包括：①术后 1 h 内鼓励患者多饮水，并下床排尿，以确认手术中对膀胱及盆底肌肉是否有损伤；②术后若无特殊情况可恢复正常饮食，但术后 1 个月内不可多食红糖、桂圆等热性活血类食物,以防延长出血时间;③保持外阴清洁,勤换卫生垫,防止感染;④观察产妇生命体征、面色、阴道流血量及主诉,若有异常要及时处理。

5)健康宣教

(1)自我监护:①观察阴道出血情况,如出血量多于正常月经量或阴道出血超过2周,及时入院就诊;②出院后可能仍有腹部疼痛但程度较轻,若腹痛剧烈须及时入院就诊;③2周内保持外阴清洁,勤换卫生垫,禁洗盆浴;④1个月内禁止性生活;⑤注意休息,可适当做些家务,2周内不从事重体力劳动。

(2)饮食指导:①多食蔬菜、水果,保持大便通畅。适时补充鸡蛋、瘦肉。②不食热性活血类食物,如红糖、桂圆、荔枝等,不食辛辣刺激性及冰冻食物,少食油炸食物。③随访:出院后1个月内到计划生育门诊随访1次。

2. 人工流产术并发症及处理

1)出血　妊娠月份较大时,因子宫较大,子宫收缩欠佳,出血量多,可在扩张宫颈后注射缩宫素,并尽快取出绒毛组织。吸管过细、胶管过软或负压不足引起出血,应及时更换吸管和胶管,调整负压。近年来,由于剖宫产率升高,种植在瘢痕部位的妊娠发生率明显增加,一旦漏诊,可造成术中严重出血甚至危及生命。

2)子宫穿孔　是人工流产术的严重并发症。发生率与手术者操作技术以及子宫本身情况(如哺乳期妊娠子宫、剖宫产后瘢痕子宫妊娠等)有关。一旦发生子宫穿孔,应立即停止手术。若穿孔小、无脏器损伤或内出血、手术已完成,可注射子宫收缩剂保守治疗,并给予抗生素预防感染。同时,密切观察血压、脉搏、呼吸等生命体征。若宫内组织未吸净,应由有经验的医师避开穿孔部位,也可在超声引导下或腹腔镜下完成手术。破口大、有内出血或怀疑脏器损伤者,应剖腹探查或腹腔镜检查,根据情况做相应处理。

3)人工流产综合反应　指手术时疼痛或局部刺激,使患者在术中或术毕出现恶心呕吐、心动过缓、心律不齐、面色苍白、头昏、胸闷、大汗淋漓,严重者甚至出现血压下降、昏厥、抽搐等迷走神经兴奋症状。这与患者的情绪、身体状况及手术操作有关。发现症状应立即停止手术,给予吸氧,一般能自行恢复。严重者可加用阿托品$0.5\sim1mg$静脉注射。术前重视精神安慰,术中动作轻柔,吸宫时掌握适当负压,减少不必要的反复吸刮,均能降低人工流产综合反应的发生率。

4)漏吸或空吸　施行人工流产术未吸出胚胎及绒毛而导致继续妊娠或胚胎停止发育,称为漏吸。漏吸常因子宫畸形、位置异常或操作不熟练引起。一旦发现漏吸,应再次行负压吸引术;误诊宫内妊娠行人工流产术,称为空吸。术毕吸刮出物肉眼未见绒毛,要重复行妊娠试验及超声检查。如确定宫内未见妊娠囊,诊断为空吸,则必须将吸刮的组织全部送病理检查,警惕异位妊娠。

5)吸宫不全　指人工流产术后部分妊娠组织物的残留。与操作者技术不熟练或子宫位置异常有关。手术后阴道流血时间长,血量多或流血停止后再现多量流血,应考虑为吸宫不全,血或尿hCG检测和超声检查有助于诊断。无明显感染征象者即行刮宫术,刮出物送病理科检查。术后给予抗生素预防感染。若同时伴有感染,应控制感染后再行刮宫术。

6）感染　可发生急性子宫内膜炎、盆腔炎等，予抗生素治疗，口服或静脉给药。

7）羊水栓塞　少见，往往由于宫颈损伤、胎盘剥离使血窦开放，为羊水进入创造条件。即使并发羊水栓塞，其症状及严重性不如晚期妊娠发病凶猛。治疗包括抗过敏、抗休克等。

8）远期并发症　如宫颈粘连、宫腔粘连、慢性盆腔炎、月经失调、继发性不孕等。

（二）药物流产

药物流产（medical abortion）是用药物而非手术终止早孕的一种避孕失败的补救措施。目前临床应用的药物为米非司酮配伍米索前列醇。米非司酮是一种类固醇类的抗孕激素制剂，具有抗孕激素及抗糖皮质激素作用。米索前列醇是前列腺素类似物，具有子宫兴奋和宫颈软化作用。两者配伍应用终止早孕完全流产率达90％以上。

1. **适应证**　包括：①早期妊娠：≤49 d 可门诊行药物流产；>49 d 应酌情考虑，必要时住院流产。②本人自愿，血或尿 hCG 阳性，超声确诊为宫内妊娠。③人工流产术高危因素者，如瘢痕子宫、哺乳期、宫颈发育不良或严重骨盆畸形。④多次人工流产术史，对手术流产有恐惧和顾虑心理者。

2. **禁忌证**　包括：①有使用米非司酮禁忌证，如肾上腺及其他内分泌疾病、妊娠期皮肤瘙痒、血液病、血管栓塞等病史；②有使用前列腺素药物禁忌证，如心血管疾病、青光眼、哮喘、癫痫、结肠炎等；③其他：带器妊娠、异位妊娠、过敏体质、妊娠剧吐，以及长期服用抗结核、抗癫痫、抗抑郁、抗前列腺素药等。

3. **用药方法**　米非司酮分顿服法和分服法，每次服药前后各禁食 1 h。顿服法：米非司酮200 mg，一次性口服。分服法：米非司酮100 mg，每日 1 次口服，连续 2 天，总量200 mg。两种方法均于服药的第 3 天早上口服或阴道给药米索前列醇 0.6 mg。

4. **注意事项**　包括：①服药后可出现恶心、呕吐、腹痛、腹泻等胃肠道症状，故用药前后空腹 1 h；②药物流产必须在有正规抢救条件的医疗机构进行；③必须在医护人员监护下使用，严密观察出血及不良反应的发生情况；④注意鉴别异位妊娠、葡萄胎等疾病，防止漏诊或误诊；⑤出血时间长、出血多是药物流产的主要不良反应，极少数人可大量出血而需急诊刮宫终止妊娠；⑥药物流产后需落实避孕措施。

四、绝育方法

输卵管绝育术（tubal sterilization）是一种安全、永久性节育措施，通过输卵管结扎手术阻断精子与卵子相遇而达到绝育。目前常用方法为经腹输卵管结扎或腹腔镜下输卵管绝育。

（一）经腹输卵管结扎术

经腹输卵管结扎术（abdominal tubal ligation）是国内应用最广的绝育方法，具有切口小、组织损伤小、操作简易、安全、方便等优点。

1. 适应证　包括：①要求接受绝育手术且无禁忌证者；②患严重全身疾病不宜生育者。

2. 禁忌证　包括：①24 h 内 2 次体温≥37.5 ℃；②腹部皮肤有感染灶或患急、慢性盆腔炎者；③患严重的神经官能症者；④全身状况不佳，不能耐受手术者；⑤各种疾病急性期。

3. 术前准备和护理

1）手术时间选择　非妊娠妇女在月经干净后 3～4 d；人工流产或分娩后宜在 48 h 内施术；哺乳期或闭经妇女应排除早孕后再行绝育术。

2）术前评估　全面评估受术者情况，详细询问病史，并做全身检查与妇科检查，实验室检测阴道分泌物常规、血尿常规、凝血功能、肝功能等检查。

3）术前心理照护　向受术者耐心解说手术前后的注意事项、手术过程，解除受术者思想顾虑。

4）术前皮肤准备　术前 1 天用抗菌皂沐浴，上至乳头水平，下至耻骨联合及大腿上 1/3，两侧至腋中线，洗头，剪指甲。用液状石蜡清洁脐孔。

5）术后康复　教会患者术后咳嗽方法。

6）饮食　根据不同麻醉方式禁食、禁水。

4. 麻醉方式　采用局部浸润麻醉或硬膜外麻醉。

5. 手术步骤　患者排空膀胱，取仰卧位，留置导尿管；手术野按常规消毒。手术经过如下：

（1）取下腹正中耻骨联合上两横指（3～4 cm）做 2 cm 长纵切口，产后在宫底下 2～3 cm 做纵切口。

（2）寻找提取输卵管是手术的主要环节。根据不同的子宫位置可采用卵圆钳取管法、指板取管法或吊钩取管法。提取输卵管后找到输卵管伞端才证实为输卵管，术中须同时检查卵巢有无异常。

（3）结扎输卵管方法有抽芯包埋法、输卵管银夹法和输卵管折叠结扎切除法。抽芯包埋法具有血管损伤少、并发症少、成功率高等优点，目前广泛应用。确认输卵管后用两把鼠齿钳夹持输卵管，于输卵管峡部浆膜下注入利多卡因使浆膜膨胀，切开膨胀的浆膜层，用弯蚊钳游离输卵管，剪除输卵管约 1 cm 长，结扎输卵管两侧断端，然后缝合浆膜层，将近端包埋于输卵管系膜内，远端留于系膜外。同法处理对侧输卵管。

6. 术后并发症

1）出血或血肿　过度牵拉损伤输卵管或输卵管系膜血管，引起腹腔内积血或血肿。

2）感染　包括局部感染和全身感染。感染原因包括体内原有感染尚未控制，消毒不严或手术操作无菌观念不强。

3）损伤　解剖关系辨认不清或操作粗暴致膀胱、肠管损伤。

4）输卵管再通　绝育者有 1%～2% 的输卵管再通率，与操作时手术者误扎、漏扎输卵管有关。

7. 术后护理

1）饮食 根据麻醉方式给予术后饮食。

2）休息与活动 根据麻醉方式选择卧位，静卧 4~6 h 后可下床活动，防止深静脉血栓栓塞症的发生。

3）观察 按麻醉方式做好生命体征的观察，注意受术者的主诉、神志、切口有无渗血、有无并发症的发生等。

4）计划生育 术后 2 周内禁止性交。

5）其他 若为流产或产后绝育，应按流产后或产后注意事项处理。

（二）经腹腔镜输卵管绝育术

1. 适应证 包括：要求接受绝育手术且无禁忌证者；患严重全身疾病不宜生育者。

2. 禁忌证 主要为腹腔粘连、心肺功能不全、膈疝等，其他禁忌证同经腹输卵管结扎术。

3. 术前准备和护理 同经腹输卵管结扎术，患者应取头低臀高仰卧位。

4. 麻醉方式 采用局麻、硬膜外麻醉或全身麻醉。

5. 手术步骤 脐孔下缘做 1 cm 小切口，先用气腹针插入腹腔，充二氧化碳 2~3 L，然后插入套管针放置腹腔镜。在腹腔镜直视下将弹簧夹或输卵管套环（Falope ring）置于输卵管峡部，以阻断输卵管通道。也可采用双极电凝法烧灼输卵管峡部 1~2 cm。据统计，各类绝育术的失败率以电凝术再通率最低（1.9‰），硅胶环为 3.3‰，弹簧夹高达 27.1‰。机械性绝育术与电凝术相比，毁损组织少，可能为以后输卵管复通提供更高的成功率。

6. 术后护理 略，同经腹输卵管结扎术。

第五节 产后盆底康复

分娩后产妇经历的生理和心理恢复过程称为产后康复（postpartum recovery）。良好的产后康复能促进女性健康，提高生活质量。本节以盆底康复促进为例进行阐述。

一、盆底功能障碍

（一）定义

盆底支持组织因退化、损伤所致松弛而引发的一类疾病，即盆底功能障碍，主要表现为压力性尿失禁和盆腔器官脱垂。

（二）病因

妊娠和分娩是引起盆底功能障碍最常见的诱因之一。

妊娠期间,日益增加的子宫重量使盆底肌肉及韧带持续受压,肛提肌长期处于超负荷的等张收缩状态,最终致使肌肉无力,影响膀胱和尿道的血流及神经的支配。同时,孕期激素水平改变、盆底弹力纤维和胶原蛋白拉伸变性均影响盆底的功能。至分娩期,分娩过程使阴道壁松弛,过度扩张使得盆底肌和筋膜的弹性功能出现不同程度减弱,肌纤维出现断裂,导致产后盆腔器官脱垂、尿失禁、大便失禁、性功能障碍和骨盆疼痛等症状。

二、盆底康复锻炼的意义

盆底功能障碍的发生率逐年攀升,产妇在产后发生尿失禁、大便失禁、性功能障碍等症状,使产妇既要忍受身体上的伤害又要承受严重的心理压力,严重影响产妇的生活质量,增加产妇产后抑郁的风险。盆底功能康复训练和治疗可以促进妊娠和分娩过程损伤的神经和肌肉恢复,预防盆底支持结构的缺陷和损伤,改善和治疗各种盆底功能障碍性疾病。

三、盆底功能康复治疗方法

盆底功能康复治疗方法包括:运动疗法、物理疗法、中医疗法、药物疗法等。这些治疗方式既可以独立进行,也可以多种方式联合进行治疗。

(一) 运动疗法

1. 盆底肌训练(pelvic floor muscle training, PFMT)　训练前排空膀胱,然后做收缩肛门和阴道的动作。传统的训练以 Kegel 运动为主,即通过锻炼耻-尾骨肌肉群以提升盆底肌力。在无并发症的情况下,孕期和产后都可以进行 PFMT,孕期开始进行 PFMT 有助于缩短第二产程,改善产后盆底功能,有助于产后肌力的恢复。应该根据孕产妇可接受的强度和症状来制订相应的 PFMT 方案,循序渐进。

2. 瑜伽训练　可以改善产妇盆腔血液循环状态,促进子宫收缩能力的提升,同时强化产妇盆底肌弹性,能够有效预防子宫脱垂疾病的发生。

3. 普拉提训练　产妇练习普拉提时,配合呼吸和各大关节的伸展,以此有效收缩产妇的肌肉群,提升盆底肌张力,以更快的速度恢复受到损伤的盆底肌肉,改善血液循环和会阴伤口瘢痕等问题。

(二) 物理疗法

1. 阴道哑铃　主要由金属内芯塑料球囊以及尾线构成,具有不同的型号,可以根据盆底肌力和体型进行选择。阴道哑铃可锻炼产妇阴道收缩能力,改善盆底肌功能。

2. 盆底电刺激疗法　需要在产妇的阴道中放置电极,通过不同设置的电刺激对产妇的神经、肌群进行刺激,使盆底肌肉完成被动收缩,唤醒肌肉本体感受器,起到锻炼盆底肌力的作用,实现盆底肌收缩能力的改善。

3. 盆底生物反馈疗法　在阴道内置生物反馈仪,改善和提升产妇的盆底肌对阴道内压力变化的感知性,进而对盆底肌信号的活动状态予以动态性监测和反馈,进而对盆底功能锻炼给予有效指导。有方向、有目的的适量锻炼,可持续改善盆底肌功能。

4. 盆底磁刺激疗法　主要利用动态电磁脉冲刺激产妇的神经纤维,促使产生神经冲动,引起盆底神经末梢的运动,实现盆底肌力量的增强。

(三) 中医疗法

1. 针灸治疗　以传统经络腧穴理论为基础,采用针刺激方法,实现盆腔血液循环的改善,调节神经功能。

2. 中药治疗　女性产后气血耗伤、中气不足,容易发生盆底功能障碍性疾病,治疗关键在于补肾固阳、益气升阳。

3. 手法按摩　可改善全身血液循环,促进新陈代谢,增强小腹肌力,活血祛瘀,舒筋通络,调气血、补虚弱,有效改善盆腔支持组织的松弛状态。

(四) 药物疗法

药物疗法包括雌激素、去甲肾上腺素再摄取抑制剂、α肾上腺素激动剂等,药理作用是通过副交感、交感以及内脏神经系统互相协作,调节盆腔器官,目前临床已很少使用。

产后越早进行盆底康复训练和治疗对于盆底肌力恢复越有帮助,在产后应根据产妇的实际情况指导产妇进行盆底功能康复训练,遵循个体化的治疗护理原则,及时调整治疗方案与模式,提高产妇的配合程度,改善和预防产后盆底功能障碍,提高产妇生活质量。

第六节　母乳喂养

一、母乳喂养意义

母乳喂养对母婴健康均有益处。母乳喂养可以提供满足婴儿生长发育所需的营养,提高其免疫力,促进婴儿牙齿及颜面部的发育,增进母婴感情等。对产妇而言,母乳喂养可促进产后子宫复旧,推迟月经复潮及排卵时间,降低产妇患乳腺癌、卵巢癌等的风险。

拓展阅读 11-2　母乳喂养机制

在线课程 11-1　前三天宝宝要完成的大任务

二、母乳喂养技巧

在线课程 11-2　母乳喂养

(一) 哺乳姿势和衔乳姿势

1. 哺乳姿势　哺乳的常用姿势主要有摇篮式、交叉式、橄榄球式和侧卧式等

(图 11-2)，目前还提倡半躺式(图 11-3)哺乳姿势。无论采取何种姿势，母亲都要放松舒适，可使用枕头、靠垫等支托母亲背部、腰部、手臂等。脱去婴儿的襁褓和裹紧的衣物和手套，使其手部可自由活动。哺乳要点：母亲和婴儿均采用舒适、放松的姿势，婴儿身体紧贴母亲，面对乳房，鼻尖对乳头，耳朵、肩和臀部呈一直线，婴儿张大嘴含住乳头和大部分乳晕，下颌紧贴母亲乳房。

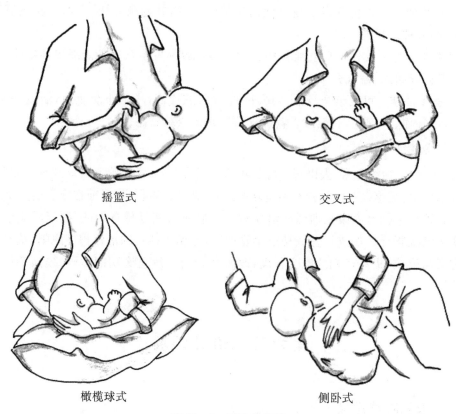

摇篮式　　　　　　　　　　　　　交叉式

橄榄球式　　　　　　　　　　　　侧卧式

图 11-2　哺乳的姿势

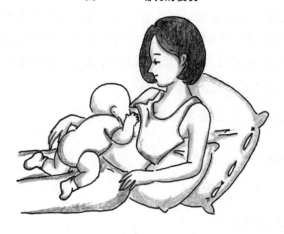

图 11-3　半躺式哺乳姿势

2. 衔乳姿势　婴儿正确衔乳可以预防和改善许多母乳喂养问题,如母乳不足、乳头疼痛、婴儿体重增长不佳等。婴儿正确衔乳姿势如图 11-4 所示。

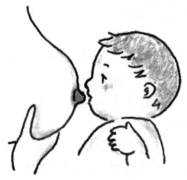

用手托住乳房,拇指在上,手指避开乳晕部位

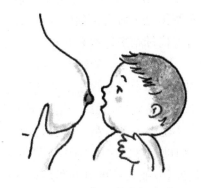

用乳头轻触婴儿嘴唇,使他长大嘴巴

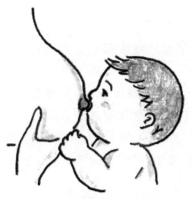

在婴儿张大嘴的瞬间,拉近婴儿,使婴儿能大口含住包括乳头、乳晕的乳房组织

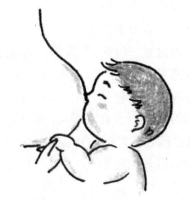

抱住宝宝,避免吸吮过程中乳头滑脱

图 11-4　婴儿正确衔乳姿势

3. 注意事项　在帮助母亲找到舒适的哺乳姿势时,需注意以下几点。

(1)没有绝对"正确"或"错误"的哺乳姿势,每位母亲对"舒适度"的感受与要求不同,帮助母亲找到最适合她自己的姿势比教会某一固定姿势更重要。在母亲很熟练地进行哺乳后,可以支持她尝试其他姿势。

(2)必要的时候,提供基本的原则信息。例如,母亲需要稳定支撑住婴儿的肩、颈,以及臀部,不限制婴儿头部活动,避免将婴儿头部推向乳房;婴儿的耳朵、肩膀及臀部呈直线,可以避免颈部扭曲造成含接困难。

(3)借助辅助工具,如枕头、靠垫等,教会家庭其他成员帮助母亲哺乳。如剖宫产术后的母亲可能喜欢侧躺式哺乳,可指导家人在母亲的腰背部垫上枕头;母亲采用半躺式哺乳,则帮助母亲抬高床头;如母亲喜欢摇篮式哺乳,可在其肘部放置靠垫,避免手臂长时间悬空导致疲劳。

(4) 提供安静的环境,首先让母亲和婴儿进行尝试,避免过多语言指导和纠正。适当鼓励和赞扬母亲做得正确的地方,也可轻柔地将母亲的手臂放置于舒适的位置,而不是指导者替代母亲来怀抱婴儿作为示范。

(5) 产后早期婴儿含乳非常重要,关系到母亲的舒适度以及乳汁移除的效率。专业人员须告诉母亲耐心观察婴儿在乳房上的表现,如婴儿嘴巴张大,上下唇外翻呈"鱼嘴"状,下巴紧贴乳房,大部分情况下可观察到婴儿嘴巴上方露出的乳晕多于下方(与母亲乳晕大小也有关系),鼻子露出缝隙可自由呼吸。

(6) 如母亲感到疼痛不适,或婴儿表现无法安抚或无法衔乳,以及母亲或家人提出各种问题时,专业人员再对母婴进行评估和调整。若进行调整后,婴儿衔乳仍旧造成母亲乳头疼痛,可检查婴儿的口腔,排除是否有舌系带短等结构异常和吸吮异常。必要时,请其他医护人员共同找出问题的原因。

(二) 母乳喂养评估

1. 母乳喂养因素评估

1) 生理因素　包括:①患有严重的疾病;②会阴或腹部切口疼痛;③使用某些药物;④乳房胀痛、乳头皲裂、乳头内陷及乳腺炎。

2) 心理因素　包括:①异常妊娠史;②不良的分娩体验;③分娩及产后的疲劳;④失眠或睡眠不佳;⑤自尊紊乱;⑥缺乏信心;⑦焦虑;⑧压抑。

3) 社会因素　包括:①缺乏医护人员或丈夫及家人的关心、帮助;②工作负担过重或离家工作;③婚姻问题;④青少年母亲或单身母亲;⑤母婴分离;⑥缺乏相关知识与技能。

2. 母乳喂养状况评估表　评估喂哺时母亲、婴儿、乳房、婴儿姿势、含乳、吸吮等状况。

📖 拓展阅读11-3　母乳喂养状况评估表

三、特殊情况下的母乳喂养

推荐母乳喂养,按需哺乳。母婴同室,做到早接触、早吸吮。重视心理护理的同时,指导正确的哺乳方法。产妇于产后半小时内尽早开始哺乳,刺激泌乳。乳房应保持清洁、干燥。哺乳前柔和地按摩乳房,可刺激泌乳反射。哺乳时应让新生儿吸空乳房,以免乳汁淤积影响乳汁分泌,并预防乳腺管阻塞及两侧乳房大小不一等情况。

(一) 一般护理

哺乳期建议产妇使用棉质乳罩,大小适中,避免过松或过紧。每次哺乳前,产妇应用清水将乳头洗净,并清洗双手。乳头处如有污垢,应先用油脂浸软后再用温水洗净,切忌用乙醇等擦洗,以免引起局部皮肤干燥、皲裂。若吸吮不成功,则指导产妇挤出乳汁喂养。

（二）平坦及凹陷乳头护理

无论是平坦还是凹陷的乳头，都有可能成功进行母乳喂养，因为婴儿含住的是包括乳头乳晕的乳房组织，而不仅仅是乳头。指导母亲掌握正确的哺乳姿势以及婴儿正确含乳是重要的护理措施。

1. 护理措施

（1）尽早并持续母婴皮肤接触，鼓励婴儿自主寻乳。

（2）频繁哺乳，避免乳房过度充盈；并在乳房充盈前帮助母亲找到合适的哺乳姿势。

（3）指导正确含乳，告诉母亲让婴儿含接住乳头、乳晕等尽可能多的乳房组织，教会不对称含乳方式。

（4）避免让婴儿吸吮橡皮奶头和安抚奶嘴，以免乳头混淆。

（5）建议母亲在哺乳前刺激乳头使之突出，便于婴儿寻乳。

（6）乳盾不作为首选和常规使用，可根据实际情况作为过渡使用，逐步撤离。

（7）心理护理：告诉母亲，婴儿可能需要时间学习含接，母婴可能需要多次尝试才能找到合适的方式；给予支持，减轻母亲的焦虑情绪。

2. 指导练习　有些产妇的乳头凹陷，一旦受到刺激乳头呈扁平或向内回缩，婴儿很难吸吮到乳头，可指导产妇做乳头伸展和乳头牵拉。

1）乳头伸展练习　将两示指平行放在乳头两侧，慢慢地由乳头向两侧外方拉开，牵拉乳晕皮肤及皮下组织，使乳头向外突出；接着将两示指分别放在乳头上侧和下侧，将乳头向上、向下纵向拉开（图 11-5）。此练习重复多次，做满 15 min，每日 2 次。

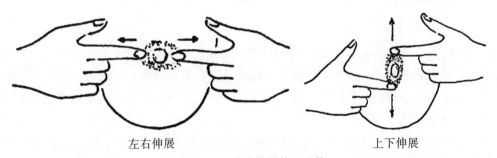

左右伸展　　　　　　　　　　　　　　　上下伸展

图 11-5　乳头伸展练习手势

2）乳头牵拉练习　用一只手托乳房，另一只手的拇指和中指、示指抓住乳头向外牵拉重复 10～20 次，每日 2 次。

3. 其他措施　指导孕妇从妊娠 7 个月起佩戴乳头罩，对乳头周围组织起到稳定作用。柔和的压力可使内陷的乳头外翻，乳头经中央小孔保持持续突起。指导产妇改变多种喂奶的姿势和使用乳盾以利婴儿含住乳头，也可利用吸乳器进行吸引。在婴儿饥饿时可先吸吮平坦一侧，此时婴儿吸吮力强，容易吸住乳头和大部分乳晕。

（三）乳房胀痛护理

（1）产后早期做到早吸吮、早接触，母婴同室，做到频繁、有效的母乳喂养可预防大多数乳房肿胀。

（2）乳房肿胀发生后，首要的措施仍然是有效频繁地吸吮，可指导母亲正确的哺乳姿势，婴儿含接，确保乳房内乳汁有效移除。

（3）外敷乳房：哺乳前热敷乳房，可促使乳腺管畅通。在两次哺乳间冷敷乳房，可减少局部充血、肿胀。

（4）按摩乳房：哺乳前按摩乳房，方法为从乳房边缘向乳头中心按摩，可促进乳腺管畅通，减少疼痛。反式按压或用手挤奶可减轻乳晕水肿，有助于婴儿含接。

（5）佩戴乳罩：乳房肿胀时，产妇穿戴合适的具有支托性的乳罩可减轻乳房充盈时的沉重感。

（6）服用药物：遵医嘱使用药物，可口服维生素 B_6 或散结通乳的中药，常用方剂为柴胡（炒）、当归、王不留行、木通、漏芦各 15 g，水煎服。

（四）乳腺炎护理

乳汁淤积是哺乳期乳腺炎和感染的首要因素，需保证婴儿良好含接和乳汁移除。

（1）轻度乳腺炎：在哺乳前湿热敷乳房 3～5 min，并轻轻按摩乳房，促进喷乳反射。

（2）坚持母乳喂养，持续喂哺两侧乳房，且每次哺乳时先喂患侧乳房，因饥饿时婴儿的吸吮力强，有利于吸通乳腺管。

（3）哺乳后充分休息，增加液体摄入，饮食要清淡。

（4）哺乳间隙冷敷可改善母亲感受。

（5）遵医嘱使用药物控制炎症，减轻疼痛。

（五）乳头皲裂护理

（1）轻者可继续哺乳。哺乳时产妇取舒适的姿势，哺乳前湿热敷乳房 3～5 min，挤出少许乳汁使乳晕变软，让乳头和大部分乳晕含吮在婴儿口中。哺乳后，挤出少许乳汁涂在乳头和乳晕上，短暂暴露使乳头干燥，因乳汁具有抑菌作用，且含丰富蛋白质，能起到修复表皮的作用。

（2）疼痛严重者，可暂时用手挤奶或吸乳器吸出喂给新生儿，但需要避免吸乳器使用过大吸力导致乳头进一步损伤。

（3）严重的乳头皲裂遵医嘱在皲裂处涂抗生素软膏，于下次喂奶前洗净。

（六）催乳护理

（1）对于乳汁分泌不足的产妇，应增加母婴肌肤接触，指导其正确的哺乳方法、有效频繁地按需哺乳和坚持夜间哺乳，同时鼓励产妇树立信心。

（2）哺乳结束，可使用吸乳器和手挤奶继续移除乳汁，刺激泌乳。

（3）中药、按摩、针灸等疗法也可应用于泌乳不足。

(七) 退乳护理

产妇因疾病或其他原因不能哺乳时,应尽早退乳。最简单的方法是停止哺乳,不排空乳房,少进汤汁,但有半数产妇会感到乳房胀痛,可口服镇痛药物,2～3 d 后疼痛减轻。

目前不推荐雌激素或溴隐亭退乳。其他退乳方法:①生麦芽 60～90 g,水煎服,每日 1 剂,连服 3～5 d;②芒硝 250 g 分装于 2 个布袋内,敷于两侧乳房并包扎固定,变得湿硬后及时更换,直至乳房不胀为止;③维生素 B_6 200 mg 口服,每日 3 次,共 5～7 d。

(八) 乳汁的储存与使用

1. 储存容器选择 储存乳汁的容器需坚固(不易破损),密封性良好,可以耐受储存的温度。

2. 储存条件 如表 11－2 所示。

表 11－2 乳汁储存条件建议

存储位置	温度(℃)	推荐最长存储时间
室内	16～29	4 h 最佳,非常干净的条件下 6～8 h 可接受
冰袋	<15	24 h 安全
冷藏室	4	4 d 最佳,非常干净的条件下 5～8 d 可接受
冷冻室	－18	6 个月最佳,12 个月内可接受

(1) 保持储存相关器具清洁,及时冷藏、尽早使用。

(2) 新鲜挤出来的乳汁可以在室温(10～29 ℃)下储存一段时间。室温为 27～32 ℃,一般建议放置 4 h。挤奶环境如果非常干净,乳汁细菌计数非常低,在较低的室温下可存放 6～8 h,最好尽快冷藏或冷冻。

(3) 使用冰袋储存:人乳在 15 ℃ 以下存储 24 h 是安全的。

(4) 冷冻乳汁在 －20～－4 ℃ 至少可安全储存 3 个月。

3. 注意事项

(1) 条件允许情况下,使用单独冷柜,家用冰箱使用单独一层储存乳汁,避免污染。冷冻乳汁应储存在冰箱后部,避免冷冻门频繁打开而变暖,应远离自动除霜冷冻室的加热器。储存乳汁的容器应密封,避免污染。

(2) 挤出的乳汁加热到 40 ℃ 以上会消除脂肪酶,这会破坏乳汁中很多免疫活性成分。

(3) 储存乳汁时要考虑到冷冻时的膨胀,避免乳汁装满容器。一次喂养量在 60～120 ml 比较合理。对哺乳母亲来说,少量储存可以避免浪费。

(4) 不建议将新鲜挤出的乳汁加入冷藏或冷冻的乳汁中,要避免之前储存的乳汁被加热。但可以将新鲜挤出的乳汁降温后再装入同一个容器。

4. 储存乳汁的使用　储存的乳汁需要正确解冻和加热，有许多方法可以解冻乳汁。

（1）温奶器加热：将温奶器温度设置在 38～42℃，开启电源，加热期间间断摇动奶瓶，以使乳汁受热均匀。

（2）简易方法：将等量自来水和开水混合，如一杯自来水（温度 20℃）加一杯开水（最高温度 100℃，冬天开水可以略多些），此时水温不超过 60℃。将奶瓶浸泡在热水中定时间，用手感觉奶温，也可以滴一两滴乳汁在手背虎口皮肤，感觉到温热但不烫手即可；如果乳汁仍不够热，可将原先的热水弃去，按上述方法重新准备热水。不超过 60℃ 的热水温奶，几乎不会破坏乳汁中的各种成分。

无论何种加热方法，在给婴儿喂奶前，务必确保乳汁温度适当，具体方法：用手背虎口皮肤感受奶瓶或乳汁温度，以不烫为宜；也不能温度过低，容易引起婴儿胃肠不适。

（何莹、龚文艳）

数字课程学习

| ○教学 PPT　○导入案例解析　○复习与自测　○更多内容…… |

第十二章　异常产褥期及其护理

章前引言

　　产褥期母体各系统发生很大变化,是身体和心理恢复的关键期。产褥期由于个体因素或其他原因,可导致产褥感染、出血、精神心理改变等异常情况出现,影响母体健康。常见的产褥期异常情况包括产褥感染、晚期产后出血、急性乳腺炎、产褥期抑郁症等,其中产褥感染发生率较高,也是导致产妇死亡的主要原因之一。掌握产褥期常见疾病的知识,为产褥期妇女提供整体护理,避免产褥期疾病的发生和发展,是保证产褥期妇女康复的关键。

学习目标

　　1. 描述产褥感染、晚期产后出血的相关概念。

　　2. 理解产褥感染、急性乳腺炎、产褥期抑郁症的病因。

　　3. 理解产褥感染、晚期产后出血、急性乳腺炎、产褥期抑郁症的临床表现和治疗原则。

　　4. 根据所学知识,制订并实施护理措施和健康宣教。

　　5. 具备良好的人文关怀和协作精神,体现整体观。

思维导图

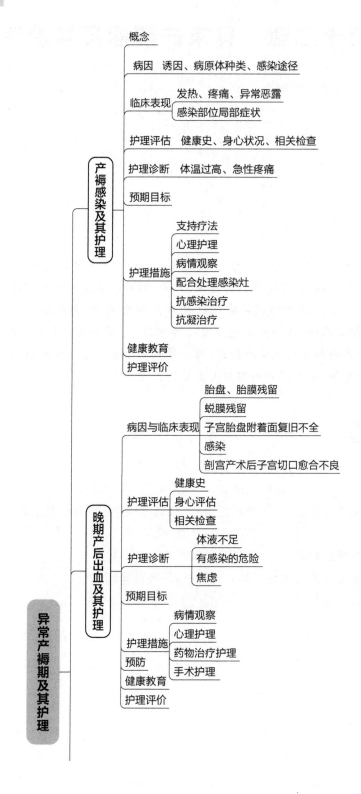

产褥感染及其护理
- 概念
- 病因　诱因、病原体种类、感染途径
- 临床表现
  - 发热、疼痛、异常恶露
  - 感染部位局部症状
- 护理评估　健康史、身心状况、相关检查
- 护理诊断　体温过高、急性疼痛
- 预期目标
- 护理措施
  - 支持疗法
  - 心理护理
  - 病情观察
  - 配合处理感染灶
  - 抗感染治疗
  - 抗凝治疗
- 健康教育
- 护理评价

晚期产后出血及其护理
- 病因与临床表现
  - 胎盘、胎膜残留
  - 蜕膜残留
  - 子宫胎盘附着面复旧不全
  - 感染
  - 剖宫产术后子宫切口愈合不良
- 护理评估
  - 健康史
  - 身心评估
  - 相关检查
- 护理诊断
  - 体液不足
  - 有感染的危险
  - 焦虑
- 预期目标
- 护理措施
  - 病情观察
  - 心理护理
  - 药物治疗护理
  - 手术护理
- 预防
- 健康教育
- 护理评价

异常产褥期及其护理

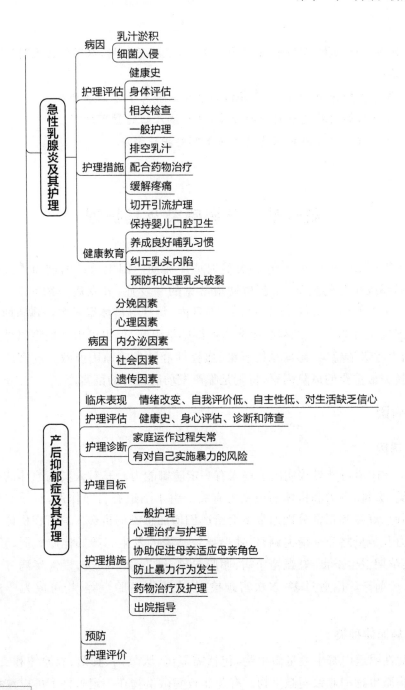

急性乳腺炎及其护理
- 病因
  - 乳汁淤积
  - 细菌入侵
- 护理评估
  - 健康史
  - 身体评估
  - 相关检查
- 护理措施
  - 一般护理
  - 排空乳汁
  - 配合药物治疗
  - 缓解疼痛
  - 切开引流护理
- 健康教育
  - 保持婴儿口腔卫生
  - 养成良好哺乳习惯
  - 纠正乳头内陷
  - 预防和处理乳头破裂

产后抑郁症及其护理
- 病因
  - 分娩因素
  - 心理因素
  - 内分泌因素
  - 社会因素
  - 遗传因素
- 临床表现 情绪改变、自我评价低、自主性低、对生活缺乏信心
- 护理评估 健康史、身心评估、诊断和筛查
- 护理诊断
  - 家庭运作过程失常
  - 有对自己实施暴力的风险
- 护理目标
- 护理措施
  - 一般护理
  - 心理治疗与护理
  - 协助促进母亲适应母亲角色
  - 防止暴力行为发生
  - 药物治疗及护理
  - 出院指导
- 预防
- 护理评价

案例导入

　　患者,女性,34 岁。10 d 前剖宫产分娩一女婴,自觉寒战、高热、下腹痛,来院就诊。查体:体温 38.9 ℃,脉搏 86 次/分,一般情况可,乳房略胀,无明显硬结。下腹正中可见一约 13 cm 的剖宫产切口,略红,压痛。下腹部压痛明显,有反跳痛。

阴道可见血性分泌物,宫颈举痛,宫体压痛,宫底脐下三指,双附件区无明显压痛。

问题:

1. 作为责任护士,入院护理评估的重点从哪几个方面展开?
2. 按急需解决的健康问题的顺序,书写该产妇的护理诊断。
3. 针对该产妇目前的病情应该给予哪些护理措施?

第一节 产褥感染及其护理

产褥感染(puerperal infection)指分娩时或产褥期内因生殖道的创面受致病菌感染而引起的局部或全身的炎症,是产褥期最常见的并发症,其发病率约 6%。产褥病率(puerperal morbidity)指分娩 24 h 以后的 10 日内,每日测量体温 4 次,间隔时间 4 h,有 2 次体温达到或超过 38 ℃。产褥病率多由产褥感染引起,但也可由生殖道以外感染如急性乳腺炎、上呼吸道感染、泌尿系统感染、血栓性静脉炎等原因所致。剖宫产是发生产后子宫内膜炎最重要的风险因素,特别是临产发动后施行的剖宫产。

一、病因

(一) 诱因

正常女性阴道对外界致病因子侵入有一定防御能力。其对入侵病原体的反应与病原体的种类、数量、毒力和机体的免疫力有关。由于阴道有自净作用,且羊水中含有抗菌物质,因此,妊娠和正常分娩通常不会给产妇增加感染的机会。只有在机体免疫力与病原体毒力及数量之间平衡失调时,才会导致感染的发生。产妇体质虚弱、营养不良、孕期贫血、孕期卫生不良、妊娠糖尿病、胎膜早破、绒毛膜羊膜炎、慢性疾病、产科手术、产程延长、产前产后出血过多、多次宫颈检查、人工剥离胎盘等,均可成为产褥感染的诱因。

(二) 病原体种类

正常女性阴道内寄生大量微生物,包括需氧菌、厌氧菌、真菌、衣原体和支原体等,可分为致病微生物和非致病微生物。有些非致病微生物在一定条件下可以致病称为条件病原体,但即使致病微生物也需要达到一定数量或机体免疫力下降时才会致病。

1. 需氧菌

1) 链球菌 以 β-溶血性链球菌致病性最强。需氧链球菌可寄生在阴道中,也可通过医务人员或产妇其他部位感染而进入生殖道。其特点为发热早、寒战、体温>38 ℃、心率快、腹胀、子宫复旧不良、子宫或附件区触痛,甚至并发脓毒血症。

2) 杆菌 以大肠埃希菌、克雷伯菌属、变形杆菌属多见。这些菌常寄生于阴道、会阴、尿道口周围,能产生内毒素,是菌血症和感染性休克最常见的病原菌。

3）葡萄球菌　主要致病菌是金黄色葡萄球菌和表皮葡萄球菌。前者多为外源性感染,易造成伤口严重感染。金黄色葡萄球菌能产生青霉素酶,易对青霉素耐药。表皮葡萄球菌存在于阴道菌群中,引起的感染较轻。

2. 厌氧菌

1）革兰氏阳性球菌　消化链球菌和消化球菌存在于正常阴道中。当产道损伤、胎盘残留、局部组织坏死缺氧时,细菌迅速繁殖。若与大肠埃希菌混合感染,会有异常恶臭气味。

2）杆菌　常见的厌氧性杆菌为脆弱类杆菌。这类杆菌多与需氧菌和厌氧性球菌混合感染,形成局部脓肿,产生大量脓液,有恶臭味。感染还可引起化脓性血栓性静脉炎,形成感染血栓,脱落后随血液循环到达全身各器官形成脓肿。

3）芽孢梭菌　主要是产气荚膜梭菌,产生外毒素,毒素可溶解蛋白质而能产气及溶血。产气荚膜梭菌引起感染,轻者为子宫内膜炎、腹膜炎、脓毒血症,重者引起溶血、黄疸、血红蛋白尿、急性肾衰竭、循环衰竭、气性坏疽,甚至死亡。

3. 支原体与衣原体　解脲支原体及人型支原体均可在女性生殖道内寄生,引起生殖道感染,其感染多无明显症状。

（三）感染途径

1. 外源性感染　指外界病原体进入产道而引起的感染,可通过临产前性生活、医务人员消毒不严格、被污染物品或器械等途径侵入机体。

2. 内源性感染　寄生于正常孕产妇生殖道的微生物大多数不致病,但当产妇抵抗力降低或病原体数量、毒力增加时可由非致病微生物转化为致病微生物,从而导致感染。

二、临床表现

发热、疼痛、异常恶露为产褥感染的三大主要症状。产褥早期发热的最常见原因是脱水,但在2～3 d低热后突然出现高热,应考虑感染可能。根据感染发生部位,分为会阴、阴道、宫颈、腹部伤口、子宫切口局部感染,以及急性子宫内膜炎、急性盆腔结缔组织炎、腹膜炎、血栓性静脉炎、脓毒血症等。

1. 急性外阴伤口感染、阴道炎和宫颈炎　会阴裂伤或会阴侧切伤口感染表现为会阴部疼痛,坐位困难;局部伤口红肿、发硬、伤口裂开,压痛明显,脓性分泌物流出,较重时可出现低热。阴道裂伤及挫伤感染表现为黏膜充血、水肿、溃疡、脓性分泌物增多。感染部位较深时,可引起阴道旁结缔组织炎。宫颈裂伤感染向深部蔓延,可达宫旁组织,引起盆腔结缔组织炎。

2. 急性子宫内膜炎、子宫肌炎　病原体经胎盘剥离面侵入,扩散至子宫蜕膜层称为子宫内膜炎,侵入子宫肌层称为子宫肌炎,两者常伴发。子宫内膜炎表现为子宫内膜充血、坏死,阴道内有大量脓性分泌物且有臭味。子宫肌炎表现为腹痛,恶露增多呈脓性,子宫压痛明显,子宫复旧不良,可伴发高热、寒战、头痛、白细胞计数明显增高等全身感染症状。

3. 急性盆腔结缔组织炎和急性输卵管炎　病原体沿宫旁淋巴和血行达宫旁组织,出现急性炎性反应而形成炎性包块,同时波及输卵管,形成急性输卵管炎。临床表现为下腹痛伴肛门坠胀,可伴寒战、高热、脉速、头痛等全身症状。体征为下腹部明显压痛、反跳痛、肌紧张,宫旁一侧或两侧结缔组织增厚、压痛和(或)触及炎性包块,严重者整个盆腔形成"冰冻骨盆"。

4. 急性盆腔腹膜炎及弥漫性腹膜炎　炎症扩散至子宫浆膜,形成盆腔腹膜炎,继而可发展成弥漫性腹膜炎。全身中毒症状明显,高热、恶心、呕吐、腹胀,下腹部明显压痛和反跳痛。可在直肠子宫陷凹形成局限性脓肿,波及肠管和膀胱时出现腹泻、里急后重及排尿困难。

5. 血栓性静脉炎　盆腔内血栓性静脉炎常由厌氧菌引起,病变单侧居多,产后 1～2 周多见,表现为寒战、高热,症状可持续数周或反复发作。下肢血栓性静脉炎常继发于盆腔静脉炎,多发生在股静脉、腘静脉及大隐静脉,表现为弛张热、下肢持续性疼痛,局部静脉压痛或触及硬索状,使血液回流受阻,引起下肢水肿,皮肤发白,习称"股白肿"。病变轻时也可无明显阳性体征。

6. 脓毒血症　感染血栓脱落进入血液循环可引起菌血症,继续发展可并发脓毒血症和迁徙性脓肿(如肺脓肿、肾脓肿)。若病原体大量进入血液循环,繁殖并释放毒素,可形成严重脓毒血症、感染性休克和(或)多器官功能衰竭,表现为持续高热、寒战、全身明显中毒症状、多器官受损,甚至危及生命。

三、护理评估

(一) 健康史

评估产褥感染的诱发因素,如是否有贫血、营养不良或泌尿生殖道感染史;了解本次妊娠有无妊娠合并症与并发症、胎膜早破、产程延长、手术助产、软产道损伤、产前出血、产后出血史及产妇的个人卫生习惯等。

(二) 身心状况

评估产妇生命体征、子宫复旧及伤口愈合情况;检查宫底高度、子宫软硬度、有无压痛及其程度;观察会阴部有无疼痛、局部红肿、硬结及脓性分泌物,观察恶露量、颜色、性状、气味等。此外,应注意产妇有无排便或排尿异常及乳腺炎、泌尿系统感染的症状和体征。评估观察产妇的情绪与心理状态,是否存在心理沮丧、烦躁与焦虑情绪。

(三) 相关检查

1. 血液检查　白细胞计数增高,尤其是中性粒细胞计数升高明显,红细胞沉降率加快。血清 C 反应蛋白>8 mg/L 有助于早期感染的诊断。

2. 病原体检查　取宫腔分泌物、脓肿穿刺物、后穹隆穿刺物做细菌培养和药物敏感试验,确定病原体及敏感的抗生素,必要时做血培养和厌氧菌培养。

3. **影像学检查**　采用超声检查、彩色多普勒超声、CT 及 MRI 等检查方法,能够对产褥感染形成的炎性包块、脓肿做出定位及定性诊断。

四、护理诊断

1. **体温过高**　与病原体感染及产后机体抵抗力降低有关。
2. **急性疼痛**　与感染有关。

五、预期目标

(1) 产妇感染得到控制,体温正常,舒适感增加。
(2) 产妇疼痛减轻至缓解。

六、护理措施

一旦诊断为产褥感染,原则上应给予广谱、足量、有效抗生素,并根据病原体调整抗生素治疗方案。对脓肿形成或宫内残留感染组织者,应积极处理感染灶。

1. **支持疗法**　①注意保暖,保持病室安静、清洁、空气新鲜;②保持床单、衣物及用物清洁;③保证产妇休息;④加强营养,给予高蛋白、高热量、高维生素、易消化饮食;⑤鼓励产妇多饮水,保证足够的液体摄入;⑥产妇出现高热、疼痛、呕吐时做好症状护理,解除或减轻不适;⑦产妇取半卧位以利恶露引流和感染灶的局限。

2. **心理护理**　耐心解答家属及产妇的疑虑,向其讲解疾病的知识,让其了解病情和治疗护理情况,增强治疗信心,缓解疑虑情绪。

3. **病情观察**　密切观察产后生命体征的变化,尤其是体温,每 4 h 测 1 次。观察是否有恶心、呕吐、全身乏力、腹胀、腹痛等症状。同时,观察并记录恶露的颜色、性状与气味,子宫复旧情况及会阴伤口情况。

4. **配合处理感染灶**　影像学检查提示有宫腔残留物者,在有效控制感染的同时,行宫内感染组织的钳夹术;体温正常后彻底清宫,避免感染扩散和子宫穿孔。如有会阴伤口和腹部切口感染,应及时切开引流。盆腔脓肿可行后穹隆穿刺术。经积极治疗无效,出现不能控制的出血、脓毒血症、感染性休克时,及时行子宫切除术,挽救生命。应配合做好脓肿引流术、清宫术、后穹隆穿刺术、子宫切除术的术前准备及护理。感染性休克或肾衰竭者,应积极配合抢救。

5. **抗感染治疗**　未确定病原体时,应根据临床表现选用广谱抗生素。后依据细菌培养和药敏试验调整抗生素的种类和剂量。中毒症状严重时,短期加用适量肾上腺皮质激素,提高应激能力。应用抗生素时注意抗生素使用的间隔时间,维持血液中有效浓度。

6. **抗凝治疗**　怀疑血栓性静脉炎时,在应用抗生素的同时加用肝素。应用肝素期间要注意监测凝血功能。

七、健康宣教

加强孕期卫生,临产前2个月避免性生活及盆浴,加强营养,增强体质。及时治疗外阴炎、阴道炎、宫颈炎症等慢性疾病。避免胎膜早破、滞产、产道损伤、产后出血等。消毒产妇用物,接产严格无菌操作,正确掌握手术指征。必要时应用广谱抗生素预防感染。教会产妇自我观察,会阴部要保持清洁、干燥,及时更换会阴垫;治疗期间不要盆浴,可采用淋浴。指导产妇采取半卧位或抬高床头,促进恶露引流,防止感染扩散。产褥期结束返院复查。

八、护理评价

(1)出院时,产妇体温正常、疼痛减轻、舒适感增加。
(2)出院时,产妇产褥感染症状消失,无并发症发生。

第二节　晚期产后出血及其护理

> 📖 在线案例 12-1　顺产后阴道流血,量多伴大量血凝块

分娩24 h后,在产褥期内发生的子宫大量出血,称晚期产后出血(late postpartum hemorrhage),以产后1~2周发病最常见,亦有迟至产后2月余发病者。晚期产后出血是产褥期常见并发症,发生率为0.5%~2%。阴道出血多为少量或中等量,持续或间断;亦可表现为大量出血,同时有血凝块排出。产妇可伴有寒战、低热,且常因失血过多导致贫血或失血性休克。

目前,晚期产后出血的出血量无界定,通常是指出血量超过产妇既往自身的月经量。严重晚期产后出血是指需要住院进行立即干预的晚期产后出血。

一、病因与临床表现

1. 胎盘、胎膜残留　为阴道分娩后晚期产后出血最常见的原因,多发生于产后10 d左右,黏附在宫腔内的残留胎盘组织发生变性、坏死、机化;当坏死组织脱落时,暴露基底部血管,引起大量出血。临床表现为血性恶露持续时间延长,以后反复出血或突然大量流血。检查发现子宫复旧不全,宫口松弛,有时可见残留组织。

2. 蜕膜残留　蜕膜多在产后1周内脱落,并随恶露排出。若蜕膜剥离不全,长时间残留,可影响子宫复旧,继发子宫内膜炎症,引起晚期产后出血。临床表现与胎盘残留不易鉴别,宫腔刮出物病理检查可见坏死蜕膜,混以纤维素、玻璃样变的蜕膜细胞和红细胞,但不见绒毛。

3. 子宫胎盘附着面复旧不全　胎盘娩出后其附着面迅速缩小,附着部位血管即有

血栓形成,继而血栓机化,出现玻璃样变,血管上皮增厚,管腔变窄、堵塞。胎盘附着部边缘有内膜向内生长,底蜕膜深层残留腺体和内膜重新生长,子宫内膜修复,此过程需6~8周。若胎盘附着面复旧不全可引起血栓脱落,血窦重新开放,导致子宫出血。子宫胎盘附着面复旧不全多发生在产后2周左右,表现为突然大量阴道流血,检查发现子宫大而软,宫口松弛,阴道及宫口有血凝块。

4. **感染**　以子宫内膜炎症多见。感染引起胎盘附着面复旧不良和子宫收缩欠佳,血窦关闭不全导致子宫出血。

5. **剖宫产术后子宫切口愈合不良**　引起切口愈合不良造成出血的原因主要有以下几点。

1) 子宫下段横切口两端切断子宫动脉向下斜行分支　造成局部供血不足。术中止血不良,形成局部血肿或局部感染组织坏死,致使切口不愈合。多次剖宫产切口处菲薄,瘢痕组织多造成局部供血不足,影响切口愈合。因胎头位置过低,取胎头时造成切口向下延伸撕裂,因伤口对合不好而影响愈合。

2) 横切口选择过低或过高

(1) 横切口过低,宫颈侧以结缔组织为主,血供较差,组织愈合能力差,且靠近阴道增加感染机会。

(2) 横切口过高,切口上缘宫体肌组织与切口下缘子宫下段肌组织厚薄相差大,缝合时不易对齐,愈合不良。

3) 缝合不当　组织对位不佳;手术操作粗暴;出血血管缝扎不紧;切口两侧角部未将回缩血管缝扎形成血肿;缝扎组织过多、过密,切口血液循环供应不良等,均可导致切口愈合不良。

4) 切口感染　因子宫下段横切口与阴道靠近,术前有胎膜早破、产程延长、多次阴道检查、前置胎盘、术中出血多或贫血,易发生切口感染。

上述因素均可导致子宫切口愈合不良,缝线溶解脱落后血窦重新开放,出现大量阴道流血,甚至休克。

6. **其他**　产后子宫滋养细胞肿瘤、子宫黏膜下肌瘤、子宫颈癌等,均可引起晚期产后出血。

二、护理评估

(一) 健康史

阴道分娩的产妇应注意询问产程进展及产后恶露变化,有无反复或突然阴道出血病史;若为剖宫产,应了解手术指征、术式及术后恢复情况。

(二) 身体状况

1. **失血量和生命体征的评估**　因晚期产后出血常发生于院外,难以准确评估出血量,需仔细询问病史,并结合失血分级的主要参考指标,如心率、血压、呼吸、尿量、神经系统症状。出血特点表现为:胎盘胎膜残留、蜕膜残留引起的阴道出血多在产后10 d内发生;胎盘附着部位复旧不良常发生在产后2周左右,可以反复多次阴道出血,也可突然大量阴道流血;剖宫产子宫切口裂开或愈合不良所致的阴道流血,多在术后2~3周发生,常常表现为子宫突然大量出血,可导致失血性休克。出血过多可继发性贫血,严重者因失血性休克危及生命。

2. 腹痛和发热　常合并感染,伴发恶露增加、恶臭。

3. 体征　子宫复旧不良可扪及子宫增大、变软,宫口松弛,有时可触及残留组织和血块,伴有感染者子宫明显压痛。阴道分娩者重点检查软产道情况,关注切口愈合情况、血肿部位及范围;剖宫产分娩者检查切口有无压痛。

(三) 相关检查

1. 实验室检查　血常规、凝血功能、C反应蛋白、β-人绒毛膜促性腺激素(β-hCG)。其中β-hCG水平产后持续升高对妊娠滋养细胞疾病有鉴别意义。

2. 影像学检查　首选超声检查,了解子宫大小、宫腔有无残留物、子宫切口愈合及切口周围血肿等情况。妊娠物残留表现为宫腔占位灶,虽然超声对诊断妊娠物残留的敏感度和特异度范围很广,但无宫腔占位灶对于排除妊娠物残留的阴性预测价值高。CT和MRI是二线影像学检查手段。

3. 病原体和药敏试验　宫腔分泌物培养、发热时行血培养,选择有效广谱抗生素。

(四) 病理检查

宫腔刮出物或子宫切除标本,应送病理检查。

三、护理诊断

1. 体液不足　与产后出血有关。
2. 感染风险　与阴道流血时间过长、侵入性操作、贫血易造成感染有关。
3. 焦虑　与担心自身健康和婴儿喂养有关。

四、预期目标

(1) 生命体征平稳,出血量减少或无出血。
(2) 无感染发生,体温与恶露均无异常。
(3) 情绪稳定,焦虑程度减轻。

五、护理措施

晚期产后出血者原则上是使用有效的子宫收缩药物促进子宫内膜修复,同时治疗并存的其他晚期产后出血情况。

(一) 病情观察

注意观察产妇的神志、体温、血压、脉搏及尿量的变化,如产妇由烦躁不安转为表情淡漠、意识模糊,出现血压下降、脉搏增快、尿量减少,说明病情加重,应加快输液速度并调整治疗方案。同时,注意观察产妇阴道流血的颜色、性状、量和气味及有无排出物等,必要时留取标本送检,估计出血的量和速度,并判断有无感染。

(二) 心理护理

产妇由于出血时间长、出血量较大,易产生紧张、恐惧、焦虑等心理,出现不配合治疗现象。应向产妇及其家属解释病因及药物、手术治疗的相关知识,安慰并关心产妇,允许家属陪伴,消除产妇的不良情绪;保持良好的心理状态,取得产妇的主动配合,乐意接受治疗,有助于减少产后出血,促进早日康复。

(三) 药物治疗护理

1. 子宫收缩剂　常使用缩宫素,起效快,但对产褥后期子宫不敏感。麦角新碱、米索前列醇、前列腺素制剂等强力宫缩剂在晚期产后出血中的应用经验有限,但对于出血量持续大于月经量者,可以考虑应急使用该类药物。米非司酮比较常见的不良反应有胃肠道反应,表现为用药后出现恶心、呕吐、腹痛、腹泻等,并常伴有轻、中度发热。反应轻者可留待观察,无须特殊处理;反应重者在卧床休息的基础上,予以维生素 B_1、维生素 B_6 肌内注射或静脉滴注;腹痛显著者可口服或肌内注射阿托品,有发热者予以物理降温。少数产妇服用米非司酮后可出现变态反应,约占不良反应的 7.57%。反应轻微者,可出现四肢及躯干的皮疹,停米非司酮并予以抗过敏治疗,严重者可出现过敏性休克,应及时施以抗休克治疗。

2. 抗生素　对于阴道长时间流血或大量流血、怀疑合并子宫内膜炎时应用。应用抗生素时注意抗生素使用的间隔时间,维持血液中有效浓度。

(四) 手术护理

怀疑胎盘、胎膜、蜕膜残留者,静脉输液、备血及准备手术的条件下行清宫术,配合做好手术准备;刮出物应送病理检查,以明确诊断,术后继续遵医嘱给予抗生素及子宫收缩剂。怀疑剖宫产子宫切口裂开者,仅少量阴道出血也应住院,给予广谱抗生素及支持疗法,密切观察病情变化;若阴道出血量多,可行剖腹探查或腹腔镜检查。术后注意观察阴道流血的情况,做好会阴的护理,半个月内禁止盆浴和坐浴。

六、预防

助产士在第三产程中切忌强行牵拉脐带,若胎儿娩出 30 min 后胎盘尚未剥离,应行人工胎盘剥离术。产后应仔细检查胎盘、胎膜,注意是否完整,若有残缺应及时通知医师取出或行宫腔探查。严格无菌操作,术后应用抗生素预防感染。

七、健康宣教

指导产妇注意休息,进食高热量、高蛋白、高维生素、富含铁剂、易消化饮食,注意环境空气对流,做好口腔、皮肤、会阴及乳房的护理。禁止性生活 1 个月,避孕 6 个月,指导产妇选择合适的避孕方法,减少非计划内妊娠。1个月后复查,出血多应随诊。

八、护理评价

(1)出院时,产妇生命体征平稳,出血得到有效控制。

(2)出院时,产妇无感染发生,体温与恶露均无异常。

(3)出院时,产妇焦虑程度减轻,对康复抱有信心。

第三节 急性乳腺炎及其护理

> 🔲 在线案例 12-2 母乳喂养 3 周,左侧乳房胀痛,体温 38.3℃

急性乳腺炎(acute mastitis)是乳腺的急性化脓性感染,多发生于产后哺乳期妇女,尤以初产妇多见,发病多在产后 3～4 周。据估计,在哺乳期女性中,哺乳期乳腺炎的发病率为 2%～10%。因乳房血管丰富,早期就可出现寒战、高热及脉搏快速等脓毒血症的表现。

一、病因

> 🔳 拓展阅读 12-1 乳房的结构

除产后产妇的抵抗力下降以外,急性乳腺炎还与以下因素有关:

1. **乳汁淤积** 乳汁是理想的培养基,乳汁淤积有利于入侵细菌的生长繁殖。当乳汁过多、婴儿吸吮过少或乳管不通畅时,都可造成乳汁淤积。其他常见的母乳喂养问题还包括乳房受压、断奶过快、母亲精神压力过大或过度疲劳。

2. **细菌入侵** 乳头破损或皲裂,使细菌沿淋巴管入侵是感染的主要途径。细菌也可直接侵入乳管,上行至腺小叶而致感染。急性乳腺炎多数发生于初产妇,也可发生于断奶时,因 6 个月以后的婴儿已长牙,易致乳头损伤。急性乳腺炎的致病菌主要为金黄色葡萄球菌。

二、护理评估

(一)健康史

详细询问产妇的现病史、分娩史、喂养情况。

(二)身体评估

产妇感觉患侧乳房疼痛、局部红肿、发热,有压痛性肿块。随着炎症发展,可有寒战、高热、脉搏加快,常有病侧淋巴结肿大、压痛。局部表现可有个体差异。一般起初呈蜂窝织炎样表现,数天后可形成脓肿,脓肿可以是单房或多房性。脓肿可向外溃破,深部脓肿还可穿至乳房与胸肌间的疏松组织中,形成乳腺后脓肿(retromammary abscess)。

感染严重者可并发脓毒症。

(三) 相关检查

1. 实验室检查　血常规可见白细胞计数及中性粒细胞比值明显增高。

2. 诊断性穿刺　当局部有波动感或超声证明有脓肿形成时,应在压痛最明显的炎症区或超声下进行穿刺,抽到脓液表示脓肿已形成。脓液应做细菌培养及药物敏感试验。

三、护理措施

处理原则是消除感染、排空乳汁。早期呈蜂窝织炎表现而未形成脓肿之前,应用抗生素可获得良好的效果;脓肿形成后,主要治疗措施是及时做脓肿切开引流。

(一) 一般护理

注意休息,避免过度紧张和劳累。摄入充足的食物、液体和维生素 C。对发热者给予物理或药物降温。

(二) 排空乳汁

1. 不停止哺乳　一般不停止哺乳,因停止哺乳不仅影响婴儿喂养,且提供了乳汁淤积的机会。以下方法可以促进乳汁排空:①鼓励哺乳者继续用双侧乳房哺乳。若婴儿无法顺利吸出乳汁或医嘱建议暂停哺乳,则用手挤出或用吸奶器吸出乳汁。②在哺乳前温敷乳房。③在婴儿吸吮间期,用手指从阻塞部位腺管上方向乳头方向轻柔按摩,以帮助解除阻塞。④若疼痛感抑制了喷乳反射,可先健侧乳房哺乳,后患侧乳房哺乳。⑤变换不同的哺乳姿势或托起一侧乳房哺乳,以促进乳汁排出。

2. 停止哺乳　若感染严重或脓肿引流后并发乳瘘,应停止哺乳。可口服溴隐亭 1.25 mg,每日 2 次,服用 7~14 天;己烯雌酚 1~2 mg,每日 3 次,共 2~3 d;或肌内注射苯甲酸雌二醇,每次 2 mg,每日 1 次,至乳汁停止分泌为止。可服用炒麦芽回乳。

(三) 配合药物治疗

遵医嘱局部用药,口服抗生素或中药以控制感染,必要时服用药物终止哺乳。因某些药物可从乳汁分泌,用药后应遵医嘱决定是否暂停哺乳。

1. 局部处理　局部外敷黄金散或鱼石脂软膏,可促进炎症消退。皮肤水肿明显者可用 25% 硫酸镁湿热敷。

2. 应用抗生素　因主要病原菌为金黄色葡萄球菌,可不必等待细菌培养的结果,应用青霉素治疗,或用耐青霉素酶的苯唑西林钠(新青霉素Ⅱ),或头孢一代抗生素如头孢拉啶。对青霉素过敏者,则应用红霉素。抗生素通过乳汁而影响婴儿的健康,因此,四环素氨基糖苷类、喹诺酮类、磺胺药和甲硝唑等药物应避免使用。

(四) 缓解疼痛

(1) 局部托起:用宽松胸罩托起患乳,以减轻疼痛和肿胀。

（2）热敷、药物外敷或理疗以促进局部血液循环和炎症消散。

（3）遵医嘱服用对乙酰氨基酚或布洛芬镇痛。

（五）切开引流护理

脓肿形成后，应及时在超声引导下穿刺抽吸脓液，必要时可切开引流。手术时要有良好的麻醉。由于乳腺的每一个腺叶都有单独的乳管，腺叶和乳管均以乳头为中心呈放射状排列，因此为避免损伤乳管而形成乳瘘，应做放射状切开，乳晕下脓肿应沿乳晕边缘做弧形切口。深部脓肿或乳房后脓肿可沿乳房下缘做弧形切口，经乳房后间隙引流。脓肿切开引流后，保持引流通畅，密切观察引流液颜色、性状、量及气味的变化，定时更换切口敷料。

四、健康宣教

1. 保持婴儿口腔卫生　及时治疗口腔炎症。

2. 养成良好哺乳习惯　产后尽早开始哺乳，按需哺乳。哺乳时避免手指压住腺管，以免影响乳汁排出，每次哺乳时将乳汁吸净。每日清水擦洗乳房 1～2 次，避免过多清洗和用肥皂清洗。

3. 纠正乳头内陷　乳头内陷者在妊娠期和哺乳期每日挤捏、提拉乳头，矫正内陷。

4. 预防和处理乳头破损

1）预防　让婴儿用正确姿势含接乳头和乳晕，防止乳头皲裂；养成婴儿不含乳头睡眠的良好习惯；哺乳后涂抹乳汁或天然羊毛脂乳头修护霜以保护乳头皮肤，哺乳前无须擦掉，可以让婴儿直接吸吮。

2）处理　适当缩短每次哺乳的时间，增加哺乳频率；乳头、乳晕破损或皲裂严重者，暂停哺乳，改用吸乳器吸出乳汁哺育婴儿；局部用温水清洗后涂抗生素软膏，待愈合后再哺乳；症状严重时应及时诊治。

第四节　产后抑郁症及其护理

在线案例 12-3　自然分娩 3 个月后被诊断为产后抑郁症

产后抑郁症（postpartum depression）是产褥期精神障碍的一种常见类型，主要表现为产褥期持续和严重的情绪低落以及一系列症状，如动力减低、失眠、悲观等，甚至影响对新生儿的照料能力。其发病率具有很大的地域差异。据报道，西方国家的发生率为 7%～40%，亚洲国家的发生率为 3.5%～63.3%。我国报道产生抑郁症的发生率为 1.1%～52.1%，平均 14.7%，与目前国际上公认的发生率 10%～15% 基本一致。产后抑郁症不仅影响产妇的生活质量，还影响家庭功能和产妇的亲子行为，以及婴儿认知能力和情感的发展。

一、病因

1. **分娩因素**　分娩经历给产妇带来紧张与恐惧心理,尤其产时和产后并发症、难产、手术产等,导致内分泌功能状态不稳定。

2. **心理因素**　敏感(神经质)、以自我为中心、情绪不稳定、社交能力不良、好强求全、固执、内向性格等个性特点的产妇容易发生产后心理障碍。

3. **内分泌因素**　分娩后产妇体内的 β-hCG、人胎盘催乳素(human placental lactogen,HPL)、孕激素、雌激素含量急剧下降,可能在产后抑郁症和精神方面起着重要作用。

4. **社会因素**　孕期发生不良生活事件,如失业、夫妻分离、亲人病故、家庭不和睦、家庭经济条件差、居住环境低劣、缺少家庭和社会的支持与帮助,特别是缺乏来自丈夫与长辈的理解、支持与帮助等,是导致产后抑郁症发生和影响恢复的重要因素。

5. **遗传因素**　有精神病家族史,特别是家族抑郁症病史的产妇发病率高。

二、临床表现

产后抑郁症通常在产后 2 周内出现症状,产后 4～6 周症状明显,病程可持续 3～6 个月,临床表现主要有以下几点。

(1) 情绪改变:心情压抑、沮丧、情绪淡漠,甚至焦虑、恐惧、易怒,夜间加重;有时表现为孤独、不愿见人或伤心流泪。

(2) 自我评价降低:自暴自弃、自罪感,对身边的人充满敌意,与家人关系不协调。

(3) 创造性思维受损,主动性降低。

(4) 对生活缺乏信心,觉得生活无意义,出现厌食、睡眠障碍、易疲倦、性欲减退。严重者甚至绝望、有自杀或杀婴倾向,有时陷于错乱或昏睡状态。

三、护理评估

(一) 健康史

询问有无抑郁症、精神病史和家族史,有无重大精神创伤史。了解本次妊娠过程及分娩情况是否顺利,有无难产、滞产、手术产以及产时产后的并发症,婴儿健康状况,婚姻家庭关系及社会支持系统等因素并识别诱因。

(二) 身心状况

观察产妇的情绪变化、食欲、睡眠、疲劳程度及集中能力。观察产妇的日常活动和行为,如自我照顾能力与照顾婴儿的能力。观察母婴之间接触和交流的情况,了解产妇对婴儿的喜恶程度及对分娩的体验与感受。评估产妇的人际交往能力与社会支持系统,判断病情的严重程度。

(三) 诊断和筛查

许多产妇有不同程度的抑郁表现,但大多数能通过心理疏导而缓解。产后抑郁症

至今尚无统一的诊断标准,主要的诊断和筛查方法如下:

（1）美国精神病学会（American Psychiatric Association）于 1994 年在《精神障碍诊断与统计手册》（Diagnostic and Statistical Manual of Mental Disorders，DSM）中制定的标准。

（2）爱丁堡产后抑郁量表（Edinburgh postnatal depression scale，EPDS）是目前常用的筛选工具,包括 10 项内容和 4 级评分。最佳筛查时间在产后 2～6 周。当产妇总分≥13 分时需要进一步确诊。

（3）产后抑郁筛查量表（postpartum depression screening scale，PDSS）包括睡眠/饮食失调、焦虑/担心、情绪不稳定、精神错乱、丢失自我、内疚/羞耻及自杀想法 7 个因素,共 35 个条目,分 5 级评分,一般以总分≥60 分作为筛查产后抑郁症的临界值。

拓展阅读 12 - 2　产褥期抑郁症的诊断和筛查量表

四、护理诊断

1. 家庭运作过程失常　与无法承担母亲角色有关。
2. 对自己实行暴力的风险　与产后严重的心理障碍有关。

五、护理目标

（1）产妇情绪稳定,能配合护理人员与家人采取有效应对措施。
（2）产妇能进入母亲角色,能关心、爱护婴儿。
（3）产妇的生理、心理行为正常。

六、护理措施

处理原则是心理治疗和药物治疗。

（一）一般护理

提供温暖、舒适的环境。训练良好的睡眠习惯,入睡前喝热牛奶、洗热水澡等协助产妇入睡,保证充足的睡眠。合理安排饮食,保证产妇的营养摄入。鼓励、协助产妇哺乳,使其有良好的哺乳能力。鼓励产妇白天从事多次短暂的活动,加强锻炼,必要时陪伴。

（二）心理治疗与护理

心理治疗为重要的治疗手段,包括心理支持、咨询与社会干预等。认知行为疗法（cognitive behavioral therapy，CBT）和人际心理治疗（interpersonal therapy，IPT）是有效的产后抑郁症的心理治疗方法。心理护理对产后抑郁症非常重要,可使产妇感到被支持、尊重、理解,信心增强,加强自我控制,建立与他人良好交流的能力,激发内在动力去应对自身问题。护理人员要具备温和、接受的态度,鼓励产妇宣泄、抒发自身的感受,耐心倾听产妇诉说的心理问题,做好心理疏通工作。同时,让家人给予更多的关心和爱护,减少或避免不良的精神刺激和压力。

(三)协助并促进产妇适应母亲角色

帮助产妇适应角色的转换,指导产妇与婴儿进行交流、接触,并鼓励多参与照顾婴儿,培养产妇的自信心。

(四)防止暴力行为发生

注意安全保护,谨慎地安排产妇生活和居住环境,产后抑郁症产妇的睡眠障碍主要表现为早醒,而自杀、自伤等意外事件就发生在这种时候,应特别注意。

(五)药物治疗及护理

药物治疗是产后抑郁症的重要治疗手段,适用于中、重度抑郁症产妇和心理治疗无效者。药物治疗应该在专科医师指导下用药,根据以往疗效和个体情况选择药物。首选5-羟色胺再吸收抑制剂,护理人员应遵医嘱指导产妇正确应用抗抑郁症药,并注意观察药物疗效及不良反应。

1. 5-羟色胺再吸收抑制剂

1) 帕罗西汀　口服,每餐与食物同服,每次20mg,每日1次。2~3周后,可根据患者的反应和耐受情况所需增至50mg(体弱者40mg),每日1次。肝肾功能不全患者慎用。注意不宜骤然停药。

2) 舍曲林　口服,初始剂量每日50mg,每日1次,与食物同服。数周后增至每日100~200mg。常用剂量为每日50~100mg,最大剂量为每日200mg(此剂量不得连续应用过8周)。需长期应用者,需用最低有效量。

2. 三环类抗抑郁药　阿米替林成人初始剂量为每次25mg,每日2~3次。根据病情和耐受情况可逐渐增至每日150~250mg,分3次口服,最大剂量为每日不超过300mg,维持量为每日50~150mg。

(六)出院指导

本病预后良好,约70%的产妇1年内治愈,极少数持续1年以上,再次妊娠复发率为20%,其下一代认知能力可能受影响。因此,应为产妇提供心理咨询的机会。

七、预防

产后抑郁症的发生受社会因素、心理因素及妊娠因素的影响。因此,应加强对孕产妇的精神关怀,通过多种途径宣传普及有关妊娠、分娩常识,减轻孕(产)妇对妊娠分娩的紧张、恐惧心理,提高自我保健能力。在分娩过程中,运用医学心理学、社会学知识对产妇多加关心和爱护,对产后抑郁症的预防非常重要。产后抑郁症早期诊断较困难,可以利用心理量表进行筛查。

八、护理评价

(1) 住院期间产妇情绪稳定,能配合诊治方案。

（2）产妇与婴儿健康、安全。

（3）产妇能示范正确护理新生儿的技巧。

📱 12-4-1微课：产后抑郁症

（刘莹）

数字课程学习

📱 ○教学PPT　○导入案例解析　○复习与自测　○更多内容……

第十三章　新生儿护理

章前引言

新生儿(newborn)是指娩出母体并自脐带结扎起,至出生后28天的婴儿。不同孕龄和出生体重新生儿的发育特点和生理状况明显不同,可根据孕龄、出生体重、孕龄与体重的关系、出生后时间、是否存在高危因素等进行分类,并根据各类新生儿的生理特点分别进行医疗护理。新生儿是胎儿的延续,与产科密切相关,因此也属于卫生医学范畴。围生期是指产前、产时和产后的一个特定时期,在此期间的胎儿和新生儿称为围生儿。我国将围生期定义为妊娠28周到产后1周这一分娩前后的重要时期。

学习目标

1. 理解正常新生儿的概念;描述正常新生儿的生理特点。

2. 描述新生儿常见症状及护理。

3. 知道新生儿遗传性疾病的分类和预防。

4. 根据新生儿的生理特点,选择新生儿评估工具,完成新生儿护理内容,达到正确护理母婴同室新生儿的效果。

5. 阐述母乳的成分、母乳喂养的好处及母乳喂养的技巧。

思维导图

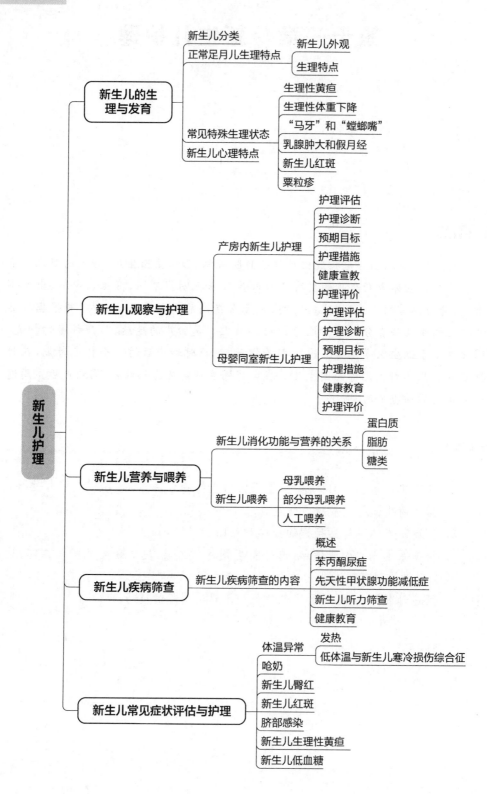

某新生儿,男性,于 2021 年 2 月 12 日 15:30 经顺产分娩,38 周,出生体重 3 710 g,身长 50 cm,皮肤红润,胎毛少,足底纹理遍及整个足底,阿普加评分 9～10 分,产房观察 2 h 后转母婴同室病房。入室检查时护士发现新生儿正常,但口腔黏膜腭中线和齿根切缘处有黄白色小斑点。母婴同室,新生儿筛查人员采取婴儿足底血检验,告知母亲用于筛查部分新生儿遗传性、代谢性疾病。产后 3 天,婴儿皮肤出现黄染,医师查体后嘱继续观察。

问题:

1. 入室检查时,护士发现的症状是新生儿哪一种生理性现象? 还有哪些常见的新生儿现象?

2. 新生儿足底筛查的目的是什么?

3. 产后 3 天新生儿皮肤黄染是什么情况? 护理人员的护理措施是什么?

4. 母乳喂养的好处是什么?

第一节　新生儿的生理与发育

一、新生儿分类

临床上常用的新生儿分类有以下几种。

(一) 根据孕龄分类

孕龄(gestational age)是指从最后一次正常月经第 1 天起至分娩时止的时间,通常以周表示,分为足月儿(term infant)、早产儿(preterm infant)和过期产儿(post-term infant)。

1. **足月儿**　指孕龄满 37 周至未满 42 周(259～293 d)的新生儿。

2. **早产儿**　指孕龄<37 周(<259 d)的新生儿,其中孕龄<28 周者称为极早早产儿(extremely preterm)或超未成熟儿;孕龄 28～32 周者称非常早产儿(very preterm);孕龄 32～34 周者称中度早产儿(moderately preterm);孕龄满 34 周至未满 37 周(238～259 d)的早产儿称晚期早产儿(late preterm)。

3. **过期产儿**　指孕龄≥42 周(≥294 d)的新生儿。

(二) 根据出生体重分类

1. **正常出生体重儿**　指出生体重为 2 500～4 000 g 的新生儿。

2. **低出生体重儿**　指出生体重<2 500 g 的新生儿。其中,出生体重<1 500 g 者称

极低出生体重儿;出生体重<1 000 g者称超低出生体重儿。低出生体重儿中大多是早产儿,也有足月或过期小于孕龄儿。

3. 巨大胎儿　指出生体重≥4 000 g的新生儿。

(三) 根据出生体重和孕龄的关系分类

1. 适于孕龄儿(appropriate for gestational age infant, AGA)　指出生体重在同孕龄平均出生体重的第10～90百分位之间的新生儿。

2. 小于孕龄儿(small for gestational age infant, SGA)　指出生体重在同孕龄平均出生体重的第10百分位以下的新生儿。

3. 大于孕龄儿(large for gestational age infant, LGA)　指出生体重在同孕龄平均出生体重的第90百分位以上的新生儿(图13-1)。

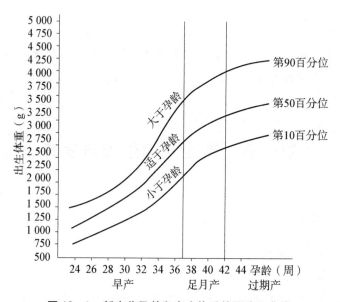

图 13-1　新生儿孕龄和出生体重的百分位曲线

(四) 根据出生后周龄分类

1. 早期新生儿　指生后1周以内的新生儿,也属于围生期儿,其发病率和死亡率在整个新生儿期最高,需要加强监护和护理。

2. 晚期新生儿　指出生后第2～4周末的新生儿。

(五) 高危儿

高危儿(high risk infant)指已发生或可能发生危重疾病而需要监护的新生儿。常见于以下情况:

1. 母亲异常妊娠史的新生儿　母亲有糖尿病、感染、慢性心肺疾病、吸烟、吸毒或酗酒史等;母亲为Rh阴性血型或有性传播疾病史等。

2. 母亲异常分娩的新生儿　母亲年龄>40岁或<16岁;母亲孕期有阴道流血、妊

娠高血压、先兆子痫或子痫、胎膜早破、胎盘早剥、前置胎盘等。母亲分娩发生难产、手术产、急产、产程延长、分娩过程中使用镇静或止痛药物史等;或母亲过去有死胎、死产史。

3. **异常新生儿** 如窒息、多胎儿、早产儿、小于孕龄儿、巨大胎儿、宫内感染、遗传代谢性疾病和先天性畸形等。

二、正常足月儿的特点

(一) 外观特点

正常新生儿体重在 2 500 g 以上,身长在 47 cm 以上(平均 50 cm),皮肤红润、皮下脂肪丰满,胎毛少;头发分条清楚,头大,约占全身比例 1/4;耳壳软骨发育好、耳周成形、直挺;乳晕清楚,乳头突起,乳房可扪及结节,乳腺结节>4 mm(平均 7 mm);足纹遍及整个足底;指(趾)甲达到或超过指(趾)端;男婴睾丸已降至阴囊,女婴大阴唇遮盖小阴唇。

(二) 生理特点

1. **呼吸系统** 胎儿肺内充满液体。自然分娩时,胎儿肺泡上皮细胞钠离子通道在氧和儿茶酚胺、糖皮质激素等各种激素激活下表达迅速上调,致使肺泡上皮细胞由分泌为主突然切换为吸收模式,肺内液体明显减少。足月分娩时胎儿肺液为 30～35 ml/kg,经产道挤压后 1/3～1/2 肺液由口鼻排出,其余的肺液在建立呼吸后由肺间质内毛细血管和淋巴管吸收。选择性剖宫产儿由于缺乏产道挤压和促进肺液清除的肺部微环境,导致肺液吸收延迟,引起新生儿暂时性呼吸困难(transitory tachypnea of newborn, TTN)。新生儿呼吸频率较快,安静时约为 40 次/分,如持续超过 60 次/分称呼吸急促,常由呼吸或其他系统疾病所致。胸廓呈圆桶状,肋间肌薄弱,呼吸主要靠膈肌的升降,呈腹式呼吸。呼吸道管腔狭窄,黏膜柔嫩,血管丰富,纤毛运动差,易致气道阻塞、感染、呼吸困难及拒乳。

2. **循环系统** 出生后新生儿的血液循环动力学发生重大改变,具体表现如下。

(1) 脐带结扎,胎盘-脐血液循环终止。

(2) 随着呼吸建立和肺膨胀,肺血管阻力下降,肺血流量增加。

(3) 回流至左心房的血流量明显增多,体循环压力上升。

(4) 卵圆孔功能性关闭,解剖上关闭的时间是在出生后的 5～7 个月。出生后的最初几天在心前区可闻及心脏杂音,可能与动脉导管未闭有关。

(5) 动脉血氧升高,动脉导管功能性关闭,从而完成胎儿循环向成人循环的转变。当严重肺炎、酸中毒、低氧血症时,肺血管压力升高至等于或超过体循环时,可致卵圆孔、动脉导管重新开放,出现右向左分流,称持续性胎儿循环(persistent fetal circulation, PFC),又称新生儿持续性肺动脉高压(persistent pulmonary hypertension of the newborn, PPHN)。新生儿心率波动范围较大,通常为 90～160 次/分。足月儿血压平均为 70/

50 mmHg。新生儿的心脏为横位,2 岁以后逐渐转为斜位。

3. 消化系统 足月儿出生时吞咽功能已完善,但食管下部括约肌松弛,胃呈水平位,幽门括约肌较发达,故易溢乳甚至呕吐。消化道面积相对较大,管壁薄、黏膜通透性高,有利于大量的流质及乳汁中营养物质吸收,但肠腔内毒素和消化不全产物也易进入血液循环,引起中毒或变态反应。除淀粉酶外,消化道亦能分泌充足的消化酶,因此不宜过早喂淀粉类食物。胎便由胎儿肠道分泌物、胆汁及咽下的羊水等组成,呈糊状、墨绿色。足月儿在出生后 24 h 内排胎便,2～3 d 排完。若出生后 24 h 仍不排胎便,应排除肛门闭锁或其他消化道畸形。肝内尿苷二磷酸葡萄糖醛酸基转移酶的量及活力不足,是生理性黄疸的主要原因之一,同时对多种药物处理能力(葡萄糖醛酸化)低下,易发生药物中毒。

4. 血液系统 足月儿出生时血红蛋白约为 170 g/L(140～200 g/L)。由于刚出生时入量少、不显性失水等原因,可致血液浓缩,血红蛋白含量上升。通常出生后 24 h 达峰值,约于第 1 周末恢复至出生时水平,以后逐渐下降。出生后 1 周内静脉血血红蛋白<140 g/L(毛细血管血红蛋白高 20%)定义为新生儿贫血。血红蛋白中胎儿血红蛋白占 70%～80%,5 周后降至 55%,随后逐渐被成人型血红蛋白取代。网织红细胞数初生 3 d 内为 0.04～0.06,4～7 d 迅速降至 0.005～0.015,4～6 周回升至 0.02～0.08。血容量为 85～100 ml/kg,与脐带结扎时间有关。当脐带结扎延迟至 1 min,胎儿可从胎盘多获得 35% 的血容量。婴儿出生后第 1 天白细胞数为 $(15～20)×10^9$/L,3 d 后明显下降,5 d 后接近婴儿值;分类中以中性粒细胞为主,4～6 d 与淋巴细胞持平,以后淋巴细胞占优势。血小板数与成人相似。由于胎儿肝脏维生素 K 储存量少,凝血因子Ⅱ、Ⅶ、Ⅸ、Ⅹ活性较低,易发生出血症,故新生儿娩出后即给予维生素 K_1 1 mg 肌内注射进行预防。

5. 泌尿系统 新生儿出生时肾单位数量与成人相当,但其生理功能尚不完善,表现为肾小球滤过率低,浓缩功能差,不能迅速有效地处理过多的水和溶质,易出现水肿。新生儿一般出生后 24 h 内开始排尿,少数在 48 h 内排尿,1 周内每日排尿可达 20 次。

6. 神经系统 新生儿出生时头围相对大,平均 33～34 cm,此后增长速率每月约为 1.1 cm,至出生后 40 周左右增长渐缓,脑沟、脑回仍未完全形成。脊髓相对长,其末端约在第 3、4 腰椎下缘,故腰椎穿刺时应在第 4、5 腰椎间隙进针。足月儿大脑皮层兴奋性低,睡眠时间长,觉醒时间一昼夜仅为 2～3 h。大脑对下级中枢抑制较弱,且锥体束、纹状体发育不全,常出现不自主和不协调动作。新生儿出生时已具备多种暂时性原始反射,如觅食反射、吸吮反射、握持反射以及拥抱反射。在正常情况下,上述反射婴儿出生后数月自然消失。如上述反射减弱或消失,或数月后仍不消失,常提示有神经系统疾病或其他异常。此外,正常足月儿也可出现年长儿的病理性反射,如克尼格征、巴宾斯基征和低钙击面征等,腹壁和提睾反射不稳定,偶可出现阵发性踝阵挛。味觉发育良好。

7. 体温调节 新生儿体温调节中枢功能尚不完善,皮下脂肪薄,体表面积相对较大,皮肤表皮角化层差,易散热;寒冷时无寒战反应而靠棕色脂肪化学产热。由于出生后环境温度显著低于宫内温度、散热增加,如不及时保温,可发生低体温、低氧血症、低血糖和代谢性酸中毒或寒冷损伤。中性温度(neutral temperature)是指机体维持体温正常所需的代谢率和耗氧量最低时的环境温度。出生体重、生后日龄不同,中性温度也不同;出生体重越低、日龄越小,所需中性温度越高。新生儿的正常体表温度为 $36.0\sim36.5\,℃$,正常核心(直肠)温度为 $36.5\sim37.5\,℃$。不显性失水过多可增加热量的消耗,适宜的环境湿度为 $50\%\sim60\%$。室温一般维持在 $26\sim28\,℃$,环境温度过高、进水少及散热不足,可导致体温增高,甚至发生脱水热。

8. 能量及体液代谢　胎儿糖原的储备较少,在娩出后的 12 h 内若未及时补充,容易出现低血糖,此时机体必须动用脂肪和蛋白质来提供能量。新生儿总能量的需要为:出生后第 1 周每天 $50\sim75$ kcal/kg($209.2\sim313.8$ kJ/kg),以后逐渐增至每日 $100\sim120$ kcal/kg($418.4\sim502.1$ kJ/kg)。初生婴儿体液总量占体重的 $70\%\sim80\%$,且与出生体重及日龄有关。出生体重越低、日龄越小,含水量越高,故新生儿需水量因出生体重、孕龄、日龄及临床情况而异。生后第 1 天需水量为每日 $60\sim100$ ml/kg,以后每日增加 30 ml/kg,直至每日 $150\sim180$ ml/kg。出生后体内水分丢失较多,体重下降,约 1 周末降至最低点(小于出生体重的 10%,早产儿为 $15\%\sim20\%$),10 d 左右恢复到出生时体重,称生理性体重下降。初生婴儿 10 d 内一般不需补钾,以后需要量为 $1\sim2$ mmol/(kg·d)。

9. 免疫系统　新生儿非特异性和特异性免疫功能均不成熟。皮肤黏膜薄嫩易损伤;脐残端未完全闭合,离血管近,细菌易进入血液;呼吸道纤毛运动差,胃酸、胆酸少,杀菌力差;同时分泌型 IgA 缺乏,易发生呼吸道和消化道感染。血-脑屏障发育未完善,易患细菌性脑膜炎。血浆中补体水平低、调理素活性低、多形核白细胞产生及储备均少,且趋化性及吞噬能力低下。免疫球蛋白 IgG 虽可通过胎盘,但与孕龄相关。孕龄越小,IgG 含量越低。IgA 和 IgM 不能通过胎盘,因此易患细菌感染,尤其是革兰氏阴性杆菌感染。抗体免疫应答低下或迟缓,尤其是对多糖类疫苗和荚膜类细菌。T 细胞免疫功能低下是新生儿免疫应答无能的主要原因。随着生后不断接触抗原,T 细胞渐趋成熟。初乳中免疫球蛋白 IgA 的含量较高,应提倡母乳喂养,提高新生儿抵抗力。

10. 常见特殊生理状态

1) 生理性黄疸　参见本章第五节。

2) 生理性体重下降　新生儿出生后 $2\sim4$ d 由于不显性失水及胎粪排出等原因,出现体重下降,一般不超过 10%,10 d 左右恢复到出生时体重。

3) "马牙"和"螳螂嘴"　在新生儿口腔上腭中线和齿龈部位常有黄白色、米粒大小的小颗粒,是由上皮细胞堆积或黏液腺分泌物积留所致,俗称"马牙",数周后可自然消退;两侧颊部各有一隆起的脂肪垫,俗称"螳螂嘴",有利于吸吮乳汁。两者均属正常现象,不可挑破,以免发生感染。少数初生婴儿在下切齿或其他部位有早熟齿,称新生儿齿,通常不须拔除。

4）乳腺肿大和假月经　男、女新生儿出生后 4～7 d 均可有乳腺增大,如蚕豆或核桃大小,2～3 周消退,与新生儿刚出生时体内存有一定数量来自母体的雌激素、孕激素和催乳素有关。新生儿出生后体内的雌激素和孕激素很快消失,而催乳素却维持较长时间,故导致乳腺肿大。部分婴儿乳房甚至可分泌出少许乳汁;切忌挤压,以免感染。部分女婴由于出生后来自母体的雌激素突然中断,出生后 5～7 d 阴道流出少许血性或大量非脓性分泌物,可持续 1 周,称假月经。

5）新生儿红斑　新生儿出生后 1～2 d,可在头部、躯干及四肢常出现大小不等的多形性斑丘疹,称为"新生儿红斑",1～2 d 后自然消失。

6）粟粒疹　是由于皮脂腺堆积,在新生儿的鼻尖、鼻翼、颜面部可形成小米粒大小黄白色皮疹,脱皮后自然消失。

▶ 在线课程 13-1　新生儿常见症状的观察和护理

(三) 心理特点

新生儿对饥饿、不舒适、寒冷等表现不安、啼哭,并能对照顾者所提供的各种形式的爱做出反应。埃里克松(Erikson)的社会心理发展理论提出:信任-不信任阶段是人格发展的最初阶段,此阶段始于新生儿时期。满足需要,使新生儿感受良好和愉快是建立信任的基础,否则不信任感就会带到今后的心理-社会发展过程中,影响健康人格的形成,而亲子互动在新生儿社会心理发展中起着非常重要的作用。

第二节　新生儿观察与护理

一、产房内新生儿护理

(一) 护理评估

1. 健康史　评估新生儿基本情况,包括:性别、孕龄、出生时阿普加评分、出生体重、体温、呼吸、心率以及娩出方式、羊水情况等。

2. 身体状况　评估新生儿生理情况。主要依据新生儿的各系统生理特点进行,包括:意识、前囟饱满程度、面色、哭声强弱、肌张力、肢体活动度、吸吮力、胎粪、腹胀、呕吐、皮肤有无黄染、硬肿、脐带结扎情况、有无先天畸形等。

3. 心理-社会状况　主要评估新生儿家长情况,包括:文化程度、职业、心理素质、对疾病的认知程度、家庭经济状况等。

(二) 护理诊断

1. 体温调节无效　与体温调节中枢功能不完善、环境温度多变有关。

2. 窒息可能　与易呕吐、溢乳吸入及体位不当有关。

3. 感染风险　与免疫功能不足有关。

（三）预期目标

（1）新生儿体温保持在正常范围内。

（2）新生儿未发生窒息。

（3）新生儿未发生各种类型的感染。

（四）护理措施

1. 环境温度管理　WHO定义轻度低体温为36.0～36.4℃，中重度低体温为＜36.0℃。对有低体温风险因素如母亲疾病、早产、胎盘脐带异常、出生窒息复苏的新生儿，应密切监测体温。国外文献报道，新生儿腋温每下降1℃，病死率增加75%，尤其出生后30 min内最易发生低体温，需密切关注出生后3 h内新生儿的保温。WHO推荐产房温度为25～28℃。

1）环境温度偏低　可引起新生儿寒冷损伤，出现体温降低、代谢性酸中毒、低血糖、微循环障碍、血液黏稠度增高、凝血功能紊乱、尿素氮增高、皮下组织硬肿等病理生理改变，严重者发生大量肺出血。

2）环境温度偏高　可使新生儿水分丧失量明显增加，若不注意补充可致脱水和高钠血症；血液浓缩时红细胞破坏增多，可引起高胆红素血症；环境温度骤然升高可诱发呼吸暂停。

2. 刚出生新生儿护理

1）新生儿阿普加评分（表13-1）　新生儿阿普加评分是目前较普遍的判断新生儿窒息及严重程度的方法。该评分以出生后1 min的心率、呼吸、肌张力、喉反射及皮肤颜色5项体征为依据，每项0～2分，满分为10分。8～10分属正常新生儿；4～7分为轻度窒息（青紫窒息），需清理呼吸道、吸氧、用药等措施才能恢复；0～3分为重度窒息（苍白窒息），缺氧严重需紧急抢救。对缺氧较严重的新生儿，应在出生后5、10 min时再次评分，直至连续2次评分均≥8分。

表13-1　新生儿出生后1 min内阿普加评分标准

体征	0分	1分	2分
心率（次/分）	0	＜100	≥100
呼吸	无	浅慢且不规则	良好
肌张力	松弛	四肢稍屈	四肢活动
喉反射	无	有些动作	咳嗽、恶心
皮肤颜色	全身苍白	躯干红、四肢发绀	全身粉红

1 min评分是出生当时的情况，反映在宫内的情况；5 min及以后评分是反映复苏效果，与预后关系密切。但新生儿出生后须立即快速进行4项评估，包括：①足月吗？②羊水清吗？③有哭声或呼吸吗？④肌张力好吗？如4项中有1项为否，则立即进行

复苏,不可等待 1 min 的阿普加评分。

2) 保暖

(1)需要复苏的婴儿用毛巾包裹放于预热的辐射保暖台,快速擦干后更换干毛巾,注意保暖并摆好体位,进行初步复苏步骤。

(2)不需要复苏的新生儿出生后立即将新生儿置于母亲腹部已经铺好的干毛巾上,擦干全身。擦干时应该是摩擦而不是轻拍,擦干顺序为眼睛、面部、头、躯干、四肢及背部,不需要擦掉胎脂。移除湿毛巾,让新生儿趴在母亲胸腹部,盖上另一块预热干毛巾,戴上帽子并和母亲肌肤持续接触。

3) 清理呼吸道　出生后新生儿有活力时无须常规挤净口鼻黏液,30 s 内不要常规进行口鼻吸引,除非有胎粪污染且新生儿无活力时才进行气管内插管吸引胎粪。保持呼吸道通畅并给予合适的卧位。

4) 处理脐带　正常新生儿一般娩出后延迟 1～3 min 内结扎脐带,因新生儿娩出时仍有部分血液残留在胎盘中,足月儿大约有 1/3 胎盘-胎儿总血量残留在胎盘中;而早产儿胎盘血液残留量更是达到了胎盘-胎儿总血量的 1/2;其中胎儿红细胞高达 60%,并富含造血干细胞,这一过程称为生理性胎盘输血。生理性胎盘输血能增加新生儿的血容量,改善心功能,使新生儿的内环境和脑循环更加稳定,便于胎儿向新生儿更好地过渡。脐带的结扎处理采用不同方法,可用脐带夹夹住或用线双道结扎。护理方法包括双道结扎法和脐夹断脐法。

(1)双道结扎:为包扎法,在距脐带根部 15～20 cm 处用两把止血钳相隔 2～3 cm 夹住脐带,在两钳之间剪断。用 75% 乙醇消毒脐带根部及周围皮肤。在距脐根部 0.5 cm 处用消毒粗丝线结扎第一道,结扎线外 0.5 cm 处结扎第二道,在第二道结扎线外 0.5 cm 处剪去多余脐带,挤净断面血液。结扎时注意用力要适当,既要扎紧防止脐带出血,又要避免用力过猛造成脐带断裂。继以无菌纱布覆盖,采用无菌纱布或脐带卷覆盖并包裹。

(2)脐夹断脐:为暴露法,即自然干燥法,新生儿暴露脐部,无须消毒和包扎,保持其干燥清洁,直至脐残端自然脱落。暴露法是 WHO 提倡的新生儿断脐方法。

5) 新生儿检查　检查新生儿的全身情况,包括发育状况,头部五官、胸腹部、脊柱、四肢、外生殖器、肛门等是否正常,注意外观有无胎记、皮肤有无破损、有无畸形等;托起新生儿让产妇看其外生殖器、确认新生儿性别;交给台下护士测量体重、身长后将新生儿包好,注意保暖。

6) 双眼护理　新生儿出生后眼部可用消毒纱布或脱脂棉花清洁,必要时用左氧氟沙星滴眼液护理。

7) 身份识别

(1)填写新生儿病历,包括母亲姓名、年龄、床号、住院号、新生儿出生时间、性别、体重等。

(2)将母亲拇指印和新生儿右脚掌印盖在新生儿病历上。

（3）为新生儿佩戴有身份标识的手足腕带，标明母亲姓名、年龄、住院号及新生儿出生时间、性别、体重等信息。

8）预防新生儿出血症　新生儿娩出后应予维生素 K_1 1 mg 肌内注射，以预防新生儿出血症。

9）早接触及早吸吮　若新生儿状况良好，不要将新生儿与母亲分开，可在彻底擦干皮肤并刺激后，移除湿毛巾，将新生儿俯卧位（腹部向下、头偏向一侧）置于母亲胸腹部开始皮肤接触。新生儿出生后尽早进行吸吮、接触，持续≥60 min。吸吮时母亲与新生儿进行皮肤直接接触及眼神接触，有助于提高母乳喂养成功率并建立良好的亲子关系。

（五）健康宣教

1. 母乳喂养的好处

（1）对母亲的好处：促进子宫收缩，减少产后出血发生率，帮助产后恢复，降低患乳腺癌和卵巢癌的风险。

（2）对婴儿的好处：有助于增强免疫力，促进肠道健康，减少过敏及远期肥胖、高血压病等疾病的发生。母乳成分随婴儿月份增加而变化，更适合婴儿肠道及营养需求。

（3）母乳喂养有利于母婴交流，有助于减轻母婴精神压力。

2. 观察新生儿的正常表现

（1）早吸吮、早接触时需要指导母亲观察婴儿面色、呼吸等表现，避免新生儿并发症或口鼻受压导致的缺氧。

（2）指导母亲识别新生儿觅食表现，如舔母亲胸前皮肤、口水分泌、寻找触碰乳头等，母亲应主动满足新生儿的觅食需求。

（六）护理评价

（1）新生儿体温保持在正常范围内。

（2）新生儿未发生窒息。

（3）新生儿各项生理指标正常。

二、母婴同室内新生儿护理

母婴同室是指母婴 24 h 同室，医疗及其他护理操作每天分离不超过 1 h。母婴同室新生儿的条件是孕周＞36 周，体重＞2 300 g，阿普加评分＞8 分，母亲高危妊娠如糖尿病、重度高血压疾病等，应去高危新生儿室观察。母婴同室是一种"以人为本"的新型安全管理理念，新生儿可以在家长的直视下接受治疗和护理，同时根据家长不同的教育文化背景、心理特点等接受母婴相关的专业知识和基本技能的指导和宣教，使家长们也参与其中。母婴同室在促进产妇和新生儿健康方面有很多优势，但由于家长缺乏观察、护理经验，且新生儿病情变化快，无任何行为和语言能力，不可预见性的不安全因素多。母婴同室病房是医院护理安全事故的高风险部门，做好质量监控和预防措施，防止护理安全问题的发生是非常必要的。

（一）护理评估

1. 入室评估

1）健康史

(1)既往史：了解家族的特殊病史，母亲既往妊娠史。

(2)本次妊娠的经过，胎儿生长发育及其监测结果，分娩经过，产程中胎儿情况。

(3)新生儿出生史：如出生体重、性别、阿普加评分及出生检查结果等。

(4)新生儿记录：检查出生记录是否完整，包括床号、住院号、母亲姓名、性别、出生时间，新生儿脚印、母亲手印是否清晰，并与新生儿身份核对。

2）身份核对

(1)新生儿出生记录是否印有新生儿脚印及其母亲拇指印。

(2)新生儿手腕脚踝腕带信息（如母亲信息、新生儿性别）是否与出生记录相符。

(3)新生儿的性别与产妇进行核对。

3）身体评估

(1)入室后仔细进行全身查体，根据外观、毛发、乳头、足褶纹理等评估孕龄是否与实际相符，观察反应、皮肤颜色、有无破损及皮疹，头颅有无包块，观察囟门和眼球活动，外耳郭是否完整，唇色是否红润，有无唇腭裂，气管是否居中，腹部及脐带情况，外生殖器有无畸形，四肢有无畸形及其活动是否自如等。头、心脏、手是外观畸形的好发部位，要认真检查，识别任何明显的先天性畸形，评估孕龄、营养状况、有无活力，以及从宫内向宫外转变的情况。

(2)评估时注意保暖，可让母亲或家属在场以便指导。

2. 身体评估

1）体温　　正常新生儿肛温 $36.5 \sim 37.5 \, ℃$，腋下温度 $36 \sim 36.5 \, ℃$，如体温有异常应及时评估环境温度、保暖问题、新生儿反应、四肢末梢温度及一般情况。

2）呼吸　　于新生儿安静时测 1 min，正常为的呼吸频率约 40 次/分。产时母亲使用麻醉剂、镇静剂或新生儿产伤可使新生儿呼吸减慢；室内温度改变过快、早产儿可出现呼吸过快；持续性呼吸过快可见于呼吸窘迫综合征、膈疝等。

3）心率　　一般通过心脏听诊获得。新生儿耗氧量大，心率为 $90 \sim 160$ 次/分，且其血流多集中在躯干和内脏，故四肢容易发冷、发绀。正常新生儿肤色红润，如出现面色苍白、发绀、黄染等，应考虑呼吸系统疾病、心功能不全、低血糖、新生儿溶血等病理情况。

4）肛门和外生殖器　　观察肛门外观有无闭锁、外生殖器有无异常，男婴睾丸是否已经至阴囊，女婴大阴唇有无完全遮住小阴唇等。

5）大小便　　正常新生儿出生后 24 h 内排小便。第一次大便一般在出生后的 $10 \sim 12$ h 内排泄，为墨绿色黏稠胎粪。出生 24 h 后未排大便，检查是否有消化系统发育异常。如果新生儿小便表现为橘红色，多为尿液浓缩后的尿酸盐结晶。

6）肌张力和活动情况　新生儿正常时反应灵敏、哭声洪亮、肌张力正常,如中枢神经系统受损可表现为肌张力及哭声异常。可在新生儿睡眠时予以刺激,引起啼哭后观察其肌张力和活动情况。

7）反射　通过观察各种反射是否存在,可以了解新生儿神经系统的发育情况,如觅食反射、吸吮反射、拥抱反射、握持反射等。

3. 心理-社会状况　主要评估新生儿的家长情况,可使用爱丁堡产后抑郁量表、母乳喂养自我效能简化量表等标准量表进行相关评估,并通过观察父母与新生儿的沟通频率、方式及效果,以及对新生儿的接受程度、对新生儿需求的满足状况等方面进行评估。

(二) 护理诊断

1. 体温调节无效　与体温调节中枢功能不完善,难以适应外界环境有关。
2. 窒息可能　与新生儿容易溢奶和呕吐有关。
3. 感染风险　与免疫系统不健全有关。

(三) 预期目标

(1) 新生儿环境适应良好,无感染、窒息发生。
(2) 新生儿生长发育良好。

(四) 护理措施

1. 环境要求　母婴同室一个床单元(一张母亲床和一张婴儿床)所占面积不少于 6 cm²。房间光线充足,空气流通,室温保持在 24～26 ℃,相对湿度在 50%～60% 为宜;避免噪声及通宵灯光,避免新生儿受到惊吓和影响其生长发育。

2. 新生儿的日常护理

1）保暖与生命体征观察　出生后第 1 个 24 h 内,每 4 h 测 1 次体温,正常后每日测 2 次体温。体温过低者加强保暖,如体温<36.5 ℃时,用母亲的身体给予“袋鼠”式保暖,有条件者可用辐射床或暖箱保暖,并观察新生儿的反应及一般情况、四肢末梢的温度等,及时记录并汇报儿科医师做进一步处理。过高者采取降温措施。生命体征观察还包括新生儿的面色、哭声、呼吸、脉搏、奶量、大小便、体重与活动等,发现异常及时报告医师。观察呼吸道通畅情况,新生儿取侧卧体位,以防窒息。

2）沐浴　可在新生儿出生 24 h 体温稳定后,沐浴应在产妇身边或有家属在场时进行,沐浴时房间温度应保持在 26～28 ℃;水温在 38～40 ℃,以手腕测试较暖即可;为了预防呕吐,沐浴应在哺乳 1 h 后进行;沐浴应从眼睛、面部到四肢,最后清洗臀部,洗眼睛时应从内向外,每只眼睛均应使用干净毛巾。清洗外阴的方法应从前到后,预防阴道、尿道被肠道细菌感染。沐浴一般每日 1 次,在医院时新生儿的用品应保证一人一用一消毒,避免交叉感染。沐浴前不要喂奶,新生儿体温偏低或血糖偏低时不宜沐浴。

3）体重　新生儿一般在沐浴前、后测量体重,每日 1 次,测量体重应定时、定磅秤、定地点,并做好记录,以此观察新生儿的生长状况。

4）脐部护理　出生以后,应注意评估脐带残端有无渗出、红、肿等异常征象。残端及脐轮每日应用消毒液涂擦至少 1 次,脐带护理的原则是清洁和干燥,如有尿、粪污染,可用清水清洁后用消毒干棉签擦干,让其自然干燥,若有异常须遵医嘱处理;尿布使用时注意勿超越脐部,以免被粪便污染。一般脐带 7～10 d 脱落。

5) 皮肤护理　新生儿胎脂对皮肤有保护作用,可以抑制病原微生物的生长,并使皮肤具有免疫力。因此,新生儿出生后第一次护理仅需将皮肤上的血迹、胎粪擦干净,应将胎脂保留下来,数日之后胎脂可自行脱落。尿布应勤更换,每次换尿布时应用湿纸巾或温开水清洁臀部,在臀部涂抹油膏或婴儿油,避免大、小便对臀部皮肤的刺激,引起尿布疹。

3. 预防新生儿低血糖　新生儿出生后尽早开奶、按需喂养;做好保暖措施,如"袋鼠"式护理。识别低血糖风险因素及临床表现,包括:易激惹、神经系统症状、呼吸窘迫、体温降低、喂养困难等。

4. 满足新生儿的心理需求　新生儿出生时已经具有视、听、嗅、味等各种基本功能,并能对怀抱方式、环境中的种种刺激产生应答。皮肤接触可增进亲子之间的情感交流,减少婴儿哭闹,增加睡眠,提高免疫力,促进婴儿健康成长。哭是新生儿表达不舒适的方式,哭不只是饿、渴、湿,新生儿需要爱抚时也会哭。因此,对新生儿的哭一定要关注并作出反应;鼓励父母多与新生儿说话,亲自参与新生儿的护理,在与新生儿进行沟通交流的基础上,逐步了解新生儿的需要。

5. 新生儿喂养　母乳是满足婴儿生理心理发育的最佳天然食品,WHO 建议纯母乳喂养至少 6 个月。在新生儿期,医护人员应根据 WHO 发布的《促进母乳喂养十条措施》及爱婴医院的要求,帮助家庭建立和开展早期母乳喂养。在各种原因确实无法纯母乳喂养时,根据医嘱可暂时采用混合喂养和人工喂养替代,一旦影响因素解除,须尽早恢复纯母乳喂养。

6. 安全措施

1) 身份识别　新生儿在离开产房前一定要有身份的标识,一般采取的是手足腕带,剪开才能取下。带子上要注明产妇的姓名、住院号、新生儿性别、出生日期与时间等,并戴于新生儿的手腕和脚腕。佩戴腕带时应在床旁进行三方(两位护士与新生儿家属)核对,给新生儿印脚印,并进行认真查对。

2) 做好入室查对　新生儿入母婴同室时,护士与父母一起将新生儿的出生记录与新生儿的身份标识带、产妇的分娩记录进行认真查对。

3) 环境与设备　母婴同室的工作人员应对不明身份的人员进行查问,避免不明身份的人员接触新生儿;各种通道应设有监控;晚上母婴同室病区门要上锁;向产妇及其家属讲解保证新生儿安全的知识,避免新生儿安全受到影响。在设备管理方面,避免新生儿处于危险的环境中,远离电源、热源及尖锐的物品;新生儿床应配有床围,床上不放危险物品,如锐角玩具、热水袋。

4) 抱与体位　抱起新生儿时动作应轻、稳,使新生儿感到安全。抱起时其头和臀部需要支撑,仰卧比俯卧容易抱起。新生儿哺乳后一般以左侧位为宜,避免溢乳导致新生儿窒息。

7. 预防感染

1）建立完善的消毒隔离制度　每月对母婴同室的空气、物体表面和工作人员的手进行监测；每季度对工作人员咽拭子培养 1 次，异常者暂时调离。

2）洗手　在哺乳前、换尿布后、接触其他新生儿前、接触不干净的物品后都应洗手。住院期间，护士应教会新生儿父母正确的洗手方法。

3）指导产妇进行隔离　如新生儿有脓疱疹、脐部感染等感染性疾病，应与其他新生儿隔离开，预防感染的传播。

8. 接种免疫　新生儿应接种卡介苗和乙肝疫苗。卡介苗可促进机体抗体形成，免于新生儿感染结核杆菌，一般是将 0.1 ml 的卡介苗做三角肌下缘偏外侧皮内注射，注射时间为出生后 24 h 内。早产儿、低体重儿、体温＞37.5 ℃、严重的呕吐、腹泻、产伤及其他疾病者应禁止注射。乙肝疫苗提供主动免疫，保护新生儿免于乙型肝炎病毒的侵袭，直到自身的抗体生成。一般在出生后 24 h 内、1 个月、6 个月注射。接种后做好相关记录，并将疫苗接种记录核对后交给家属，做好相应的宣教工作。

（五）健康宣教

健康宣教可采用示范、集体讲解、个别指导、图文宣传、视频宣传等多种形式，主要做好以下几点：

（1）教会家长进行沐浴、脐带护理、监测体温、监测黄疸。

（2）指导正确的新生儿喂养方法、日常护理方法，提倡母婴同室和母乳喂养。

（3）健康检查，尽早发现先天性、遗传性疾病。

（4）指导预防接种知识。

（5）按医师要求进行产后随访。

（6）出院支持系统：出院产妇有问题时，可随时得到社区、出院病区、母乳喂养门诊等支持组织的帮助。

📖 **拓展阅读 13-1　健康宣教宣传手册内容示例**

（六）护理评价

（1）新生儿各项生命体征正常。

（2）新生儿未发生窒息。

（3）正常新生儿在出院前达到纯母乳喂养。

第三节　新生儿营养与喂养

在胎儿、婴幼儿时期，机体生长发育十分迅速，将完成生长发育的第一个高峰，同时脏器的形成和功能也不断发育成熟，尤其是中枢神经系统在生命最初 2～3 年内的发育最为迅速。加强对婴幼儿时期的营养管理,促进母乳喂养,及时纠正婴幼儿营养不良,将为终身健康奠定基础。本节仅讨论新生儿喂养相关内容。

一、新生儿消化功能与营养的关系

营养指人体获得和利用食物维持生命活动的整个过程。

营养素分为能量、宏量营养素(如蛋白质、脂类、糖类等)、微量营养素(如矿物质及维生素)和其他膳食成分(如膳食纤维、水和其他生物活性物质)。新生儿消化酶的成熟与宏量营养素的关系如下。

1. 蛋白质 出生时,新生儿消化蛋白质的能力较好,胃蛋白酶可凝结乳类,初生时活性低,3个月后活性增加,18个月时达成人水平;出生后1周后胰蛋白酶活性增加,1个月时达成人水平。出生后几个月内,婴儿的小肠上皮细胞渗透性高,有利于母乳中的免疫球蛋白吸收,但也会增加异体蛋白(如牛奶蛋白、鸡蛋蛋白等)、毒素、微生物以及未完全分解的代谢产物的吸收机会,易产生过敏或肠道感染。因此,对婴儿,特别是新生儿,食物的蛋白质摄入量应有一定限制。

2. 脂肪 新生儿的胃脂肪酶发育较好,而胰脂酶几乎无法测定;2~3岁后达成人水平。母乳的脂肪酶可补偿胰脂酶的不足。故婴儿吸收脂肪的能力随年龄增加而提高,28~34周的早产儿,脂肪吸收率为65%~75%;足月儿脂肪吸收率为90%;出生后6个月婴儿脂肪吸收率达95%以上。

3. 糖类 0~6个月婴儿食物中的糖类主要是乳糖,其次为蔗糖和少量淀粉。肠双糖酶发育好,易于消化乳糖。胰淀粉酶发育较差,3个月后活性逐渐增高,2岁达成人水平,故婴儿出生后几个月消化淀粉能力较差,不宜过早添加淀粉类食物。

二、新生儿喂养

新生儿的喂养方式有母乳喂养、部分母乳喂养和人工喂养3种。

(一) 母乳喂养

1. 母乳成分 人乳是满足婴儿生理和心理发育的天然最好食物,纯母乳喂养是全球范围内提倡的婴儿健康饮食的重要方式。人乳可以满足6个月以内婴儿所需要的营养。人乳中宏量营养素产能比例适宜(表13-2)。人乳喂养婴儿很少发生过敏。

表13-2 人乳与牛乳宏量营养素产能比(100 ml)

营养素	人乳	牛乳	理想标准
糖类	41%(6.9 g)	29%(5.0 g)	40%~50%
脂肪	50%(3.7 g)	52%(4.0 g)	50%
蛋白质	9%(1.5 g)	19%(3.3 g)	11%
能量(kcal)	67	69	

1) 蛋白质　人乳营养生物效价高,易于婴儿利用。人乳所含酪蛋白为 β-酪蛋白,含磷少,凝块小;人乳所含白蛋白为乳清蛋白,促乳糖蛋白形成。人乳中酪蛋白与乳清蛋白的比例为 1∶4,与牛乳 4∶1 有明显差别,易被消化吸收。因此,母乳喂养婴儿很少产生过敏。人乳含必需氨基酸比例适宜,必需氨基酸中的牛磺酸是牛乳的 10～30 倍,牛磺酸能促进婴儿神经系统和视网膜的发育。

2) 糖类　人乳中 90％的糖类为乙型乳糖,有利于脑发育,促进肠蠕动;利于钙、镁和氨基酸吸收。母乳中含有低聚糖是人乳特有的,可阻止细菌黏附于肠黏膜,促进乳酸杆菌生长。

3) 脂肪　人乳能量的 50％由脂肪提供。脂肪酶使人乳易于消化吸收。人乳含不饱和脂肪酸较多,除含有亚油酸、亚麻酸外,还含有微量的花生四烯酸和二十二碳六烯酸(DHA),胆固醇亦丰富,这些物质有利于婴儿神经系统的发育。

4) 矿物质　人乳中电解质浓度低,适宜婴儿不成熟的肾脏发育水平,易被婴儿吸收。母乳中钙含量虽然低于牛乳,但钙、磷比例适当(2∶1),钙吸收率(50％～70％)高于牛乳(20％);母乳中含低分子量的锌结合因子-配体,锌吸收利用率高;母乳中铁含量与牛奶(0.05 mg/dl)相似,但母乳中铁吸收率(49％)高于牛奶(4％)。

5) 维生素　水溶性维生素、维生素 A 含量与乳母膳食有关,而维生素 D、E、K 不易通过血液循环进入乳汁,因此与乳母膳食成分关系不大。营养状况良好的母乳可提供婴儿所需的各种维生素。因为母乳中维生素 K 仅为牛乳的 1/4,且初生时储存量低,肠道正常菌群未建立,不能合成维生素 K_1,所以新生儿出生后常规肌内注射维生素 K_1,以预防维生素 K_1 缺乏所致出血性疾病。母乳中的维生素 D 含量低,因此婴儿出生后应尽早开始补充维生素 D,并鼓励家长尽早让婴儿户外活动。

6) 免疫物质　初乳含丰富的分泌型 IgA,早产儿母亲乳汁的分泌型 IgA 高于足月儿。人乳中的分泌型 IgA 在胃中稳定,不被消化,可在肠道发挥作用。分泌型 IgA 黏附于肠黏膜上皮细胞表面,封闭病原体,阻止病原体吸附于肠道表面,使其繁殖受抑制,保护消化道黏膜,抗多种病毒、细菌。人乳中含有大量免疫物质,特别是初乳中含量更多,其中 85％～90％为巨噬细胞,10％～15％为淋巴细胞;免疫活性细胞释放多种细胞因子而发挥免疫调节作用。人乳中的催乳素也是一种具有免疫调节作用的活性物质,可促进新生儿免疫物质的成熟。

7) 生长调节因子　为母乳中对细胞增殖、发育有重要作用的因子。如牛磺酸、激素样蛋白(如上皮生长因子、神经生长因子),以及某些酶的干扰素。

2. 母乳成分的变化

1) 各期母乳成分(表 13-3)　分娩后 4～5 d 内的乳汁为初乳;5～14 d 为过渡乳;14 d 以后的乳汁为成熟乳。初乳量少,呈淡黄色,碱性、质地黏稠,含蛋白质高,每日量 15～45 ml。初乳中维生素 A、牛磺酸和矿物质的含量较丰富,并含有初乳小球,对新生儿的生长发育和抗感染能力十分重要。过渡乳中脂肪含量逐渐增加而蛋白质含量逐渐降低;成熟乳中脂肪含量最高,但各期乳汁中乳糖的含量较恒定。

表 13-3　各期人乳成分 （单位：g/L）

营养素	初乳	过渡乳	成熟乳
蛋白质	22.50	15.60	11.50
脂肪	28.50	43.70	32.60
糖类	75.90	77.40	75.00
矿物质	3.08	2.41	2.06
钙	0.33	0.29	0.35
磷	0.18	0.18	0.15

2）哺乳过程的乳汁成分变化　每次哺乳过程乳汁的成分亦随时间而变化。若将哺乳过程分为三部分，第一部分分泌的乳汁脂肪低而蛋白质高，第二部分分泌的乳汁脂肪含量逐渐增加而蛋白质含量逐渐降低，第三部分分泌的乳汁中脂肪含量最高。

3）乳量　正常乳母每天的泌乳量随时间而增加，成熟乳量可达 700～1 000 ml。

3. 成功的母乳喂养　应当是母子双方都积极参与并感到满足。应具备 3 个条件：①乳母能分泌充足的乳汁；②哺乳时出现有效的喷乳反射；③婴儿有力地吸吮。

（二）部分母乳喂养

同时采用母乳与配方奶或牛乳、羊乳等兽乳喂养婴儿为部分母乳喂养，有以下两种情况。

1. 补授法　是补充母乳量不足的方法。母乳喂养的婴儿体重增长不满意时，提示母乳不足。补授时，母乳哺喂次数一般不变，每次先哺母乳，将两侧乳房吸空后再以配方奶或兽乳补足母乳的不足部分，有利于刺激母乳产生，适合 6 个月内的婴儿。补授的乳量由小儿食欲及母乳量多少而定，即"缺多少补多少"。

2. 代授法　用配方奶或兽乳替代一次母乳量，为代授法。母乳喂养婴儿准备断离母乳，开始引入配方奶或兽乳时宜采用代授法。即在某一次母乳哺喂时，有意减少哺喂母乳量，增加配方奶量或兽乳，逐渐替代此次母乳。依此类推直到完全替代所有的母乳。

（三）人工喂养

由于各种原因不能进行母乳喂养时，完全采用配方奶或兽乳喂哺婴儿，称为人工喂养。

1. 喂哺方法　与母乳喂养一样，人工喂养婴儿亦需要有正确的喂哺技巧，包括正确的喂哺姿势、婴儿完全醒觉状态，还应注意选用适宜的奶嘴和奶瓶，奶液的温度、喂哺时奶瓶的位置。喂养时婴儿的眼睛尽量能与父母（或喂养者）对视。

2. 摄入量估计　根据婴儿的体重、推荐摄入量以及奶制品规格来估计婴儿奶量。一般市售婴儿配方奶粉 100 g 供能约 500 kcal（2 029 kJ），以<6 月龄婴儿为例，能量需要量为 90 kcal/（kg·d），故需婴儿配方奶粉约 18 g/（kg·d）或 135 ml/（kg·d）。

第四节 新生儿疾病筛查

一、概述

根据《新生儿疾病筛查管理办法》，新生儿出生后需进行新生儿遗传代谢病筛查和听力筛查。①新生儿遗传代谢病筛查：包括苯丙酮尿症、先天性甲状腺功能低下等，初筛时间在生后 72 h 至 7 天，一般不超过 20 d。②听力筛查：初筛在生后 48 h 完成，方法主要为耳声发射和脑干诱发电位筛查。

新生儿遗传代谢病筛查是指通过血液检查对某些危害严重的先天性代谢病及内分泌病进行群体筛查，使它们在临床症状尚未表现之前或表现轻微，而其生化、激素等变化已比较明显时得以早期诊断，从而可以早期进行治疗，避免患儿重要脏器如脑、肝、肾等不可逆性的损害所致的死亡或生长及智能发育的落后。是行之有效的提高人口质量、降低弱智儿发生的重要措施。新生儿疾病筛查是一个集组织管理、实验技术、临床诊治及宣传教育于一体的系统工程，其中先天性甲状腺功能减低症（congenital hypothyroidism）和苯丙酮尿症（phenylketonuria）两项筛查已在有条件开展的地方实施。先天性甲状腺功能减低症和苯丙酮尿症患儿在出生时往往缺乏疾病的特异表现，一般要到 6 月龄才逐渐出现固有的临床症状，并日趋加重，然而一旦出现了疾病的临床症状，表明疾病已进入晚期。即使治疗，疗效低下且难以恢复。相反若能在出生不久发现疾病并确诊治疗，那么绝大多数患儿的身心将得到正常的发育，其智力亦可达到正常人的水平。该筛查为国家的免费项目。

二、苯丙酮尿症

苯丙酮尿症是体内缺乏苯丙氨酸羟化酶所致的先天性氨基酸代谢病。由于此酶缺乏，使血中苯丙氨酸（phenylalanine, Phe）不能正常羟化而使其浓度增高。过高的 Phe 可促使苯丙氨酸转氨酶发育，使产生苯丙酮酸的旁路开放，因此尿中出现苯丙酮酸、苯醋酸等代谢产物。过高的 Phe 可影响脑发育而致智能发育落后。

1. 标本采集程序

1）血标本采集方法 采用格思里细菌抑制法，即使用特定滤纸采集合适的血斑，干燥后尽快送至新生儿疾病筛查中心进行检测。

2）采血滤纸 与标准滤纸一致，必须是厚度、吸水性、渗水性等相当均一的特制纯棉优质滤纸。

3）采血时间 应当在新生儿出生 72 h 并吃足 6 次奶后进行采血。如在未哺乳、无蛋白负荷的情况下采血容易出现苯丙酮尿症筛查阴性。此外，在新生儿出生 72 h 后采血，可避开生理性促甲状腺激素（TSH）上升时期，减少了先天性甲状腺功能减退症筛查的假阳性机会,并可防止 TSH 上升延迟的患儿产生假阴性。提前出院、转院的新生儿,或不能在 72 h 之后采血的新生儿,原则应由接产单位对其进行跟踪采血以提高筛查的覆盖率,但时间最迟不宜超过出生后 1 个月。

4) 采血部位　多选择新生儿足跟内侧或外侧。具体方法:按摩或热敷新生儿的足跟,使其充血,75% 乙醇消毒后用一次性采血针穿刺,深约 3 mm,弃去第一滴血后将挤出的血液滴在特定的滤纸上,使其充分渗透至滤纸背面。要求每个新生儿采集 3 个血斑,每个血斑的直径应≥10 mm。

5) 血标本的保存与递送　将合格的滤纸血斑平放在室内清洁处,使其自然晾干,后装入塑料袋内,并置 4 ℃冰箱中保存,每周一次将血标本送相应的市(地)、县新生儿疾病筛查管理中心验收并保存,市、县中心则每 7～10 d 将滤纸血斑邮寄至省中心检测。

6) 采血卡片的填写　应在采血卡片上逐项填写所有项目,不能漏项。字迹要清楚,文字要规范。

7) 血标本和采血卡片验收　为明确职责,把好质量关,各级均应做好滤纸血斑和采血卡片的验收工作,即采血单位的质控员、市(县)中心、省中心都要对递送上来的采血卡片和滤纸血斑质量进行验收、签名。有不合格的卡片,应给予重新采集。

2. 治疗和随访　正常新生儿血 Phe 浓度≤120 μmol/L(2 mg/dl),若血 Phe 浓度＞240 μmol/L(4 mg/dl)时应复查,也有人提出血 Phe 浓度＞120 μmol/L 即复查。经筛查诊断的苯丙酮尿症患儿经及时治疗,通常疗效满意。血 Phe 浓度＞600 μmol/L(10 mg/dl)者应立即停止母乳或兽乳喂养,接受特殊的低或无苯丙氨酸奶方治疗。饮食治疗至少至 10 岁,若能继续治疗至青少年期后,对患者的行为及心理等发育有益。我国苯丙酮尿症的发病率约为 1：11 000。

三、先天性甲状腺功能减低症

先天性甲状腺功能减低症多由于先天性甲状腺缺如或甲状腺发育不良引起,极少数是由于甲状腺激素合成过程中代谢障碍引起。表现为血液中甲状腺素减少,我国仍采用 TSH 作为先天性甲状腺功能减低症的筛查指标。新生儿 TSH 在出生后有生理性增高,一般认为与寒冷刺激有关,2 d 后恢复正常。

1. 标本采集程序　同苯丙酮尿症。

2. 治疗和随访　先天性甲状腺功能减低症患儿接受治疗越早,效果越好。出生后 1 个月内得到正规治疗,智能发育接近正常。国际上多用左甲状腺素治疗,国内有用甲状腺素片替代治疗(60 mg 干甲状腺素片约相当于 100 μg 左甲状腺素)。经超声或放射性核素检查确定为甲状腺缺如及异位者需终身治疗。如怀疑暂时性先天性甲状腺功能减低症者,在治疗 2～3 年后可考虑停药 1～2 个月;如停药后甲状腺素、TSH 水平正常则可诊断为暂时性先天性甲状腺功能减低症,无须治疗,但仍应定期随访;如停药后甲状腺素水平下降,TSH 水平升高,则须终身治疗。某些患儿虽经早期治疗,但智商仍明显落后,这可能与宫内存在先天性甲状腺功能减低症有关。先天性甲状腺功能减低症的发病率多在1:(4 000~7 000)。近几年我国发病率有上升趋势。

四、新生儿听力筛查

1. 意义与目的　听力筛查可以对新生儿及婴幼儿进行早期听力检测和诊断,如能对明确诊断为永久性听力损失的婴幼儿在出生6个月内进行科学干预和康复训练,绝大多数可以回归主流社会。尽可能早发现有听力障碍的个体,使其在语言发育的关键年龄段之前得到适当的干预,使语言发育不受到损害。唯有新生儿听力筛查才是早期发现听力障碍的有效方法。

2. 听力筛查时间　初筛一般在新生儿出生后48 h内完成,方法主要为耳声发射和脑干诱发电位筛查。

3. 听力筛查对象　新生儿听力筛查对象主要有2种:①所有出生的正常新生儿;②具有听力障碍高危因素的新生儿。

听力障碍高危因素:①新生儿重症监护室住院超过48 h;②早产(孕龄<26周),或出生体重<1 500 g;③高胆红素血症;④有感音神经性和(或)传导性听力损失相关综合征的症状或体征者;⑤儿童期永久性听力障碍家族史;⑥颅面部畸形,包括小耳症、外耳道畸形、腭裂等;⑦孕妇宫内感染,如巨细胞病毒、疱疹病毒、毒浆体原虫病等;⑧孕妇孕期曾使用过耳毒性药物;⑨出生时有缺氧史,阿普加1 min评分0~4分或5 min评分0~6分;⑩细菌性脑膜炎。

4. 注意事项

1) 筛查前　①告知家长听力筛查的意义和方法,家长仔细阅读知情同意书并签字;②最佳测试结果是在新生儿自然睡眠状态时获得,新生儿烦躁、哭闹等影响测试结果;③给新生儿穿合适的衣物,并换好尿布,使其舒适不哭闹。

2) 筛查中　①保持安静,避免交谈,关闭一切通信设备,避免出现噪声;②保持新生儿筛查的正确姿势,露出测试耳,避免遮盖;③测试时家长可将手轻轻抚按在新生儿肩部,使其有安全感;④做完一侧耳朵后,不要用力翻动以免惊醒新生儿,应轻轻翻转到对侧耳朵。

3) 筛查后　①告知家长筛查结果,对未通过者详细解释,家长应按医师指示进一步检查或治疗;②有听力损失高危儿,每6个月接受一次听力监测,直至3周岁;③通过筛查者,定期接受听力保健;④注意防止噪声、药物等对听力的损害;⑤注意观察婴幼儿的听觉和语言发育,可疑发育迟缓者,及时就医排除。

五、健康宣教

新生儿疾病初筛后通知复查,通知复查有多种原因,并不是所有的复查都代表异常。最常见的复查原因是第一次的血样数量不足,无法完成全部试验。为完成全部试验需要再次采血,故临床采样时一定要保障血样足够。只有在重复试验异常时,医师才考虑有重新评价的必要。如果收到复查通知,应尽早安排,以便及时获得确诊。治疗越早,后遗症越少。

第五节 新生儿常见症状评估与护理

一、体温异常

体温异常分为发热与低体温。新生儿期体温中枢发育不成熟,产热和散热功能不完善,调节功能差,体温容易波动,易出现体温异常。

(一) 发热

发热是新生儿的常见症状,是指产热增多或散热减少所致的体温升高,是机体对致病因子的一种防御反应。一般认为新生儿的正常核心温度(肛温)为 $36.5\sim37.5\,^\circ\!C$,体表温度(腋温)为 $36.0\sim37.0\,^\circ\!C$。人们通常将新生儿腋温超过 $37.2\,^\circ\!C$ 或肛温高于 $37.5\,^\circ\!C$ 定义为发热。

1. 对机体的影响　发热是人体防御疾病和适应内外环境温度异常的一种代偿性反应。感染时,发热刺激网状内皮系统的吞噬作用,有利于抗体形成,增强白细胞内多种酶的活力,增强脑的解毒功能。这些都是机体抵御疾病的有利因素。发热超过一定限度,尤其是高热持续过久会对机体产生以下不良影响。

(1) 高热可使各种营养素的代谢增加,氧消耗量也大大增加。体温每升高 $1\,^\circ\!C$ 基础代谢增高 13%。高热时还可影响消化功能,导致患儿腹泻、脱水,甚至发生代谢障碍。

(2) 高热时需加速散热,表皮血管扩张,心血管负担加重,出现心搏加快。体温每升高 $1\,^\circ\!C$,心率加快约 15 次/分。

(3) 高热时可使大脑皮质兴奋性增高产生烦躁或惊厥,也可发生过度抑制引起嗜睡、昏迷等。

(4) 高热时消化道分泌减少,消化酶的活力降低,胃肠蠕动减弱,有食欲减退、腹胀、便秘等现象。

(5) 持续高热反而会使机体防御感染的功能降低,不利于恢复健康。新生儿对高热耐受性差。当体温超过 $40\,^\circ\!C$ 时间较长时,可产生惊厥及永久性脑损伤。

2. 病因　引起发热的原因可分为感染性与非感染性两方面。

1) 感染性发热　是由细菌、病毒等感染后发病而致发热。

2) 非感染性发热　包括:环境因素引起新生儿发热;新生儿脱水热;新生儿骨骼肌强直和癫痫持续状态;先天性外胚叶发育不良的患儿汗腺缺乏、散热障碍;新生儿颅内出血致中枢性发热。

3. 临床表现　患儿体温升高,出现烦躁不安、啼哭、面色潮红、呼吸加快,严重者口唇干燥、尿量减少或无尿;感染引起的发热,除体温升高外,还有全身状态差,可找到感染病灶,外周皮肤血管收缩、末梢循环不良、肢端发凉、核心温度与外周温度差增大。

4. **护理措施** 新生儿护理的处理原则:及早降温,查明病因,积极抗感染对症治疗。

1) 一般护理 保持室内环境安静,温、湿度适宜,衣被不可过厚,以免影响机体散热;为患儿补充足够的水分,既有利于体内毒素的排泄,又可达到降温的目的。

2) 祛除病因 因环境因素引起的发热,应立即祛除原因,如打开新生儿包被、调节暖箱温度等;因脱水引起的发热,应尽快补充水分;因感染引起的发热,应查明感染源,控制感染。

3) 对症处理 新生儿发热的处理以物理降温为主,常用凉水袋置患儿枕部,体温过高者可洗温水浴或行温水擦浴。忌用乙醇擦浴,慎用退热药,以防药物引起患儿不良反应及体温骤降,必要时可用对乙酰氨基酚口服或灌肠。退热过程中,患儿往往大量出汗,应及时擦干汗液和更换衣服,预防着凉。

4) 密切观察

(1) 生命体征:一般每4 h测量体温、脉搏、呼吸各1次,准确记录,且将所测体温绘于体温单上,以便观察患儿的热型。物理降温后,密切观察降温情况,须在30 min后测量体温1次。

(2) 观察脱水征象:观察患儿有无口唇干燥、尿量减少或无尿等症状出现。

(3) 其他:大、小便次数及量;新生儿的精神状态。

(二) 低体温与新生儿寒冷损伤综合征

新生儿体温的平衡是通过调节产热和散热来维持的,当胎儿从宫内娩出后,由于室温低于宫内温度,导致新生儿散热增加。新生儿体表面积大,皮下脂肪薄,血管多,易于散热,保温能力差,加上中枢神经协调不完善,调节功能差,导致温度明显降低。新生儿寒冷损伤综合征,简称新生儿冷伤,其临床特征是低体温和多器官损伤,严重者出现皮肤和皮下脂肪水肿,此时又称新生儿硬肿症(scleredema neonatorum)。

1. **病因** 寒冷、早产、感染和窒息为新生儿寒冷损伤综合征的主要病因。

1) 寒冷 寒冷环境或保温不当可使新生儿失热增加,当产热不抵失热时,体温随即下降,继而引起外周小血管收缩,皮肤血流减少,出现肢端发冷和微循环障碍,寒冷时间长可导致新生儿寒冷损伤。因此,冬季环境温度低,低体温发生率高。

2) 早产、低出生体重 早产儿和低出生体重儿棕色脂肪生成不足,能源物质储备少,出生后吸吮、吞咽能力差时能源物质补充不充分,在寒冷应激状态下易消耗能源,早产儿因调节中枢不完善易出现低体温现象。孕龄越小、体重越轻,则低体温发生率越高。

3) 疾病影响 新生儿体温调节中枢尚未完全发育,易受肺炎、窒息及其他感染性疾病影响而导致功能障碍。

4) 热量摄入不足 母乳摄入不足又未积极进食糖水易致热量摄入不足,引起低体温甚至硬肿症。

2. **临床表现** 低体温,即全身及肢端冰凉,核心体温<35℃。患儿常出现嗜睡、拒乳、少哭、少动,部分患儿可见皮肤硬肿,始见于四肢、大腿、臀部,严重时遍及全身,严重者可有多脏器损伤(表13-4)。

表13-4 新生儿寒冷损伤综合征的病情分度*

| 分度 | 体温(℃) | | 硬肿范围(%) | 全身情况及器官功能改变 |
	肛温	腋-肛温差		
轻度	≥35	>0	<20	无明显改变
中度	<35	≥0	20~50	明显改变
重度	<30	<0	>50	休克、DIC、肺出血、急性肾衰竭

注 具有体温、硬肿范围和器官功能改变的每项分别评1分,总分为0分者属轻度,1~3分为中度,4分以上为重度。硬肿范围计算:头颈部20%,双上肢18%,前胸及腹部14%,背部及腰骶部14%,臀部8%,双下肢26%。器官功能低下:不吃、不哭、反应低下、心率慢或心电图及血生化异常;器官功能衰竭:休克、心力衰竭、DIC、肺出血、肾衰竭等。

3. **护理措施**

1) 遵循正确的复温原则 复温是护理低体温患儿的关键措施,以高于体温的1~2℃发热暖箱温度复温。入院后用体温计测量肛温,做好记录,然后根据不同体温进行复温。复温过程中用体温计测量肛温,每2h一次,体温恢复正常6h后改为每4h 1次,并做好记录。于12~24h内恢复至正常暖箱的温度要定时监测,操作尽量在暖箱内进行,避免打开暖箱门从而影响温度恒定。

2) 合理喂养 及时补充热量,喂养困难者遵医嘱采用部分或完全静脉营养,早产儿或硬肿吞咽困难者可予滴管或鼻饲喂养。喂养时耐心、细心、少量多次、间歇喂养。喂养过程中观察患儿面色,以免呕吐引起窒息。

3) 预防感染 严格遵守无菌操作原则,接触患儿前后要洗手,做好手消毒工作。保持空气新鲜,患儿的衣服和包被消毒后使用,加强口腔、脐部等部位护理,保持皮肤完整性。

4) 病情观察 严密观察患儿的生命体征,观察暖箱温度与湿度变化,及时调整并做好记录。观察尿量,尿量<1ml/(kg·h)要及时汇报,并做好处理。观察患儿皮肤和循环状况,皮肤颜色可由发绀转红润,肢端温凉转温暖。观察有无出血倾向。

5) 合理用氧 遵医嘱给予吸氧,密切观察用氧疗效,及时调整氧浓度。

二、呛奶

新生儿呛奶是由于新生儿吃奶过程或呕吐后奶汁误入气道所致。新生儿消化系统解剖生理特点在很多情况下容易发生呕吐,尤以出生3~4d多见。由于呕吐物常从口鼻同时喷出,容易呛入气道而引起窒息和(或)吸入性肺炎。

(一) 病因

1. **生理因素** 新生儿消化系统的解剖特点是胃容量小,胃呈水平位,贲门括约肌发育较差;神经系统发育不完善。

2. **喂养方式**　不正确的喂养姿势及方法;过度喂养;使用不适宜的奶具,如奶嘴的孔洞较大等。

3. **疾病因素**　口腔结构异常,如唇腭裂;消化系统异常,如肠道梗阻;以及感染、早产、先天性心脏病等因素。

(二) 临床表现

喂养时或喂养后呕吐出现呛咳,可从口鼻流出奶液,严重时可伴有窒息,出现面色发绀等窒息表现。

(三) 护理措施

1. **预防呛奶发生**

(1) 改善喂哺方式和方法:母乳喂养时采取正确喂养体位;补充或人工喂养配置奶液时,要有适宜的温度和量,并使用适宜的奶具喂养。

(2) 喂养后新生儿使用正确的睡姿,避免固定新生儿的头部。

(3) 积极治疗原发病,指导家庭掌握正确喂养方法。

2. **呛奶处理措施**

(1) 出现咳嗽、呕吐等现象,但面部未出现发绀,应立即将脸侧向一边,以免呕吐物向后流入咽喉及气管,用空掌心拍新生儿后背。

(2) 清理呼吸道:快速清理口腔分泌物,避免吸气时再次将奶汁吸入气管,同时清理鼻腔内分泌物,保持呼吸道通畅。

(3) 保持适宜体位:将床头抬高 30°或右侧卧位,严密观察患儿的面色及生命体征。

(4) 合理喂养:轻症患儿可以继续饮食,重症患儿遵医嘱予进食,少量多餐。必要时遵医嘱予禁食,给予静脉补液支持。

(5) 预防并发症:严密观察患儿面色、呼吸、心率和血氧饱和度变化,有无发绀和刺激性咳嗽等呕吐物吸入窒息的表现,当出现窒息表现立即呼叫医师,并配合抢救。

三、新生儿臀红

新生儿臀红俗称尿布疹,也称尿布皮炎,是臀部皮肤长期受尿液、粪便以及漂洗不净的潮湿尿布刺激、摩擦或局部湿热引起皮肤潮红、溃破甚至糜烂及表皮剥脱发炎。

(一) 病因

(1) 尿布粗糙、吸水性及透气性差,尿布上的清洗剂清洗不净等对婴儿臀部皮肤产生刺激。

(2) 不勤换尿布、便后不清洗臀部或臀部长期潮湿。婴儿臀部皮肤长期受大、小便浸湿的尿布刺激、摩擦或局部湿热,加之尿液中尿素被粪便中的细菌分解而产生氨,并导致皮肤表面 pH 值升高,刺激皮肤使其发炎。或腹泻时碱性物质刺激使臀部皮肤变红,逐渐出现丘疹或疱疹,融合成片,严重者局部皮肤发生糜烂、出血,继发细菌、真菌感染。

(二) 临床表现

红斑和轻度脱屑是臀红最先出现的症状,如果治疗不当,可能会迅速发展成疼痛且表皮脱落的溃疡性病变。新生儿臀红常发生于尿布接触部位,如臀部凸隆部、肛周、外阴部、腹股沟处、下腹部及大腿内侧等。初发为局部轻度潮红、肿胀,病程中出现丘疹、水疱、糜烂等,有继发感染者出现脓疱和浅溃疡,表面有分泌物波及尿道口、大小阴唇、阴囊、阴茎头及双大腿内侧等处。患儿常因疼痛而哭闹不安。临床将臀红分为轻、重两度。

1. 轻度　表皮潮红。

2. 重度　又分为以下几类:Ⅰ度,为局部皮肤潮红,伴有皮疹,皮疹呈斑点状;Ⅱ度,除Ⅰ度所有表现外,还伴有皮肤破溃、脱皮;Ⅲ度,为局部大片糜烂或表皮剥脱,有时可继发细菌或真菌感染。

(三) 护理措施

1. 皮肤护理

1) 轻度臀红　主要是保持局部清洁干燥。在每次大、小便后均应清洗局部,充分暴露臀部。

2) 重度臀红　除用以上护理措施外,还应根据不同情况进行局部治疗:①Ⅰ度臀红局部可涂抹鱼肝油,Ⅱ、Ⅲ度臀红可涂抹氧化锌制剂(如糊剂、油膏);②红外线照射臀部,可加速炎症吸收,其灯泡距离臀部患处 30～40 cm,每日 2 次,每次 15～20 min。操作中注意观察皮肤情况,以防烫伤;③男婴应特别注意阴囊下部清洗、涂抹药液与观察;④如继发细菌或真菌感染,可涂 0.5％新霉素氧化锌糊剂或用克霉唑制剂。

2. 用药护理　根据患儿臀红的程度选择敷料和药物。

1) 赛肤润　具有营养皮肤,改善局部血液循环,增强皮肤抵抗力,促进皮肤更新、代谢、修复的作用。

2) 3M 液体敷料:可形成一层保护膜,全面隔离尿液等有害物质对患儿皮肤的侵害。

3) 炉甘石洗剂:具有消炎、止痒、吸湿、收敛、保护皮肤的功效。

3. 预防感染　严格执行消毒隔离制度,接触患儿前后洗净双手,防止交叉感染。

4. 密切观察病情变化　对腹泻患儿、光疗患儿、肥胖儿等护理人员要及时观察其病情变化,并仔细记录患儿臀红的程度、排便次数及大便颜色、性质、量。

5. 注意事项

(1) 清洗臀部时,一定要动作轻柔,应以手蘸水进行冲洗,避免用毛巾直接擦洗,洗后用浴巾轻轻吸干。女婴应从前向后清洗臀部。

(2) 操作时注意保暖,防止新生儿受凉和烫伤。

(3) 涂抹油类或药膏时,应使用棉签蘸在皮肤上轻轻滚动,不可上下刷抹,以免加剧疼痛和导致损伤。

6. 臀红的预防

（1）保持臀部的清洁和干燥，勤换尿布，每次更换尿布前用温水洗净臀部，清洗时忌用肥皂水；洗后用毛巾吸干，涂婴儿护臀霜。

（2）选择适合的尿布，最好选择尿不湿或柔软、吸水性好的白棉布，尿布外不要用塑料布，否则易使臀部潮湿而发热，致皮肤发红、糜烂。

（3）换下的尿布一定要充分洗涤，并在阳光下暴晒或经煮沸消毒后备用。

四、新生儿红斑

新生儿红斑又称新生儿过敏性红斑、新生儿中毒性红斑。新生儿生后 1～2 d，在头部、躯干及四肢常出现大小不等的多形性斑丘疹，称为新生儿红斑，1～2 d 后自然消失。

（一）病因

目前对新生儿红斑的发生机制尚不十分清楚，主要有以下两种解释。

（1）新生儿经乳汁并通过胃肠道吸收某些致敏原，或来自母体的内分泌激素而致新生儿变态反应。

（2）新生儿皮肤娇嫩，皮下血管丰富，角质层发育不完善。当胎儿从母体娩出，从羊水浸泡中来到干燥的环境中，同时受到空气、衣服和洗澡用品的刺激，皮肤有可能出现红斑。

（二）临床表现

新生儿红斑以红疹、丘疹及脓疱为特征，脓疱为无菌性，红疹没有固定形状，好发于胸部、背部、脸及四肢。发生率为 30%～70%。一般以足月新生儿多见，早产儿则比较少见。

（三）护理措施

1. 加强皮肤护理　保持婴儿皮肤清洁、干燥，不要给患儿使用沐浴露、肥皂等带有刺激性的化学物品。洗澡的水温建议在 37 ℃左右，温度不要过高。

2. 生活护理　婴儿穿着的衣物及包被要柔软、清洁、舒适、刺激性小；包被不宜过多、过紧，如果包被过多，使新生儿体温上升，从而引起皮肤血管扩张，容易促进红斑的发生与发展。

3. 用药护理　局限性、不发展、无融合的新生儿红斑无须全身用药，必要时可在医师指导下给予新生儿局部处理或全身用药。

4. 心理护理　向产妇及其家属介绍新生儿红斑是一种良性的新生儿期的生理现象，无须过分为此担忧，但要加强观察，重视护理。

五、脐部感染

脐部感染又称脐炎。

（一）病因

脐部感染主要是因为断脐时或出生后处理不当,残端被细菌入侵、繁殖所引起的急性炎症。脐部感染可由任何化脓菌引起,但最常见的是金黄色葡萄球菌,其次为大肠埃希菌、铜绿假单胞菌、溶血性链球菌等。

（二）临床表现

脐部感染轻症者脐轮与脐周皮肤轻度红肿,可伴有少量浆液分泌物;重症者脐部及脐周明显红肿发硬,脓性分泌物较多,常有臭味。慢性脐部感染常形成肉芽肿,表现为一小的樱红色肿物,表面可有脓性溢液,可经久不愈。病情危重者可形成败血症,并有全身中毒症状。患儿可伴有发热、吃奶差、精神不好、烦躁不安等。

（三）护理措施

1. 脐部护理　脐部应暴露在外,保持局部干燥,避免不必要的摩擦。对于轻症和脐周无扩散者,局部用3％过氧化氢及75％乙醇清洁,每日2～3次;已形成慢性肉芽肿者,要用10％硝酸银溶液涂擦,或硝酸银棒局部烧灼;如肉芽较大不易烧灼者,应给予手术切除。各种操作时动作轻、稳,注意保暖,防止新生儿受凉或损伤。

2. 按医嘱使用抗生素　有明显脓液、脐周有扩散或有全身症状者,除局部消毒处理外,可先根据涂片结果经验性地选用适当抗生素治疗,以后结合临床疗效及药敏试验再决定如何用药。

3. 观察患儿病情　密切观察患儿的生命体征,特别是体温;并定时观察脐部及周围有无红肿、渗出。如发现异常,及时汇报医师并处理。

4. 健康宣教　新生儿出生后,如果脐带护理得当,一般1周左右即可脱落。在出院时未脱落者,教会家长正确的护理方法。脐带残端脱落后,注意观察脐窝内有无樱红色的肉芽增生,发现后及早处理。脐带未脱落前勿强行剥离,如长时间未脱落应咨询专业人员。避免大、小便污染,使用吸水透气性好的消毒尿布。接触新生儿前及消毒脐部时必须先洗手,新生儿沐浴时要注意保护脐部不被水污染,沐浴后要进行脐部护理,避免发生交叉感染。

六、新生儿生理性黄疸

新生儿黄疸（neonatal jaundice）又称新生儿高胆红素血症,是因胆红素在体内积聚引起的皮肤或其他器官黄染,是新生儿期最常见的临床问题,超过80％的正常新生儿在出生后早期可出现皮肤黄染。新生儿血清胆红素超过5 mg/dl(成人超过2 mg/dl)可出现肉眼可见的黄疸。未结合胆红素增高是新生儿黄疸最常见的表现形式,重者可引起胆红素脑病,造成神经系统的永久性损害,甚至死亡。新生儿黄疸分为生理性和病理性两种。

生理性黄疸也称非病理性高胆红素血症（non-pathologic hyperbilirubinemia）。人类初生时胆红素产量大于胆红素排泄量,在我国几乎所有足月新生儿在生后早期都会出现不同程度的暂时性血清胆红素增高,是正常新生儿发育过程中发生的一过性胆红素血症,一般无须特殊治疗,多可自行消退。

⊡ **拓展阅读13-2　高胆红素血症风险评估**

（一）病因

新生儿期有诸多原因使血清胆红素处于较高水平。

1. **胆红素生成过多**　新生儿每日生成的胆红素明显高于成人（新生儿8.8 mg/kg,成人3.8 mg/kg）。其原因:①胎儿血氧分压低,红细胞数量代偿性增加,出生后血氧分压升高,过多的红细胞破坏;②新生儿红细胞寿命相对短（早产儿低于70 d,足月儿约80 d,成人约为120 d）,且血红蛋白的分解速度是成人的2倍;③肝脏和其他组织中的血红素及骨髓红细胞前体较多,其比例在足月儿和早产儿分别为20%～25%和30%,而在成人中仅占15%。

2. **血浆白蛋白联结胆红素的能力不足**　刚娩出的新生儿常有不同程度的酸中毒,可减少胆红素与白蛋白联结。早产儿孕龄越小,白蛋白含量越低,其联结胆红素的量也越少。

3. **肝细胞处理胆红素能力差**　未结合胆红素进入肝细胞后,与Y、Z蛋白结合。而新生儿出生时肝细胞内Y蛋白含量极微（出生后5～10 d达正常）,尿苷二磷酸葡萄糖醛酸基转移酶含量也低（出生后1周接近正常）且活性差（仅为正常的30%以内）,因此生成结合胆红素的量较少。新生儿出生时,肝细胞将结合胆红素排泄到肠道的能力暂时低下;早产儿更为明显,可出现暂时性肝内胆汁淤积。

4. **肠肝循环增加**　新生儿肠蠕动性差,肠道菌群尚未完全建立;而肠腔内葡萄糖醛酸苷酶活性相对较高,可将结合胆红素转变成未结合胆红素,再通过肠道重吸收,导致肠肝循环增加,血胆红素水平增高。此外,胎粪含胆红素较多,如排泄延迟,也可使胆红素重吸收增加。

5. **其他因素**　当饥饿、缺氧、脱水、酸中毒、头颅血肿或颅内出血时,更易出现黄疸或使原有黄疸加重。

（二）护理评估

（1）一般情况良好。

（2）足月儿出生后2～3 d出现黄疸,4～5 d达高峰,5～7 d消退,最迟不超过2周。足月儿血清胆红素24 h内<6 mg/dl,48 h内<9 mg/dl,72 h内<12.9 mg/dl。早产儿黄疸多于出生后3～5 d出现,5～7 d达高峰,7～9 d消退,最长可延迟到3～4周。

（3）每日血清胆红素升高<5 mg/dl或每小时<0.5 mg/dl。

（4）血清胆红素值尚未超过小时胆红素曲线（Bhutani曲线）的第95百分位数,或未达到相应日龄、孕龄及相应风险因素下的光疗干预标准。

（三）护理措施

1. **一般护理**

（1）**早喂养**　能提前促进肠蠕动,有利于胎粪的排出,也可尽早建立肠道正常菌群,以减少胆红素的肠肝循环。同时可防止低血糖的发生,也可减轻黄疸的程度。高胆红素血症初级预防的关键在于促进充足有效的母乳喂养。所有的足月儿和近足月儿都应尽早开奶,尽早进食,进行母乳喂养。临床医师应建议产妇在新生儿出生后的最初几天内至少每日有效母乳喂养 8~12 次,避免母乳喂养不足而导致热量不足、脱水或影响肠肝循环等原因导致高胆红素血症的发生。

（2）注意保护婴儿皮肤、脐部及臀部清洁。

（3）注意保暖:保暖可减少因低体温时游离脂肪酸浓度过高,与胆红素竞争和清蛋白的结合。

2. 密切观察病情　注意观察新生儿皮肤黏膜、巩膜的颜色,根据皮肤黄染的部位和范围,估计血清胆红素的近似值,评价进展情况。必要时使用新生儿黄疸测量仪,监测患儿的黄疸水平。注意观察神经系统的表现,有无出现拒食、嗜睡、肌张力减退、反应差等胆红素脑病的早期表现。注意观察患儿的大小便次数、量及性质。

3. 防止缺氧和感染等诱因的发生　缺氧可影响肝酶的活性,使胆红素的代谢发生障碍;感染不但可引起中毒性肝炎,还可造成溶血现象,使血中胆红素增加。因此,应积极预防皮肤破损或其他感染。

4. 配合医师进行治疗　一旦黄疸进展到病理性程度,需配合医师进行相应的治疗护理,如蓝光疗法、换血治疗等。

七、低血糖

新生儿的血糖值因个体差异而不同,与出生体重、孕周、日龄、机体糖原储备情况、喂养方式、能量获得情况以及疾病状态有关,存在无症状性低血糖,血糖水平与神经系统远期预后的关系尚不完全清楚。目前尚无国际公认的新生儿低血糖诊断标准,我国新生儿低血糖的诊断标准是血糖浓度<2.2 mmol/L(40 mg/dl)。

（一）病因

新生儿低血糖有暂时性或持续性之分。

1. 暂时性低血糖　指低血糖持续时间较短,一般不超过新生儿期。

1）糖原和脂肪储备不足　糖原储备是新生儿出生后 1 h 内能量的主要来源。糖原储备主要在妊娠的最后 4~8 周。因此,早产儿和小于孕龄儿能量储备会受到不同程度的影响,且孕龄越小则糖原储备越少,而出生后所需能量又相对较高,糖异生途径中的酶活力也低。此外,胎儿窘迫也可减少糖原储备。即使是足月儿,由于出生后 24 h 内糖原异生的某些关键酶发育不成熟,如出生后喂养延迟至 6~8 h,将有 30%的新生儿血糖降至 2.78 mmol/L(50 mg/dl)以下,10%降至 1.67 mmol/L(30 mg/dl)以下。

2）葡萄糖消耗增加　在应激状态下,如窒息、严重感染等,儿茶酚胺分泌增加,血中高血糖素、皮质醇类物质水平增高,血糖水平升高,继之糖原大量消耗,血糖水平下降。无氧酵解使葡萄糖利用增多,也可引起低血糖。低体温、先天性心脏病患儿常由于热量摄入不足,葡萄糖利用增加,导致低血糖。

3）高胰岛素血症　由暂时性胰岛素升高所致。主要见于：①糖尿病孕妇的婴儿：由于孕妇高血糖时引起胎儿胰岛细胞代偿性增生，高胰岛素血症，而出生后产妇血糖供给突然中断所致。②新生儿溶血病：红细胞破坏致谷胱甘肽释放，刺激胰岛素分泌增加。

2. 持续性低血糖　指低血糖持续至婴儿或儿童期。

1）先天性高胰岛素血症　主要与基因缺陷有关。

2）内分泌缺陷　先天性垂体功能低下、先天性肾上腺皮质增生症、高血糖素及生长激素缺乏等。

3）遗传代谢性疾病　包括：①糖类疾病，如糖原累积症Ⅰ型、半乳糖血症等。②脂肪酸代谢性疾病，如中链酰基辅酶A脱氢酶缺乏；③氨基酸代谢缺陷，如支链氨基酸代谢障碍、亮氨酸代谢缺陷等。

（二）临床表现

1. 无症状性低血糖　患儿可无任何临床症状。据统计，无症状性低血糖是症状性低血糖的10～20倍。诊断主要依靠血糖监测。

2. 症状性低血糖　患儿可出现嗜睡、食欲缺乏、喂养困难、发绀、呼吸暂停、面色苍白、低体温甚至昏迷；也可能出现烦躁、激惹、震颤、反射亢进、高调哭声甚至抽搐。

（三）护理措施

1. 预防

（1）避免可导致低血糖的高危因素（如寒冷、损伤等），高危儿定期监测血糖水平。

（2）新生儿出生后能进食者宜早期喂养，分娩后应早接触、早吸吮、早喂养。

（3）不能经胃肠道喂养者可给予10%葡萄糖静脉滴注，足月孕龄儿按 $3\sim5$ mg/(kg·min)、早产孕龄儿以 $4\sim6$ mg/(kg·min)、小于孕龄儿按 $6\sim8$ mg/(kg·min)速率输注，可达到近似内源性肝糖原的产生率。

2. 处理措施

1）无症状性低血糖　能进食的患儿可先进食，并密切监测血糖水平；低血糖不能纠正者根据医嘱可静脉滴注葡萄糖，按 $6\sim8$ mg/(kg·min)速率输注，每小时监测血糖1次，并根据血糖测定结果调节输糖速率，稳定24 h后逐渐停用。

2）症状性低血糖　根据医嘱可先给予一次剂量的10%葡萄糖200 mg/kg(2 ml/kg)，按10 ml/min静脉注射；以后改为 $6\sim8$ mg/(kg·min)维持，以防低血糖反跳。每小时监测血糖1次，并根据血糖值调节输糖速率，血糖水平正常24 h后逐渐减慢输注速率，$48\sim72$ h停用。低血糖持续时间较长者可加用氢化可的松5 mg/kg，静脉注射，每12 h一次；或泼尼松 $1\sim2$ mg/(kg·d)口服，共 $3\sim5$ d，可诱导糖异生酶活性增高。极低体重早产儿对糖耐受性差，输糖速率>6 mg/(kg·min)易致高血糖症。

3）持续性低血糖　①婴儿先天性高胰岛素血症首选二氮嗪，每日 $5\sim20$ mg/kg，分3次口服。如无效可用二线药物生长抑素类药物奥曲肽，每日 $5\sim25$ μg/kg 静脉注射。

②高血糖素 0.02 mg/kg,静脉注射;或每日 1～20 μg/kg 静脉维持,该药仅作为短期用药。先天性高胰岛素血症药物治疗无效者则须行外科手术治疗。先天性代谢缺陷患儿应给予特殊饮食疗法。

(孙卓)

数字课程学习

○教学 PPT   ○导入案例解析   ○复习与自测   ○更多内容……

第十四章 助产专科技术

第一节 产科检查

一、四步触诊法

(一) 操作目的

检查子宫大小、子宫形状、胎产式、胎先露、胎方位及先露部是否衔接,评估子宫大小是否与孕周相符,估计胎儿大小与羊水量,促进健康宣教与咨询。

(二) 操作准备

1. 人员准备

1) 操作者准备 着装规范,修剪指甲,七步洗手法洗手,戴口罩。

2) 孕妇准备 向孕妇介绍四部触诊检查的目的、重要性及内容;指导其排空膀胱后取仰卧位,松解衣裤,暴露腹部,配合检查。

2. 环境准备 环境整洁、安静、安全,光线充足,室温 24～26 ℃,湿度 50%～60%;拉床帘或屏风遮挡,减少人员走动,注意保护孕妇隐私。

3. 物品准备 产科检查床、快速洗手液、孕期保健册、笔。

(三) 操作程序

1. 评估

(1) 环境温湿度适宜,物品准备齐全,适合操作。

(2) 孕妇年龄、孕周、相关病史及产前检查经过、目前健康状况及相关辅助检查结果。

(3) 孕妇有无阴道流血、头痛、眼花、腹痛及心悸气短等不适症状。

(4) 孕妇及其家属对检查的认知及配合程度,询问二便,排空膀胱。

2. 操作步骤

（1）身份核对：核对孕妇姓名、病案号。

（2）做好解释，拉好床帘，保护隐私。

（3）协助孕妇仰卧于检查床上，头部稍抬高，暴露腹部，双腿略屈曲分开，使腹肌放松，注意保暖。

（4）七步洗手法洗手，预热双手，实施操作：

① 视诊：注意腹部形状与大小，观察腹部有无腹直肌分离、妊娠纹、手术瘢痕及水肿。腹部过大、宫底过高者，应考虑多胎妊娠、巨大胎儿、羊水过多、孕周推算错误的可能；腹部过小、宫底过低者，应考虑胎儿生长发育受限、羊水过少、孕周推算错误等。如孕妇腹部向前突出（即尖腹），多见于初产妇；孕妇腹部向下悬垂（即悬垂腹），多见于经产妇，可能伴有骨盆狭窄。若腹部宽，子宫横轴直径较纵轴长，则可能为横位。

② 触诊：检查者站于孕妇右侧，进行前三步手法时，检查者面向孕妇，做第四步手法时，检查者面对孕妇足端（图 14-1）。

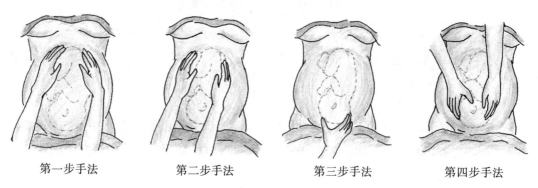

第一步手法　　　第二步手法　　　第三步手法　　　第四步手法

图 14-1　四步触诊

第一步手法：检查者手摸宫底，判断宫底位置，了解子宫外形并测得宫底高度，根据其高度评估胎儿大小与妊娠周数是否相符。然后，双手指腹在宫底部相对交替轻推，判断宫底部的胎儿部分。若为胎头，则硬而圆且有浮球感；若为胎臀，则软而宽且形状略不规则；若子宫较宽，宫底未触及较大部分，应注意是否为横产式。

第二步手法：检查者双手分别置于腹部左右侧，一手固定，另一手轻轻深按进行检查，两手交替，分辨胎背位置，确定胎背向前或向侧方。触到平坦饱满部分为胎背，触到可变形的凹凸不平的部分为胎儿肢体，有时能感觉到胎儿肢体的活动。若腹部左右两侧及前方触到的均为肢体，则胎背在后方。

第三步手法：检查者继续面向孕妇，右手拇指与其余 4 指分开，置于耻骨联合上方握住胎先露部，进一步判断是胎头或胎臀，并轻轻左右推动胎先露，以确定是否衔接。若胎先露部仍可以左右移动，表示尚未衔接入盆。若已衔接，则胎先露部不能被推动。

第四步手法：检查者面向孕妇的足部，左右手分别置于胎先露部的两侧，沿骨盆入口向下深按,进一步核查胎先露部的诊断是否正确,并确定胎先露部入盆的程度。先露为胎头时,一手能顺利进入骨盆入口,另一手则被胎头隆起部阻挡,该隆起部称胎头隆突。枕先露时,胎头隆突为额骨,与胎儿肢体同侧;面先露时,胎头隆突为枕骨,与胎背同侧。

(5)协助孕妇整理衣裤,取舒适体位或坐起,告知其检查结果,针对性给予饮食及运动指导,明确下次检查时间。

(6)整理床单位及用物,七步洗手法洗手,详细记录检查孕妇的胎产式、胎先露、胎方位及胎先露部衔接情况。

3. 健康宣教

(1)指导孕妇定期进行产科检查,告知孕妇常规产检时间:妊娠 20～36 周为每 4 周 1 次,妊娠 37 周后每周 1 次,高危孕妇应酌情增加产前检查次数,有特殊情况按医嘱进行产检。

(2)嘱孕妇多采取左侧卧位,做好自我监测,28 周后应每天关注胎动情况,必要时行胎动计数。有条件的地方,在医师指导下可借助远程胎心监护进行自我监测。

(3)根据四部触诊的结果进行针对性的指导。若为臀先露,根据其孕周,给予体位纠正的指导,必要时可行外倒转术纠正胎位。若足月后胎先露尚未衔接,可指导产妇进行骨盆运动帮助胎先露下降衔接。

(四) 注意事项

(1)注意操作过程中的人文关怀。操作前,检查者预热双手,尤其冬季,避免冰冷的双手直接接触孕妇腹部,以免引起不适;操作时注意动作应轻柔,必要时指导孕妇深呼吸放松肌肉;操作全程注意保暖和保护孕妇的隐私。

(2)每步触诊时间不宜过长,避免刺激宫缩及引起仰卧位低血压。

(3)检查结果应准确、可靠,发现问题能及时与医师沟通。若四部触诊后仍不能准确判断胎先露、胎方位等,也可借助胎心听诊的位置、超声检查等进一步判断。

(4)检查过程中若出现较强的宫缩等情况应停止检查,若发现非头先露,应汇报产科医师。

(5)助产士或产科医师在对每个孕妇进行全面评估后,根据需要可给出饮食与运动方面的指导和建议。

二、测宫高、腹围

(一) 操作目的

了解胎儿宫内生长发育情况,估计胎儿的大小与孕周是否相符。

(二) 操作准备

1. 人员准备

1)操作者 着装规范,修剪指甲,七步洗手法洗手,戴口罩。

2）孕妇　向孕妇介绍宫高、腹围检查的目的、重要性及内容,指导其排空膀胱后取仰卧位,松解衣裤,配合检查。

2. 环境准备　环境整洁、安静、安全,光线充足,室温 24～26 ℃,湿度 50%～60%;拉床帘或屏风遮挡,减少人员走动,注意保护孕妇隐私。

3. 物品准备　产科检查床、快速洗手液、皮尺、孕期保健册、笔。

（三）操作程序

1. 评估

（1）环境温湿度适宜,物品准备齐全,适合操作。

（2）孕妇年龄、孕周、相关病史及产前检查经过、目前健康状况及相关辅助检查结果。

（3）孕妇有无阴道流血、头痛、眼花、腹痛及心悸气短等不适症状。

（4）孕妇及其家属对本次检查的认知及配合程度,询问二便,排空膀胱。

2. 操作步骤

（1）身份核对:核对孕妇姓名、病案号。

（2）做好解释,拉好床帘,保护隐私。

（3）孕妇排尿后仰卧于检查床上,头部稍抬高,暴露腹部,双腿略屈曲分开,使腹肌放松,注意保暖。

（4）七步洗手法洗手,预热双手,实施操作。

（5）操作者站于孕妇右侧,双手置于子宫底部,明确宫底部的位置。孕妇将双下肢伸直,检查者右手持皮尺之零点(厘米面)置于耻骨联合上缘中点,将皮尺沿腹部的弧度(皮尺紧贴腹部皮肤)到达子宫底,读数值记录宫高。用皮尺以脐水平绕腹部 1 周,读数值记录腹围。

（6）对照孕期宫高、腹围对照表(表 14-1),判断孕妇宫高、腹围是否处在标准值内,子宫高度异常者,需做进一步检查,如重新核对预产期、超声检查等,异常情况及时汇报医师处理。

表 14-1　孕期腹围对照表　　　　　　　　　　（单位:cm）

孕周	腹围下线	腹围上线	标准
20	76	89	82
24	80	91	85
28	82	94	87
32	84	95	89
36	86	98	92
40	89	100	94

（7）检查结束后协助孕妇整理衣裤，取舒适体位，告知测量结果，明确下次检查时间。

（8）整理床单位及用物处理，七步洗手法洗手，记录孕妇宫高、腹围的数值。

3. 健康宣教

（1）指导孕妇定期进行产科检查，告知孕妇常规产检时间：妊娠 20～36 周为每 4 周 1 次，妊娠 37 周后每周 1 次，高危孕妇应酌情增加产前检查次数，有特殊情况按医嘱进行产检。

（2）嘱孕妇多采取左侧卧位，做好自我监测。28 周后应每天关注胎动的情况，必要时行胎动计数。有条件的地方，在医师指导下可借助远程胎心监护进行自我监测。

（3）根据宫高、腹围测量的结果进行饮食指导：孕妇在饮食上应保证多样化的均衡饮食，同时关注一些特殊营养素的摄入，最大限度满足孕期营养需求，避免摄入不足或过剩。

（4）督促孕妇加强孕期锻炼，孕期规律的身体活动有利于维持孕期体重的适宜增长，降低妊娠糖尿病的发病风险，保持孕期健康的精神状态。一般运动的强度取决于孕妇孕前的身体情况和运动规律。对于没有禁忌证的孕妇，建议每天或每周大部分天数进行 20～30 min 中等强度的有氧运动，如散步、快走、游泳、练孕妇瑜伽等。

（四）注意事项

（1）注意操作过程中的人文关怀。操作前，检查者预热双手，尤其冬季，避免冰冷的双手直接接触孕妇腹部，以免引起不适。操作全程注意保暖和保护孕妇的隐私。

（2）操作过程中关注孕妇主诉，若出现较强宫缩应暂停检查。

（3）检查结果应准确、可靠，发现问题能及时与医师沟通。例如，子宫底高度与妊娠月份不符或未随妊娠周数增加或增加过快，需进一步检查、判断，并针对性地给予饮食及运动指导。

三、骨盆外测量

（一）操作目的

掌握女性骨盆外测量各径线的正常值，通过外测量骨盆各径线数值，间接判断孕妇骨产道情况，评估骨盆大小及形状，判断胎儿能否经阴道分娩。

（二）操作准备

1. 人员准备

1）操作者　着装规范，修剪指甲，七步洗手法洗手，戴口罩。

2）孕妇　向孕妇解释骨盆测量检查的重要性及内容，告知骨盆测量的目的，孕妇需排空膀胱后取仰卧位，配合检查。

2. 环境准备　环境整洁、安静、安全，光线充足，室温 24～26 ℃，湿度 50%～60%；拉床帘或屏风遮挡，减少人员走动，注意保护孕妇隐私。

3. 物品准备　产科检查床、快速洗手液、骨盆测量器、孕期保健册、笔、手套、毛毯。

(三) 操作程序

1. 评估

(1) 环境温、湿度适宜,物品准备齐全,适合操作。

(2) 孕妇年龄、孕周、体型及步态、相关病史及产前检查经过、目前健康状况及相关辅助检查结果。

(3) 孕妇有无宫缩、阴道流血、头痛、眼花、腹痛及心悸气短等不适症状。

(4) 了解和观察骨盆有无畸形或外伤骨折史,排除腿部骨折史等不能配合检查等情况。

(5) 评估孕妇及其家属对骨盆外测量的配合程度,询问二便,排空膀胱。

2. 操作步骤

(1) 身份核对:核对孕妇姓名、病案号。

(2) 做好解释,拉好床帘,保护隐私。

(3) 孕妇排尿后仰卧于检查床上,头部稍抬高,暴露腹部,双腿伸直,注意保暖。

(4) 七步洗手法洗手,预热双手,实施操作:

① 髂棘间径:协助孕妇取伸腿仰卧位,双手分别触及两侧髂前上棘,将骨盆测量器 2 个头端放在两髂前上棘外缘,测量髂前上棘外缘距离。准确读数并记录,正常值为 23~26 cm(图 14-2)。

② 髂嵴间径:协助孕妇取伸腿仰卧位,双手分别触及两侧髂嵴,将骨盆测量器两个头端放在两髂嵴外缘最宽处,测量两髂嵴外缘最宽距离。准确读数并记录,正常值为 25~28 cm(图 14-3)。

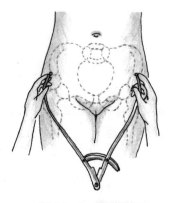 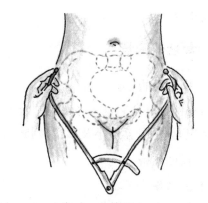

图 14-2　髂棘间径　　　　　　　　图 14-3　髂嵴间径

③ 骶耻外径:协助孕妇取左侧卧位,右腿伸直,左腿屈曲,左手找到第 5 腰椎棘突下(相当于米氏菱形窝的上角),将骨盆测量器一头端放在此处,另一端放在耻骨联合上缘中点,测量第 5 腰椎棘突下至耻骨联合上缘中点的距离,准确读数并记录,正常值为

18～20 cm。此径线间接推测骨盆入口前后径长度,是骨盆外测量中最重要的经线(图 14 - 4)。

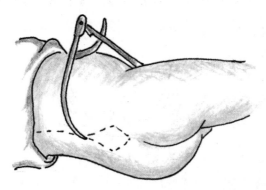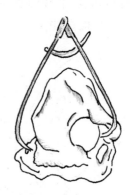

图 14 - 4　骶耻外径

④ 坐骨结节间径:又称出口横径(transverse outlet),协助孕妇取仰卧屈膝位,双手抱膝,使两腿向腹部弯曲。检查者双手触及两侧坐骨结节,将骨盆测量器两头端分别放在两坐骨结节内侧缘,测量两坐骨结节内侧缘的距离,准确读数并记录,正常值为8.5～9.5 cm。没有骨盆测量器的情况下,也可以用检查者手拳进行粗略测量,将一手握拳横置于两侧坐骨结节间,若能容纳,则属于正常。若坐骨结节间径值＜8 cm,应加测出口后矢状径(图 14 - 5)。

⑤ 出口后矢状径:检查者右手戴手套,示指伸入孕妇肛门向骶骨方向,拇指置于孕妇体外骶尾部,两指找到骶骨尖端,将尺放于坐骨结节径线中点上,测量坐骨结节间径中点至骶骨尖端的距离,为出口后矢状径。出口后矢状径值与坐骨结节间径值之和＞15 cm 时,表明骨盆出口狭窄不明显(图 14 - 6)。

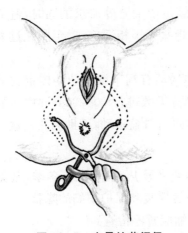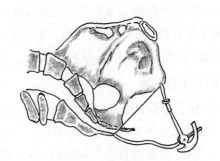

图 14 - 5　坐骨结节间径　　　　　图 14 - 6　出口后矢状径

⑥ 耻骨弓角度(angle of pubic arch)：协助孕妇取仰卧位,双腿屈膝分开,测量者两手拇指指尖在耻骨联合下缘对拢,两拇指分别平放在两侧耻骨降支上,测量两拇指间角度,为耻骨弓角度,准确读数并记录,正常值为 90°。此角度反映骨盆出口横径的宽度,<80°须进一步检查(图 14-7)。

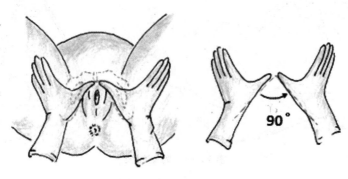

图 14-7　耻骨弓角度

(5) 协助孕妇整理衣裤,取舒适体位,告知测量结果,明确下次检查时间。

(6) 整理床单位及处理用物,七步洗手法洗手,正确记录孕妇骨盆外测量各个径线的数值。

3. 健康宣教

(1) 指导孕妇定期进行产科检查,告知孕妇常规产检时间:妊娠 20～36 周为每 4周 1 次,妊娠 37 周后每周 1 次,高危孕妇应酌情增加产前检查次数,有特殊情况按医嘱进行产检。

(2) 嘱孕妇多取左侧卧位,做好自我监测,28 周后应每天关注胎动的情况,必要时行胎动计数。有条件的地方,在医师指导下可借助远程胎心监护进行自我监测。

(3) 根据骨盆外测量的结果进行饮食指导。满足孕期营养需求的同时,避免摄入不足或过剩,控制孕期体重增长,使胎儿大小能与骨盆大小相适应,避免胎儿过大导致的头盆不称。

(4) 督促孕妇加强孕期锻炼,孕期规律的身体活动有利于维持孕期体重的适宜增长。对于没有禁忌证的孕妇,建议每天或每周大部分天数进行 20～30 min 中等强度的有氧运动,如散步、游泳、练孕妇瑜伽等。孕晚期可进行骨盆运动,帮助胎儿入盆。

(四) 注意事项

(1) 注意操作过程中的人文关怀。操作前,检查者预热双手,尤其冬季,避免冰冷的双手直接接触孕妇,以免引起不适。操作全程注意保暖和保护孕妇的隐私。

(2) 操作过程中关注孕妇主诉,若出现较强宫缩应暂停检查。

(3) 检查结果应准确、可靠,若骨盆径线异常应及时与医师沟通,结合胎儿大小判断是否头盆相称,并针对性地给予饮食及运动指导,使胎儿大小能与骨盆大小相适应。

第二节　阴道检查

一、操作目的

了解孕妇产程中软产道变化,特别是宫颈情况、宫口大小、胎先露高低、胎方位、内骨盆径线,评估是否存在头盆不称、脐带脱垂、阴道流血等影响自然分娩或危及母儿安全的情况,动态评估阴道分娩可能性,及时发现产程进展异常,为临床及时处理提供依据。

二、操作准备

1. 人员准备

1) 操作者准备　操作者着装规范,修剪指甲,七步洗水手洗手,戴口罩。

2) 孕妇准备　测量生命体征、听胎心,检查前必须告知产妇此次检查的目的、方法,并征得其理解和同意。

2. 环境准备　环境整洁、安静,室温 24～26 ℃,湿度 50%～60%,关闭门窗,减少人员走动,拉床帘或屏风遮挡,保护患者隐私。

3. 物品准备

(1) 治疗车上层长棉签、聚维酮碘消毒剂、无菌乳胶手套、一次性会阴垫、胎心仪、耦合剂、快速手消毒液、患者服(裤子)。

(2) 治疗车下层污物回收桶。

三、操作程序

1. 评估

(1) 环境温度适宜,物品准备齐全,适合操作。

(2) 孕妇的孕产史和本次妊娠情况,包括孕周、妊娠合并症和并发症、相关检查结果、腹痛和阴道流血的情况、生命体征情况、产程进展情况等。

(3) 孕妇对阴道检查的认知、接受程度和心理反应。

(4) 孕妇需排空膀胱,若不能自行排尿应导尿,并记录尿液的量、颜色。

(5) 评估会阴部情况及会阴条件、生殖器疱疹、既往的会阴裂伤及愈合情况,有无胎儿的部分脱出,阴道有无血液、羊水流出,如有则观察血液或羊水的颜色、性状、气味。

2. 操作步骤

(1) 身份核对:核对孕妇姓名、病案号。

(2) 做好解释,拉好床帘,保护隐私。

（3）孕妇臀下铺一次性臀垫或一次性会阴垫，脱去对侧裤腿盖在近侧腿上，对侧大腿盖被子，做好保暖。孕妇取舒适平卧位，双腿屈膝，尽量外展。

（4）用长棉签蘸取聚维酮碘消毒液（也可使用消毒棉球）对孕妇的外阴消毒2遍。

（5）检查者左手放置于宫底部，右手戴无菌手套，在宫缩间歇期，示指、中指轻轻伸入阴道内，以示指、中指伸直并拢，紧贴阴道后壁缓缓进入检查，其余手指屈曲。并嘱孕妇深呼吸，尽可能地放松肌肉配合检查。

（6）检查软产道、胎先露、胎方位、胎膜及骨产道。①外阴和阴道：发育情况，有无水肿、静脉曲张、瘢痕挛缩等，阴道弹性和通畅度，有无囊肿，有无畸形等；检查盆底软组织弹性和厚度。②宫颈情况：用指腹触摸宫口边缘，估计宫口扩张程度等，了解宫颈管是否消退，宫颈的软硬度、厚度，位置是否居中，有无水肿等，以便进行产时宫颈成熟度评分。③检查胎先露：是否为头先露，若为头先露，应扪清矢状缝与囟门（或耳郭方向）和骨盆的关系，以确定胎方位；注意有无产瘤和颅骨是否重叠等。④是否破膜：未破膜者，可在胎先露部前方触及有弹性的前羊膜囊；已破膜者，可直接触摸到胎先露部，推动先露部可见羊水流出，观察羊水性状。⑤骨产道情况：了解耻骨弓角度、骶岬突出度、骶骨弧度、骶尾关节活动度、骨盆侧壁倾斜度、坐骨棘间径和突出度、坐骨切迹宽度、对角径等，以判断头盆关系。

（7）检查结束，擦净孕妇外阴，撤下一次性臀垫，脱去手套、洗手，协助孕妇穿好裤子，取舒适卧位，告知检查结果。

（8）分类整理用物，书写记录并签名。

3. 健康宣教

（1）告知检查的目的，检查过程中可能出现的不适症状，帮助其采取有效的应对措施缓解紧张和不适，如指导孕妇深呼吸、转移注意力等。

（2）向孕妇讲解胎膜早破对母儿的影响，胎头尚未衔接者，嘱其卧床休息，以防发生脐带脱垂。

（3）临产者，根据检查结果给予体位和活动指导，帮助其纠正异常胎方位，促进产程进展。

四、注意事项

（1）操作前，做好自我介绍，充分沟通，尽可能地消除孕妇对检查的抵抗性。

（2）严格无菌操作，检查前会阴消毒时，若孕妇会阴部分泌物较多，应增加擦拭次数或会阴冲洗保证清洁。

（3）观察产妇对检查的反应，耐心听取其感受，检查过程中持续指导放松，当产妇不适明显时暂停检查。

（4）临产孕妇，检查时可等待一阵宫缩，观察宫缩与宫缩间歇时宫口及胎先露的变化。

（5）避免过多的阴道检查次数，世界卫生组织（WHO）2015年发布的《妊娠、分娩、产褥期和新生儿基础护理实践指南》提出：第一产程无论潜伏期还是活跃期，除非有必要,阴道检查频率不应高于每4h一次。

(6) 检查完毕后应详细、客观地记录相关信息,恰当分析产程。

(7) 前置胎盘的孕妇应避免阴道检查,以免造成危及生命的大出血。

第三节　正常分娩接产术

一、操作目的

产妇选择合适的分娩体位,增加舒适感。在分娩时适时地控制胎头娩出的速度,采取适度保护会阴的方法,使胎儿按照分娩机转安全娩出,避免产妇会阴发生严重裂伤。

二、操作准备

1. 人员准备

1) 产妇准备　向产妇解释接产的操作过程,取得产妇的配合,可鼓励家属陪伴分娩。产妇取合适的分娩体位,如仰卧位、侧卧位、坐位、站立位、蹲位等。WHO建议正常分娩只需要清洁会阴部,不必常规消毒,不需要常规铺无菌巾。顺序依次为小阴唇、大阴唇、阴阜、大腿内上1/3、会阴及肛门周围,下铺消毒巾。

2) 接生者准备　修剪指甲,戴口罩、帽子,外科洗手、穿无菌手术衣、戴无菌手套,除接生人员外至少有一名熟练掌握新生儿复苏技能人员在场(多胎分娩按照胎儿数准备复苏人员)。

2. 环境准备　环境温度25～28℃,关闭门窗,保持安静,减少人员走动,避免空气对流。新生儿辐射台提前预热,温度32～34℃。复苏区域与产床按1∶1配置。

3. 物品准备

(1) 接产物品产包(无菌敷料包及无菌器械包)、新生儿用物(如衣服、包被、尿不湿、帽子等)、处理脐带用物、静脉输液用物、缩宫素注射液、外用生理盐水。

(2) 新生儿复苏用物复苏气囊、面罩、吸氧装置、低压吸引器、喉镜、胎粪吸引管、气管插管、各种型号注射器、肾上腺素注射液、生理盐水注射液。气囊和面罩应放在距分娩床2m内距离。

三、操作程序

1. 评估

(1) 环境温度适宜,适合操作,辐射床、婴儿秤、新生儿复苏用物备齐,处于备用状态。

(2) 人员到位,包括熟练掌握新生儿复苏技能的人员,必要时呼叫产科医师、新生儿科医师到场。

(3) 产前检查病史、产程进展情况,宫缩、胎心、胎方位、羊水、胎儿大小等情况,产妇的精神状态、生命体征、合作程度及分娩计划。

（4）产妇对接产的认知、接受程度和心理反应。

（5）会阴条件、胎位及骨盆情况等。

2. 操作步骤

1）仰卧截石位接产

（1）产妇取仰卧位或上身微微抬起（＜45°），双腿屈曲放松分开，暴露会阴部，双脚平放于床面或蹬于脚架，大腿贴近腹部，膝关节外展，臀下垫一次性使用护理垫，双手紧握产床两侧的扶手，于宫缩时告知产妇深吸一口气，屏气同时双上肢屈曲外展"双手像提水桶一样"往上提，向下屏气用力做"解大便"动作。当胎头拨露 3～4 cm 时，进行会阴部清洁，用消毒干纱球蘸无菌肥皂液清洗会阴部，按照小阴唇、大阴唇、阴阜、大腿内侧上 1/3、会阴及肛门周围的顺序依次清洁（图 14-8），然后用温开水冲去肥皂液。

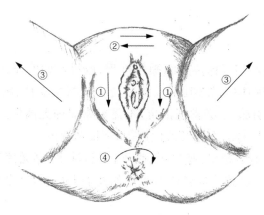

①～④表示擦洗顺序。

图 14-8　外阴部擦洗顺序

（2）助产人员上台接生前先行外科洗手，穿无菌手术衣、戴无菌手套 2 副。上台接生后铺设无菌产台，与巡回助产士仔细核对接生器械、纱布，并做好记录。整理产台时，将接生器械放置于自己随手可以取用的一侧，按照使用先后顺序排放，接生过程中使用过的纱布、器械放置在另一侧，防止与其他无菌物品混放在一起。

（3）以拆台正面接生为例，接生者站或坐在产妇正面，行阴道检查并作初步评估，包括会阴的颜色、弹性，有无水肿、瘢痕，会阴体的长度，阴道的弹性、质地、有无裂伤情况，胎头大小、产瘤、胎方位等。评估实际情况考虑是否行会阴切开术。

（4）接产者与产妇做好有效沟通，告知配合要领及方法，个体化指导产妇用力，当宫缩来临产妇有便意感时指导产妇屏气用力，每次使用腹压时的持续时间为 5～7 s，不超过 10 s，避免每次使用腹压过长致使胎血中的酸碱度降低。

（5）当胎头拨露 4～5 cm 接近着冠、会阴后联合紧张时，开始用左手控制胎头娩出速度，根据情况行适度保护会阴，右手持无菌巾，肛门处垫一块无菌纱布，利用右手的大鱼际肌及手掌托住会阴部随宫缩起伏自然向上并托起,宫缩间歇期放松,右手无须过早放置于会阴部(压迫时间长可导致组织水肿,更易造成裂伤)。

(6)接生者左手控制胎头娩出的速度以每次宫缩时胎头直径增大不超过 1 cm 为宜。控制胎头娩出速度时注意不要有协助胎头俯屈的动作,以免影响胎头娩出的方向和角度。

(7)待胎头双顶径娩出时,指导产妇在宫缩间歇时期稍向下屏气,宫缩时张嘴哈气,全身放松消除腹压,使胎头缓慢娩出。左手可按分娩机制协助胎头仰伸(图 14-9),不要刻意协助胎头仰伸,否则容易造成小阴唇内侧及前庭裂伤。孕妇持续哈气放松腹部,待胎儿双顶径娩出后,依次缓慢娩出额、鼻、口、颏,若羊水清,新生儿活力好,无须挤净口鼻黏液。必要时以左手自胎儿鼻根向下挤压,排出胎儿口鼻内黏液和羊水。

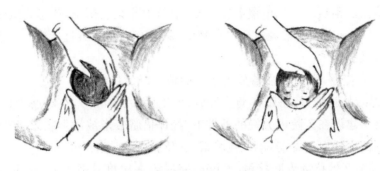

图 14-9 保护会阴、协助胎头俯屈和仰伸

(8)胎头完全娩出后不宜急于娩出胎肩,而应等待一阵宫缩,使胎头自然完成复位和外旋转,使胎肩旋转至骨盆出口前后径。再次宫缩时接生者双手十指分开,中指、无名指、小拇指三指并拢,左手在上、右手在下置于胎儿颈部两侧托住胎头,将胎儿颈部向下轻柔牵拉胎头,使前肩自耻骨弓下顺势娩出,见前肩腋窝露出,继之再托胎颈向上牵拉,使后肩从会阴前缘缓慢娩出(图 14-10)。在娩肩时,必要时可用右手保护会阴,双肩娩出后,保护会阴的手可放松,一手托住胎儿头颈后背部,一手托住胎儿的臀部缓慢娩出,注意娩胎肩时不要用力下压或上抬胎肩,以免增加会阴裂伤程度和新生儿锁骨骨折发生的风险。

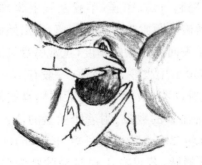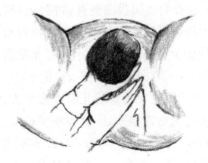

图 14-10 协助前肩和后肩娩出

（9）胎头娩出后迅速检查有无脐带绕颈，若发现有脐带绕颈 1 圈且较松时，可先将脐带向上从胎儿头部绕出或向下推至肩部，若缠绕过紧，可用两把血管钳夹住脐带并断脐，脐带松懈后再娩胎肩；若脐带绕颈 2 圈，则嘱产妇张嘴哈气，避免使用腹压，同时立即用两把血管钳夹住脐带并断脐，解除脐带缠绕，而后再娩胎肩。

（10）双肩娩出后，操作者通知巡回助产士肌内注射缩宫素 10 U。

（11）新生儿出生后，接生者大声说出新生儿出生时间和新生儿性别并与产妇共同确认。立即将新生儿放置于预先铺好干毛巾的母亲腹部，若羊水清或羊水混新生儿有活力，在 5 s 内开始擦干新生儿，擦干时间为 20～30 s。擦干顺序为眼睛、面部、头、躯干、四肢及背部。擦干过程中快速评估新生儿的呼吸状况，彻底擦干并撤除湿毛巾。刺激后，若新生儿有呼吸或哭声，将新生儿腹部向下、头偏向一侧放置在产妇胸前，巡回助产士取另一清洁已预热的干毛巾覆盖新生儿，给新生儿戴上帽子，让母婴肌肤接触。注意：新生儿出生 30 s 内不要常规进行口鼻吸引，除非有胎粪污染且新生儿无活力时才进行气管内插管吸引。

（12）脱掉一副手套，将贮血器放置于产妇臀下以计量出血。

（13）延迟结扎脐带，待脐带搏动消失后（出生后 1～3 min），在距脐带根部 2 cm 的位置一次断脐。建议在医院内分娩的条件下，经评估脐带未被污染或无感染迹象时，无须在脐带周围使用任何消毒剂，不包扎脐带，保持脐带清洁和干燥。

（14）与母亲开始持续皮肤接触 90 min，完成第一次母乳喂养后，接生者进行新生儿体格检查等其余新生儿护理。

（15）观察胎盘剥离征象，避免过度牵拉脐带，如胎盘已剥离，左手握住宫底，同时另一手轻拉脐带，帮助胎盘娩出。当胎盘至阴道口时，接生者双手捧住胎盘，向一个方向旋转并慢慢向外牵拉，协助胎盘胎膜完整剥离排出。如发现胎膜部分断裂，用血管钳夹住断裂的胎膜组织，再继续向原来的方向旋转，直至胎膜完全排出。

（16）胎盘胎膜排出后，按摩子宫刺激其收缩以减少出血，同时了解子宫收缩的强度，准确评估阴道流血量，注意流血的速度、颜色和有无血凝块，常用的评估方法有称重法、容积法、面积法和休克指数法。分娩结束后仔细收集并记录出血量，包括产时储血器内的血量及敷料上的血量。

（17）检查胎盘胎膜完整性，将胎盘轻轻提起，检查胎膜（羊膜及绒毛膜）的完整性及颜色，再将胎盘铺平，母体面朝上，检查胎膜破口距胎盘边缘的距离，再沿胎膜破口撕开胎膜，检查胎盘母体面胎盘小叶有无缺损及表面钙化点的程度，正常胎盘呈圆形或卵圆形，直径 16～20 cm，厚 1～3 cm，重 450～650 g，中央厚，边缘薄，一般有 15～20 个胎盘小叶。然后再检查胎盘胎儿面边缘有无血管断裂，及时发现有无副胎盘或假叶胎盘（与主胎盘有无血管相连）。检查脐带长度、脐血管的数量、附着于胎盘的位置，脐带长度通常为 30～100 cm，平均为 50 cm，脐带长度＜30 cm 为脐带过短，长度＞100 cm 为脐带过长。脐血管一般为 2 根脐动脉及 1 根脐静脉，若只有 1 根脐动脉则为单脐动脉。若脐带附着点距离胎盘边缘≤2 cm，则为球拍状胎盘。若脐带附着于胎膜上，脐血管沿胎膜走行后进入胎盘实质,则为帆状胎盘。若胎盘胎儿面边缘有一灰白色环状结构(羊膜和绒毛膜双层折叠形成的环形皱褶),则为轮状胎盘。

(18)仔细检查会阴、小阴唇内侧、尿道口周围、阴道,注意有无阴道壁裂伤、阴道血肿及宫颈裂伤。若有裂伤应及时修补缝合,缝合时应注意解剖位置,按层次分别缝合,缝合完毕常规行肛门指检以明确有无血肿、有无缝线穿透直肠壁等。

(19)助产人员下台前,再次与巡回助产士核对、清点所用的器械和纱布,并做好记录。整理物品,做好器械预处理,按废弃物处理原则处置污物。

2)侧卧位接产(以左侧卧位为例)

(1)讲解侧卧位分娩的目的及益处,取得产妇信任与配合,充分评估侧卧位分娩的适应证与禁忌证。指导产妇配合技巧,如用力时机、如何呼吸及注意事项等。

A. 适应证:①产程进展过快;②产妇使用镇静药或椎管内神经阻滞麻醉镇痛;③仰卧位痔疮疼痛;④胎心减速的产妇;⑤产妇疲劳,不能利用其他体位纠正异常胎方位;⑥并发妊娠高血压疾病的产妇;⑦产妇感觉舒适,愿意选择侧卧位分娩;⑧耻骨联合分离,无法做髋部外展动作。

B. 禁忌证:①产妇侧卧自觉疼痛加剧,不适,拒绝使用时;②第二产程进展缓慢,需重力作用使胎头下降时;③侧位超过1 h产程仍无进展时。

(2)侧卧位接生多采用侧卧弓箭步。产妇侧卧,身体后移,摆正头部,双手握住产床扶手,双腿屈曲,左脚蹬在产床脚架上,右脚搁在产床脚支撑架上,子宫收缩时产妇保持左腿弯曲蹬脚架,右腿稍外展蹬床脚支撑架,暴露会阴部,向下屏气用力,间歇期可双腿合拢休息。

(3)侧卧位分娩上台时机:当经产妇宫口开大8~10 cm,初产妇胎头拨露3~4 cm,或根据产程进展速度予会阴冲洗、消毒、铺巾。

(4)若不拆台接生,助产士站在产妇背后侧观察胎头拨露情况,用左手适度控制胎头娩出速度,右手肘支在产床上,当胎头着冠、会阴后联合紧张时利用右手的大鱼际肌及手掌托住会阴部随宫缩起伏自然向上并托起,宫缩间歇期放松,实施适度保护会阴;若拆台接生,助产士坐在产妇正面,左手适度控制胎头娩出速度,右手根据情况行适度保护会阴。配合良好者,指导不用力,均匀平静呼吸,利用宫缩力量缓慢均匀娩出胎儿;配合较差者,利用子宫收缩间歇期指导用力,缓慢娩出胎儿,注意和产妇实时沟通并关注胎心情况。

(5)胎头娩出后,双手托住胎头,若婴儿面色红润,等待一阵宫缩自然顺势娩肩,无须刻意进行复位外旋转。若婴儿面色淤紫或无法自行复位外旋转者,可协助胎肩旋转至骨盆出口前后径(胎儿面向产妇一侧大腿),指导孕妇用力或等待下一阵宫缩,缓慢娩出胎儿。

(6)胎儿娩出后,巡回助产士协助产妇取低半卧位,将右脚踩到右侧脚架上,左脚踩住左侧脚架,臀部顺势往中间移。新生儿阿普加评分10分可直接进行早接触90 min。如需复苏,则应立即断脐转至辐射台进行新生儿复苏。

(7) 再次消毒会阴,更换手套,娩出胎盘,检查缝合软产道,操作步骤同仰卧位接产。

3) 坐位接产

(1) 讲解坐位分娩的目的及益处,取得产妇信任与配合,充分评估坐位分娩的适应证与禁忌证。指导产妇配合技巧,如用力时机、如何呼吸及注意事项等。

A. 适应证:①产程进展缓慢,胎头下降无进展,可借助重力作用,促进胎头下降;②减少胎头对骶骨的压迫,从而缓解腰骶部疼痛;③可自由改变重心,产妇觉得舒服且愿意选择该体位;④产妇能更好地使用腹压,产妇更省力。

B. 禁忌证:①采用该体位6~8次宫缩后,产程仍无进展;②产妇会阴水肿严重;③产妇使用椎管内神经阻滞麻醉或镇静药减弱了产妇维持该体位的能力或产妇体能不足以维持该体位,躯干无法完全伸直维持坐位时;④产妇采取坐位感觉疼痛加剧或不舒适,拒绝该体位时;⑤妊娠合并高血压患者;⑥发生胎心异常时;⑦急产或者产程进展较快的产妇;⑧预计发生会阴严重撕裂伤或须行会阴侧方切开术的产妇。

(2) 产妇坐于分娩床上或分娩凳上,双手握住产床把手或分娩凳拉手,双脚垂直着力于产床脚架处或地面,于宫缩时向下屏气用力。孕妇会阴部下方铺产褥垫(防止分泌物过多打滑,地面也可以铺双层水垫,防止婴儿坠地)。

(3) 坐位分娩上台时机:当经产妇宫口开6~8 cm,初产妇胎头拨露2 cm×2 cm时,予会阴冲洗、消毒铺巾。无菌巾铺于产妇会阴部下方双腿之间,双腿套脚套。

(4) 接产者坐在小凳子上,左手适度控制胎头娩出速度。由于坐位对会阴的冲击力较大,胎头娩出速度过快极易造成会阴严重裂伤,所以胎头着冠后,子宫收缩时指导产妇张嘴哈气,避免使用腹压,利用子宫收缩的力量及重力缓慢娩出胎儿;配合较差者,利用宫缩间歇期指导产妇向下用力,缓慢娩出胎儿。

(5) 胎头娩出后,双手托住胎头,若婴儿面色红润,等待一阵宫缩自然顺势娩肩,无须刻意进行复位外旋转。若婴儿面色淤紫或无法自行复位外旋转者,可协助娩肩,方法同仰卧位分娩。

(6) 胎肩娩出后,左手握住胎儿颈部,右手顺势抓住胎儿足部,谨防新生儿坠地。胎儿娩出后,阿普加评分10分可直接协助母亲抱着新生儿进行早期皮肤接触;如需复苏,则应当立即断脐转至辐射台行新生儿复苏。

(7) 胎儿娩出后,如出血不多,可以在原位娩出胎盘;若出血较多,协助分娩凳上的孕妇站立,用布巾包裹产妇臀部,将床降至最低,协助孕妇取低半卧位,双脚放在脚架上。再次消毒、铺巾,更换手套,娩出胎盘,检查缝合软产道。

4) 站立位接产

(1) 讲解站立位分娩的目的及好处,取得孕妇信任与配合,充分评估站立位分娩的适应证与禁忌证。指导产妇配合技巧,如用力时机、如何呼吸及注意事项等。

A. 适应证:①胎头俯屈不良,产程进展缓慢;②产妇腰骶部疼痛;③需调整胎体纵轴及骨盆轴之间的角度;④增加产妇向下屏气的力量并借助重力作用,促进胎头下降,加速产程进展。

B. 禁忌证：①分娩时冲力比较大，易造成会阴撕裂伤；②产妇使用硬膜外镇痛使下肢肌力欠佳，不宜采用该体位，以免发生跌倒；③产妇采取站立位分娩时，需专人时时看护，如人员配备不充足不得采取站立位分娩；④产妇感觉疲劳或不舒适，拒绝使用站立位。

（2）地面上垫一次性护理垫（防止分泌物过多引起地面打滑），地面也可以铺双层水垫，防止婴儿坠地。协助产妇面向产床站立，调整床高至产妇手肘，与床面呈90°，双腿分开与肩同宽，宫缩时，产妇双手抓住栏杆、扶手等支撑物，双腿略弯曲向下用力，也可身体前倾趴在产床上用力。宫缩间歇期可给予产妇背部按摩或指导骨盆摇摆运动，疲惫时可坐在椅子上休息，恢复体力。

（3）站立位分娩上台时机：当经产妇宫口开 6～8 cm，初产妇胎头拨露 2 cm×2 cm 时，予会阴冲洗、消毒铺巾。无菌巾铺于产妇会阴部下方双腿之间。

（4）接产者坐于产妇身后或旁边，观察胎头拨露情况，左手放在会阴部控制胎头娩出速度。

（5）宫缩时，视产妇配合程度及宫缩时用力效果指导产妇用力或哈气。配合良好者，指导不用力，均匀呼吸，利用宫缩力量缓慢均匀娩出胎儿；配合较差者，可利用宫缩间歇期指导产妇双膝微屈使用腹压。

（6）胎头娩出后，注意保护胎头，根据胎儿脸色决定是否需要立刻协助娩肩。娩肩提倡顺势娩肩，等待下一阵宫缩，自行复位外旋转娩出肩膀。胎肩娩出时，左手握住胎颈，右手顺势抓住胎儿足部。立即评估新生儿，无特殊，给予常规处理。如需复苏，则应立即断脐转至辐射台进行新生儿复苏。

（7）胎儿娩出后，若出血不多产妇体力允许，可在原体位娩出胎盘；若出血较多或产妇感到疲劳，可用布巾包裹产妇臀部，将床降至最低，协助产妇取平卧位，双脚放在脚架上。再次消毒、铺巾，更换手套，娩出胎盘，检查缝合软产道。

5）蹲位接产

（1）讲解蹲位分娩的目的及益处，取得产妇信任与配合，充分评估蹲位分娩的适应证与禁忌证，指导产妇配合技巧，如用力时机、如何呼吸及注意事项等。

A. 适应证：①产程进展缓慢，借助重力作用，有利于胎头下降；②坐骨结间径增宽，从而使骨盆出口横径增宽；③胎头较大、头盆倾势不均、枕后位或枕横位者，蹲位使骨盆关节活动度增大；④减少胎头对骶骨的压迫，从而缓解腰骶部疼痛；⑤产妇向下屏气用力的效果更好，且更省力；⑥可自由改变重心，产妇感到舒适。

B. 禁忌证：①胎头未达坐骨棘水平时使用蹲位影响胎头自然矫正；②产妇保持身体平衡困难者；③产妇有髋膝关节畸形或损伤；④使用椎管内神经阻滞麻醉或镇静药物，产妇身体无法支撑该动作或无法保持身体平衡。

（2）产妇可在地面或产床上实施该体位。产妇双脚平放于地板或床上，双手拉住床栏等支撑物，助手在一旁协助，维持产妇身体平衡，并备有一张垫有产褥垫的椅子供产妇休息时使用。产妇如选择在地面上进行蹲位时,在地面上放置1张一次性护理垫(防止分泌物过多引起地面打滑),让产妇在宫缩时下蹲使用腹压,宫缩间歇时产妇坐在椅子上休息。产妇如选择在床上进行蹲位时,则床尾部分略放低,在床上放置1张一次性护理垫。

(3)宫缩来临时,产妇手握栏杆,双膝打开,臀部离开床体使用腹压。宫缩间歇时,产妇放松身体,臀部坐回床上稍做休息。采用蹲位分娩时,一两次宫缩后,必须让产妇站立或伸直双腿稍作休息,避免发生神经性麻木。

(4)站立位分娩上台时机:当经产妇宫口开6～8 cm,初产妇胎头拨露2 cm×2 cm时,予会阴冲洗、消毒铺巾。无菌巾铺于产妇会阴部下方双腿之间,在椅子或者产床上铺消毒垫,以供产妇休息时所用。

(5)接产者坐于产妇身后或旁边,通过镜子反射观察胎头拨露情况,或戴无菌手套,用手感知胎先露下降情况。

(6)接产者左手适度控制胎头娩出速度。宫缩时,视产妇配合程度及宫缩时用力效果指导产妇用力或哈气。配合良好者,指导不用力,均匀呼吸,利用宫缩力量缓慢均匀娩出胎儿;配合较差者,可利用宫缩间歇期指导产妇使用腹压。

(7)胎头娩出后,注意保护胎头,根据胎儿面色决定是否需要立刻协助娩肩。娩肩提倡顺势娩肩,等待下一阵宫缩,自行复位外旋转娩出肩膀。胎肩娩出时,左手握住胎颈,右手顺势抓住胎儿足部。立即评估新生儿,无特殊情况给予常规处理。如需复苏,则应立即断脐转至辐射台抢救。

(8)胎儿娩出后,若出血不多且产妇体力允许,可协助产妇坐在床面或者分娩椅上娩出胎盘;若出血较多或产妇感到疲劳,可用布巾包裹产妇臀部,协助产妇取平卧位,双脚放在脚架上。再次消毒、铺巾,更换手套,娩出胎盘,检查缝合软产道。

6)支撑式前倾跪位接产

(1)讲解支撑式前倾跪位分娩的目的及益处,取得孕妇信任与配合,充分评估支撑式前倾跪位分娩的适应证与禁忌证,指导产妇配合技巧,如用力时机、如何呼吸及注意事项等。

A. 适应证:①胎头位置较高或胎方位异常时可促使胎头下降旋转;②侧卧位或仰卧位分娩发生胎儿窘迫时;③缓解脐带受压;④产妇腰骶部疼痛;⑤胎儿较大,预防肩难产发生;⑥产妇愿意使用该体位。

B. 禁忌证:①产妇膝盖病变疼痛,无法承受压迫时;②采用椎管内神经阻滞麻醉或镇静药物,产妇运动神经控制能力减弱时;③产妇疲劳,拒绝采用该体位时;④产程无进展时。

(2)产妇双膝跪在床上或者有软垫的地面,身体前倾趴在陪伴产人员、床头椅背、分娩球或者其他支撑物上,两腿分开,中间放置一张一次性护理垫(防止分泌物过多引起地面打滑),宫缩时指导向下用力。助手在一旁协助,维持产妇身体平衡,并进行监护胎心。

（3）支撑式前倾跪位分娩上台时机：当经产妇宫口开 6～8 cm，初产妇胎头拨露 2 cm×2 cm 时，予会阴冲洗、消毒铺巾。无菌巾铺于产妇会阴部下方两膝盖之间。

（4）当胎头着冠时，助产人员右手掌向上，手指放在胎儿枕骨处，指尖朝向产妇的腹部。当有宫缩时，手指运用轻微的力量放在胎儿枕骨处，轻轻控制胎头缓慢下降，维持一个温和而稳定的反压力，此时指导产妇在宫缩时哈气，宫缩间歇期用力，直至胎儿双顶径娩出并可以看到耳朵，维持俯屈直至枕骨通过耻骨联合，从而减少会阴损伤。

（5）娩肩时，手法同仰卧位手法，可先娩前肩，即先娩出靠近耻骨联合的肩膀；若有阻力，也可先娩出靠近肛门的后肩。

（6）当胎肩娩出后，左手握住胎颈，右手托住胎臀，垂直娩出胎儿。需特别注意保护胎头，以免新生儿坠落。立即评估新生儿，无特殊情况给予常规处理。如需复苏，则应立即断脐转至辐射台抢救。

（7）胎儿娩出后，若出血不多且产妇体力允许，可协助孕妇坐在床面或者分娩椅上娩出胎盘；若出血较多或产妇感到疲劳，可用布巾包裹产妇臀部，协助孕妇取平卧位，双脚放在脚架上。再次消毒、铺巾，更换手套，娩出胎盘，检查缝合软产道。

3. 健康宣教

1）饮食

（1）产妇产后饮食应富有营养，保证足够热量和水分，并注意膳食均衡多样化。若产妇在分娩后的前一两天感到疲劳乏力或肠胃功能较差，可选择较清、稀软、易消化的食物，如面片、挂面、馄饨、粥、蒸或煮的鸡蛋及煮烂的肉菜等，之后过渡到正常膳食。

（2）增加含优质蛋白和维生素 A 的动物性食物，如肉、蛋、奶及大豆类食物。

（3）增加钙的摄入。哺乳期妇女每天饮奶总量应达 500 ml，再加上进食深绿色蔬菜、豆制品、虾皮、小鱼等含钙较丰富的食物，则可达到推荐摄入量。此外，还应补充维生素 D 或多做户外活动。

（4）指导科学饮汤，指导产妇餐前不宜喝太多汤，以免影响食量。喝汤时应该连肉带汤一起吃，不宜喝多油浓汤，以免影响产妇的食欲及引起婴儿脂肪消化不良性腹泻；并可根据产妇的需求，加入对补血、催乳有帮助的食材。

2）活动

（1）正常情况下，产后应尽早适当活动，以增强血液循环，促进伤口愈合；亦可增强食欲，增加肠蠕动及腹肌收缩，防止下肢深静脉血栓形成等。

（2）经阴道自然分娩的产妇，产后 6～12 h 内即起床轻微活动，于产后第 2 天可在室内随意走动，视体力情况逐步做产后康复锻炼。

（3）初起床时请务必做到 3 个 1 min，先将床摇起，床上坐位休息 1 min，然后在人搀扶下坐床沿 1 min，最后站立 1 min；如无头晕不适方能走动，且必须全程有旁人搀扶，避免昏厥跌倒。

3）排尿与排便

（1）保持大、小便通畅，特别是产后 4 h 内要鼓励产妇及时排尿。如出现排尿困难，可采用听流水声、温开水冲洗会阴及尿道外口周围诱导排尿,热敷下腹部刺激膀胱肌收缩等促进排尿。

(2)鼓励产妇早日下床活动,多饮水、多吃蔬菜和富含纤维素食物,以保持大便通畅。

4)恶露　正常恶露有血腥味,但无臭味,一般持续4~6周,产褥期间产妇应勤换护理垫和内裤,排便后用清水清洁会阴,观察恶露量,如血性恶露增多且持续时间延长或伴有臭味、伤口疼痛加剧、有肛门坠胀、里急后重、便意感强烈,应及时汇报医师或护士。

5)会阴及伤口

(1)保持会阴部清洁,会阴部有缝线者应每日检查伤口有无红肿硬结及分泌物,如发现伤口异常应及时报告医师。

(2)若有会阴侧方切开,嘱产妇向会阴切口对侧卧休息,1周内避免或慎做下蹲动作,以防伤口裂开。

(3)有会阴水肿者,可遵医嘱给予50%硫酸镁湿敷,产后24 h后可用红外线照射会阴。

(4)如感到会阴伤口疼痛剧烈或有肛门坠胀感应及时报告医师,以排除阴道壁及会阴部血肿。

6)母乳喂养

(1)母乳富含丰富的营养物质,可满足婴儿生长发育的营养需求。应做好勤吸吮,促进乳汁分泌。新生儿喂奶间隔时间和持续时间没有限制,只要新生儿饥饿或产妇奶胀就可哺乳新生儿,一般每次吸吮20~30 min,每天有效吸吮次数应不少于8次(包括夜间哺乳),双侧乳房交替哺喂。

(2)母亲哺乳时,通常采用坐式或卧式。坐位哺乳时椅子高度要合适,把一个软垫或枕头放置于后背,如果椅子太高,可于脚下置一小凳子,注意不要将膝盖抬得过高,这样会使婴儿的鼻子不能对着母亲的乳头。如果母亲坐在床上,可将婴儿放在膝盖上,用枕头托住婴儿的身体,放松身体,以防腰背酸痛。

(3)奶量是否充足,可根据婴儿的排尿排便情况、体重增长以及哺乳后是否哭闹进行判断,如婴儿排便排尿情况良好,体重持续增加,婴儿吃奶后表情满足有睡意或情绪安静,说明摄入的奶量充足。

(4)一般产后2~3 d乳房明显增大,乳汁分泌量增加,应让婴儿频繁吸吮,及时排空乳房,以防乳腺管堵塞及乳腺炎。

7)个人卫生:产后1周内,由于妊娠期间孕妇体内水钠潴留的水分通过皮肤排出,产妇常常会感觉出汗多,这是正常现象,要经常沐浴,勤换内衣裤,保持身体的清洁。自然分娩的产妇体质许可,产后即可沐浴,水温控制适当,每次沐浴时间以10~20 min为宜,不宜时间过久或空腹时沐浴,以免发生虚脱等意外。在沐浴期间,避免产妇滑倒、摔伤等意外的发生。在产褥期间,产妇更要注意口腔卫生,早晚刷牙,进食后温开水漱口,防止口腔内细菌生长造成口腔疾病。

8) 产褥期性知识:产褥期不宜进行性生活,因期间子宫内膜修复尚未完整,性生活易导致子宫内膜炎等产褥期并发症。产后 42 d,盆腔内生殖器官已基本恢复至正常,产后检查无异常可以恢复性生活。选择合适的避孕工具,不哺乳者可采用工具法或口服避孕药法,哺乳者宜选用工具避孕。阴道分娩者,产后 42 d 恶露已净,会阴伤口愈合,子宫恢复正常可放宫内节育器。

四、注意事项

(1) 正常接产过程中,注意减少非必要的操作和医疗干预。

(2) 接产过程中严密监测产妇和胎儿的情况,及时做好母儿的抢救准备。

(3) 选择分娩体位时,尊重自然及产妇的意愿,并充分评估该分娩体位的适应证与禁忌证,接产过程中根据不同的分娩体位,关注相应安全事项。

A. 侧卧位分娩:可减慢产程进展速度,使用该体位分娩时应及时判断分娩进程,效果不佳时应及时更换体位。

B. 坐位分娩:①分娩时间不宜过长,会压迫外阴局部,导致会阴水肿;②分娩时易发生胎头娩出过快,对会阴造成较大损伤,使用坐位接生时应着重评估产妇的会阴条件及依从性。

C. 站立位分娩:①分娩时冲力较大,助产士进行站立位接生时如技巧不熟练极易发生新生儿坠地,需在无菌巾下面放置水垫或厚的软垫,并提前做好接生准备。②站立位分娩时由于体位限制,增加了助产士控制胎头娩出速度的难度,易导致会阴严重撕裂伤,接生前应做好会阴条件的充分评估。③产妇长时间站立极易疲劳,应随时评估产妇承受能力,及时协助产妇更换体位休息。④胎儿娩出后,协助产妇上产床平卧时,注意做好安全防范,以免发生跌倒和损伤。

D. 蹲位分娩:①分娩时下蹲时间不宜过长,易导致腘窝内神经血管受压,引起神经性麻木或局部压迫性神经病变,使用腹压后应协助孕妇站立或伸直双腿稍做休息。②蹲位分娩极易造成会阴严重撕裂伤,须充分评估胎儿大小、产妇会阴条件和依从性。③蹲位分娩孕妇较难保持身体平衡,应由专人看护及协助。

E. 支撑式前倾跪位分娩:①膝关节受损、运动神经功能减弱及硬膜外分娩镇痛的产妇不宜使用该体位。②支撑式前倾跪位分娩对体力要求较高,应及时评估产妇体力情况,及时协助产妇休息或更换体位。③产妇由支撑式前倾跪位转为平卧位时,应做好安全防范,以免发生跌倒。

(4) 产妇分娩时,尤其是取自由体位分娩时,陪伴的助产人员不能离开,分娩时应及时呼叫助手协助。

(5) 若产妇宫缩强、产程进展快、会阴条件不理想、估计胎儿体重≥3 500 g,助产人员认为难以控制胎头娩出速度时,助产人员应协助产妇取仰卧位或侧卧位等体位完成分娩。

(6) 助产人员熟悉各种分娩体位的接生技巧,最大限度地减少母儿损伤。

（7）接产过程中应及时清点器械、纱布、缝针，并做到双人核对、签名。

（8）接产过程中接产者应加强有效沟通，积极鼓励产妇，增强产妇分娩信念。

（9）做好接产过程中的风险管理，如肩难产、产后出血、羊水栓塞等，做好相关预防措施。

> 📖 拓展阅读 14-1　剖宫产术的配合

第四节　会阴切开及缝合术

一、会阴切开术

（一）操作目的

产妇阴道分娩过程中，接产人员经过充分的评估，在母儿紧急情况或估计产妇严重会阴裂伤不可避免时，及时适当地切开会阴，以减少产妇组织损伤和避免胎儿损伤。

（二）操作准备

1. 人员准备

1）操作者准备　具备独立助产资质的医务人员；规范着装，修剪指甲，戴口罩、帽子，外科洗手，穿无菌手术衣，戴无菌手套。

2）产妇准备　获得知情同意，取得配合；取屈膝仰卧位或膀胱截石位，消毒外阴，排空膀胱。

2. 环境准备　环境舒适、整洁，光线适宜，温度 26～28 ℃，湿度 50%～60%。关闭门窗，减少人员走动。

3. 物品准备

1）麻醉用物　22 号穿刺针、10 ml 或 20 ml 注射器、2%利多卡因注射液 10 ml 或 0.5%普鲁卡因注射液 10～20 ml、0.9%生理盐水 10 ml。

2）会阴切开用物　会阴切开剪、止血钳、纱布若干。

（三）操作程序（图 14-11）

1. 评估

1）准确评估经阴道分娩的可行性　临床上偶尔会发生会阴切开后，经阴道分娩困难又不得不行剖宫产者，应尽量避免。

2）评估准备工作就绪情况　环境温、湿度适宜，视野环境光线充足、明亮、柔和，适合操作。会阴切开术所需的各种物品、药品齐全，在可及范围，摆放整齐，清点数目正确；手术器械处于功能状态。操作者及孕妇自身准备完毕。

3）评估产妇情况

（1）全身状况评估。①基本情况评估：一般情况评估包括评估产妇的生命体征、年

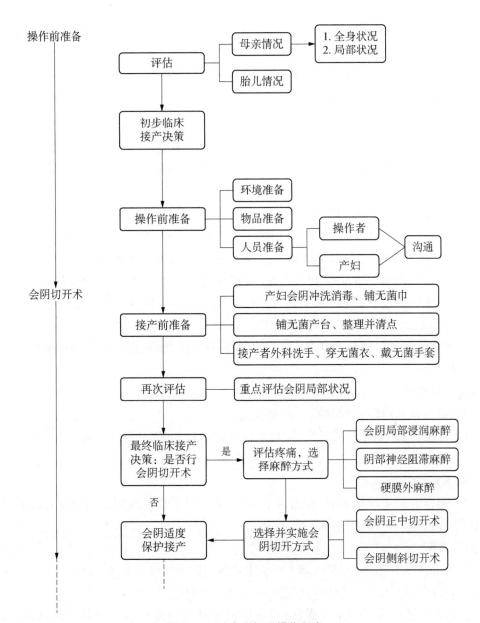

图 14-11　会阴切开操作程序

龄、身高、体重等;孕次、产次及有无妊娠合并症或并发症;辅助检查结果,尤其是血源性传播疾病筛查结果;产妇的疼痛情况及配合程度。②专科情况评估:产程期间的胎心情况,正确判读产时电子胎心监护,评估胎儿宫内状态;评估羊水性状;了解产程进展情况;接产前的产力评估,包括宫缩情况及产妇使用腹压的情况。

（2）局部状况评估。①会阴评估:重点评估会阴体长度及组织弹性,会阴部有无炎症、水肿及瘢痕等皮肤异常情况。②骨盆底评估:重点评估骨盆底有无异常情况,如前庭大腺囊肿、肛管直肠周围脓肿等损伤及功能障碍性疾病。

4）评估胎儿情况

（1）了解胎儿妊娠周数：根据妊娠周数的不同，做好临床接产决策及新生儿复苏准备。

（2）评估胎儿大小：根据 B 超检查结果、产妇宫高腹围测量结果、四步触诊、产妇妊娠期增重情况等综合评估胎儿的大小。

（3）评估头盆相称的情况：包括胎方位、产瘤、颅骨缝重叠等情况。

5）评估确定会阴切开的方式　会阴切开方式包括会阴正中切开及会阴侧切开。操作者应动态评估孕妇的既往史、辅助检查结果、生命体征、孕妇盆底及会阴条件、胎儿情况、产程进展、头盆关系、是否急需娩出、经阴道分娩的难易度。此外，还要考虑操作者的助产经验，来确定会阴切开的方式。

6）评估会阴切开的时机　取决于产妇的宫缩强度、产道及盆底软组织的弹性和产程进展情况。切开时机应以宫缩时胎头拨露 3～4 cm、会阴明显膨隆时为佳，且切开后预计胎儿在一至两阵宫缩即能娩出为宜。切开过早，不仅创面出血较多，而且延长了暴露时间，增加感染机会；而切开太迟，则往往会阴裂伤已形成，或导致新生儿窒息加重等。

7）评估确定切口的长度和深度　依产妇会阴条件、胎儿大小及是否行器械助产等因素而定。

2. 操作步骤

（1）身份核对：核对产妇姓名、病案号。

（2）仔细评估，做好解释工作，取得产妇知情同意，同时注意保护隐私。

（3）协助产妇取合适体位，一般为仰卧屈膝位或膀胱截石位，常规消毒会阴、铺无菌巾，必要时进行导尿。

（4）操作者常规外科洗手，穿无菌手术衣、戴无菌手套。按照使用顺序将器械摆放好，避免远距离操作，双人清点器械、纱布。

（5）麻醉。

① 麻醉药品的选择与配置：取 20 ml 注射器抽取 2％利多卡因 10 ml 与 0.9％生理盐水 10 ml 按 1∶1 的比例配制，连接穿刺针，排空注射器内的空气。

② 选择合适的麻醉方式并操作：常采用阴部神经阻滞麻醉或局部浸润麻醉，使会阴、阴道壁及盆底组织松弛，有效缓解产妇的疼痛，更好地配合操作者，有利于产科操作快速有效地进行。a. 阴部神经阻滞麻醉：操作者将一手示指及中指深入阴道，触及切开侧（一般为左侧）坐骨棘和骶棘韧带，另一手持连接有 22 号穿刺针头的 20 ml 注射器，于宫缩间歇期在该侧坐骨结节与肛门连线中点处进针，然后在阴道内手指的指引下朝向坐骨棘尖端的内侧约 1 cm 处穿刺（当针穿过骶棘韧带时有一突破感，是穿刺成功的标志），回抽无血即可注射 1％利多卡因注射液 5～10 ml。穿刺过程中左手须一直放于阴道中，置于胎头与阴道壁中间，防止针头穿过阴道壁刺伤胎儿头皮。然后边退针边继续注射剩余的麻醉剂（在针头退出的同时回抽无血，进行注射），直至皮下。注入药液

时应注意不可注入血管及直肠。若为阴道助产做准备,宜做双侧阴部神经阻滞麻醉,可更好地松弛盆底组织。b. 会阴的局部浸润麻醉:操作者一手示、中指伸入阴道,另一手持注射器在拟切开部位或裂开的伤口周围扇形注入抽好的麻醉剂,以浸润皮内、皮下及阴道前庭黏膜下组织。

(6) 会阴切开术:目前使用的会阴切开术包括会阴正中切开及会阴侧切开。会阴切开术的关键点在于切开的时机把握和切开类型的选择。

① 会阴侧切开术(临床上以左侧为多):麻醉生效后,操作者于宫缩开始前将左手示指、中指伸入阴道内胎先露与阴道壁之间,撑起左侧阴道壁,以引导切口方向和保护胎儿先露部。右手放入侧切剪,一叶置于阴道内,一叶置于阴道外。在宫缩高峰时,自会阴后联合中线向左侧 45°剪开(会阴高度膨胀时为 60~70°,否则会因角度过小而误伤直肠或造成缝合困难,如会阴体短则以阴唇后联合左上方 0.5 cm 为切口入点)。剪刀应与皮肤垂直,一次全层切开,会阴皮肤与黏膜切口内外大小应一致,切口整齐。长度一般为 4~5 cm。可根据孕妇会阴弹性、胎儿大小、耻骨弓角度等情况调整。切开后,用纱布压迫切口止血,如有局部小血管断裂有活动性出血者,可钳夹结扎小动脉。切口向左侧或右侧由操作者习惯决定。切开组织包括球海绵体肌、会阴浅横肌和耻骨直肠肌。

② 会阴正中切开术:操作者左手示、中指伸入阴道,内置于胎先露与会阴体之间,撑起阴道后侧壁并推开胎儿先露部,避免损伤胎儿。右手持会阴切开剪刀或钝头直剪刀。剪刀一叶置于阴道内,另一叶置于阴道外,沿会阴后联合中线,于胎头拨露后、着冠前、会阴高度扩张变薄后、宫缩开始时,由阴唇系带开始剪开会阴,直达肛门括约肌外部纤维处为止,注意不要剪开肛门外括约肌。切开组织为会阴中心腱,包括球海绵体肌、会阴浅横肌和部分肛提肌以及肛门括约肌外部纤维,是一个良好的解剖学切口。其优点在于不切断肌腹,切口两侧解剖学对称,使手术修补更为容易,出血量较会阴侧切术少,但切口可能经肛门外括约肌延伸进入直肠。

(7) 宫缩时适度保护会阴,协助胎头俯屈,使胎头以最小径线在宫缩间歇期缓慢通过阴道口,娩出胎儿。协助娩出胎盘,检查胎盘胎膜完整性后,进行会阴切口的缝合。

3. 健康宣教

(1) 行会阴切开术前,需向产妇充分说明对母儿情况评估的结果以及会阴切开术的目的和必要性,以取得产妇的知情同意。

(2) 行阴部神经阻滞麻醉时宜在宫缩间歇期进行,如实施过程中产妇出现宫缩,需指导其哈气,尽可能减缓麻醉过程中胎头下降程度,以防穿刺针发生断裂、错位或其他不良结果。

(3) 行会阴切开术前,需向产妇说明实施会阴切开术时的配合要点,在宫缩来临时根据接产人员的指导缓慢使用负压,以防腹压使用不当导致产道扩张不全或腹压使用过度导致阴部裂伤。

（四）注意事项

（1）严格掌握会阴切开术的适应证及禁忌证：提倡限制性会阴切开。倡导会阴切开率≤10%。根据目前的临床证据及经验不推荐常规应用会阴切开术，须严格把握会阴切开指征，并进行临床判断。

① 会阴切开术的适应证：a. 会阴裂伤不可避免者会阴体过长、过短及伸展不良（会阴较紧、组织硬韧或发育不良、会阴瘢痕、炎症、水肿或遇急产时会阴未能充分扩张等）；b. 多数经阴道助产术如胎头吸引术、产钳术、臀位牵引术等，尤其是初产妇；c. 需要缩短第二产程如胎儿窘迫、妊娠合并心脏病、严重的妊娠高血压疾病等。

② 会阴切开术的禁忌证：a. 估计不能经阴道分娩（如梗阻性难产）及不宜经阴道分娩（如活动期疱疹）者为绝对禁忌证；b. 相对禁忌证包括会阴条件好或者胎儿较小者，前次分娩会阴完好或会阴切口愈合好的产妇，人免疫缺陷病毒感染者。

（2）会阴切开术包括会阴正中切开和会阴侧切开，应个体化选择切开方式。会阴切开术并不能预防会阴Ⅲ度以上裂伤。会阴切开本身是会阴裂伤的高危因素，尤其会阴正中切开可能导致Ⅲ、Ⅳ度会阴裂伤的风险增加，需谨慎使用，手术助产、胎儿大或接产技术不够熟练者均不宜采用。

（3）会阴切开应在胎头拨露后、着冠前、会阴高度扩张变薄后、宫缩开始时剪开会阴，宫缩时保护会阴，协助胎头俯屈，使胎头以最小径线在宫缩间歇期缓慢通过阴道口。把握会阴切开时机和深刻领会接产要领是减少会阴切开创伤、防止软产道撕裂和手术并发症的关键。

（4）会阴侧切开时切断的组织部位血供丰富、出血多，术后组织肿胀及疼痛一般较正中切开重，切口延长少见，多应用于不宜进行正中切开的情况，能够获得更大的切口，直肠损伤的风险较低。会阴正中切开时，因为剪开的组织少，出血不多，修补容易，术后组织肿胀及疼痛轻微，切口愈合快，极少发生愈合不良。缺点为切口有自然延长撕裂至肛门括约肌的风险，故仅适用于会阴体较高，胎儿不大的产妇，不适用于会阴体较短、胎儿过大、胎位或胎先露异常及手术助产的辅助切开。

（5）会阴切开前麻醉时，穿刺应找准部位争取一次成功，避免反复穿刺引起血肿、感染等并发症。每次注药前，必须常规回抽证实无血回流方可注药，切忌将局部麻醉药注入血管或胎儿头皮。

（6）一般行一侧阴部神经阻滞麻醉即可，也可加用局部浸润麻醉作为补充。双侧阴部神经阻滞麻醉可使盆底肌肉放松，适于产钳助产及巨大胎儿分娩。

二、会阴切开缝合及裂伤修复术

（一）操作目的

对分娩过程中发生的会阴裂伤或行会阴切开术的切口，按照解剖结构进行缝合，且达到解剖上和功能上的恢复；同时及时处理断裂的血管和生殖道血肿，防止软产道损伤所导致的出血。

(二) 操作准备

1. 人员准备

1) 操作者准备 具备独立助产资质的医务人员,会阴Ⅲ、Ⅳ度裂伤缝合应由有经验的医师或经过相关专业课程培训合格的医师实施;操作者着装规范、修剪指甲、戴口罩、戴帽子、外科洗手、穿无菌手术衣、戴无菌手套。

2) 产妇准备 获得知情同意,取得配合;取仰卧屈膝位或膀胱截石位。

2. 环境准备 产房环境舒适整洁,温度 26~28 ℃,湿度 50%~60%。关闭门窗,减少人员走动。操作时保持视野环境光线充足、明亮、柔和,会阴缝合所需的各种物品、药品、手术器械在可及范围、摆放有序,避免远距离操作,减少会阴缝合过程中的职业暴露。

3. 物品准备

1) 麻醉用物(必要时) 22 号穿刺针、10 ml 或 20 ml 注射器、2% 利多卡因注射液 10 ml 或 0.5% 普鲁卡因注射液 10~20 ml、0.9% 生理盐水 10 ml。

2) 会阴缝合用物 持针器、镊子、弯盘、治疗巾、可显影有尾纱布,2-0、3-0 或 4-0 可吸收缝线若干,无影灯,必要时备阴道拉钩一副。

(三) 操作程序(图 14-12)

1. 评估

1) 行会阴部及阴道检查 评估组织损伤的程度,包括切口是否延伸、是否有自然裂伤,检查评估阴道壁有无血肿、出血(表 14-2),必要时行宫颈检查。

表 14-2 会阴、阴道撕裂伤评估判断

撕裂程度		损伤特点
Ⅰ度		会阴部皮肤和(或)阴道黏膜撕裂,出血不多
Ⅱ度		会阴部皮肤及其皮下组织和(或)阴道黏膜撕裂,出血较多
Ⅲ度	不完全撕裂	在Ⅱ度撕裂基础上,肛门括约肌筋膜及部分肛门括约肌撕裂
	完全撕裂	在Ⅱ度撕裂基础上,肛门括约肌完全撕裂
Ⅳ度		在完全Ⅲ度撕裂基础上,撕裂累及直肠阴道壁、直肠壁及黏膜

2) 会阴裂伤程度分级

(1) Ⅰ度裂伤:会阴部皮肤和(或)阴道黏膜损伤。

(2) Ⅱ度裂伤:伴有会阴部肌肉损伤,但未伤及肛门括约肌。

(3) Ⅲ度裂伤:损伤累及肛门括约肌,分 3 个亚型:①Ⅲa:肛门外括约肌(EAS)裂伤深度≤50%。②Ⅲb:EAS 裂伤深度>50%。③Ⅲc:EAS 和肛门内括约肌(IAS)均受损。

(4) Ⅳ度裂伤:肛门内外括约肌均受损并累及直肠黏膜。

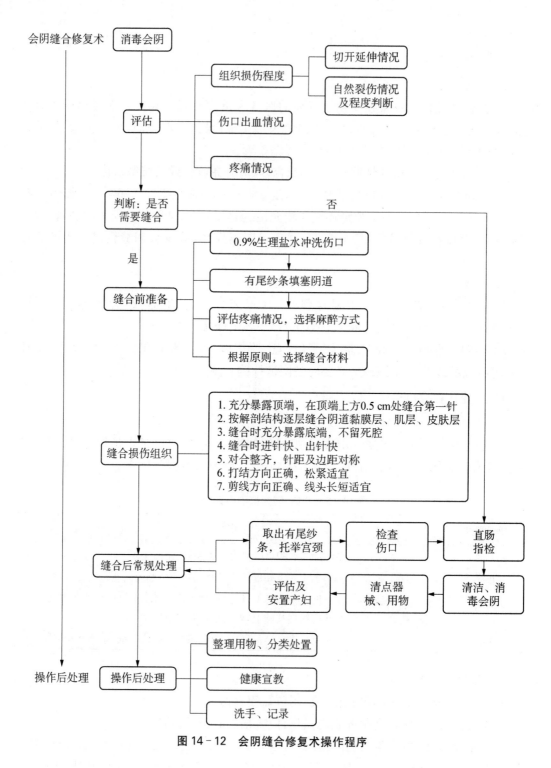

图 14-12　会阴缝合修复术操作程序

3）伤口出血情况　产时软产道高度扩张,会阴阴道及盆底撕裂的血管产后回缩,导致止血困难。仔细探查创面出血及血肿情况,恰当止血,防止创面积血和血肿形成是撕裂修复的首要任务。

4）疼痛情况　评估产妇的疼痛程度，选择合适的麻醉方式，以取得产妇较好的配合。

2. 操作步骤

1）身份核对　核对产妇姓名、病案号。

2）向产妇做好解释工作　包括会阴伤口情况及缝合情况，取得知情同意，同时注意保护隐私。

3）注意清洁，严格无菌操作　胎盘娩出检查后，操作者更换无菌手套，重新消毒外阴，铺无菌区域，使会阴局部清洁，视野清楚。

4）检查软产道　暴露宫颈及阴道下端，仔细检查产道有无裂伤、血肿以及肛门括约肌的完整性。如果裂伤严重，可使用阴道拉钩暴露伤口或行直肠指检帮助诊断裂伤程度。充分暴露，正确识别和评价会阴阴道撕裂伤分度是修复的基础。避免暴露不充分导致组织损伤判断错误、留有无效腔或因盲目操作导致缝线穿透直肠壁。

5）缝合前准备

（1）先用生理盐水冲洗会阴伤口，避免异物残留引起组织广泛反应而形成硬结。

（2）使用有尾纱布填塞后穹窿及阴道上段，上推子宫，用止血钳固定。

（3）选择合适的麻醉方式，确保良好的麻醉效果，必要时进行局部麻醉。

阴道纱条填塞阴道后穹窿及阴道上段上推子宫，良好的麻醉如阴部神经阻滞麻醉、静脉麻醉甚至硬膜外麻醉，术者示指和中指的巧妙应用等，是充分暴露产道、准确手术缝合的关键。

6）选择缝线　根据损伤组织的评估结果，正确选取缝合材料。要求缝合材料不对身体构成伤害，包括过敏、感染和异物留存体内；材料提供的张力与组织对合修复所需的张力一致；材料提供的支撑时间与组织愈合时间相一致。理想的缝线应具有预期吸收、张力足够、容易穿越组织、极少不良反应、单纤维、无菌、打结安全、操作顺畅的特性。材料选择时应遵循以下原则：

（1）组织对应原则：①皮肤缝合采用3-0或4-0可吸收缝线；②黏膜及黏膜下层缝合采用2-0可吸收缝线；③会阴肌层及皮下组织缝合采用2-0可吸收缝线；④深部肌层裂伤缝合采用2-0防刺伤针的可吸收缝线。

（2）避免感染原则：选择与会阴组织修复同步的产品，推荐采用含聚糖乳酸910成分的快速可吸收缝合材料。对于有感染风险的伤口，推荐使用含三氯生抑菌剂涂层的可吸收缝线。

（3）安全原则：对会阴深部裂伤或有体液传播疾病风险的产妇实施会阴缝合修复术时，推荐使用防刺伤针以减少针刺伤发生，降低职业暴露风险。

7）缝合方法　根据伤口不同类型进行缝合，注意逐层缝合、松紧适宜、不留无效腔。组织结构准确对合是缝合修复的重点，断裂的处女膜缘及肛门括约肌是组织结构修复时的对合标志。

（1）会阴切开缝合。①缝合阴道黏膜：用中、示指撑开阴道壁，暴露阴道黏膜切口顶端及整个切口，用 2-0 可吸收缝线在切口顶端上方 0.5～1 cm 处开始缝合第一针，防止阴道壁血肿形成。以 0.8～1.0 cm 的针距间断或连续缝合阴道黏膜及黏膜下组织，直到处女膜缘打结。如出血较多，可"8"字缝合止血；如血运丰富可采用连续锁边缝合，连续缝合至阴唇系带并拉紧缝线。缝合过程中的每一针都应该包括阴道黏膜及黏膜下阴道及直肠间组织，以减少出血、无效腔形成，有助于更好地愈合。注意对齐创缘，过底不留死腔，止血彻底，不留活结。②缝合肌层及皮下组织：用 2-0 可吸收缝线从切口下顶端开始间断缝合会阴体肌层、会阴皮下组织。进出针距皮肤切缘约 0.5 cm，针距 0.8～1.0 cm，对称缝合，恢复解剖关系。③缝合皮肤：用 3-0 或 4-0 可吸收缝线皮内连续缝合会阴皮肤至阴道口打结，应避免缝合过紧以防术后水肿。

（2）会阴Ⅰ度裂伤修复：①用 2-0 可吸收缝线间断或连续缝合阴道黏膜；如无解剖结构改变、无出血，可不缝合。②用 3-0 或 4-0 可吸收缝线皮内连续缝合会阴皮肤或间断缝合于皮肤外一侧留出 0.5～1.0 cm 线端，便于拆线。③用有齿镊对合切口皮肤，并观察有无渗血。缝合打结不宜过紧，以免造成张力过大或局部不适。

（3）会阴Ⅱ度裂伤修复：参照会阴切开缝合方法，也应逐层进行。缝合阴道黏膜及黏膜下组织时，若无法看清裂伤的顶端，可以先尽可能高位缝一针，并以此为工具牵拉裂伤的顶端进入视野。

（4）会阴Ⅲ、Ⅳ度裂伤修补术：修复的重点是恢复组织结构，促进功能康复。缝合修复直肠壁及阴道壁是手术的基础，缝合修复肛提肌及会阴体肌层是盆底功能康复的关键。①完全性Ⅲ、Ⅳ度会阴阴道撕裂伤的修补应分层进行。②充分暴露撕裂部位，清洁冲洗撕裂创面。③缝合直肠前壁，裂口内松松塞入一条无菌纱布，用细圆针和 3-0 可吸收缝线，由裂口顶端上 0.5～1.0 cm 处开始，间断或连续内翻缝合撕裂的直肠前壁黏膜下层，注意勿穿过直肠黏膜层，边缝边退出纱布。此时直肠浆膜层、肌层和黏膜层对合良好；再间断或连续缝合直肠旁筋膜和直肠阴道隔筋膜。④肛门括约肌在断裂后回缩，应在撕裂的肛门黏膜两侧寻找此结构，用 Allis 钳夹两侧挛缩的肛门括约肌断端，尽可能完整拉出，肛门括约肌正中部撕裂较侧方撕裂更为常见，用组织剪小心分离周围的结缔组织以松解肌肉断端。缝合可采用端-端缝合或重叠缝合，用 3-0 可吸收缝线间断缝合，注意所有的缝合应精确对合。再将两侧肛提肌相对缝合覆盖在直肠壁上。⑤2-0 可吸收缝线间断或连续缝合撕裂的阴道黏膜及皮下组织，如血管丰富可采用连续锁边缝合。⑥3-0 可吸收缝线间断缝合其他撕裂的会阴体肌层。⑦3-0 可吸收缝线行会阴皮肤间断缝合或连续皮内缝合。打结不宜过紧。

部分性Ⅲ度会阴撕裂伤的修补缝合与完全性撕裂伤基本相同，但其直肠壁完整，修补缝合由肛门括约肌的断端开始。

（5）阴道前壁裂伤修复术：阴道前壁撕裂伤可能涉及尿道旁区、小阴唇、阴道侧壁、阴蒂、尿道及膀胱等。浅表的小撕裂伤若无明显出血无须修补，大的撕裂伤应间断缝合裂口边缘，以促进伤口愈合。深部撕裂伤必须修补，活动出血处可行"8"字缝合修补裂口及止血。部分情况下,裂伤可位于静脉曲张处,缝合可能引起新的出血,此时可加压按压或填塞止血。撕裂伤接近尿道且修补困难者,为避免损伤尿道,应安置导尿管以引导缝合。

8) 缝合后处理　取出阴道内有尾纱,检查有无纱布残留、阴道黏膜层缝合是否平整及有无漏洞、缝合处有无出血或血肿、处女膜环口大小是否适度(小于两横指的过窄处女膜环口可能会造成日后性生活困难)等。常规直肠指检,检查有无缝线穿透直肠黏膜;如有,应立即拆除,重新消毒缝合。

9) 用物处理　缝合完毕,准确评估术中出血量,与巡回护士清点纱布、器械、针头、缝线无误。一次性医疗垃圾分类处置,器械表面擦拭、保湿做好终末消毒。有血源性传播疾病的产妇用物按医院规定进行终末处理。

10) 其他工作　脱无菌手术衣、无菌手套,洗手后协助产妇取舒适体位,注意保暖。做好相应的文书记录,应包括对撕裂的详细描述和相应的分度。

3. 健康宣教　会阴切开缝合术及会阴裂伤修补术最常见的并发症是营养不良、贫血、消耗性疾病、瘢痕组织缺血等导致切口愈合不良、水肿及切口裂开,缝合失败形成血肿或无效腔、组织坏死和感染等。应对产妇进行以下宣教:

(1) 采取切口对侧卧位或平卧位,尽量减少恶露对切口的污染,每次大小便后进行会阴擦洗,勤换护理垫和内裤,保持会阴部清洁、干燥。产后沐浴以淋浴为主,禁止盆浴及坐浴,以免发生感染。

(2) 每日检查切口有无渗血、红肿、硬结及脓性分泌物等感染征象,指导产妇进行会阴伤口的护理。若发现感染,应及时拆线,彻底暴露、清创、引流。

(3) 外阴伤口水肿疼痛严重者,术后24 h内可用95%乙醇湿敷或冷敷,24 h后可用50%硫酸镁纱布湿热敷或进行超短波或红外线照射,保持大便通畅。

(4) 出现会阴部疼痛、肛门坠胀应及时告知医护人员,以排除阴道壁血肿形成的可能。

(5) 会阴阴道裂伤严重的产妇应根据临床实际情况应用抗菌药物预防感染。

(6) 对于Ⅲ、Ⅳ度会阴阴道撕裂伤者术后应禁食3 d,之后改用全流质饮食,逐渐增加进食的同时可用止泻药控制大便,利于直肠黏膜的修复。可用缓泻剂或润滑剂润滑大便。

(7) 产后循序渐进开展盆底肌训练。对于Ⅱ度以上裂伤者术后6～12周行理疗及盆底肌肉锻炼对恢复盆底功能具有积极意义。

(8) 产后6～12 h内可下床轻微活动,等体力恢复后可做产后康复操。多饮水、多吃蔬菜和含纤维素食物,以保持大便通畅。食物应富有营养、足够热量和水分。1周内避免或谨慎下蹲姿势,以防伤口裂开。小面积的裂开可用抗生素抗炎和坐浴治疗,由于有充分引流,几天到几周内可逐步愈合良好;严重的裂口可先用抗生素抗炎和坐浴治疗,当活动性感染征象消退后,在局部麻醉下清创,行二次修补。

(四) 注意事项

(1) 在缝合前进行全部软产道的检查,由内及外,边检查边缝合。严格遵守无菌操作原则,在缝合前清洗伤口,操作者更换无菌手套。要明确解剖结构关系,缝合时分清各层组织逐层缝合,两侧均匀对合,松紧适宜,不留无效腔,彻底止血。

（2）会阴切开修复在胎盘娩出后、常规检查宫颈阴道后进行。在胎盘娩出且检查其完整性后进行缝合与修复，以免因人工剥离胎盘、检查软产道等手术操作导致缝合的伤口裂开而需要再次进行修复。若有宫颈裂伤，会阴切口或阴道撕裂伤的缝合均应在常规处理宫颈裂伤后进行。

（3）产道裂伤容易造成血肿，血肿可发生于外阴、阴道、阔韧带，甚至沿腹膜后上延至肾区，应高度警惕。一旦发现，及时切开，清除积血，彻底缝合。

（4）若会阴裂伤较深，为避免缝线穿透直肠，操作者可将左手示指插入肛门，向前抵住直肠前壁作为引导，配合缝合，助手可协助暴露术野，注意要使缝针紧贴手指通过，但要防止自身针刺伤。

（5）缝针勿过紧过密，以免组织水肿或缝线嵌入组织内，影响伤口的愈合。

（6）防止异物残留。缝合毕，常规检查阴道内有无纱布等残留物，不可塞入无尾纱布。另外，还要注意预防缝针断裂及残留。

（7）要掌握规范的助产锐器使用及会阴缝合方法，缝合时充分暴露伤口，直视下操作，可减少职业暴露。建议缝合过程中使用钝器（如镊子）操作和引导缝针穿过组织，避免手指与缝针或缝合的组织直接接触。缝合过程中暂未使用的锐器应保管在一个特定的无菌区域中。缝合针及刀片等用完后应规范放置并进行统一处理。

（8）止血是会阴阴道修复的第一要义。要求超过撕裂顶端 0.5～1.0 cm 行"8"字缝合，缝合复杂的阴道壁撕裂及会阴体撕裂不能留无效腔。对无活动性出血的、修复困难的复杂阴道撕裂，阴道纱条填塞压迫可能更有效，但应注意填塞压迫撕裂顶端以上的阴道穹隆及撕裂两侧的阴道侧壁，防止出血及血肿形成。

（9）直肠腔为高压腔，要防止粪漏发生。直肠壁修复缝合要密实，针距 0.5 cm。要求内翻对合，黏膜下层进、出针尽量靠撕裂缘，浆肌层进、出针距撕裂缘 0.5 cm。为避免缝线穿过直肠黏膜，必要时助手示指可置入肛门内作引导。

　　云视频 14-1　会阴切开缝合术

第五节　人工剥离胎盘术

一、操作目的

用手剥离并取出滞留于子宫腔内的胎盘，预防和减少产后出血的发生。

二、操作准备

1. 人员准备

1）产妇准备　向产妇解释出现的问题和解决方案，解释操作目的、操作过程；建立有效静脉通道,监测生命体征;产妇需排空膀胱后取屈膝外展位或膀胱截石位。

2）操作者准备 操作者修剪指甲、着装规范,戴口罩、帽子,外科洗手,更换无菌手术衣及手套。

2. 环境准备 环境温度26～28℃,关闭门窗,减少人员走动,避免空气对流。

3. 物品准备

（1）无菌产包、注射器、无菌导尿包、无菌手套。

（2）其他收缩子宫药物,如缩宫素、卡前列素氨丁三醇、麦角新碱等注射液;镇痛药物,如哌替啶、阿托品注射液;其他产后出血抢救相关药物。

三、操作程序

1. 评估

（1）环境温度适宜,适合操作。

（2）产妇的子宫收缩情况、出血情况、宫颈闭合情况。

（3）产妇是否存在高危因素,如宫腔粘连史、胎盘粘连植入史等。

（4）确定胎盘的位置、是否有局部剥离、是否存在植入。

（5）产妇的生命体征、精神状态,心理耐受度。

2. 操作步骤

（1）向产妇解释操作目的,取得其配合。若检查发现宫颈内口收缩时适当镇痛,可给予哌替啶50～100 mg或联合阿托品0.5 mg肌内注射,必要时可给予麻醉。

（2）寻求帮助,告知助产团队胎盘滞留问题和手取胎盘的计划,呼叫其他具有丰富经验的产科医师或高年资助产士到位协助。

（3）保持有效静脉通路通畅,开通规格至少18G的静脉通路,以应对严重出血时快速静脉补液之需。

（4）暂时中断早期母婴肌肤接触,请其他人员负责接管婴儿并把婴儿安置于辐射床,利于胎盘剥离及避免新生儿坠床发生。

（5）产妇取膀胱截石位,重新消毒外阴并重新铺巾,术者更换手术衣及手套,评估是否需要导尿,因为充盈的膀胱会妨碍子宫收缩。

（6）术者一手放在腹壁上,依次沿骨盆轴方向向下推压子宫体;另一操作手涂抹碘伏,五指并拢呈圆锥状,循脐带经过阴道、宫颈,进入宫腔。

（7）操作手伸入宫腔,循脐带找到胎盘边缘,如胎盘为已剥离但被宫颈嵌顿者,可将胎盘握住,顺一个方向,旋转取出;若胎盘部分剥离,操作手在宫腔内沿着胎盘的边缘寻找已经分离的区域。一旦发现已经剥离的部位,术者手指并拢,手背紧贴宫壁,手指进入到胎盘和子宫壁之间建立剥离间隙,通过前后左右来回扫动,以手掌的尺侧缘、手指尖和示指慢慢分开蜕膜来剥离胎盘。若胎盘完全未剥离,术者手指展平并拢,以手掌的尺侧缘慢慢将胎盘从边缘开始逐渐自宫壁分离,固定子宫体的手与宫腔操作的手要注意配合。

（8）待全部胎盘剥离后,于宫缩时用手牵引脐带协助胎盘娩出,同时继续使用另一只手轻柔按摩子宫底,维持宫底收缩。

（9）在尝试取出胎盘之前应确保全部胎盘已剥离。如果不能确定胎盘是否已经全部剥离,应再次扫查子宫壁,感觉有无任何未分离的剩余部位。如果胎盘尚有部分粘连在子宫壁上就试图取出胎盘,会增加发生子宫翻出的风险。

（10）如发现胎盘与子宫壁之间无明显界限,且有根样组织扎进子宫壁,找不到疏松剥离面时,应考虑胎盘植入,须立即停止手取胎盘的尝试,即刻通知高年资产科医师。

（11）胎盘娩出后立即检查胎盘胎膜是否完整,如有残留应考虑进行宫腔探查,取出残留的组织。

（12）术毕继续给予缩宫素加强宫缩,必要时给予前列腺素制剂,同时给予抗生素预防感染。

（13）整理用物,清点器械敷料,终末消毒,做好手卫生,协助产妇取舒适体位,注意保暖,完善记录。

3. 健康宣教

（1）关注子宫复旧及恶露的情况,警惕产后出血的发生。

（2）产后超声复查,以便及时发现胎盘胎膜组织残留问题,及时处理。

（3）指导产妇加强营养,增强抵抗力,逐步增加活动量,做好下床活动安全指导。

（4）保持外阴清洁干燥,产褥期禁止盆浴、阴道冲洗及性生活,如出现腹部异常压痛,恶露增多、有异味等及时就医,警惕产褥感染的发生。

四、注意事项

（1）操作者手一旦进入,在操作未完成前不应再离开子宫。反复进出宫腔会增加产妇的疼痛和感染风险。

（2）剥离胎盘时,应触摸清胎盘与子宫壁的接触面,操作轻柔,切忌强行剥离和抓挖子宫壁,防止穿破子宫壁。

（3）操作者的手通过宫颈口困难时,可能宫颈口已经回缩,禁止强行进入,以免造成宫颈裂伤。

第六节　新生儿复苏

一、操作目的

帮助新生儿建立或恢复自主呼吸和心率,以降低新生儿并发症和死亡率,并预防远期后遗症的发生。

二、操作准备

1. **人员准备**　通过产前咨询，了解胎儿宫内情况、是否足月、羊水性状、孕妇是否有妊娠合并症及并发症等 4 个要素，组建一个完整掌握新生儿复苏技术的团队。团队人员针对可能遇到的问题，做好复苏计划和工作任务、责任的分配。所有人员着装规范、外科洗手、戴口罩及无菌手套。

2. **环境准备**

1) **环境**　温度 26～28℃，关闭门窗，减少人员走动，避免空气对流，造成新生儿体温下降。

2) **新生儿辐射台**　足月儿辐射台床温调节至 32～34℃或新生儿腹部体表温度 36.5℃；早产儿根据其中心温度设置适宜的温度。新生儿衣服、包被应提前预热。

3. **物品准备**　准备复苏所需要的所有仪器和材料，确保齐全且功能良好。可使用复苏器械快速检查表核对器械和设备（表 14-3）。

表 14-3　复苏器械快速检查表

复苏措施	复苏器械和设备
保暖	预热辐射台、预热毛巾、温度传感器、帽子、塑料袋或保鲜膜（孕龄＜32 周早产儿）、预热的床垫（孕龄＜32 周早产儿）
清理呼吸道	吸球、低压吸引器（压力 80～100 mmHg）、胎粪吸引管
听诊	听诊器
通气	氧流量 10 L/min，给氧浓度调至 21%（如果是孕龄＜35 周早产儿，氧浓度调 21%～30%），正压通气装置，足月儿和早产儿的面罩，8 号胃管和大号空针
氧气装置	常压给氧装置，脉搏血氧饱和度仪及传感器，目标血氧饱和度值表格
气管插管	喉镜及 0 号和 1 号镜片（00 号，可选），导管芯（铁丝），气管导管（2.5、3.0、3.5、4.0），二氧化碳检测器，卷尺和气管插管插入深度表，防水胶布、插管固定装置，剪刀，喉罩气道（1 号），5 ml 注射器
药物	1∶10 000（0.1 mg/ml）肾上腺素、生理盐水、脐静脉插管和给药所需物品
其他	心电监护仪和电极片

三、操作程序

（一）评估

(1) 评估母儿情况、胎心变化、羊水性状、孕妇产程进展。

(2) 评估准备工作就绪，环境温度及新生儿辐射台温度达到预期值，适合操作。所需物品摆放整齐，仪器设备处于备用状态。参与复苏人员自身准备完毕，分工明确。

（二）操作步骤

1. **快速评估**　出生后立即快速评估 4 项指标：①是否足月；②羊水是否清澈；③是

否有哭声或呼吸;④肌张力是否好。如 4 项均为"是",应快速彻底擦干,和产妇皮肤接触,进行常规护理。如 4 项中有 1 项为"否",则需复苏,进行初步复苏。如羊水有胎粪污染,进行有无活力的评估以及决定是否气管插管吸引胎粪。

2. 初步复苏

1) 保暖　将新生儿放置在预热好的辐射台上。

2) 体位　置新生儿头轻度仰伸位(鼻吸气位)。

3) 吸引　必要时(分泌物量多或有气道梗阻)用吸球或吸管(12F 或 14F)先口咽后鼻腔清理分泌物。

4) 羊水胎粪污染时的处理　当羊水胎粪污染时,首先评估新生儿有无活力。新生儿有活力,继续初步复苏;新生儿无活力,应在 20 s 内完成气管插管及用胎粪吸引管吸引胎粪。如果不具备气管插管条件,而新生儿无活力时,应快速清理口鼻后立即开始正压通气。

5) 擦干和刺激　快速彻底擦干头部、躯干和四肢,撤去湿毛巾。彻底擦干即是对新生儿的刺激以诱发自主呼吸。如仍无呼吸,用手轻拍或手指弹患儿足底或摩擦背部 2 次以诱发自主呼吸。如以上努力无效表明新生儿处于继发性呼吸暂停,需要正压通气。

3. 评估呼吸、心率　如果新生儿哭声好,心率>100 次/分,说明已经完全正常的生理过渡,给予新生儿正常护理即可;如果新生儿没有呼吸或呈喘息样呼吸,或心率<100 次/分,应立即给予正压通气。

4. 正压通气　新生儿复苏成功的关键是建立充分的通气。

1) 指征　①呼吸暂停或喘息样呼吸;②心率<100 次/分。对有以上指征者,要求在出生后"黄金 1 分钟"内实施有效的正压通气。如果新生儿有呼吸,心率>100 次/分,但有呼吸困难或持续发绀,应清理气道,监测脉搏血氧饱和度,常压给氧,若常压给氧未改善,给予正压通气。

2) 气囊面罩或 T-组合复苏器正压通气加压给氧　正压通气频率控制在 40~60 次/分,正压通气时间为 30 s。

5. 评估心率　心率>100 次/分,说明复苏新生儿成功,给予常规护理即可;如果心率 60~100 次/分,应给予矫正通气步骤,继续正压通气 30 s;如果心率<60 次/分,立即气管插管,进行胸外按压,与正压通气相配合。

6. 气管插管

1) 指征　①需要气管内吸引清除胎粪时;②气囊面罩正压人工呼吸不能改善通气或气囊面罩正压人工呼吸无效时;③胸外按压时;④需经气管注入药物时;⑤特殊复苏情况,如先天性膈疝或超低出生体重儿。

2) 准备　进行气管插管必需的器械和用品应放置在一起,在每个产房、手术室、新生儿室和急救室应随时备用。常用的气管导管为上下直径一致的直管,不透射线并有刻度标识。如使用金属导丝,导丝前端不可超过管端。气管导管型号和插入深度根据新生儿体重和孕周进行选择(表14-4)。

表14-4　不同体重和孕周新生儿气管导管型号及插入深度

体重(g)	孕周(周)	导管内径(mm)	吸痰管型号	插入深度(cm)
<1 000 g	<28	2.5	5#或6#	6～6.9
1 000～2 000	28～34	3.0	6#或8#	7～7.9
2 000～3 000	35～38	3.5	8#	8～8.9
>3 000 g	>38	4.0	8#或10#	9～10

注　新生儿体重<750 g,仅需插入6 cm。

3)方法　插入喉镜,暴露声门,插入有金属管芯的气管导管,将管端置于声门与气管隆凸之间,接近气管中点。整个操作要求在30 s内完成,当面罩正压通气无效、气管插管不成功时,可用喉罩气道。

4)胎粪吸引管的使用　施行气管内吸引胎粪时,将胎粪吸引管直接连接气管导管,以清除气管内残留的胎粪。

5)确定插管成功的方法　①胸廓起伏对称;②听诊双肺呼吸音一致,尤其是腋下,且胃部无呼吸音;③无胃部扩张;④呼气时导管内有雾气;⑤心率、血氧饱和度和新生儿反应好转;⑥有条件可使用呼出气二氧化碳检测器,可快速确定气管导管位置是否正确。

7. 胸外按压

1)指征　有效正压通气30 s后心率<60次/分。在正压通气同时须进行胸外按压。

2)方法　胸外按压的位置为胸骨下1/3(两乳头连线中点下方),避开剑突。按压深度约为胸廓前后径的1/3,产生可触及脉搏的效果。按压和放松的比例为按压时间稍短于放松时间,放松时拇指或其他手指应不离开胸壁。按压的方法包括拇指法和双指法。胸外按压时给氧浓度增加至100%。胸外按压和正压通气的比例应为3:1,45～60 s重新评估心率,心率>60次/分,停止胸外按压继续正压通气;心率>100次/分,停止胸外按压和正压通气,继续观察新生儿;心率<60次/分时,在继续胸外按压和正压通气的同时给予药物。

8. 药物

1)肾上腺素　①指征:45～60 s的正压通气和胸外按压后,心率持续<60次/分。②剂量:新生儿复苏应使用1:10 000的肾上腺素。静脉用量0.1～0.3 ml/kg;气管内用量0.5～1 ml/kg。必要时3～5 min重复1次。③给药途径:首选脐静脉给药。如脐静脉插管操作尚未完成或没有条件做脐静脉插管时,可气管内快速注入,若需重复给药,则应选择静脉途径。

2)扩容剂　①指征:有低血容量、怀疑失血或休克的新生儿在对其他复苏措施无反应时。②扩容剂：推荐生理盐水。③方法：首次剂量为 10 ml/kg，经脐静脉或外周静脉 5～10 min 缓慢推入。必要时可重复扩容 1 次。

9. **评估心率、血氧饱和度值**　给药后继续正压通气和胸外按压 30 s，再次评估心率，心率＞100 次/分，血氧饱和度值达到预期值后给予复苏后护理。心率＜100 次/分，血氧饱和度值未达到预期值则继续进行复苏工作。

（三）健康宣教

（1）复苏后的新生儿可能潜在多器官损害的风险，根据新生儿复苏后情况做好产妇及家属沟通，转入新生儿科治疗的应告知新生儿去向。

（2）新生儿的损伤会影响产妇及其家属情绪，及时做好情绪安抚。

四、注意事项

（1）持续气囊面罩正压通气（＞2 min）可产生胃充盈，应常规经口插入 8F 胃管，用注射器抽气并保持胃管远端处于开放状态。

（2）正压通气时通气压力需要 20～25 cmH$_2$O（1.96～2.45 kPa），少数病情严重的新生儿可用 2～3 次 30～40 cmH$_2$O（2.94～3.92 kPa）压力通气。国内使用的新生儿复苏囊为自动充气式气囊（250 ml），使用前要检查减压阀，有条件最好配备压力表。

（3）正压通气时氧源要求：孕龄≥35 周的新生儿，开始正压通气时用空气（21％浓度的氧）进行复苏，孕龄＜35 周的新生儿，开始正压通气时用 21％～30％浓度的氧进行复苏，根据脉搏血氧饱和度仪的监测情况，调整给氧浓度，使氧饱和度达到目标值。

（4）脐静脉是静脉注射的最佳途径，用于注射肾上腺素以及扩容剂。当新生儿复苏进行胸外按压时即可考虑开始脐静脉插管，为给药做准备。

（5）早产儿复苏时做好体温管理，对孕龄＜32 周的早产儿，复苏时可采用塑料薄膜保温，正压通气推荐使用 T-组合复苏器。孕龄＜30 周，有自主呼吸或呼吸困难的早产儿，尽早使用持续气道正压通气，根据病情选择性使用肺表面活性物质。避免使用高渗药物、注意操作轻柔、维持颅压稳定。

（6）按照复苏流程规范复苏，新生儿心率、氧饱和度和肌张力状况应有改善，如无良好的胸廓运动、未闻及呼吸音、持续发绀，可能存在气道机械性阻塞、肺功能损伤、先天性心脏病、膈疝、胎儿失血等特殊情况，需进行相应处理。

（冯素文、王芳）

数字课程学习

○ 教学 PPT　　○ 复习与自测　　○ 更多内容……

第十五章　母婴常用护理技术

第一节　孕（产）妇常用护理技术

一、会阴擦洗

（一）操作目的

保持会阴及肛门部清洁，促进孕（产）妇会阴伤口的舒适和愈合、预防生殖系统、泌尿系统逆行感染。

（二）操作准备

1. 人员准备

1）孕（产）妇　排空膀胱，取平卧位。

2）操作者　着装规范，修剪指甲，七步洗手法洗手，戴口罩。

2. 环境准备　环境整洁、安静、安全，光线充足，室温 24～26℃，湿度 50%～60%；关上门窗，拉床帘或屏风遮挡，减少人员走动，注意保护孕（产）妇隐私。

3. 物品准备　一次性手套、一次性垫巾、清洁衣裤、治疗盘，盘内放置消毒弯盘 2 个，无菌镊子或卵圆钳 2 把，浸有 0.2%～0.5% 聚维酮碘（碘伏）溶液或 1:5 000 高锰酸钾溶液的棉球若干个。

（三）操作程序

1. 评估

（1）环境温湿度适宜，物品准备齐全，适合操作。

（2）孕（产）妇的病情、意识、自理能力、合作程度、留置导尿管等情况。

（3）会阴皮肤清洁度及皮肤黏膜情况，阴道流血、流液情况，评估伤口有无水肿、血肿、硬结及感染征象及疼痛情况。

（4）有无药物过敏史。

（5）孕（产）妇及其家属对检查的认知及配合程度,询问二便,排空膀胱。

2. 操作步骤

（1）身份核对,核对孕（产）妇姓名、病案号。

（2）做好解释,向孕（产）妇说明会阴擦洗的目的、方法,取得其理解和配合。

（3）拉床帘,保护隐私。

（4）协助孕（产）妇仰卧位,脱对侧裤腿,双腿屈曲分开,充分暴露外阴部,臀下垫一次性垫巾、便盆,注意为孕（产）妇保暖。

（5）操作者将治疗车推至床旁,戴一次性手套,将一消毒弯盘置孕（产）妇会阴部。用无菌镊子或卵圆钳夹取消毒棉球,再用另一把无菌镊子或卵圆钳夹住棉球进行擦洗。擦洗原则为由内向外、自上而下、先对侧后近侧,擦洗顺序为尿道口→阴道口→小阴唇→大阴唇→腹股沟→会阴体 1/3→大腿内上→肛门,每擦洗一个部位更换一个棉球,防止伤口、尿道口、阴道口被污染。擦洗时应注意最后擦洗肛门。对会阴有伤口者,需更换棉球,单独擦洗会阴伤口。必要时,可根据患者的情况增加擦洗次数,直至擦净。

（6）更换臀下一次性垫巾,脱手套。

（7）协助孕（产）妇穿好衣裤,取舒适体位。

（8）整理床单位及用物,处理污物。

（9）七步洗手法洗手,记录。

3. 健康宣教

（1）保持会阴清洁,大便后或恶露流出多时,及时用温水清洗会阴。

（2）会阴有伤口者,嘱其向健侧卧位。并关注伤口有无渗血、红肿、硬结、疼痛剧烈或肛门坠胀感等,如出现上述症状,应及时报告医师做进一步检查。

（3）若为待产孕妇,根据病情进行针对性的指导,如胎膜早破,胎头尚未衔接者,嘱其卧床休息,防止脐带脱垂。保持会阴清洁,勤换护理垫,注意流出羊水性状及有无异味,如有异常及时告知医务人员。

（四）注意事项

（1）严格掌握适应证和禁忌证。

A. 适应证:①妇科或产科手术后,留置导尿管者;②阴部手术术后;③产后会阴有伤口者;④外阴炎症者;⑤胎膜早破者。

B. 禁忌证:对碘过敏者、外阴皮肤病者、可疑或确诊外阴癌患者、严重糖尿病致外阴皮肤破溃者。

（2）操作过程注意保暖和遮挡,冲洗液温度适中,现配现用,水温为 40～42 ℃,以孕（产）妇感觉合适为宜。

（3）冲洗动作轻稳,冲洗顺序遵循由内而外、自上而下。

（4）严格无菌操作,便盆一人一用,预防交叉感染。

（5）冲洗时,注意观察会阴部及会阴伤口周围组织有无红肿、分泌物及其性质、伤口愈合等情况,发现异常及时汇报医师,及时处理,并做好护理记录。

（6）对于留置导尿管的患者,应注意导尿管是否通畅,避免脱落、打结。

二、多普勒测胎心

(一) 操作目的

了解胎心音节律、频率,监测胎儿在子宫内状况。

(二) 操作准备

1. 人员准备

1）孕妇 排空膀胱,取屈膝仰卧位。

2）操作者 着装规范,修剪指甲,七步洗手法洗手,戴口罩。冬天检查者注意保持手温暖。

2. 环境准备 环境整洁、安静、安全,光线充足,室温 24~26 ℃,湿度 50%~60%;关上门窗,拉床帘或屏风遮挡,减少人员走动,注意保护孕妇隐私。

3. 用物准备 胎心音听诊器或胎心音多普勒仪、有秒表的手表、耦合剂、纸巾。

(三) 操作程序

1. 评估

（1）环境温湿度适宜,物品准备齐全,胎心音听诊器或胎心音多普勒仪性能良好,适合操作。

（2）孕妇年龄、孕周、相关病史及产前检查经过、目前健康状况及相关辅助检查结果。

（3）孕妇有无阴道流血、流液,头痛,眼花,腹痛及心悸气短等不适症状。

（4）孕妇及其家属对检查的认知及配合程度,询问二便,排空膀胱。

2. 操作步骤

（1）身份核对:核对孕妇姓名、病案号。

（2）做好解释,向孕妇说明多普勒听胎心的目的、方法,取得其理解和配合。

（3）拉床帘,保护隐私。

（4）协助孕妇取屈膝仰卧位,头部稍垫高,暴露腹部,双腿放平,腹肌放松。

（5）用四步触诊法确定胎背位置。

（6）在子宫收缩间歇期将多普勒探头放置在靠近胎背的孕妇腹壁处,听到胎心搏动声,听诊 1 min。

（7）听诊完毕,用纸巾擦净孕妇腹部及探头上的耦合剂。

（8）协助孕妇整理衣裤,取左侧卧位,告知孕妇胎心率的数值。

（9）整理床单位及用物,七步洗手法洗手,做好记录。

3. 健康宣教

（1）指导孕妇定期进行产科检查,告知孕妇常规产检时间。妊娠 20~36 周为每 4

周 1 次,妊娠 37 周后每周 1 次,高危孕妇应酌情增加产前检查次数,有特殊情况按医嘱进行产检。

(2)嘱孕妇多采取左侧卧位,做好自我胎动监测。每天早、中、晚固定时间平静状态下各数 1 h。一般妊娠 20 周开始自觉胎动,在夜间及下午较为活跃。胎动常在胎儿睡眠周期消失,持续 20~40 min。妊娠 28 周以后,胎动计数 2 h 内<10 次或减少 50% 提示有胎儿缺氧可能,应立即汇报医务人员。

(3)嘱孕妇如出现阵发性腹痛、下坠、流血流液等,及时汇报医务人员。

(4)临产者,给予体位及活动指导,帮助纠正胎位,利于先露下降,促进产程进展。

(四) 注意事项

(1)保持环境安静,注意保暖和保护隐私。

(2)注意孕妇的自觉症状,有胸闷、气促、头晕等症状及时调整或改变体位,同时吸氧。

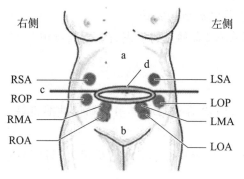

a. 脐孔以上部位;b. 脐孔以下部位;c. 平脐孔线;d. 肩先露脐周听诊区。RSA:右骶前;LSA:左骶前;ROP:右枕后;LOP:左枕后;RMA:右颏前;LMA:左颏前;ROA:右枕前;LOA:左枕前。

图 15 - 1　不同胎方位胎心音听诊部位

(3)胎心在靠近胎背上方的孕妇腹壁上听诊最清楚。依妊娠周数、胎儿大小不同,听胎心音的部位也不同。妊娠早、中期在耻骨联合到脐部之间;妊娠晚期胎心音的听诊部位依胎产式、胎位而不同(图 15-1):①枕先露听诊部位在孕妇脐(左或右)下方;②臀先露听诊部位在脐(左或右)上方;③肩先露听诊部位在脐周围。

(4)听诊胎心要及时、准确,正常胎心为 110~160 次/分。有异常立即报告医师及时处理。

(5)听诊胎心音应持续 1 min 以上,听诊时注意胎心音的节律及速率,并注意与子宫杂音、脐带杂音、孕妇的腹主动脉搏动声等相鉴别。

(6)如有宫缩,应在宫缩间歇期听诊胎心。

(7)双胎听诊胎心时,孕妇腹壁取不同部位听取,一般相距 10 cm,其间隔有无音区,或同时听诊 1 min,两个胎心率相差 10 次以上。

三、电子胎心监护操作

(一) 操作目的

通过连续观察和记录胎心率的动态变化,观察胎心率受胎动、宫缩影响时的动态变化,反映胎心率与胎动、宫缩之间的关系,客观监测胎心率和预测胎儿宫内储备能力。正常妊娠者,电子胎心监护在妊娠 34~36 周为选查项目,妊娠 37 周以后每周 1 次;有妊娠合并症及并发症者,可根据情况从妊娠28~30周开始做胎心监护。胎心监护分为无应激试验、缩宫剂激惹试验(又称宫缩激惹试验)。

(二) 操作准备

1. 人员准备

1) 孕妇　排空膀胱,取舒适体位。

2) 操作者　着装规范,修剪指甲,七步洗手法洗手,戴口罩。冬季检查者注意保持手温暖。

2. 环境准备　环境整洁、安静、安全,光线充足,室温24~26℃,湿度50%~60%;关上门窗,拉床帘或屏风遮挡,减少人员走动,注意保护孕妇隐私。

3. 物品准备　电子胎心监护仪(确定胎心监护仪处于正常工作状态)、胎心监护绑带、耦合剂、纸巾、孕妇胎心监护申请单、快速手消毒剂。

(三) 操作程序

1. 评估

(1) 环境温、湿度适宜,物品准备齐全,电子胎心监护仪运行正常,时间准确,适合操作。

(2) 孕妇的孕周、胎次、宫高、腹围、胎动情况及局部皮肤情况。目前健康状况及相关辅助检查结果。

(3) 孕妇有无阴道流血、流液,头痛,眼花,腹痛及心悸气短等不适症状。

(4) 孕妇及其家属对检查的认知及配合程度,询问二便,排空膀胱。

2. 操作步骤

(1) 核对身份,核对孕妇姓名、病案号。

(2) 向孕妇解释检查的目的、方法、内容,取得配合。

(3) 拉好床帘,保护隐私。

(4) 协助孕妇取合适的体位(如半卧位、低半卧位或侧卧位、坐位)。

(5) 接通胎心监护仪电源,打开主机开关,核对时间。

(6) 适当暴露孕妇的腹部,注意保暖和保护孕妇隐私,触诊确定胎背位置。

(7) 胎心探头涂耦合剂,并放置于胎心音最清晰位置并用监护绑带固定。

(8) 如为宫缩激惹试验,将宫缩压力探头放置于宫底下2~3横指处,并用监护绑带固定。

(9) 在无宫缩时,将宫缩压力调整到基线起始状态。

(10) 输入孕妇信息,设定报警界限并打开报警系统,启动走纸开关并开始监护,如发现异常及时记录并报告医师。

(11) 一般监护时间为20 min,视胎心、胎动及监测情况决定是否延长监测时间。

(12) 监护完毕,停止走纸,关闭监护仪,取下监护探头,擦干净胎心探头上的耦合剂并归位。

（13）用纸巾擦干净孕妇腹部的耦合剂，协助孕妇整理衣裤及床单位，整理用物。

（14）七步洗手法洗手，做好记录，并告知孕妇此次胎心监护结果。

3. 健康宣教

（1）嘱孕妇取坐位、低半卧位或侧卧位，避免平卧位引起的仰卧位综合征。嘱其如有胸闷、气急等不适，立即变换体位并报告医务人员。

（2）根据电子胎心监护结果及产程进展，给予针对性健康宣教。例如，对临产者给予体位及活动指导，帮助纠正胎位，利于先露下降，促进产程进展。指导缓解宫缩痛及紧张，如深呼吸、按摩、热敷等非药物性无痛措施。

（3）嘱孕妇多采取左侧卧位，做好自我监测，妊娠 28 周后应每天关注胎动情况，必要时行胎动计数。有条件的地方，在医师指导下可借助远程胎心监护进行自我监测。

（四）注意事项

（1）保持环境安静，及时观察胎心音变化，注意观察孕妇的自觉症状，如有胸闷、气促、头晕等仰卧综合征症状，及时调整或改变体位，同时给孕妇吸氧并报告医师。

（2）监护过程中，注意观察胎心率曲线和宫缩压力曲线描记连续性，及时纠正信号丢失，如发现胎心减速及时干预和报告医师。

（3）教会孕妇自觉胎动时计数方法，注意孕妇是否及时记录胎动。

（4）定期检查和校对监护仪时间、日期等信息是否正确。

（5）监护探头使用后消毒，胎心监护仪器每天消毒。

四、子宫按摩（单手或双手）法

（一）操作目的

刺激产后子宫收缩，预防和减少产后出血。针对产后子宫收缩乏力引起的产后出血，可通过按摩子宫，加强宫缩达到迅速止血的目的。

（二）操作准备

1. 人员准备

1）产妇　排空膀胱，取仰卧膀胱截石位。

2）操作者　着装规范，修剪指甲，七步洗手法洗手，戴口罩及无菌手套。

2. 环境准备　环境整洁、安静、安全，光线充足，室温 24～26 ℃，湿度 50%～60%；拉床帘或屏风遮挡，减少人员走动，注意保护产妇隐私。

3. 物品准备　无菌手套、一次性垫巾、碘伏棉球若干、弯盘、无齿镊或弯血管钳 1 把、污物桶等。如进阴道操作，操作前需外科洗手、穿手术衣。

（三）操作程序

1. 评估

（1）环境温、湿度适宜，物品准备齐全，适合操作。

（2）孕妇的一般健康史，尤其与产后出血病因相关的病史，如孕期是否患出血性疾病;有无多胎妊娠,羊水过多等高危因素;是否分娩期精神过度紧张;有无体力消耗过多致产妇衰竭;有无产程过长等导致产后出血的相关因素。评估是否存在子宫收缩乏力的高危因素。

（3）目前身心状况及辅助检查结果。

（4）产妇及其家属对本次操作的认知及配合程度,排空膀胱。

2. 操作步骤

（1）身份核对,核对产妇姓名、病案号。

（2）做好解释,取得理解和配合。

（3）拉好床帘,保护隐私。

（4）协助产妇脱下裤脚、平卧屈膝、两腿分开,取仰卧膀胱截石位,臀部垫一次性垫巾,注意保暖。

（5）按摩子宫。

A. 腹壁单手按摩宫底:是最常用的方法。操作者一手置于产妇腹部,拇指在子宫前壁,其余四指在子宫后壁,握住子宫底部,均匀有节律地按摩子宫,促使子宫收缩。

B. 腹壁双手按摩宫底:操作者一手在产妇耻骨联合上缘按压下腹部中部,将子宫底向上托起;另一手握住宫底,使其高出盆腔,在子宫底部有节律地按摩子宫。同时,双手配合,间断用力挤压子宫,并压迫宫底,使积存在子宫腔内的血块及时排出。

C. 腹部-阴道双手压迫子宫法:单手子宫按摩法效果不佳者,可用腹部-阴道双手压迫子宫法。消毒产妇会阴,戴无菌手套,操作者一手戴无菌手套伸入阴道,握拳置于阴道前穹窿顶住子宫前壁,另一手在腹部按压子宫后壁使宫体前屈,两手相对紧压子宫并均匀有节律地按摩,不仅可以刺激子宫收缩,还可以压迫子宫血窦,减少出血。

（6）按摩时间至子宫恢复有效收缩,出血减少停止。

（7）更换一次性垫巾,准确评估出血量。

（8）安置好产妇,整理床单位及用物,七步洗手法洗手,做好记录。

3. 健康宣教

（1）宫缩乏力是产后出血的最常见原因,根据操作情况对产妇进行准确评估并做好产妇及其家属沟通。

（2）积极做好产妇及其家属的安慰、解释工作,避免情绪紧张。

（3）大量失血后,产妇抵抗力低下,体质虚弱,医护应主动关心并为其提供帮助,注意安全,预防跌倒的发生。

（4）指导产妇进食营养丰富、易消化饮食,多进食含铁、蛋白质、维生素的食物。

（5）鼓励产妇及时排空膀胱,避免因膀胱过度充盈导致的宫缩乏力。

（6）指导产妇与新生儿早接触、早吸吮,能反射性引起宫缩,减少产后出血。

（四）注意事项

（1）按摩前产妇应排空膀胱,必要时导尿。

（2）按摩时注意无菌操作,手法正确、用力均匀,同时监测宫缩情况及阴道出血情况及性状。

（3）如按摩无效，尽快明确产后出血的原因，对症处理。

五、会阴湿敷

（一）会阴湿热敷

1. 操作目的　应用热原理和药物化学反应，促进局部血液循环，增强局部白细胞的吞噬作用，有利于炎症局限、水肿消退、血肿吸收、组织修复，达到增进舒适、缓解疼痛和减轻感染的目的。

2. 操作准备

1）人员准备

（1）产妇：排空膀胱，取平卧位。

（2）操作者：着装规范，修剪指甲，七步洗手法洗手，戴口罩。

2）环境准备　环境整洁、安静、安全，光线充足，室温 24～26 ℃，湿度 50%～60%；拉床帘或屏风遮挡，减少人员走动，注意保护产妇隐私。

3）物品准备　一次性护理垫、一次性手套、湿敷药物（50%硫酸镁、95%乙醇）、消毒弯盘 2 个（内有镊子 2 把、纱布数块、医用凡士林）、热源袋（如热水袋或电热宝等）、红外线灯。

3. 操作程序

1）评估

（1）环境温湿度适宜，物品准备齐全，适合操作。

（2）产妇疾病诊断、病情及辅助检查情况。

（3）外阴伤口情况（有无水肿、血肿、伤口硬结或感染）、阴道出血量等。

（4）产妇对会阴湿敷的认知及配合程度，询问二便，排空膀胱。

2）操作步骤

（1）身份核对，核对产妇姓名、病案号。

（2）做好解释，向产妇说明会阴湿热敷的目的、方法、效果及预后，取得其理解和配合。

（3）拉好床帘，保护隐私。

（4）协助产妇脱对侧裤腿，取屈膝仰卧位，腿分开，臀下垫一次性垫巾。充分暴露会阴，注意保暖。

（5）热敷部位先涂一薄层凡士林，盖上纱布，再敷上浸有热敷溶液的温纱布，外面盖上棉布垫保温。

（6）一般每 3～5 min 更换热敷垫 1 次，也可将热源袋放在棉垫外或用红外线灯照射，延长更换敷料的时间，每次热敷时间 15～30 min。

（7）观察周围局部皮肤情况，询问产妇热敷感觉。

（8）热敷完毕，移去敷料，观察热敷部位皮肤，用纱布拭净皮肤上的凡士林，撤去一次性垫巾,协助产妇穿好衣裤,整理床单。

(9) 整理用物分类处理,洗手并做好护理记录。

3) 健康宣教

(1) 湿热敷一般每隔 3～5 min 更换热敷垫 1 次,热敷时间 15～30 min。

(2) 嘱产妇保持会阴清洁,大便后或恶露流出多时,及时清洗并保持干净。

(3) 告知产妇如湿敷后出现皮肤过敏等不适,暂停湿敷,并及时告知医务人员。

(4) 湿热敷时,嘱产妇注意湿热敷温度,避免温度过高导致烫伤。

4. 注意事项

(1) 严格掌握适应证和禁忌证。

A. 适应证:会阴部水肿、会阴血肿的吸收期、会阴伤口硬结及早期感染等。

B. 禁忌证:①外阴血肿发生 12 h 内或外阴局部有活动性出血者;②意识不清、感觉丧失或迟钝者应慎用,以免发生烫伤。

(2) 会阴湿敷应该在会阴擦洗、外阴局部伤口的清洁消毒后进行。

(3) 湿热敷温度一般为 41～46 ℃,湿敷的面积应是病损范围的 2 倍,每次湿敷时间为 15～30 min,每日 2 次。

(4) 湿热敷可外用红外线灯照射以延长热敷时间,定期检查红外线灯的完好性,防止烫伤,对休克、虚脱、昏迷及术后感觉不灵敏的产妇应特别注意。

(5) 湿热敷的过程中,护士应随时评价湿热敷的效果,观察湿热敷部位局部状况,并为产妇提供一切生活护理。

(6) 定期检查热源袋的完好性,防止烫伤。

(二) 会阴冷敷

1. 操作目的　减轻局部出血,减轻组织的肿胀和疼痛,控制炎症扩散(适用于炎症早期)。

2. 操作准备

1) 人员准备

(1) 产妇:排空膀胱,取平卧位。

(2) 操作者:着装规范,修剪指甲,七步洗手法洗手,戴口罩。

2) 环境准备　环境整洁安静、安全,光线充足,室温 24～26 ℃,湿度 50%～60%;拉床帘或屏风遮挡,减少人员走动,注意保护产妇隐私。

3) 物品准备　一次性护理垫、一次性手套、冰块(或冰袋)、纱布、丁字带。

3. 操作程序

1) 评估

(1) 环境温湿度适宜,物品准备齐全,适合操作。

(2) 产妇疾病诊断、病情及辅助检查情况。

(3) 外阴伤口情况(有无水肿、血肿、伤口硬结或感染)、阴道出血量等。

(4) 产妇对会阴冷敷的认知及配合程度,询问二便,排空膀胱。

2）操作步骤

（1）身份核对：核对产妇姓名、病案号。

（2）做好解释，向产妇说明会阴冷敷的目的、方法、效果及预后，取得其理解和配合。

（3）拉好床帘，保护隐私。

（4）协助产妇脱对侧裤腿，取屈膝仰卧位，腿分开，臀下垫一次性垫巾。充分暴露会阴，注意保暖。

（5）将冰块放入水中，冲去棱角，用消毒手套或冰袋装盛。

（6）用纱布包裹后敷于患处，用丁字带固定，每 1～2 h 更换一次。

（7）冷敷完毕，移去敷料，观察冷敷部位皮肤，撤去一次性垫巾，协助产妇穿好衣裤，整理床单。

（8）整理用物分类处理，洗手并做好护理记录。

3）健康宣教

（1）嘱产妇注意个人卫生，保持会阴清洁。大便后或恶露流出多时，及时清洗保持干净。

（2）告知产妇若冰袋有漏水、冰块融化或感皮肤发麻应及时告知护士，一般 1～2 h 调换一次冰袋。

4．注意事项

（1）严格掌握适应证和禁忌证。

适应证：会阴血肿的活动期、会阴炎症早期。

禁忌证：①会阴慢性炎症；②会阴深部化脓病灶，大范围组织损伤、全身血液循环障碍。

（2）会阴冷敷应该在会阴擦洗、外阴局部伤口的清洁消毒后进行。

（3）操作过程中应注意保暖、保护产妇隐私。

（4）冰块冲去棱角以防产妇不适或损伤冰袋。

（5）冰袋不能直接接触血肿，必须外裹纱布，以防冻伤及污染血肿，保持冰袋清洁。

（6）丁字带固定松紧适合，避免过紧影响局部血液循环或过松导致冰袋滑脱。

六、中医适宜技术

孕（产）妇中医常用护理技术主要有耳穴压豆法和穴位贴敷法。

（一）操作目的

耳穴压豆是用胶布将药豆或磁珠粘贴于耳穴处，并给予适度的揉、捏、按、压，产生热、麻、胀、痛等刺激感应，通过经络传导达到防治疾病目的的一种外治疗法。

穴位贴敷是在一定的穴位上贴敷药物，通过药物和穴位的共同作用治疗疾病的一种外治方法。

（二）常用穴位定位与主治病症

耳与经络之间有着密切的关系。耳与五脏均有生理与功能上的联系。常用耳穴定位与主治病症参见表 15-1，常用穴位贴敷定位与主治病证参见表 15-2。

表 15-1　常用耳穴定位与主治

耳穴名称	定位	主治病症
耳尖	耳郭向前对折的上部前端处	发热、高血压、牙痛、失眠等
神门	三角窝后 1/3 的上部	失眠、多梦、痛证、癫痫、高血压
内生殖器	三角窝后 1/3 的下部	痛经、月经不调
皮质下	耳屏内侧面	痛证、神经衰弱
心	耳甲腔正中凹陷处	心动过速、心律不齐
肝	耳甲艇的后下部	胁痛、眩晕、经前期紧张
脾	耳甲腔的后上部	腹胀、腹泻、便秘、食欲不振
内分泌	屏间切迹内，耳甲腔底部	痛经、月经不调、绝经期综合征、甲亢或甲减
胃	耳轮脚消失处	胃痉挛、胃炎、消化不良、恶心呕吐
膀胱	耳轮下脚内下方的耳甲艇前部	膀胱炎、尿潴留

表 15-2　常用穴位贴敷定位与主治病症

穴位	定位	主治病症
少泽	小指末节尺侧，指甲根角侧上方 0.1 寸处	头痛、乳少、乳痈
膻中	胸部，横平第 4 肋间隙，前正中线上	乳痈、乳少
乳根	乳头直下，乳房根部，第 5 肋间隙，距前正中线 4 寸	产后缺乳

（三）操作准备

1. 人员准备

1）产妇　排空膀胱，取侧卧位或半坐位。

2）操作者　着装规范，修剪指甲，七步洗手法洗手，戴口罩。

2. 环境准备　环境整洁、安静，室温 24～26℃，湿度 50%～60%，拉床帘或屏风遮挡，保护产妇隐私。

3. 物品准备　治疗盘、皮肤消毒液、王不留行籽、探棒、镊子、污物碗；穴位贴敷者，准备所用膏药或根据需要准备添加的药末。

（四）操作程序

1. 评估

（1）环境温、湿度适宜，物品准备齐全，适合操作。

（2）评估健康史、身心状况及辅助检查。

（3）评估产妇有无过敏史及禁忌证等。

（4）产妇及家属对操作的认知及配合程度,询问二便,排空膀胱。

2. 操作步骤

（1）核对身份,核对产妇姓名、病案号。

（2）做好解释,向产妇说明操作的目的、方法、效果及预后,取得其理解和配合。

（3）拉好床帘,保护隐私。

（4）产妇取侧卧位或半坐位,充分暴露耳部皮肤。

（5）用探棒探查,找出阳性反应点,结合病情,确定穴位。

（6）75%乙醇消毒皮肤。

（7）一手托持耳廓,一手用镊子夹取王不留行籽,贴于相应耳穴并轻轻揉按 $1\sim$ 2 min。每次贴压 $5\sim7$ 个穴位为宜。

（8）观察及询问。

（9）整理并记录,每班评估。

3. 健康宣教

（1）指导产妇每日按压贴敷处 $3\sim5$ 次,每次揉按 $1\sim2$ min,隔 $1\sim3$ 天换 1 次,有脱落及时补上。

（2）贴压部位应注意防水。

（3）如有皮肤过敏等症状,及时停止并报告医务人员。

（五）注意事项

（1）掌握操作禁忌证:①耳廓上有湿疹、炎症、溃疡、冻疮破溃者;②有习惯性流产的孕妇、妊娠期妇女慎用;③年老体弱、有严重器质性疾病者慎用;④穴位贴敷眼部、唇部等处慎用,药物过敏或皮肤易起丘疹、水疱者慎用。

（2）穴位贴敷的药物需现配现用。掌握好温度,避免烫伤或粘贴不牢。

（3）刺激性强、毒性大的药物,贴敷穴位不宜过多,贴敷时间不宜过长。

（4）孕妇和幼儿应避免使用贴敷刺激性强、毒性大的药物。

（5）贴压耳穴应注意防水,以免脱落。

（6）对过度饥饿、疲劳、精神高度紧张、年老体弱者及孕妇宜轻按压,急性疼痛性病症宜重手法强刺激。

（7）根据不同病证采用相应的体位。

第二节 产后康复护理技术

一、盆底肌肉功能锻炼

盆底肌肉功能锻炼是指有意识地进行盆底肌群(耻骨尾骨肌肉群)的主动收缩与放

松运动,又称凯格尔(Kegel)运动。

(一)锻炼目的

重建和加强盆底肛提肌群,加强盆底肌肉群的力量,防止盆腔脏器脱垂、压力性尿失禁和生殖道损伤,改善性生活质量。

(二)锻炼准备

1. 人员准备　产后妇女排空膀胱,着宽松服装,全身放松。

2. 环境准备　环境清洁、安静,光线明亮,温度适宜。

(三)操作程序

1. 评估

(1)评估产后妇女盆底肌肉收缩情况(完全不收缩;略微收缩;虽然很弱,但可以收缩;可以收缩,盆底肌可抬起;收缩良好,加外部阻力后仍可收缩;强烈收缩)。

(2)评估产妇适合盆底肌肉锻炼及产妇的接受能力、环境适合操作情况。

2. 锻炼步骤

1)协助产妇取合适体位　康复初期产妇常取卧位或臀部下方放置枕头进行锻炼,以后可采用卧位、坐位、站位。

(1)仰卧位:两膝轻微立起,两肩展开,腹部放松。

(2)坐位:两脚展开与肩同宽,伸展背部,扬起脸部,放松肩部,腹部放松。

(3)站立位:手、脚与肩同宽展开,倚靠在桌子上,将身体重心放在手腕上,伸展背部,扬起脸部,肩、腹部放松。

2)收缩部位　为盆底肌肉。帮助产妇准确找到自己的盆底肌(如排尿中断法、手指放入阴道法、生物反馈法)。

3)方法　指导产妇收紧并向上提拉阴道和肛门,同时要注意保持身体其他部位的放松,在整个运动中,仅骨盆底肌肉用力。锻炼时,把手放在腹上,确认腹部是保持放松的状态。

4)持续时间与训练次数　遵循个体化方案,开始可以每次收缩 2~3 s,放松 5~10 s,每 20~30 次为一组,可以在一天中多次练习,如每天做 3 次,每次练习 3~4 组;随着循序渐进地训练,可逐渐增加练习的次数,并延长每次收紧骨盆底肌肉的时间。可增加收缩时间 5~10 s,增加放松时间 5~10 s,连续做 15~30 min,每天重复 3 组或每天做 150~200 次,如此反复进行锻炼。以后,随时随地均可练习,如果有漏尿问题,可尝试在打喷嚏或咳嗽时练习。

3. 健康宣教

(1)对于盆底损伤不严重的产妇,建议通过运动锻炼的方式(常用凯格尔运动)进行康复,长期坚持可获得满意效果。

(2)盆底损伤比较严重,单纯通过提高盆底肌运动量不能起到满意的康复效果时,可以考虑通过生物反馈治疗、电刺激治疗等方法进行康复。

（四）注意事项

（1）盆底肌肉收缩锻炼并不是腹部收缩运动,锻炼时腹部肌肉尽量保持放松状态。收缩时应保持正常呼吸(收紧时不可憋气)。如果出现腰酸背痛,则说明锻炼的肌肉不正确。

（2）可以在非剧烈运动的任何状态下进行锻炼,不受时间、地点、姿势的影响和限制。

（3）应每天坚持锻炼,一般 3～4 个月显效。

（4）保护产妇隐私,尊重、鼓励产妇,并提供心理支持。

二、产后保健操

（一）操作目的

（1）有助于产妇体力恢复、排尿及排便,避免或减少静脉栓塞的发生率。

（2）促进腹壁及盆底肌肉复原,有助于产后子宫的复旧和身材的健美,防止子宫脱垂及阴道壁膨出。

（二）操作准备

1. 人员准备

（1）根据产妇个体情况、不同分娩方式(如阴道分娩或剖宫产)、是否有合并症或并发症等,产后循序渐进开始练习。一般可在产后第 2 天开始。

（2）做操前排尿、排便,保持膀胱的空虚状态。

2. 环境准备　温暖、清洁、安静,空气新鲜。

3. 物品准备　宽松衣服、泡沫垫。

（三）操作程序

1. 评估

（1）产妇适合做产后保健操。

（2）产妇的接受能力;环境适合操作。

2. 操作步骤　如图 15-2 所示。

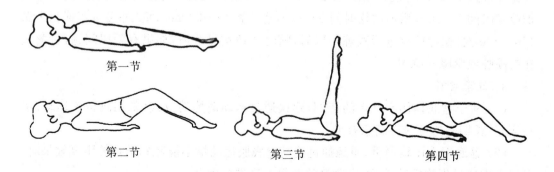

第一节

第二节　　　　第三节　　　　第四节

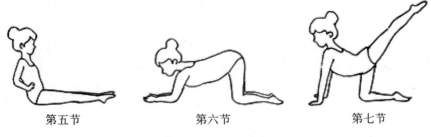

第五节　　　　　　　　第六节　　　　　　　　第七节

图 15-2　产后保健操

第一节:深呼吸运动。平卧,用鼻孔缓缓吸气将气往腹部送,使腹部鼓起再慢慢呼出。同时双手置于身体两侧,吸气时扩胸收腹,两臂缓慢高举至床头,呼气时手臂及胸、腹肌还原。作用:锻炼肺活量,强健胸肌,美化胸部,防止乳房下垂。

第二节:缩肛运动。仰卧屈膝,双臂置于身体两侧,有节奏地抬高臀部,并做模拟排便的缩肛运动。作用:加强盆底肌肉张力,有助于排尿、排便,防止子宫脱垂和阴道壁膨出。

第三节:伸腿运动。仰卧,双臂置于身体两侧,两腿轮流上举或并举,举时需与身体保持直角。作用:增加下肢血液循环,避免下肢静脉栓塞发生,紧实腿部及臀部肌肉。

第四节:腰背运动。仰卧,髋和腿略放松,分开稍屈,尽力抬高臀部及背部,使之离开床面。作用:锻炼腿部、腰背部肌肉,缓解肌肉紧张。

第五节:仰卧起坐。仰卧,双手叉腰坐起,两腿伸直。作用:紧实腰背部、腹部和臀部肌肉张力。

第六节:腰部运动。跪姿,双膝分开,肩肘垂直,双手平举于床上,腰部进行左右旋转运动。作用:锻炼腰背部肌肉,缓解腰背酸痛。

第七节:全身运动。跪姿,双手撑于床上,左右腿交替向背后高举。作用:锻炼全身肌肉,有利于体力恢复。

3. 健康宣教

(1) 告知产妇产后保健操是适合产后 6 周内进行的一种身体锻炼方式,也是产褥期保健的组成部分之一。

(2) 保健操包括局部运动和全身运动,产妇可根据自身情况确定适宜的运动项目、练习次数与持续时间,并由弱到强循序渐进地进行运动。

(四) 注意事项

(1) 操作前做好评估。

(2) 配合体力的恢复,循序渐进,从轻微的运动开始,逐渐地加大运动量。每 1~2 天增加一节,每节做 8~16 次。以不过度疲劳为限。

(3) 做操前应排尿、排便。建议餐后 30 min 后练习。

（4）应每日坚持练习。在室内活动时，要保持空气新鲜，注意保暖，出汗后要及时擦干。

（5）下列情况不宜或暂缓做保健操：①产妇体虚，发热者；②血压持续升高者；③有较严重心、肝、肺、肾疾病者；④贫血及有其他产后并发症者；⑤剖宫产手术伤口未愈合者。

第三节　新生儿常用护理技术

一、新生儿查体

（一）操作目的

（1）检查新生儿的一般情况及外观是否存在异常。

（2）初步评估新生儿的健康状况，及时发现新生儿是否存在窒息及某些遗传疾病、先天畸形等，为诊断疾病提供相关依据。

（二）操作准备

1. 人员准备　操作者着装规范、戴口罩、修剪指甲、洗手，保持双手温暖，必要时戴手套。取得监护人配合。

2. 环境准备　环境整洁、安静、安全、明亮，室温 22～26 ℃，湿度 50%～60%。

3. 物品准备　听诊器、体温计、辐射床、婴儿秤、软尺、监护仪（必要时）。

（三）操作程序

1. 评估

（1）新生儿孕周、肌张力、哭声或呼吸，排除复苏或抢救状态。

（2）环境、物品等适合操作。

2. 操作步骤

（1）核对新生儿身份信息。

（2）测量体温、脉搏、呼吸、体重、身长。

（3）一般情况观察：包括外貌、面容、面色、神志、反应、精神状态、姿势、体位及呼吸节律，有无呻吟、三凹征等。

（4）皮肤和黏膜：皮肤是否完整，肤色是否红润，有无发绀、花斑、黄染、胎记，皮肤温度、弹性等。

（5）头颅：检查头颅大小、形状，囟门大小及紧张度，有无血肿、水肿。

颜面部：是否对称，鼻唇沟深度、是否对称。

眼、耳、口、鼻：①眼：有无眼睑浮肿、下垂，巩膜有无黄染，结膜有无充血、分泌物。②耳：外耳道有无分泌物，耳廓发育情况。③口：口唇颜色，口腔黏膜有无出血点、鹅口疮。④鼻:外形,有无鼻翼扇动。

颈部:颈部活动度,有无畸形,有无斜颈。

(6)胸廓:外形及对称性,呼吸运动;腹部:外形,有无肠形、肿块,脐部有无红肿、分泌物、脐疝。

(7)肛门和外生殖器:有无肛门闭锁、肛裂;外生殖器发育情况,男孩有无隐睾、尿道下裂、斜疝。

(8)脊柱和四肢:有无畸形。四肢有无水肿、温度、活动情况和肌张力。

(9)检查结束后整理　整理床单位,整理用物,记录。

3. 健康宣教　新生儿体格检查是评估新生儿健康状况的重要步骤,对全面了解新生儿的身体状况、发育、生理和病理状况具有重要意义,对新生儿以后的生长发育具有指导性意义。

(四) 注意事项

(1)全面、系统地进行查体,动作轻柔。

(2)查体尽量在新生儿安静状态下进行。查体时新生儿全身裸露、注意保暖,强光照射时注意保护眼睛。检查中及检查后注意安抚。

(3)新生儿急腹症时,要避免按压腹部。

(4)发现异常情况及时通知医生。

二、新生儿皮肤护理

(一) 新生儿脐部护理

1. 操作目的　保持脐部清洁、干燥,防止新生儿脐部感染。

2. 操作准备

1)人员准备　操作者着装规范,戴口罩,修剪指甲,洗手,保持双手温暖,必要时戴手套。取得监护人配合。

2)环境准备　环境整洁、安静、安全、明亮,室温 22～26 ℃,湿度 50%～60%。

3)物品准备　75%的酒精棉签、干棉签。

3. 操作程序

1)评估

(1)新生儿脐部有无红肿、渗血、渗液、异常气味及残端有无脱落等。

(2)环境、物品等适合操作。

2)操作步骤

(1)核对新生儿身份。

(2)观察:新生儿取仰卧位,暴露脐部,观察脐部有无红肿、渗血、渗液等情况。用干棉签擦除脐带根部分泌物。

(3)消毒:用 75%的酒精棉签从脐带根部由内向外环行消毒,直径 2～3 cm,每天

1次。若脐带断端无感染迹象,无需于脐带断端外敷任何药物或消毒剂。

(4)整理床单位,整理用物,记录。

3)健康宣教

(1)更换衣被、尿不湿时动作轻柔,避免牵拉脐带。

(2)注意观察脐带是否脱落、有无渗血、渗液。如脐部红肿或有脓性分泌物或分泌物有异味,立即通知医生。

4.注意事项

(1)不要用爽身粉、甲紫擦拭脐部,不要在脐带断端上缠绷带,不要盖尿不湿或包裹其他物体。脐带断端应暴露在空气中,并保持清洁、干燥,以促进脐带断端脱落。

(2)出生后7～10 d脐带会干硬脱落,脐带未脱落前勿强行剥离。脐带脱落前后2～3 d会出现少量淡黄色或咖啡色分泌物,擦拭干净,保持脐部干燥即可。

(二)新生儿臀部护理

1.操作目的 保持新生儿臀部清洁,促进新生儿舒适,预防红臀。

2.操作准备

1)人员准备 操作者着装规范,戴口罩,修剪指甲,洗手,保持双手温暖,必要时戴手套。取得监护人配合。

2)环境准备 环境整洁、安静、安全、明亮,室温22～26 ℃,湿度50%～60%。

3)物品准备 尿不湿、水盆内盛38～40 ℃的温水半盆、婴儿用湿纸巾、必要时备护臀膏、干棉签。

3.操作程序

1)评估

(1)新生儿臀部皮肤情况、大小便情况。

(2)环境、物品等适合操作。

2)操作步骤

(1)核对新生儿身份。

(2)移除脏尿不湿:新生儿取仰卧位,移除脏尿不湿,评估臀部皮肤情况,注意有无脱皮、破损等,评估大小便的量、色和性状。

(3)清洁臀部:一手轻提双足并稍稍抬高臀部,另一手取湿纸巾擦净臀部,也可用温水清洗(清洗时从前向后,注意清洗腹股沟等褶皱处)。擦干皮肤,必要时涂护臀膏预防红臀。

(4)包尿不湿:选择柔软透气、吸水性好、大小适中的尿不湿,将尿不湿弹力腰围环抱并贴合婴儿腰部,腰部和大腿根部松紧适宜,防止皮肤损伤。

(5)整理床单位,整理用物,记录。

3)健康宣教

勤换尿不湿,尤其是腹泻新生儿更要注意,保持臀部清洁、干燥。

4. 注意事项

(1) 动作轻柔,敏捷,注意保暖。

(2) 保持臀部皮肤清洁、干燥,可涂抹护臀膏预防红臀。

三、新生儿沐浴

(一) 新生儿淋浴

1. 操作目的

(1) 清洁皮肤,预防感染。

(2) 促进血液循环,使新生儿舒适、安静、改善睡眠。

(3) 便于观察新生儿全身皮肤及肢体活动情况。

2. 操作准备

1) 人员准备 操作者着装规范,戴口罩,修剪指甲,卷袖过肘,洗手,保持双手温暖,必要时穿围裙和戴手套。取得监护人配合。

2) 环境准备 环境整洁、安静、安全、明亮,室温 26~28 ℃,水温 38~40 ℃。

3) 物品准备 新生儿洁净衣服、尿不湿、婴儿秤、浴垫、大毛巾、小毛巾、75%的酒精棉签、干棉签、消毒纱布、润肤油、手套、婴儿洗发沐浴露、护臀膏、沐浴装置。

3. 操作程序

1) 评估

(1) 新生儿一般情况、皮肤情况,如有皮肤发绀、体温不升、血糖和生命体征不稳定等异常情况,不予沐浴。宜在喂哺前后 1 h 进行。

(2) 环境、物品等适合操作。

2) 操作步骤

(1) 核对新生儿身份。

(2) 取下胸牌系操作者工作衣。脱去新生儿衣服,去除尿不湿,观察大小便的量、色和性状,检查全身情况。

(3) 操作者左手臂托住新生儿头背部,右手握住其双足踝关节,移至垫有浴垫的秤上称重并记录。以同样手法携新生儿和浴垫至沐浴架。

(4) 清洁面部:再次试水温,将小毛巾折四折打湿,按顺序依次为眼部、鼻子、口周、额面部,每擦一处换一面。

(5) 从上到下快速淋湿全身。擦洗发沐浴露,顺序依次为头部、颈部、腋下、上肢、胸腹、背部、下肢、臀部。温水冲洗顺序为头部(冲洗左右两侧头部时注意反折耳廓,防止水进入耳道)、颈部、腋下、上肢、胸腹、背部、下肢、臀部。

(6) 包大毛巾,垫尿不湿,用大毛巾彻底吸干全身,边吸边查体,顺序同温水冲洗,注意保暖。完成脐部护理、臀部护理。

(7) 核对性别与双腕带信息相符,包尿不湿,穿衣。用干棉签清洁耳廓。核对双腕带与胸牌姓名、病案号和性别,系胸牌。

（8）核对床头卡,送回病房时与监护人核对新生儿身份。

（9）整理床单位,整理用物,记录。

4. 注意事项

（1）注意水温、室温,注意保暖,动作轻柔,避免受凉及损伤。

（2）动作敏捷,勿使浴水流入眼、耳、口、鼻。尽可能保持脐部干燥。

（3）沐浴时观察新生儿的全身情况,发现异常及时处理。新生儿哭闹时应及时安抚。

（4）洗发沐浴露不能直接涂抹在新生儿的皮肤上。

（5）胎脂具有保护水分、保持体温等作用,无须擦拭,待其自然吸收。如皱褶处胎脂厚而无法吸收者,可用纱布蘸少许润肤油去除。

（6）关注新生儿体重,做好评估及母乳喂养指导。

（7）沐浴前后应严格核对新生儿身份,新生儿腕带脱落或字迹模糊,须双人核对后及时补上或更换。

（二）新生儿盆浴

1. 操作目的

（1）清洁皮肤,预防感染。

（2）促进血液循环,使新生儿舒适、安静、改善睡眠。

（3）便于观察新生儿全身皮肤及肢体活动情况。

2. 操作准备

1）人员准备　操作者着装规范,戴口罩,修剪指甲,卷袖过肘,洗手,保持双手温暖,必要时穿围裙和戴手套。取得监护人配合。

2）环境准备　环境整洁、安静、安全、明亮,室温 26～28 ℃,水温 38～40 ℃。

3）物品准备　新生儿洁净衣服、尿不湿、婴儿秤、大毛巾、小毛巾、75%的酒精棉签、干棉签、消毒纱布、润肤油、手套、婴儿洗发沐浴露、护臀膏、沐浴盆。

3. 操作程序

1）评估

（1）新生儿一般情况、皮肤情况,如有皮肤发绀、体温不升、血糖和生命体征不稳定等异常情况,不予沐浴。宜在喂哺前后 1 h 进行。

（2）环境、物品等适合操作。

2）操作步骤

（1）核对新生儿身份。

（2）取下胸牌系于操作者工作衣。

（3）清洁面部:再次试水温,将小毛巾折 4 折打湿,顺序为眼部、鼻子、口周、额面部,每擦一处换一面。

（4）洗头部:抱起新生儿,夹住其身体,并托稳头,用拇指及示指堵住新生儿双耳孔,取适量新生儿洗发沐浴露,轻柔按摩头部,用清水洗净、擦干。必要时换水。

（5）取新生儿洗发沐浴露适量至水中搅拌均匀。

（6）脱衣服，去除尿不湿，观察大小便的量、色和性状，检查全身情况。

（7）新生儿头部枕于操作者左前臂，手置于新生儿腋下，按顺序依次清洗全身：颈部、腋下、上肢、胸腹、背部、下肢、臀部。

（8）操作者左手臂托住新生儿头背部，右手握住其双足踝关节，移至垫有大毛巾的秤上称重并记录。

（9）以同样手法携新生儿和大毛巾至婴儿床上。用大毛巾彻底吸干全身，边吸边查体，顺序同清洗，注意保暖。

（10）完成脐部护理、臀部护理。

（11）核对性别与双腕带信息相符，包尿不湿、穿衣。用干棉签清洁耳廓。核对双腕带与胸牌姓名、病案号和性别，系胸牌。

（12）核对床头卡，送回病房时与监护人核对新生儿身份。

（13）整理床单位，整理用物，记录。

4. **注意事项**

（1）注意水温、室温，注意保暖，动作轻柔，避免受凉及损伤。

（2）动作敏捷，勿使浴水流入眼、耳、口、鼻。尽可能保持脐部干燥。

（3）沐浴时观察新生儿全身情况，发现异常及时处理。新生儿哭闹及时安抚。

（4）洗发沐浴露不能直接倒在新生儿皮肤上。

（5）胎脂具有保护水分、保持体温等作用，无须擦拭，待其自然吸收。如皱褶处胎脂厚，无法吸收者，可用纱布蘸少许润肤油去除。

（6）关注新生儿体重，做好评估及母乳喂养指导。

（7）沐浴前后应严格核对新生儿身份，新生儿腕带脱落或字迹模糊，须双人核对后及时补上或更换。

四、新生儿抚触

新生儿抚触指通过抚触者双手对新生儿的皮肤和机体进行有次序、有手法、有技巧的按摩，让大量温和良好的刺激通过皮肤传入中枢神经系统，产生生理效应，促进新生儿生长发育。

（一）操作目的

（1）刺激新生儿感觉器官的发育，增进新生儿神经系统反应，增强应激能力。

（2）促进胃肠蠕动，增加食欲。

（3）促进亲子交流，有助情绪稳定并提高睡眠质量。

（二）操作准备

1. **人员准备**　操作者着装规范，戴口罩，修剪指甲，洗手，保持双手温暖，必要时戴手套。取得监护人配合。

2. 环境准备　环境整洁、安静、安全、明亮,室温 26～28 ℃,湿度 50%～60%。

3. 物品准备　新生儿洁净衣服、尿不湿、毛巾、新生儿润肤油。

(三) 操作程序

1. 评估

(1) 新生儿的一般情况、皮肤情况及喂奶时间。

(2) 环境、物品等适合操作。

2. 操作步骤

(1) 核对新生儿身份。

(2) 新生儿抱至操作台,脱去衣服,毛巾包裹身体,取舒适体位。

(3) 检查全身、四肢活动情况及皮肤有无红肿、破损。

(4) 头面部抚触。

第一节:两手拇指由眉心沿眉弓上缘向外滑动,止于太阳穴,然后依次向上做至发际。

第二节:两手拇指由下颌中央分别向外上方滑动,止于耳前。

第三节:四指并拢,用指腹部从前额中央发际插入,向后经枕骨粗隆起绕至耳后乳突处轻压后止,每 4 拍完成后插入发际时外移一指,以到达通过 4～6 次移动可抚触整个头。

(5) 胸部抚触:食指、中指并拢,用两指指腹(或手掌外缘)由肋缘下端腋中线部位经胸前向对侧锁骨中点滑动,两手交替进行,应避免接触新生儿乳头。

(6) 腹部抚触。

第一节:右手四指并拢由新生儿右下腹-右上腹-左上腹-左下腹滑动,左手按照同样方向,左右手交替进行,避开脐部。

第二节:右手在新生儿左腹由上往下画一个英文字母"I",接着由右至左画一个倒写的"L"。然后由右至左画一个倒写的"U",用关爱的语调向新生儿说"我爱你"。

(7) 上肢抚触。

第一节:双手抓上肢近躯干端,虎口向外,边挤边滑向远端(腕关节处),大拇指止于新生儿掌心。

第二节:由近端向远端搓揉大肌肉群和关节。

第三节:两手拇指交替于新生儿手掌侧由腕部向四指根部按摩。

第四节:两手拇指置于新生儿掌心,两手交替用四指腹由腕部向指头按摩手指。

第五节:用拇指、食指和中指从指根到指尖揉捏每一个手指,提捏各手指关节。

(8) 下肢抚触:与上肢相仿

(9) 背部抚触。

第一节:新生儿呈俯卧位,双手拇指沿新生儿背部脊柱两侧由上往下轻轻打圈按压滑向骶尾部。

第二节:双手并拢四指指腹由脊柱两侧水平滑向两侧,每 4 拍后向下移动一指距离直至骶尾部。

（10）臀部抚触。

第一节：两手大鱼际或掌心分别按住新生儿臀部左右侧均向外侧旋转按摩 4 拍。

第二节：两手掌心交替沿前额及脊柱轻轻按摩至屁股，重复 4 次。

（11）再次核对新生儿，包尿布，穿衣服。

（12）整理床单位，整理用物，记录。

3. **健康宣教**　抚触是抚触者对新生儿表达爱心的一种方式，可以促进抚触者与新生儿之间的情感交流，增强新生儿体质，促进生长发育，提高情商。

（四）注意事项

（1）抚触时可放柔和的音乐，抚触过程中须与新生儿进行语言和情感交流。

（2）选择适当时间，宜在新生儿安静、配合、哺乳 30 min 后进行。

（3）抚触前需温暖双手，先轻柔抚触，再逐渐增加力度，以新生儿舒适为宜。

（4）如果操作过程中发现新生儿有不适现象，如哭闹、肤色改变等应暂缓或停止。

五、新生儿足跟采血

采集新生儿足底血液标本，筛查新生儿遗传代谢性疾病。

（一）操作目的

筛查新生儿先天性甲状腺功能低下症、苯丙酮尿症、先天性肾上腺皮质增生症和葡萄糖-6-磷酸脱氢酶缺乏症等多种遗传代谢性疾病，以便早期诊断和治疗。

（二）操作准备

1. **人员准备**　操作者着装规范，戴口罩，修剪指甲，洗手，保持双手温暖，戴手套。取得监护人配合。

2. **环境准备**　环境整洁、安静、安全、明亮，室温 22～26℃，湿度 50%～60%。

3. **物品准备**　75%的酒精棉签、干棉球、采血针、采血卡、利器盒、手套。

（三）操作程序

1. **评估**

（1）新生儿出生时间（满 48 h）、哺乳情况、用药情况、穿刺部位皮肤情况等。

（2）监护人对新生儿足跟采血的认知程度，让监护人签署知情同意书。

（3）环境、物品等适合操作。

2. **操作步骤**

（1）核对医嘱，核对新生儿身份。

（2）新生儿采取头高脚低位，暴露一足。

（3）按摩新生儿足跟，用 75%的酒精棉签消毒采血部位 2 遍，待干后采血。

（4）使用采血针针刺足跟内侧或外侧部位，刺入深度＜3 mm，拭去第 1 滴血，从第 2 滴血开始取样。

（5）用虎口的力量在距针眼较大范围处向针眼处推压-放松-推压,待形成足够大的血滴后用采血卡滤纸纸片正面接触血滴(勿触及周围皮肤),血液从正面自然渗透至背面,要求滤纸正反面血斑一致,每个血斑直径＞8 mm,血斑无污染,无渗血环,无血液凝固,无正反滴血现象。切忌局部用力挤捏和揉搓针眼处,以免组织液挤出使血液稀释。

（6）用干棉球按压止血。

（7）将采血卡水平置于清洁空气中,自然晾干(≥2 h),密闭保存在封口袋中,2～8 ℃保存,严防潮湿、日照、烘烤及与化学物质接触,以免影响检测结果。

（8）整理床单位,整理用物,记录。

3. 健康宣教　告知监护人开展遗传代谢性疾病筛查的目的。

（四）注意事项

（1）通常在新生儿出生 48 h 后,7 d 之内,并充分哺乳。因特殊原因没有采者,延期采血一般不超过 20 d。

（2）新生儿宜选择足跟内、外侧缘,要注意避开跟骨、神经和动脉血管(图 15-3)。

（3）采血后穿刺部位勿揉,24 h 内避免洗澡。

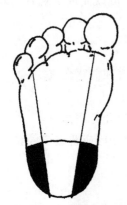

图 15-3 足跟采血部位
(阴影区域为采血部位)

六、新生儿疫苗接种

（一）新生儿乙肝疫苗接种

1. 操作目的　通过人工自动免疫产生抗体,预防乙型肝炎病毒感染。

2. 操作准备

1）人员准备　操作者着装规范,戴口罩,修剪指甲,洗手,保持双手温暖,戴手套。取得监护人配合。

2）环境准备　环境整洁、安静、安全、明亮,室温 22～26 ℃,湿度 50%～60%。

3）物品准备　乙肝疫苗、接种凭证、专用注射器、75%的酒精棉签、干棉签、手套、利器盒。

3. 操作程序

1）评估

（1）新生儿是否符合接种指征、新生儿全身情况、接种部位皮肤情况、产妇乙肝检查结果等。

（2）监护人对乙肝疫苗接种的认知程度,让监护人签署知情同意书。

（3）环境、物品等适合操作。

2）操作步骤

（1）核对医嘱，核对新生儿身份。

（2）疫苗注射前进行"三查七对一验证"。"三查"：新生儿健康状况和接种禁忌证；接种凭证；疫苗和注射器的外观、批号、有效期。"七对"：新生儿姓名、年龄、疫苗品名、规格、剂量、接种部位、接种途径。"一验证"：接种前监护人验证新生儿、接种凭证、疫苗信息相一致。

（3）疫苗注射前应充分摇匀。暴露新生儿右上臂三角肌，常规消毒待干，左手绷紧皮肤，右手持针呈 70°～90°，快速刺入针头的 2/3，回抽无血，进行肌内注射。

（4）快速拔出针头，用干棉签按压针眼部位。

（5）再次核对，向监护人交代注意事项及可能出现的反应。

（6）整理床单位，整理用物，记录。

3）健康宣教

（1）注射后现场观察至少 30 min。接种部位有轻、中度的红肿、疼痛，一般持续 1～2 d 后可自行缓解，无须处理。如有异常及时就诊。

（2）出院后将接种凭证交到当地社区卫生院，按规范进行疫苗接种。如有原因暂缓接种者，发放未接种凭证，上交当地社区卫生院，经评估后再予接种。

4. 注意事项

（1）掌握乙肝疫苗接种适应证及禁忌证。接种时间为出生时、1 月龄、6 月龄。

（2）乙肝疫苗不可与其他疫苗同时同臂接种。

（3）使用时应充分摇匀，如出现摇不散的凝块、异物、疫苗瓶有裂纹或标签不清者，均不得使用。

（二）新生儿卡介苗接种

1. 操作目的　通过人工自动免疫产生抗体，预防结核杆菌感染。

2. 操作准备

1）人员准备　操作者着装规范，戴口罩，修剪指甲，洗手，保持双手温暖，戴手套。取得监护人配合。

2）环境准备　环境整洁、安静、安全、明亮，室温 22～26 ℃，湿度 50％～60％。

3）物品准备　卡介苗、灭菌注射用水、专用注射器、接种凭证、75％的酒精棉签、干棉签、手套、利器盒。

3. 操作程序

1）评估

（1）新生儿是否符合接种指征、新生儿全身情况、接种部位皮肤情况。

（2）监护人对卡介苗接种的认知程度，让监护人签署知情同意书。

（3）环境、物品等适合操作。

2）操作步骤

（1）核对医嘱，核对新生儿身份。

（2）疫苗注射前进行"三查七对一验证"：同"新生儿乙肝疫苗接种"。

（3）抽取摇匀的疫苗。暴露新生儿左上臂三角肌，常规消毒待干，左手绷紧皮肤，右手持针呈 5°角在三角肌中部略下处皮内注射 0.1 ml 疫苗，形成直径约 0.5 cm 的圆凸皮丘，皮肤变白可见毛孔。

（4）拔针，禁止按压。再次核对，向监护人交代注意事项及可能出现的反应。

（5）整理床单位，整理用物，记录。

3）健康宣教

（1）注射后现场观察至少 30 min。接种后 2 周左右，局部可出现红肿、浸润，若随后化脓，形成小溃疡，一般 8~12 周后结痂。一般不须处理，但要注意局部清洁，防止继发感染。如有异常反应及时就诊。

（2）出院后将接种凭证交到当地社区卫生院，按规范进行疫苗接种。如有原因暂缓接种者，发放未接种凭证，上交当地社区卫生院，经评估后再予接种。

4. 注意事项

（1）掌握卡介苗接种适应证及禁忌证

（2）严禁皮下及肌内注射，只允许皮内注射。

（3）开启疫苗瓶和注射时切勿使消毒剂接触疫苗，疫苗开启后 30 min 内用完。疫苗瓶有裂纹、标签不清或失效，疫苗复溶后出现浑浊等外观异常者均不得使用。

七、新生儿听力筛查

（一）操作目的

新生儿听力筛查是通过耳声发射、自动听性脑干反应等电生理学检测，在新生儿出生后 48~72 h 进行的检查。尽早发现有听力障碍的新生儿，并能给予及时干预，减少对语言发育和其他神经精神发育的影响。

（二）操作准备

1. 人员准备　操作者着装规范，戴口罩，修剪指甲，洗手，保持双手温暖，必要时戴手套。取得监护人配合。

2. 环境准备　环境整洁、安静、安全、明亮，室温 22~26 ℃，湿度 50%~60%，环境噪音低于 35 dB。

3. 物品准备　筛查型耳声发射仪、自动听性脑干反应仪、棉签、75% 的酒精、电极胶、听力筛查报告单。

（三）操作程序

1. 评估

1）新生儿出生时间、健康状况、外耳道是否通畅、是否处于自然睡眠状态或安静状态等情况。

2）监护人对新生儿听力筛查的认知程度、让监护人签署知情同意书。

3）环境、物品等准备工作适合操作。

2. 操作步骤

1) 核对医嘱,核对新生儿身份信息。

2) 耳声发射

（1）打开测试仪,检查并用棉签清洁外耳道。

（2）测试耳朝上,向下向后轻拉耳廓,使耳道变直。根据耳孔的大小选择大小合适的耳膜头（紧扣耳孔、测试仪能正常工作、新生儿安静不躁动）。

（3）两耳分别测试。将耳膜头轻轻塞入外耳道,将探头轻轻放入耳膜头内。待测试仪显示结果后取出耳膜头,用75%的酒精消毒耳膜头后放入另一侧外耳道中,显示结果后取出耳膜头并消毒,关闭测试仪。如未通过,须重复2～3次。

（4）测试完毕,记录检测结果。

3) 自动听性脑干反应

（1）打开测试仪,检查并用干棉签清洁外耳道。

（2）测试耳朝上,涂抹电极胶于指定的位置10～15次（图15-4）,每处电极胶之间不能相连,防止相连引起短路。颅顶和耳廓上部电极胶之间保持一指宽距离。最后将电极胶涂抹于探头的电极处。

（3）将探头（图15-5）放在新生儿头部相应的部位,先乳突下部再接耳廓上部和颅顶,颅顶电极可根据头颅大小旋转调节,所有电极必须与皮肤接触良好,不可用力按压探头。探头耳机处的黑色垫圈必须包住耳廓。

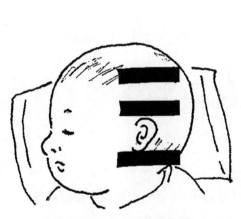
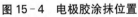

图 15-4　电极胶涂抹位置

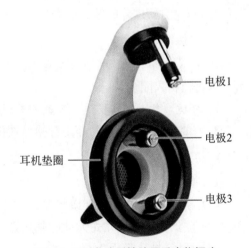

图 15-5　自动听性脑干反应仪探头

（4）3个电极都显示绿色或黄色时阻抗测试通过之后,开始测量。

（5）测试完毕,记录检测结果。

4) 整理　整理床单位和用物,并记录。

3. 健康宣教

（1）听力损害（听力下降或听功能障碍）是人类最常见的生理缺陷,也是最主要的致残因素之一。新生儿听力损失筛查有助于先天性听力障碍患儿的早期发现和干预。早期干预能够显著改善患儿的语言能力和学习成绩。

（2）筛查未通过并不代表听力一定受损,告知监护人 42 d 复筛。

（3）如具有听力损失家族史的儿童,反复发作的耳部炎症或自身严重疾病等,都会导致儿童期听力损失。因此,即使新生儿通过听力筛查,在以后的成长过程中,如果监护人对孩子的听力及言语发育水平感到怀疑,还要及时进行听力学测试,特别是有高危因素的孩子,须定期随访。

（四）注意事项

（1）最佳的测试结果是在新生儿自然睡眠状态下获得,如新生儿烦躁、哭闹会影响测试结果。

（2）筛查适宜的时机是出生后 48～72 h,如有特殊情况至出院前完成初筛。

（3）筛查时应保持安静,避免交谈,关闭一切通信设备,避免出现噪声和干扰。

（4）保持新生儿在筛查时的正确姿势,露出测试耳,避免遮盖。做完一侧耳后,轻轻翻转到对侧耳,不要用力翻动新生儿以免惊醒。

八、新生儿先天性心脏病筛查

（一）操作目的

早期发现先天性心脏病,检测非心源性低氧血症等其他严重疾病,从而早期诊断、早期治疗,减少对新生儿的健康危害。

（二）操作准备

1. 人员准备　操作者着装规范,戴口罩,修剪指甲,洗手,保持双手温暖,必要时戴手套。取得监护人配合。

2. 环境准备　环境整洁、安静、安全、明亮,室温 22～26 ℃,湿度 50%～60%。

3. 物品准备　听诊器、经皮脉搏血氧饱和度测试仪。

（三）操作程序

1. 评估

（1）新生儿出生时间、健康状况、是否吸氧等。

（2）监护人对新生儿先天性心脏病筛查的认知程度,让监护人签署知情同意书。

（3）环境、物品等适合操作。

2. 操作步骤

（1）核对医嘱,核对新生儿身份。

（2）询问监护人新生儿是否有吃奶无力、呼吸困难、烦躁不安等表现,观察新生儿面色、口唇、舌、指（趾）甲床有无发绀等。

（3）心脏听诊:在胸部体表二尖瓣听诊区、主动脉瓣听诊区、肺动脉瓣听诊区进行心脏听诊。注意心率、心律、心音以及杂音性质、时间、程度。

（4）经皮脉搏血氧饱和度测试：打开仪器开关，测量新生儿右手（导管前）和任一足（导管后）血氧饱和度，以稳定后的测量数值为准。

（5）准确记录筛查结果。

（6）整理床单位，整理用物，并记录。

3. 健康宣教

（1）先天性心脏病是胎儿期心脏和大血管发育异常所致的先天性畸形，是小儿最常见的心脏病。它的发病与遗传、母体和环境因素有关。

（2）先天性心脏病筛查并不是诊断，如果心脏有杂音或经皮脉搏血氧饱和度测定在95%以下，要进行心脏彩超检查，检查阳性者要找专业的医生诊治。

（3）由于先天性心脏病的复杂性和筛查技术本身存在一定的局限性，筛查结果阴性的孩子平时也要注意是否存在呼吸急促、发绀、多汗、反复肺炎、体重不增等情况，如果出现此类情况，应及时到医院检查。

（四）注意事项

（1）新生儿先天性心脏病筛查时机：出生后 6～72 h，吸氧者需停氧 12 h 后进行。

（2）心脏听诊宜在新生儿安静状态下进行。

（3）血氧饱和度筛查阳性标准：任一肢体血氧饱和度值<90%；上下肢 3 次测量（间隔 1 h）血氧饱和度值均为 90%～94%；上下肢 3 次测量（间隔 1 h）血氧饱和度值相差>3%。

（李雅岑、滕燕萍、王永玲、张源红）

数字课程学习

○教学 PPT　○复习与自测　○更多内容……

参考文献

1. 安力彬,陆虹.妇产科护理学[M].6版.北京:人民卫生出版社,2017.
2. 产后抑郁防治指南撰写专家组.产后抑郁障碍防治指南的专家共识(基于产科和社区医生)[J].中国妇产科临床杂志,2014,15(6):572-576.
3. 常青,阎萍,董晓静,等.助产技能与产科急救[M].郑州:河南科学技术出版社,2020.
4. 陈丽霞,张海琴,单莉莉,等.优生优育与母婴保健[M].北京:人民卫生出版社,2018.
5. 崔焱.儿科护理学[M].6版.北京:人民卫生出版社,2017.
6. 丁焱,李笑天.实用助产学[M].北京:人民卫生出版社,2018.
7. 高珊,邵巧云,李艳霞,等.妇产科护理[M].河南:郑州大学出版社,2019.
8. 简亚娟.母婴护理[M].北京:高等教育出版社,2009.
9. 姜梅,庞汝彦.助产士规范化培训教材[M].北京:人民卫生出版社,2017.
10. 姜小鹰,刘俊荣.护理伦理学[M].北京:人民卫生出版社,2017.
11. 刘文娜,闫瑞霞.妇产科护理[M].3版.北京:人民卫生出版社,2015.
12. 刘兴会,贺晶,漆洪波,等.助产[M].北京:人民卫生出版社,2018.
13. 陆虹,庞汝彦,徐鑫芬,等.瓦尔尼助产学[M].北京:人民卫生出版,2020.
14. 任钰雯,高海凤.母乳喂养理论与实践[M].北京:人民卫生出版社,2018.
15. 邵肖梅,叶鸿瑁,邱小汕.实用新生儿学[M].5版.北京:人民卫生出版社,2018.
16. 石一复,陈丹青.聚焦剖宫产与瘢痕子宫[M].北京:科学出版社,2019.
17. 田淑霞,刘兴山,刘建军,等.中医护理学基础[M].北京:人民卫生出版社,2017.
18. 王卫平.儿科学[M].9版.北京:人民卫生出版社,2018.
19. 王玉琼,莫洁玲.母婴护理学[M].北京:人民卫生出版社,2017.
20. 夏海鸥,杨峥,常青,等.妇产科护理学[M].北京:人民卫生出版社,2019.
21. 夏华安,付婷婷.自由体位分娩及围生期运动[M].广州:广东科学技术出版社,2019.
22. 谢幸,孔北华,段涛,等.妇产科学[M],北京:人民卫生出版社,2018.
23. 徐鑫芬,姜梅.母婴护理专科实践[M].北京:人民卫生出版社,2019.
24. 徐鑫芬,熊永芳,余桂珍.助产临床指南荟萃[M].北京:科学出版社,2021.
25. 杨慧霞,余艳红,陈叙,等.助产学[M].北京:人民卫生出版社,2018.
26. 杨明.母婴护理学[M].南京:江苏科学技术出版社,2013.
27. 余艳红,陈叙,丁焱,等.助产学[M].北京:人民卫生出版社,2017.

28. 朱兰,郎景和.女性盆底学[M].北京:人民卫生出版社,2021.

29. 程利南,狄文,丁岩,等.女性避孕方法临床应用的中国专家共识[J].上海医学,2018,41(11):641-655.

30. 侯自红,吴尚纯,顾向应.产后和流产后使用长效可逆避孕方法的技术指南[J].国际生殖健康/计划生育杂志,2013,32(4):267-269.

31. 睢素利,单国钧.捐精涉及的伦理和法律问题探讨[J].中国计划生育学杂志,2018,26(12):1144-1146.

32. 田燕萍,徐鑫芬,熊永芳,等.会阴切开及会阴裂伤修复技术与缝合材料选择指南(2019)[J].中国护理管理,2019,19(3):453-457.

33. 中国新生儿复苏项目专家组.国际新生儿复苏教程更新及中国实施意见[J].中华围产医学杂志,2018,21(2):73-80.

34. 中国新生儿复苏项目专家组.中国新生儿复苏指南(2016年北京修订)[J].中华围产医学杂志,2016,19(7):481-486.

35. 中华医学会围产医学分会.晚期产后出血诊治专家共识[J].中国实用妇科与产科杂志.2019,35(9):1008-1013.

36. Beecher C, Devane D, White M, et al. Women's experiences of their maternity care: A principle-based concept analysis [J]. Women Birth, 2020,33(5):419-425.

37. Saade G. In pursuit of value-based maternity care [J]. Obstet Gynecol,2019,133(1): 180.

38. US Preventive Services Task Force, Curry S J, Krist A H, et al. USPSTF recommendation: interventions to prevent perinatal depression [J]. J A M A, 2019,321(6):580-587.

中英文对照索引